实用疼痛治疗技术手册

主　编　艾登斌　谢　平　肖建民　刘慧松

副主编　帅训军　侯念果　李　会　于　雁
　　　　杜正强　隽兆东

人民卫生出版社

图书在版编目（CIP）数据

实用疼痛治疗技术手册 / 艾登斌等主编.—北京：人民卫生出版社，2019

ISBN 978-7-117-28150-8

Ⅰ.①实… Ⅱ.①艾… Ⅲ.①疼痛－治疗－技术手册 Ⅳ.①R441.1-62

中国版本图书馆 CIP 数据核字（2019）第 030084 号

实用疼痛治疗技术手册

主　　编：艾登斌　谢　平　肖建民　刘慧松
出版发行：人民卫生出版社（中继线 010-59780011）
地　　址：北京市朝阳区潘家园南里 19 号
邮　　编：100021
E - mail：pmph @ pmph.com
购书热线：010-59787592　010-59787584　010-65264830
印　　刷：北京盛通印刷股份有限公司
经　　销：新华书店
开　　本：889×1194　1/32　**印张：**23
字　　数：583 千字
版　　次：2019 年 5 月第 1 版　2023 年 8 月第 1 版第 2 次印刷
标准书号：ISBN 978-7-117-28150-8
定　　价：199.00 元

编　委（以姓氏笔画为序）

主编简介

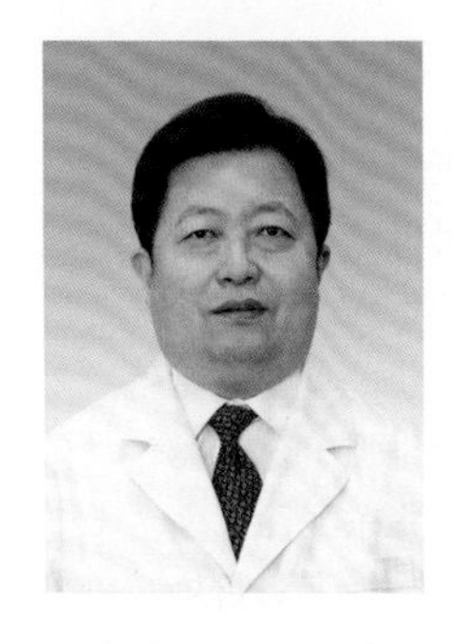

艾登斌教授，男，出生于山东省青岛市，1987 年毕业于山东医科大学临床医疗系，现任青岛市市立医院本部麻醉手术科主任兼本部疼痛治疗中心主任，硕士生导师，博士后导师，青岛市优秀学科带头人，青岛市知名专家，青岛市卫生系统优秀科研标兵，青岛市连续三届专业技术拔尖人才，被永久录入青岛市专家人才库。

规划了“创建无痛医院”理念框架，并逐步实施完善。带领团队 1994 年在山东省开展首例“无痛分娩”；1998 年在青岛市率先开展了术后镇痛、无痛流产、无痛胃肠镜检查等多项业务，首次提出了“创建无痛医院”的理念；1999 年组织创立了全国第一个以麻醉医生为主体的疼痛治疗学专业委员会——“青岛市疼痛治疗学专业委员会”，将“营造无痛生活，创建无痛医院”理念向全市进行宣传推广；2003 年，成立青岛市第一个疼痛病房；2005 年麻醉手术科疼痛治疗被评为“青岛市卫生行业特色专科”；2007 年青岛市卫生局批准成立“青岛市疼痛临床研究治疗中心”；2012 年建成首批国家级“舒适化医疗研究基地”；2013 年成立疼痛科；2014 年获选“青岛市麻醉与疼痛质量控制中心”；2017 年获评疼痛专业第一个“青岛市重点学科”。多年踏实的工作积累，给专业发展带来了丰富的经验和良好的口碑，借助青岛市疼痛临床研究治疗中心的优势交流平台，逐步建立完善了现在的急慢性疼痛诊疗综合体系。

长期从事与心脏手术麻醉、危重病患者手术麻醉及急慢性疼痛的诊疗相关的医疗、教学和研究工作，对围术期肺保护和脑保护方面、炎症反应的调控机制及脊柱关节疼痛、神经痛、癌痛的多模式疼痛治疗有深入的研究。2004年主编《简明麻醉学》、主译美国耶鲁大学《临床麻醉手册》，2016年主编《简明麻醉学》第2版、《简明疼痛学》第1版，均由人民卫生出版社出版。主持的课题获省、市科技进步奖8项，并申请成功包括国家自然科学基金、山东省卫生厅课题、青岛市科技局课题在内的国家、省、市级课题20余项，以第一作者或通讯作者在中华及核心期刊发表论文40余篇。

在麻醉与疼痛专业中享有广泛的信任和良好的口碑，担任世界疼痛医师协会中国分会常委、中华医学会麻醉学分会学科管理组委员、中国中西医结合学会麻醉专业委员会委员、山东省麻醉学会副主任委员、山东省疼痛研究会常务理事、山东省卫生厅麻醉质量控制中心副主任委员、山东省麻醉学学科建设管理学组组长、青岛市疼痛临床研究治疗中心主任、青岛市临床麻醉研究中心主任、青岛市麻醉与疼痛质量控制中心主任、青岛市医学会理事、青岛市输血协会理事、《临床麻醉学杂志》编委、《中国麻醉与镇痛杂志》编委等。

主编简介

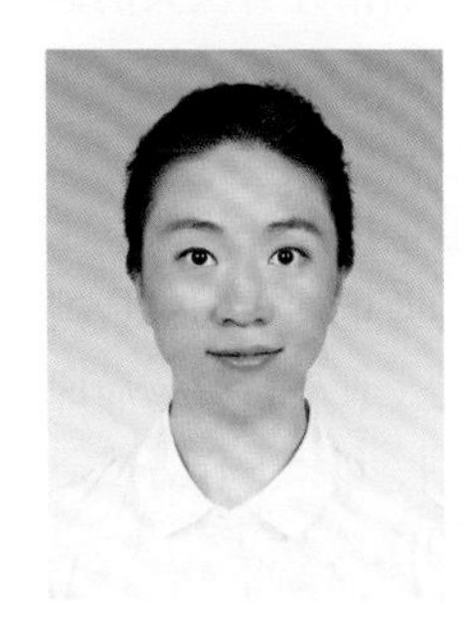

谢平，祖籍江苏省无锡市，出生于山东省青岛市，副主任医师，医学硕士，青岛市市立医院疼痛科副主任。1999 年毕业于青岛大学医学院临床医疗系，同年分配至青岛市市立医院麻醉手术科，2001 年起专职从事疼痛诊疗工作至今。山东省医学会疼痛学分会青年委员会委员，山东省医师协会青年委员会副主任委员，青岛市麻醉与疼痛质量控制中心秘书。热爱医学疼痛专业，具有良好的团队精神和职业道德，擅长治疗颈椎病、颈源性头痛、粘连性肩关节炎、腰椎间盘突出症、老年骨关节病、膝关节骨性关节炎、三叉神经痛、带状疱疹后遗神经痛等疾病。尤其擅长超声引导下慢性疼痛疾病微创治疗。在疼痛诊疗工作中，对病人详细诊查、清晰诊断、精准治疗、耐心叮嘱，赢得了患者的信任和同行的好评，2012 年荣获“青岛市卫生局优秀共产党员”称号。参研课题获得山东省科技进步奖三等奖一项、青岛市科技进步奖二等奖一项、青岛市科技进步奖三等奖两项；发明实用新型专利二项，发明专利二项。承担学科教学、学术交流及健康教育工作，2016 年荣获“青岛大学医学部第五届教学查房大赛特等奖”；自第一个“世界镇痛日”起每年参加疼痛义诊及举办健康教育讲座；在青岛市、山东省麻醉与疼痛年会中进行疼痛专题讲座；在青岛电视台“手术现场直击”“健康面对面”“第一健康”栏目、青岛新闻网“名医在线”等栏目中进行微创手术讲解和慢性疼痛健康知识讲座。

主编简介

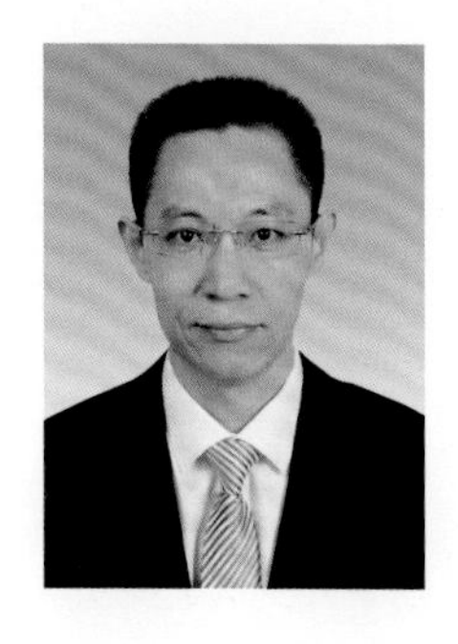

肖建民，男，主任医师，大学文化，中共党员。现任宁津县人民医院麻醉疼痛科主任，山东省麻醉专业委员会区域麻醉学组副组长，山东省麻醉质控中心专家委员会委员，山东省医师学会麻醉专业委员会委员，山东省医学会医学鉴定专家库成员，德州市医学会超声技术与区域麻醉专业委员会主任委员，德州市医学会麻醉专业委员会副主任委员，德州市中西医结合麻醉专业委员会副主任委员。1994 年参加工作，长期从事临床麻醉及急慢性疼痛诊疗相关的医疗、教学和科研工作，在困难气道的建立、急危重症的呼吸治疗、高龄患者下肢手术的麻醉、骨关节疾病的疼痛治疗方面，积累了大量的临床经验。近年来，在山东省率先开展超声引导血管穿刺及区域阻滞技术，明显提高了各项操作的精准度，避免了传统操作反复盲探的痛苦，提升了一次成功率和安全性，目前，这项技术在国内处于领先地位。作为学科带头人，他致力于超声技术与区域麻醉的学术推广和教学，举办超声技术与区域麻醉培训班及各种学术会议，多次受邀参加各种麻醉学术会议及继续医学教育项目授课。2016 年，宁津县人民医院麻醉科被评为德州市市级临床重点专科。

主编简介

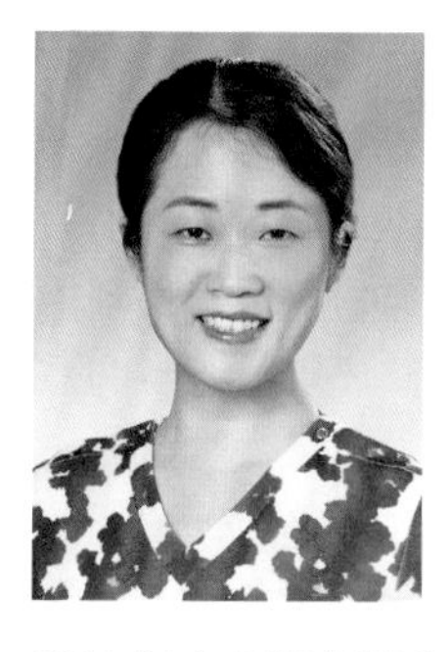

刘慧松，女，1978年12月出生于山东省菏泽市，现任青岛市市立医院重症医学科护士长，主管护师。2002年毕业于滨州医学院护理系，青岛大学硕士研究生在读。现任山东省护理学会护理伦理专业委员会委员，青岛市护理学会重症护理专业委员会委员。2010年在上海交通大学医学院附属瑞金医院进修，2015年在韩国延世大学SEVERANCE医院研修。2009年担任疼痛病房护士长，协助科主任积极开展疼痛治疗新业务，并做好疼痛病房的管理和标准化建设。2013年至今担任重症医学科护士长，熟练掌握急危重症患者的诊治及护理要点。积极参与医院的护理专业学组建设，并承担培训工作。2010年参编《外科护士安全用药操作指南》，2018年主编《急危重症诊治新进展》，国家级实用新型专利1项，第一作者和通讯作者发表论文10余篇。

序

疼痛是一种不愉快的感觉和情绪上的感受，伴随着现有的或是潜在的组织损伤。现代医学和社会发展，已经认识到解除疼痛是人的基本权利，是国家与社会人文关怀的具体体现；而对疼痛的评估和处理能力，也早已作为三甲医院、国际医院评审的基本和重要内容。

艾登斌教授所带领的疼痛专业团队，在业界享有良好的口碑和信誉，具有超前的思维和务实的作风；是国内三甲医院中最早开设疼痛门诊、疼痛病房的团队之一；也是目前国内开展三四级手术最早、最全、最规范的疼痛专业团队之一；拥有“青岛市重点学科”、“青岛市疼痛临床研究治疗中心”、“青岛市临床麻醉研究中心”、“青岛市麻醉与疼痛质量控制中心”、“山东省临床重点专科”、第一批“国家新药临床研究基地”、卫生部首批“舒适化医疗研究基地”等多个优势平台。

他们在三十年的发展中积累了许多经验和病例，“合抱之木，生于毫末；九层之台，起于累土；千里之行，始于足下”。他们通过三十年的披荆斩棘，探索出许多安全高效的方法，相信其间甘苦自知。现在毫无保留的敞开心扉，将之与每一位喜爱疼痛医学的医疗工作者，或是每一位关注自身和亲朋好友疼痛的人进行分享和交流，确是一件值得称赞和提倡的好事。

知识和思维越分享越丰富，越交流越通透，所谓如切如磋，如琢如磨，相信艾登斌教授组织编写的《实用疼痛治疗技术手册》，将对技术的分享者和信息的接收者都有所裨益，也将对疼痛医学的技术发展和推广起到良好的促进作用。

中华医学会麻醉学分会常务委员

山东省医学会麻醉学分会主任委员

2019 年 1 月

前 言

青岛市市立医院疼痛专业始建于20世纪80年代，学科带头人艾登斌教授规划了“创建无痛医院”理念框架，并逐步实施完善。团队1994年在山东省开展首例“无痛分娩”；1998年在青岛市率先开展了术后镇痛、无痛流产、无痛胃肠镜检查等多项业务，首次提出了“创建无痛医院”的理念；1999年组织创立了全国第一个以麻醉医生为主体的疼痛治疗学专业委员会——“青岛市疼痛治疗学专业委员会”，将“营造无痛生活，创建无痛医院”理念向全市进行宣传推广；2003年，成立青岛市第一个疼痛病房；2005年麻醉手术科疼痛治疗被评为“青岛市卫生行业特色专科”；2007年青岛市卫生局批准成立“青岛市疼痛临床研究治疗中心”；2012年建成首批国家级“舒适化医疗研究基地”；2013年成立疼痛科；2014年获评“青岛市麻醉与疼痛质量控制中心”；2017年获评疼痛专业第一个“青岛市重点学科”。

多年踏实的工作积累，给专业发展带来了丰富的经验和良好的口碑，借助青岛市疼痛临床研究治疗中心的优势交流平台，逐步建立完善了现在的急慢性疼痛诊疗综合体系。开展了颈腰椎间盘射频、等离子、椎间孔镜手术；神经调节、神经毁损、脊髓电刺激手术；皮下、硬膜外、蛛网膜下腔镇痛泵植入术等微创手术。并赢得多个优势平台：第一批“国家新药临床研究基地”、卫生部首批“舒适化医疗研究基地”、“山东省临床重点专科”、“青岛市重点学科”“青岛市疼痛临床研究治疗中心”、“青岛市临床麻醉研究中心”、“青岛市麻醉与疼痛质量控制中心”。成功申报国家自然科学基金，研究课题获省、市科技进步奖十余项。

《实用疼痛治疗技术手册》的学习内容新颖实用。涵盖体格检查、影像学检查与分析、运动康复治疗、神经阻滞及局部注射、超声技术在疼痛治疗中的应用、微创疗法、患者自控镇痛技术、物理治疗、中医中药治疗、门诊无痛技术 10 个章节。作为国内最早建立疼痛病房、开展疼痛各级手术最全的疼痛学科之一，书中所有疼痛操作技术图片及视频均为在工作中获得授权的第一手资料。

《实用疼痛治疗技术手册》的教学方式新颖便捷。通过新媒体技术，将文字、图片与音频、视频通过二维码联结在一起，轻轻一扫描，专家就会面对面讲解，手把手教学，近距离清晰展示操作过程，大大提高学习效率，缩短学习曲线。

《实用疼痛治疗技术手册》的编写，是学科自我成长、相互照亮的印记。我们希望能将蕴藏多年的知识和经验完整准确的呈现，希望将积累的点滴心得与热爱疼痛专业的您们分享交流。

2019 年，中华人民共和国将迎来 70 周年华诞，在发展与变化日新月异的今天，在世界和民族互联互通的今天，在机遇与挑战相伴相生的今天，让我们与时代同步，调动集体的智慧，团结一致攻坚克难，追一把新时代中国的健康梦！

艾登斌　谢　平　肖建民　刘慧松

2019 年 1 月

目　录

第一章 体格检查

体格检查是指医师运用自己的感官及传统的检查工具获取疾病的一般和特殊体征的检查方法，是疾病诊疗的基础。

体格检查一般先进行全身状态的检查，再进行患病局部的检查。医师立于患者的右侧，按照先健侧，后患侧的顺序进行检查。

第一节　全身状态检查

1. 性别与年龄　有些疾病的发病与性别和年龄有明显的相关性，如偏头痛、颈源性头痛多发生于女性，肩周炎好发于50岁左右的人群。

2. 生命体征　体温、脉搏次数及节律、呼吸次数及节律、血压，生命体征的变化能反映一些疾病的病因及诱因，如腰痛的患者伴有体温升高、脉率增快，应该首先进行腰椎感染相关检查。

3. 发育和营养状态　营养状态一般根据皮肤、毛发、皮下脂肪、肌肉的发育情况进行评价。营养状态与一些疼痛性疾病密切相关，营养状态不良的患者容易发生带状疱疹后遗神经痛。

4. 神志精神　观察意识状态、精神状况、面容表情。很多疼痛患者伴随抑郁状态，甚至一些患者疼痛只是其心理精神疾病的一种表现。

5. 体位和姿势 分为主动体位、被动体位和强迫体位。一些强迫体位和特殊姿势是某些疾病的特征性表现，如一些腰椎间盘一侧突出的患者，往往把腰部向健侧倾斜，以减轻疼痛。

6. 皮肤黏膜 观察皮肤黏膜颜色、湿度、温度、弹性、皮疹、脱屑、皮下结节、瘢痕、破溃等，一些皮肤黏膜的改变能帮我们找到疼痛的原因，如某一部位的瘢痕和色素沉着能告诉我们局部的触诱发痛与曾经的带状疱疹相关。

7. 头面部 头颅的形态、大小，毛发分布；眼睑有无水肿，巩膜有无黄染，瞳孔的大小、对光反射情况，集合反射情况，视力、视觉、色觉、立体视觉；耳郭、外耳道外形，有无红肿、异常分泌物，乳突有无压痛，听力；鼻腔是否通畅，鼻黏膜有无充血，鼻腔有无异常分泌物，鼻中隔有无偏曲，鼻窦有无压痛；口唇黏膜颜色，牙齿、牙龈、舌的状况，咽部和扁桃体的情况。

8. 颈部 姿势、活动度，浅表淋巴结有无肿大及其活动度，血管有无异常，甲状腺有无肿大、结节，气管有无移位。

9. 胸廓 形态、胸壁有无异常，乳房有否异常，心肺检查有无异常。腹部及会阴部有无异常。

10. 脊柱及四肢 形态，活动度，有无水肿、畸形，有无触压痛，生理反射是否存在，有无病理反射。

第二节 头面部检查

头面部的疼痛检查主要是对头颅、五官、脑神经等进行检查，通过检查可以发现疼痛的压痛点和扳机点。颈部主要检查颈椎的形态、活动度、压痛点等。

一、头颅检查

（一）头颅的视诊

主要检查头颅的大小、形态，有无瘢痕、色素沉着，头部有没有运动异常。

（二）头部的触诊

主要检查头部有没有压痛点，如枕大神经、枕小神经出筋膜处的压痛点。

二、面部检查

（一）面部的视诊

面部视诊主要包括：有无眼睑水肿、结膜充血，瞳孔的对光反射、集合反射是否正常，外耳道、鼻腔有无分泌物，口唇颜色是否正常，鼻唇沟、额纹是否对称，牙齿有无缺失，扁桃体有无肿大，咽部有无充血等。如有异常，可进一步行五官科的详细检查。

（二）面部的触诊

主要检查眼压、耳、鼻窦、颞下颌关节等部位。

1. 眼部触诊　眼压可以用眼压计测出准确的数值，也可以用指压法粗略估计。指压眼压测量法：嘱患者双眼向下注视，检查者用双手示指尖端，同时轻轻触压上睑板上方深部的眼球壁，根据眼球的软硬程度估计眼压的高低。正常眼球的硬度和鼻尖相当，如果触之像额头则眼压高，触之像口唇则眼压低。

2. 耳部触诊

（1）咽鼓管部：先找到乳突尖和下颌角之间的凹陷，手指在此上方用力按压，如果出现剧痛，则可能患有中耳炎。

（2）乳突部：用手指按压乳突，如果有压痛，则可能患有乳突炎或者是耳后淋巴结炎，或者是中耳炎合并乳突炎。

（3）鼓房部：鼓房部的表面（即外耳道上方的耳廓凹陷三角），如果出现压痛，则提示可能患有急性乳窦炎。

3. 鼻的触诊　主要是检查鼻窦（额窦、蝶窦、筛窦、上颌窦）有没有压痛。

（1）上颌窦：检查者双手固定于被检查者的两耳后，用拇指按压左右颧部，检查有无压痛，或用右手中指指腹叩击颧部，检查有否叩击痛。如有压痛或叩痛，则提示可能患有上颌窦炎。

（2）额窦：检查者一手扶住患者枕部，用另一拇指或示指置于患者眼眶上缘内侧用力向后、向上按压，或以两手固定头部，双手拇指置于眼眶上缘内侧同时向后、向上按压，检查有无压痛，或中指叩击该区，检查有无叩击痛。如有压痛或叩痛，则提示可能患有额窦炎。

（3）筛窦：双手固定患者两侧耳后，双侧拇指分别置于鼻根部与眼内眦之间向后方按压，检查有无压痛，如有压痛或叩痛，则提示可能患有筛窦炎。

（4）蝶窦：因解剖位置较深，不能在体表进行检查。

4. 颞下颌关节的触诊　用手指按压颞下颌关节区，检查有无压痛，双侧髁突的活动度及对称性。触诊时注意被检查者有无疼痛反应及其部位、性质和触发区等；活动时有无弹响及其出现的时间，是否伴有疼痛等；张大口时，观察髁突与关节窝、关节结节或关节盘之间是否完全分离，闭口能不能回复到正常的位置。

5. 面部有无触诱发痛点　有没有沿三叉神经分布的触诱发痛点。

第三节　颈、肩及上肢检查

一、颈部检查

颈部疾病不仅出现颈部的症状体征，还常常伴有头、肩部、上肢的症状，所以检查颈部时，应该对头、肩部、上肢一并检查。

（一）颈部的视诊

1. 颈部的姿势　颈椎的很多特殊姿势提示特定的疾病。如患者头略向前倾、活动受限，且下位颈椎棘突相对突出提示颈椎前方半脱位；头向前侧方倾斜，下颌指向对侧肩部提示颈椎侧方半脱位；头部前倾，任何方向活动均受限，提示寰枢关节前脱位；头向患侧倾斜，并旋向健侧，提示寰枢关节侧方脱位。

2. 颈部活动度　正常情况下，颈椎后伸 35°～50°，前屈 35°～45°，下颌可触及胸骨柄，左右侧屈 40°～60°，左右旋转各为 60°～80°。正常的颈椎运动过程中，点头动作由寰枕关节完成，前后屈伸动作由下段颈椎完成，摇头及旋转动作由寰枢关节完成，侧屈由中段颈椎完成。颈椎在某个方向上活动受限，提示相应的肌肉或关节病变，或神经根受压。

（二）颈部触诊

患者坐位，先头部略前屈，检查者立于患者后方，左手扶住其额部，右手检查。用右手拇指从 $C_{2\sim7}$ 棘突逐渐向下触诊，注意有无压痛，偏移，有无项韧带囊肿、硬结，间隙有无增宽或变窄等；椎旁小关节处有无压痛、放射痛、窜麻感等。再检查颈后、前、侧方肌肉及肩关节周围肌肉有无压痛、痉挛、条索等。

（三）颈部的特殊检查

1. 引颈试验（图 1-3-1）　被检查者端坐，检查者立于其身后，两手分别托住其下颌，并以胸或腹部抵住其枕部，渐渐向上牵引颈椎，如上肢麻木、疼痛等症状减轻或感颈部轻松为阳性。阳性提示为神经根型颈椎病。此型患者对颈部牵引治疗效果好。

2. 椎间孔挤压试验（图 1-3-2）　嘱被检查者头偏向一侧，检查者按住其顶部向下加压，出现肢体放射性痛或麻木即为阳性。提示神经根受挤压。

3. 臂丛牵拉试验（图 1-3-3）　被检查者坐位，头微屈，检查者立于其被检查侧，一手推头部向对侧，另一手握该侧腕部做相对牵引，如果被牵拉肢体出现放射痛、麻木则为阳性，若在牵拉的同时做上肢内旋动作，称为臂丛牵拉加强试验，阳性多见于神经根型颈椎病患者。

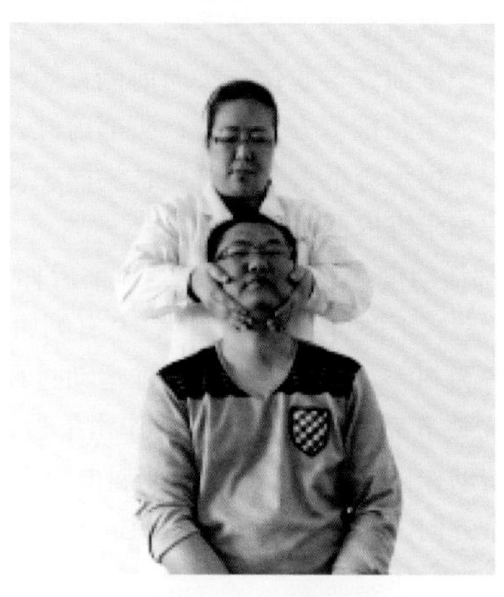

图 1-3-1　引颈试验

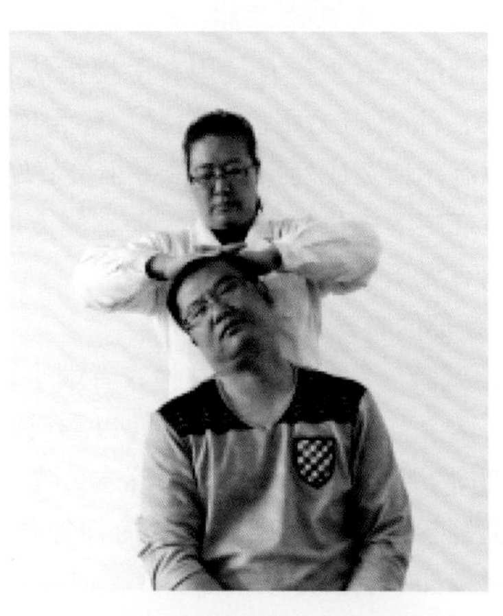

图 1-3-2　椎间孔挤压试验

4. 叩顶试验（图 1-3-4）　被检查者坐位，检查者一手置于被检查者头顶部，手掌与头顶部接触，另一手叩击此手背，出现颈部疼痛和上肢放射痛为阳性，是神经根受压的表现。

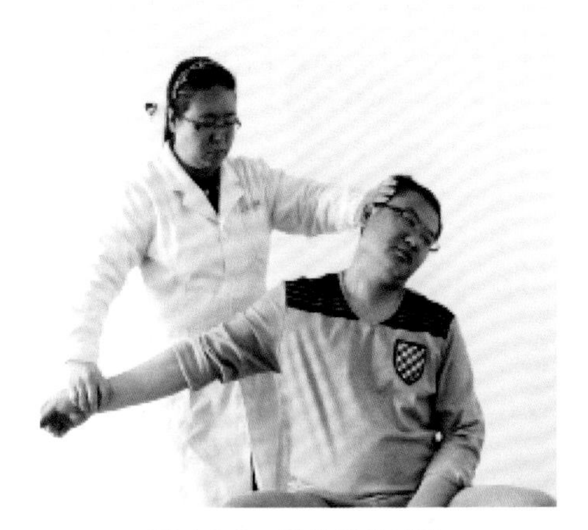

图 1-3-3 臂丛牵拉试验

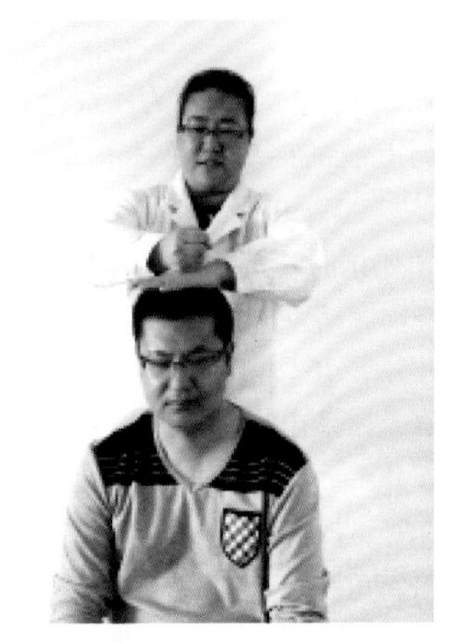

图 1-3-4 叩顶试验

5. 前屈旋颈试验 嘱被检查者颈部前屈，并向左右旋转活动。如颈椎处出现疼痛，是颈椎小关节退行性变的表现。

6. 伸颈压顶试验（图 1-3-5） 被检查者头处于中立位或者后伸位时，检查者双手置于其顶部，沿纵轴方向加压，出现上肢放射性疼痛为阳性，是神经根受压的表现。

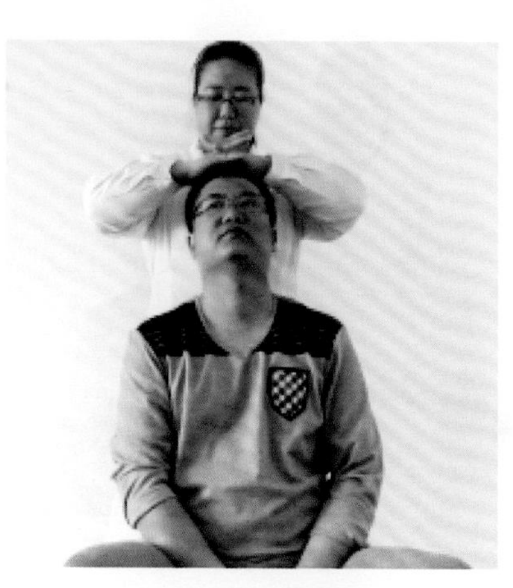

图 1-3-5　伸颈压顶试验

7. 压肩试验　检查者用力压被检查者肩部，若引起或加重该侧上肢的疼痛或麻木为阳性，提示臂丛神经受压。

8. 斜角肌试验　被检查者端坐，两手置于膝部，先比较两侧桡动脉搏动强度，然后让被检查者仰头转向一侧，并上肢外展 15°，后伸 30°，深吸气后屏住呼吸，同时下压肩部，如果出现脉搏减弱或消失、疼痛加重，再抬高肩部，并头面转向前方，则脉搏恢复，疼痛缓解为阳性，是锁骨下动脉受到挤压的表现。主要用于检查有无颈肋和前斜角肌综合征。

9. 超外展试验　被检查者坐位，检查者将其一侧上肢外展高举过肩、过头，若动脉搏动减弱或消失，即为阳性。是锁骨下动脉被喙突或小圆肌压迫的表现，即超外展综合征。

10. 上肢后伸试验　检查者一手置于被检查者肩部起固定作用，另一手握于其腕部，并使该上肢逐渐向后、外伸展，若该上肢出现放射痛，为阳性，是颈神经根或臂丛神经受压或损伤的表现。

11. 挺胸试验（图 1-3-6） 被检查者站立，挺胸，两臂后伸，若桡动脉搏动减弱或消失，上肢和手有麻木或疼痛，为阳性。提示臂丛神经和锁骨下动脉在第 1 肋骨和锁骨间隙受压迫，即肋锁综合征。

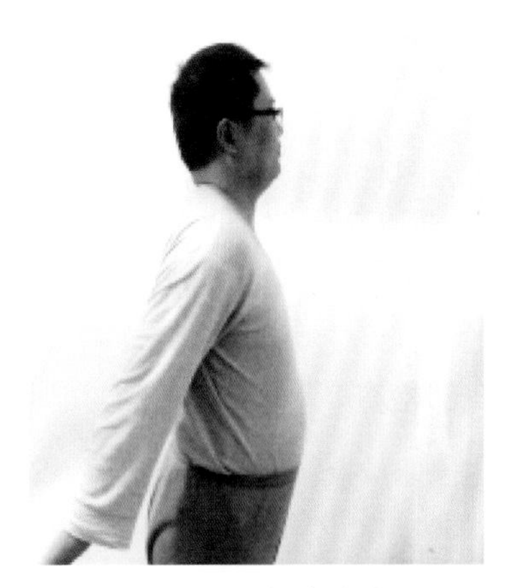

图 1-3-6 挺胸试验

（四）常见颈神经根损伤的检查

1. C_5 神经根损伤的检查 C_5 神经根损伤见于各种原因引起的 $C_{4/5}$ 椎间孔狭窄对 C_5 神经根造成压迫、刺激。感觉障碍出现在上臂外侧三角肌侧方的皮肤，运动障碍主要为上肢外展功能障碍。反射的定位检查为肱二头肌反射。

2. C_6 神经根损伤的检查 C_6 神经根损伤见于各种原因引起的 $C_{5/6}$ 椎间孔狭窄对 C_6 神经根造成压迫、刺激。感觉障碍位于前臂外侧及拇指、示指及中指的桡侧半皮肤，运动障碍主要为桡侧伸腕肌及肱二头肌功能障碍。反射的定位检查为桡骨膜反射。

3. C_7 神经根损伤的检查 C_7 神经根损伤见于各种原因引起的 $C_{6/7}$ 椎间孔狭窄对 C_7 神经根造成压迫、刺激。感觉障碍主要为中指。运动障碍主要为伸腕、伸指肌群及肱三头肌，其次为桡侧腕屈肌功能障碍。反射的定位检查为肱三头肌反射。

4. C_8 神经根损伤的检查　C_8 神经根损伤见于各种原因引起的 C_7T_1 椎间孔狭窄对 C_8 神经根造成压迫、刺激等。感觉障碍主要为小指、环指及前臂内侧的皮肤。运动障碍主要为手部小肌肉，由正中神经和尺神经支配的屈指浅肌、屈指深肌、蚓状肌功能障碍。对反射无影响。

5. T_1 神经根损伤的检查　T_1 神经根损伤感觉障碍为上臂内侧皮肤。运动障碍表现在收的内在肌群，包括指外展的骨间背侧肌群、小指展肌及指内收的骨间掌侧肌。对反射无影响。

二、肩部检查

肩部检查要求被检查者显露上半身，端坐位或者立位，并且检查的过程中，需要双侧对比。

（一）肩部的视诊

主要观察肩部的外形是否正常，两侧是否对称，有无肿胀、肌肉萎缩、脱位或者半脱位以及肩关节的活动度是否正常。

1. 常见的几种肩关节外形异常

（1）方肩畸形提示肩关节脱位。

（2）冈上肌萎缩提示肩胛上神经病损。

（3）三角肌萎缩提示腋神经病损。

（4）翼状肩提示胸长神经病损。

（5）斜方肌平坦提示副神经病损。

（6）锁骨远端上翘提示肩锁关节脱位。

2. 肩关节正常的活动度　前屈：70°~90°；后伸：40°；前屈上举：150°~170°；外展：80°~90°；外展上举：180°；内收：20°~40°；中立位旋转：内旋 45°~70°，外旋 40°~50°；上举：160°~180°；并可做 360°旋转。肩关节活动受限提示肩关节粘连或肌腱挛缩。

（二）肩部触诊

肩部触诊主要是检查肩关节周围有无压痛点，肌肉条索、痉挛等。

肩关节周围常见的压痛点：

1. 喙突　喙突在锁骨下窝，喙锁韧带、喙肩韧带、喙肱韧带以及肱二头肌短头、喙肱肌、胸小肌附着于喙突。这些组织病变（如发生炎症）时，在喙突及喙肱间可有明显的压痛。

2. 肩峰下　肩峰是肩胛冈的外侧端向前、外伸展的凸起，肩峰下滑囊有炎症时，可以出现明显的压痛。

3. 肱骨大、小结节　肱骨上方的肱骨头有两骨性突起，被称为大、小结节。大结节上有冈上肌，冈下肌和小圆肌附着；小结节有肩胛下肌和喙肱韧带附着。当这些肌肉、韧带发生炎性病变或损伤时，肱骨大、小结节处可出现明显的压痛。

4. 结节间沟　结节间沟肱骨大、小结节之间的沟，沟内有肱二头肌的长头腱及其滑液鞘通过。当滑液鞘发生炎症时此处压痛明显。

5. 冈下窝　冈下窝是冈下肌的起点，该肌炎症时，冈下窝压痛明显，并且疼痛可以向上肢放射。

6. 冈上窝　冈上肌起自冈上窝，其肌腱与冈下肌、肩胛下肌、小圆肌共同组成肩袖。并协同三角肌完成上肢外展动作，由于冈上肌活动频繁又是肩部肌肉收缩力量的交汇点故易损伤。该肌的炎症、损伤都使冈上窝出现明显压痛。

7. 四边孔　是肩背部的一个四边形间隙，小圆肌和肩胛骨外缘、肩胛下肌、肩关节囊构成其上界，大圆肌和背阔肌构成下界，肱三头肌长头外侧缘是其内侧界，肱骨外科颈构成其外侧界。中间有腋神经、旋肱后动脉和静脉穿行。当这些肌肉有炎症或者四边孔综合征时，该处压痛明显。

8. 肩胛骨内侧缘　菱形肌止于此处，该肌炎症损伤时，该处压痛明显。

（三）肩部的特殊检查

1. 搭肩试验（图 1-3-7）　被检查者坐位或站立位，

肘关节屈曲，将手搭于对侧肩部，若肘部能贴近胸壁为正常，若能搭于对侧肩部，但肘部不能贴近胸壁，或肘部能贴近胸壁，但手不能搭于对侧肩部，为阳性，是肩关节脱位的表现。

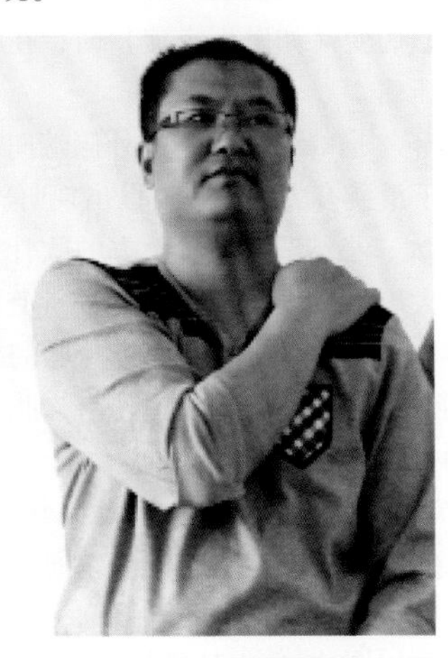

图 1-3-7 搭肩试验

2. 直尺试验 检查者将一根直尺一端置于被检查者上臂外侧肱骨外上髁部，然后把直尺贴近上臂皮肤，若另一端贴于大结节为正常，若不能靠近大结节，反而靠近肩峰为阳性。提示有肱骨头向内脱位。

3. 肩三角试验 肩峰、喙突、大结节组成三角形的三个顶点，肩关节脱位或者肩峰骨折时，大结节位置变动，故所在三角形变形，而肱骨外科颈骨折时，则三角关系无明显变化。

4. 摸背试验（图 1-3-8） 检查时嘱被检查者上肢后伸，手指尖向背部对侧肩胛骨触摸，正常时可触及肩胛下角以上，若触摸不到，提示肱二头肌长头腱鞘炎。

5. 肩关节外展试验 被检查者站立，检查者站于其前侧方，使其上肢外展直至上举过头顶，检查者注意有无疼痛出现及疼痛时的外展角度。疼痛的角度不同临床意义不同：①刚开始外展即有疼痛，可见于肱骨骨折、

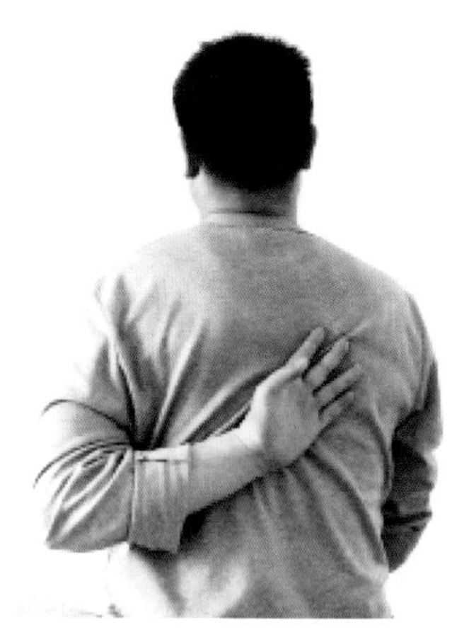

图 1-3-8 摸背试验

锁骨骨折、肩关节脱位、肩关节炎等；②开始外展时不痛，但外展越接近 90°位越痛，提示肩关节粘连；③从外展到上举的中间一段（60°~120°），出现疼痛，即出现“疼痛弧”，小于此角度或大于此范围均不痛，是三角肌下滑囊炎或肩峰下滑囊炎的表现；④被检查者能主动外展，但无力继续上举，提示斜方肌瘫痪或上臂丛神经麻痹；⑤被检查者能主动外展，但幅度小于 40°，而检查者将其上臂被动外展至 40°以上，则被检查者又能自己继续完成主动外展动作，是冈上肌完全断裂的表现；⑥被检查者不能主动外展，被动外展超过 90°以上时，肩峰处有疼痛，可能有肩峰骨折。

6. 落臂试验　被检查者站立，将一侧上肢被动外展至 90°，而后放松并嘱其缓慢放下，若出现肢体突然直落于体侧，而不能缓慢放下，为阳性。提示肩袖损伤或冈上肌腱炎。

7. 肱二头肌长头紧张试验又称亚加森（Yargason）征，嘱被检查者屈曲肘关节，前臂外旋或让被检查者抗阻力地屈肘及前臂旋后，若肱二头肌长头腱结节间沟处出现疼痛为阳性，说明有肱二头肌长头腱鞘炎。

8. 布莱恩特征 被检查者端坐，检查者观察其两腋部皱襞位置的高低，若一侧皱襞低于对侧，即为阳性。见于肩关节脱位。

9. 道巴恩（Dawbarn）征 嘱被检查者上臂贴近胸壁侧面，若肩峰前缘下方出现压痛，再将上臂外展，则压痛消失，为阳性。是急性肩峰下滑囊炎的表现。

10. 前屈上举试验 嘱被检查者屈肘90°，检查者以手扶其前臂，使其肩关节前屈、上举，出现肩关节痛为阳性。见于肩峰下滑囊炎、冈上肌腱鞘炎。

11. 撞击试验 检查者一手固定于肩胛骨，防止旋转，另一手抬起被检查者上肢，使其做前屈及外展动作（即使肱骨大结节与肩峰撞击），出现疼痛为阳性。提示冈上肌肌腱炎。

12. 梳头试验 梳头的动作需要肩关节前屈、外展和外旋。梳头时若出现肩关节周围疼痛、运动受限或不能进行，为阳性。见于肩关节周围炎、腋神经麻痹等疾患。

13. 臂外展外旋试验 被检查者上肢外展90°，然后外旋，若该侧桡动脉脉搏减弱或消失，同时血压降低，为阳性。是肋锁综合征的表现。

14. 顶压研磨试验 被检查者取仰卧位，上肢外展至60°，屈肘90°，检查者双手扶住该上肢，以腹部顶住其肘部，用力将上肢向肩部顶压，同时双手旋转上臂做研磨动作，如肩部有疼痛则为阳性。提示肩峰下滑囊炎。

三、肘部检查

（一）肘部视诊

肘部的视诊主要观察肘部是否有畸形、肿胀、皮肤颜色变化、瘢痕等。

1. 提携角 正常时上臂和前臂的轴线不在同一条直线上，上臂轴与前臂轴的延长线相交形成一向外开放的钝角，约165°～170°，其补角为10°～15°，即提携角。提携角在0°～10°之间时为直肘，小于0°为肘内翻，大于

20°为肘外翻。这三种情况均属肘畸形。

2. 肘后三角　肘关节屈曲呈直角时，肱骨内、外上髁和尺骨鹰嘴三点构成等腰三角形，称肘后三角。当肘关节伸直时，上述三点变成一条直线。肘关节脱位或肱骨内、外上髁骨折时，三点的等腰关系发生改变。但肱骨其他部位的骨折，不会影响他们的三角和直线关系。

3. 肘关节的活动度

（1）屈伸　屈曲：大约135°～150°；伸展：正常为0°，很多人伸肘至0°后还能再伸一些，叫做过伸，大约10°～15°。

（2）旋转：上臂紧贴在身体两侧，屈肘成90°，手握拳竖起大拇指，大拇指正好指向上，就是0°位。旋前：就是旋转小臂让手心向下，大概80～90°，旋后：和旋前相反方向旋转，让手心向上就是旋后，大约80～90°。

（二）肘部的触诊

肘部的触诊主要是检查肘部的压痛点，触诊肘后三角是否正常，有无关节脱位等。

肘部常见的压痛点：

1. 肱骨内上髁　肱骨下端的内侧突起，是前臂屈肌群的起点，当肌肉慢性劳损或者炎症（如肱骨内上髁炎）时，该处有明显压痛。

2. 肱骨内上髁上线　是肱骨内上髁上方的一短小骨嵴，其表面的小突起可以刺激正中神经，引起正中神经的压迫症状。

3. 肱骨外上髁　肱骨的下端外侧的突起，是前臂伸肌群的起点，发生炎症时，该处压痛明显，常见于肱骨外上髁炎，又称网球肘。

4. 桡骨头　上臂外展且肘关节屈曲90°时，肱骨外上髁下方可见一个明显的凹陷。桡骨头就位于此凹陷的深部。在桡骨头区域内或周围有压痛，表明桡骨头可能有滑膜炎或骨关节炎。

5. 尺骨鹰嘴　是尺骨上端膨大的凸起，覆盖有滑囊、肱三头肌腱和腱膜。当肱三头肌劳损或发生鹰嘴突滑囊炎时，该处压痛明显。

6. 尺神经沟 是肱骨内侧髁与肱骨滑车最高点之间的连线下方的半骨性管道，有尺神经经过，当发生尺神经炎或复发性尺神经脱位时，该处常有明显压痛。

（三）肘部的特殊检查

1. 伸肌紧张试验 检查者一手握住被检查者肘部，屈肘90°，前臂旋前位，掌心向下半握拳，另一手握住其手背部使之被动屈腕，然后于其手背部施加阻力，嘱被检查者伸腕，若肱骨外上髁处出现疼痛则为阳性，表明有肱骨外上髁炎。

2. 伸肘试验 被检查者取坐位或站立，手掌放在头顶上，然后主动伸肘，若不能主动伸肘或伸肘时臂丛处出现疼痛，为阳性，可能为肘关节后脱位、鹰嘴骨折、桡骨头半脱位、臂丛神经炎或脑膜炎。

3. 密勒（Mill）征 嘱被检查者伸直肘关节、屈曲腕部，同时将前臂旋前，如果肱骨外上髁部出现疼痛即为阳性，提示肱骨外上髁炎（网球肘）可能性大。

4. 屈肌紧张试验 让被检查者握住检查者的手指（示指至小指），用力伸腕握拳，检查者手指与其对抗，如出现肱骨内上髁部疼痛即为阳性，多见于肱骨内上髁炎。

5. 桡骨头试验 被检查者屈肘90°，检查者一手握住其的手臂，另一只手从其肱骨外上髁向下触诊其下方的凹陷，并轻轻地将前臂旋前旋后，如果桡骨头旋转受限或者向外旋出，为阳性。

6. 肘关节外翻挤压试验 被检查者肘关节伸直位，检查者一手抵住肘关节外侧，一手握其腕部，使肘关节被动外翻，若出现疼痛，则为阳性，提示桡骨头骨折。

四、腕和手检查

（一）腕和手的视诊

主要观察腕、手部有无畸形，肿胀，各关节的活动度，指甲的形状和颜色等。

1. 常见的手和腕部畸形

（1）腕部餐叉样及枪刺状畸形：即 Colles 骨折，是桡骨下端骨折并骨折远端向背侧移位的一种典型畸形。从侧面看患部呈餐叉样外观，故称“餐叉样畸形”，而正面观则呈“枪刺状畸形”。

（2）垂腕：伸腕肌腱断裂或者桡神经损伤导致前臂伸肌麻痹，不能主动伸腕，形成腕下垂。

（3）爪形手：是掌指关节过伸，近端指间关节屈曲的一种畸形，常因前臂缺血性肌挛缩所致，也可由尺神经损伤所致，如果尺神经损伤，则可同时出现指间关节半屈曲，环指、小指不能向中间靠拢，小鱼际肌萎缩。

（4）铲形手：手掌部的两个横弓消失，掌心变为扁平的一种畸形，为大、小鱼际肌萎缩所致，多由正中神经和尺神经合并损伤所致。

（5）锤状指：指伸肌腱在止点处发生撕脱或其附近断裂，或骨折，引起远端指间关节屈曲，不能主动伸指，形成锤状。

（6）多指畸形：为先天畸形，多发生在拇指桡侧，其次发生在小指尺侧。

（7）并指畸形：多属先天性畸形，也可由损伤、烧伤后处理不当引起。

（8）缺指畸形：可为先天性，也可为外因造成。

（9）巨指畸形：为先天性畸形，原因不明。患指过度生长粗大，可发生于一个手指或几个手指。

（10）短指畸形：为先天性畸形。其掌骨、指骨数目不缺少，只是短小。可为纵排或横排一列或数列的指骨或掌骨短小。

2. 手部常见的肌肉萎缩

（1）鱼际肌萎缩：正中神经损伤、肌肉麻痹或腕管综合征使正中神经长期受压所致。鱼际处创伤，造成正中神经运动支损伤，也可引起鱼际肌萎缩。

（2）小鱼际肌萎缩：尺神经损伤或在尺神经沟处长期受压，或尺神经炎，均可造成小鱼际肌萎缩。

（3）骨间肌萎缩：掌侧骨间肌萎缩因解剖位置关

系，临床表现不明显，而背侧骨间肌萎缩可清楚看到。

3. 手腕部正常的活动度　腕关节、掌指关节、指间关节的运动，都以中立位0°为起点，其运动的幅度即为运动度数。

（1）伸腕运动：被检查者屈肘90°，前臂旋前位，掌心向下，作伸腕运动，正常可达60°~70°。

（2）屈腕运动：体位同伸腕运动，作屈腕运动，正常屈腕可达60°。

（3）腕桡偏运动：体位同伸腕运动，手向桡侧作桡偏运动，正常可达30°。

（4）腕尺偏运动：体位同伸腕运动，手向尺侧作尺偏运动，正常可达40°。

（5）伸指运动：体位同伸腕运动，掌指关节伸直位0°，可过伸15°~25°。近端指间关节与远端指间关节达到伸直位0°。

（6）屈指运动：掌指关节的屈曲正常可达80°~90°。近端指间关节屈曲，正常可达90°~100°，远端指间正常可达60°~90°。

（7）手指外展：将手指伸直，并分别以中指为轴线作示指、环指、小指分开动作，即手指外展，正常可达20°。

（8）拇指背伸：拇指向桡侧外展，拇指与示指之间的夹角可达50°，即为拇指背伸的运动度数。

（9）拇指屈曲：掌心向上，拇指横过手掌，拇指端可触及小指基底，拇指掌指关节屈曲正常可达50°。

（10）拇指对掌：先伸直手，然后向各指端作对掌运动，正常时拇指端可触及其他各手指指端。

（二）腕部的触诊

腕部触诊主要是检查腕部的压痛点。

1. 桡骨茎突　桡骨茎突部有拇短伸肌和拇长展肌腱鞘，且此部位活动频繁，容易形成腱鞘炎，此外桡骨茎突骨折，此处也可有明显压痛。

2. 手舟骨　压痛多见于手舟骨骨折或者坏死。

3. 示、中、环指腱鞘　腱鞘炎时，相应的腱鞘处压痛明显。

（三）腕、手部的特殊检查

1. 握拳试验　检查时嘱被检查者屈肘 90°，前臂中立位握拳，并将拇指握在掌心中，检查者一手握住前臂远端，另一手握住其手部使腕关节向尺侧屈腕，若桡骨茎突部出现剧烈疼痛，为阳性。见于桡骨茎突狭窄性腱鞘炎。

2. 指浅屈肌试验　检查者将被检查者的手指固定于伸直位，然后嘱其屈曲近端指间关节，若不能屈曲，表明该肌腱有断裂或缺如。

3. 指深屈肌试验　将被检查者掌指关节和近端指间关节固定在伸直位，然后让其屈曲远端指间关节，若不能屈曲，表明该肌腱可能有断裂或该肌肉的支配神经发生障碍。

4. 压脉试验又称爱伦（Allen）试验，检查者同时紧压被检查者腕部的桡动脉、尺动脉，嘱受检者快速握拳数次后松开拳头，其手掌部由于血供被阻断变得苍白，然后继续压迫桡动脉，松开尺动脉，如果在 5 秒内手掌不能恢复红润，则为该试验阳性。此试验主要用于检查手部尺动脉血液供应是否充分。

第四节　腰骶部检查

腰骶部检查，需要在不同的体位下进行，应该按照不同的体位，逐一检查，以免遗漏。

一、腰骶部脊柱视诊

一般观察站立位时脊柱有无侧凸，生理前屈是否正常，骨盆形态是否正常，肌肉有无萎缩，脊柱的活动度是否正常等。不能站立者，可坐位观察。对于立位检查，腰骶部屈伸受限的被检查者，可坐位检查其屈伸运动，因为坐位时骶髂关节相对固定。卧位时，看被检查者能否平卧，对不能平卧者记录其疼痛加重及减轻的体位。

脊柱正常的活动度：腰段在臀部固定的条件下可前屈75°~90°，后伸30°，左右侧弯各30°~35°，左右旋转30°~35°。

二、腰骶部脊柱触诊

用三指法从上往下依次触诊腰骶部各椎体，中指触诊棘突有无偏斜，棘上及棘间韧带有无肥厚、压痛等，示、环指触诊脊柱两旁肌肉有无压痛、萎缩、痉挛等。

1. 脊柱的弹性　被检查者俯卧在床上，腹部垫一抱枕，双手置于体侧。检查者双手重叠，轻压其脊柱，以检查脊柱的弹性。脊柱弹性变差可见于强直性脊柱炎。

2. 棘突及椎旁压痛　棘上韧带损伤、棘突滑囊炎、棘突骨折多引起棘突上压痛；椎管内疾病（如椎间盘突出症、肿瘤等）可引起棘突旁压痛，并伴有肢体放射痛；棘间韧带损伤或者椎间盘压力增加常引起棘突间压痛。

3. 臀上皮神经压痛　在股骨大转子与髂后上棘连线的中上1/3处按压臀上皮神经，出现疼痛即为阳性，多见于臀上皮神经损伤及腰椎间盘突出症。

4. 梨状肌下孔压痛　自髂后上棘与尾骨尖连线的中点至大转子尖的连线为梨状肌下缘，在其下方按压，出现疼痛为阳性。提示坐骨神经炎或者是腰椎间突出压迫坐骨神经。

三、腰骶部特殊检查

1. 直腿抬高试验及加强实验（图1-4-1）　被检查者仰卧，双下肢伸直，检查者一手扶住被检查者膝部使其膝关节伸直，另一手握住踝部并慢慢将其抬高，直至出现下肢放射痛为止，记录下此时下肢与床面的角度，即为直腿抬高角度。正常人一般可达80°左右，且无放射痛。在此基础上可以进行直腿抬高加强试验，即检查者将被检者下肢抬高到最大限度后，放下约10°左右，将足背屈，若能引起下肢放射痛即为阳性。阳性多见于腰椎间盘突出症。

2. 健侧直腿抬高试验　对被检查者的健侧肢体进行直腿抬高试验，当健侧肢体抬到一定高度时，感腰部或患侧肢体疼痛，即为阳性，多见于腰椎间盘突出症。

3. 屈颈试验（图 1-4-2）　被检查者仰卧，检查者一手置于其胸前，另一手置于枕后，缓慢、用力地上抬其头部，使颈前屈，若下肢出现放射痛，则为阳性。阳性主要见于腰椎间盘突出症。

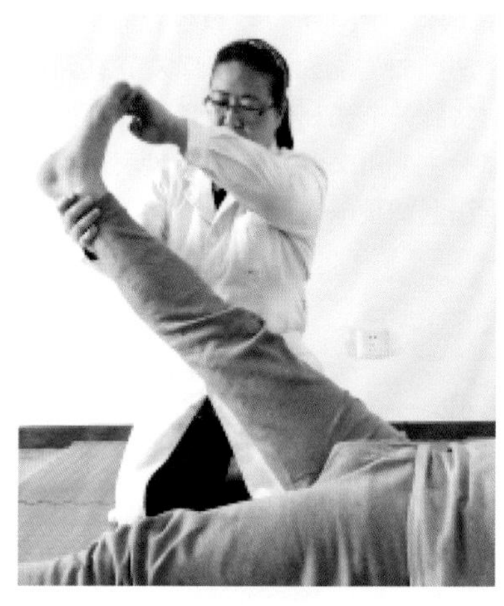

图 1-4-1　直腿抬高试验及加强实验

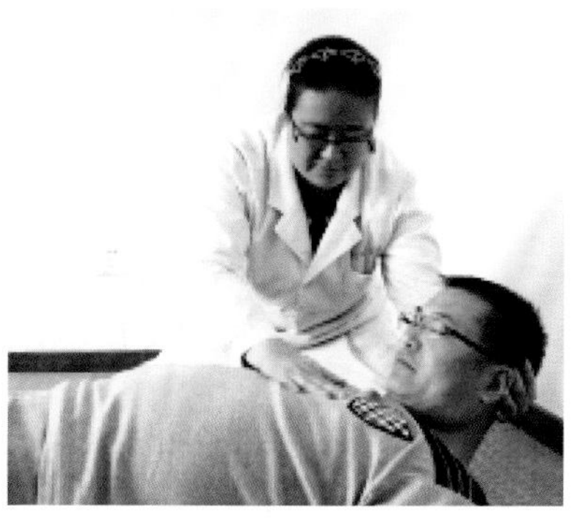

图 1-4-2　屈颈试验

4. 仰卧挺腹试验（图 1-4-3） 被检查者仰卧，两手置于体侧，以枕部及两足跟为着力点，将腹部向上抬起，如感到腰痛及下肢放射痛，即为阳性。如不能引出疼痛，可在保持上述体位的同时，深吸气并保持 30 秒，至面色潮红，出现下肢放射痛亦为阳性；或在挺腹时用力咳嗽，出现下肢放射疼痛者也为阳性。如上述方法均不能引发下肢疼痛，还可以在被检查者挺腹时，以双手压迫其颈静脉或用手压迫其腹部，若出现下肢疼痛，仍是阳性体征。主要见于腰椎间盘突出。

5. 弓弦试验（图 1-4-4） 被检查者仰卧，髋、膝关节均屈曲到 90°，然后逐渐伸直膝关节直到出现坐骨神经痛。此时将膝关节稍屈曲，坐骨神经痛则明显减轻或消失。此试验主要用来鉴别腰椎间盘突出引起的腰腿痛和肌肉因素引起的腰腿痛。

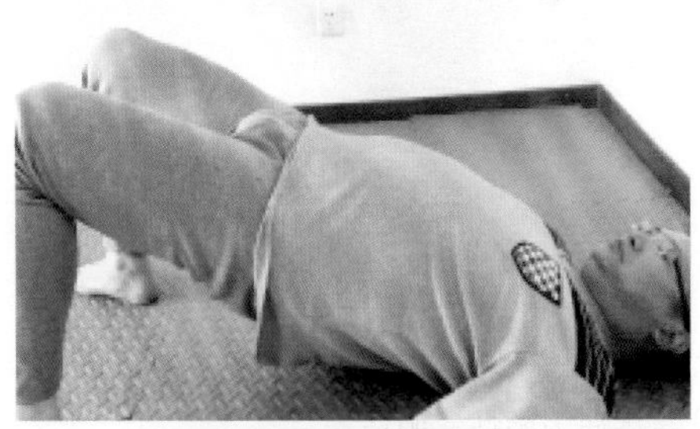

图 1-4-3 仰卧挺腹试验

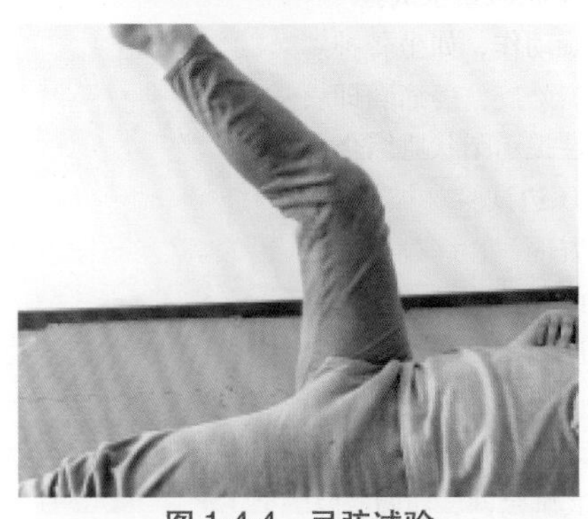

图 1-4-4 弓弦试验

6. “4”字试验（图 1-4-5） 被检查者仰卧位，一侧肢体伸直，另一侧髋与膝屈曲，大腿外展、外旋将小腿置于伸直的大腿上，形成一个“4”字，检查者一手固定骨盆，另一手下压屈曲的肢体，出现疼痛为阳性。阳性见于骶髂关节、髋关节内部有病变或内收肌痉挛。

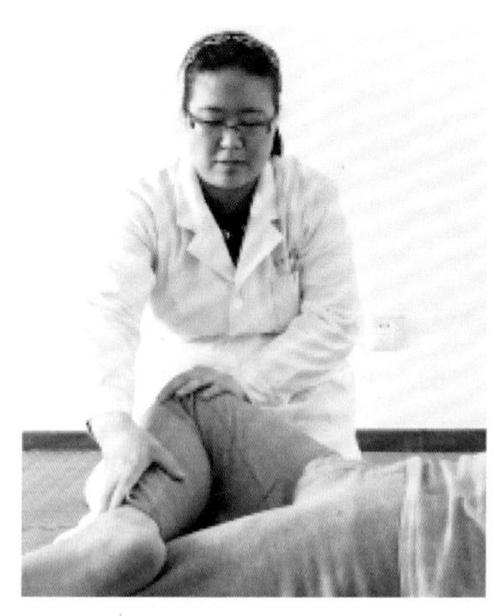

图 1-4-5 “4”字试验

7. 骨盆挤压分离试验（图 1-4-6） 被检查者仰卧，检查者从双侧髂前上棘处对向挤压或向后外分离骨盆，引起骨盆疼痛为阳性。阳性提示骨盆骨折。

8. 梨状肌紧张试验 被检查者仰卧，下肢伸直，做内收内旋动作，如坐骨神经有放射性疼痛，再迅速将该下肢外展外旋，疼痛随即缓解，即为梨状肌紧张试验阳性。阳性提示梨状肌综合征。

9. 床边试验 被检查者仰卧，一侧臀部放在床上，另一侧臀部放在床外，同时该侧的腿在床边下垂，检查者按压此腿使髋后伸，同时按压另一侧腿的膝关节，使之尽量屈髋、屈膝，大腿靠近腹壁，出现骶髂关节疼痛为阳性。表明骶髂关节有病变。

10. 膝腱反射 被检查者仰卧，检查者用左手或前臂托住其腘窝部，使髋、膝关节屈曲，右手持叩诊锤叩击

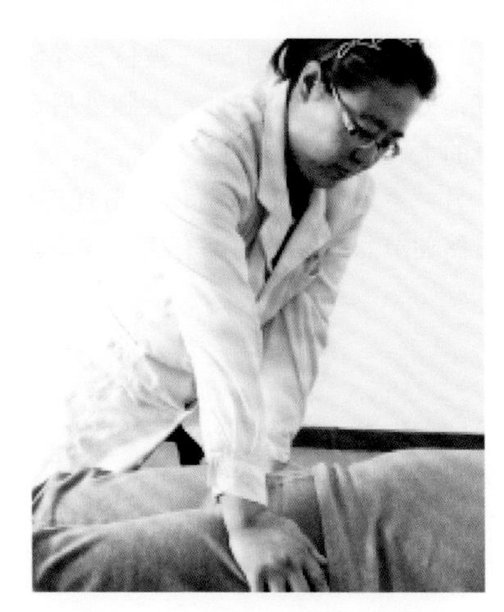

图 1-4-6　骨盆挤压分离试验

髌韧带，出现小腿伸直。其中枢位于腰髓 2~4 节。根据小腿伸直的强弱分为：（-）消失；（+）减弱；（++）正常；（+++）增强；（++++）亢进。膝反射增强多见于锥体束损害，膝反射高度亢进常可伴有髌阵挛；腰椎间盘突出压迫坐骨神经时，膝腱反射可减弱或消失。

11. 跟腱反射　被检查者仰卧，膝关节屈曲并外展，检查者一手握其足尖使稍背屈，叩击跟腱，出现脚部跖曲。其中枢位于骶髓 1 节-2 节。根据其强弱分为：（-）消失；（+）减弱；（++）正常；（+++）增强；（++++）亢进。反射增强多见于锥体束损害，反射高度亢进亦可伴有髌阵挛；腰椎间盘突出压迫坐骨神经时，跟腱反射可减弱或消失。

12. 股神经牵拉试验　被检查者俯卧，检查者一手按压骨盆，另一手将一侧下肢抬起，使膝关节屈曲，髋关节过伸，若腹股沟或大腿前方和小腿前内方出现放射痛为阳性。阳性多见于高位腰椎间盘突出患者，腰大肌、骶髂关节、腰椎有病变时，亦可呈阳性。

13. 背伸试验　被检查者俯卧，双腿并拢，双手抱枕部，检查者固定其下肢，嘱其上半身上抬，出现后背疼痛为阳性。阳性提示腰椎管狭窄症或者关节突关节、腰肌或棘上、棘间韧带等有病变。

14. 腰部过伸试验　被检查者俯卧，双下肢伸直。检查者一手将其双下肢向后上方抬离床面，另一手按压其腰部，出现腰部疼痛者为阳性。提示腰椎峡部裂。

15. 下肢神经的检查

（1）感觉神经：下肢的感觉神经受损时，往往出现感觉减退，如糖尿病患者下肢周围神经病变、腰椎间盘突出症压迫神经者。不同的神经受损，引起的感觉减退的区域不同：如大腿前侧、小腿前内侧感觉减退，是股神经受损的表现，股神经来自 $L_{2\sim4}$，一般由高位（$L_{2/3}$，$L_{3/4}$）椎间盘突出引起。大腿后方、小腿外后侧感觉减退，是坐骨神经受压的表现，坐骨神经来自 $L_4\sim S_3$ 神经，一般由低位（$L_{4/5}$，L_5S_1）腰椎间盘突出引起。

（2）运动神经：①足背伸肌力：被检查者仰卧，足抗阻力背伸。如果力量减弱或消失，是腓总神经损害的表现；②足跖屈肌力：被检查者仰卧，足抗阻力跖屈。如果力量减弱或消失，是胫总神经受损的表现。

四、常见腰骶部神经根损伤的检查

1. L_4 神经根损伤的检查　L_4 神经根损伤见于各种原因引起的 $L_{4/5}$ 椎间孔狭窄对 L_4 神经根造成压迫、刺激。感觉障碍出现在小腿前内侧和内踝的皮肤，运动障碍主要为股四头肌功能障碍。反射的定位检查为膝反射。

2. L_5 神经根损伤的检查　L_5 神经根损伤见于各种原因引起的 L_5S_1 椎间孔狭窄对 L_5 神经根造成压迫、刺激。感觉障碍出现在小腿前外侧、足背、踇趾的皮肤，运动障碍主要为伸踇长肌功能障碍。对反射无明显影响。

3. S_1 神经根损伤的检查　S_1 神经根损伤见于 L_5S_1 椎间盘突出对其压迫等。感觉障碍出现在小腿后侧、足外侧、足跟、外侧三趾的皮肤，运动障碍主要为腓肠肌、比目鱼肌、屈趾肌功能障碍。反射的定位检查为跟腱反射。

第五节 髋、股部检查

一、髋、股部视诊

主要观察骨盆是否倾斜，下肢有无屈曲旋转畸形，两侧臀部是否对称，有无肿胀、肌肉萎缩，髋关节活动度是否正常等。

髋关节正常的活动度：屈曲：130°~140°；后伸：10°~30°；内收：20°~30°；外展：45°~60°；内旋：30°~45°；外旋：40°~50°。

二、髋、股部触诊

触诊主要是检查髋、股部的压痛点。

1. 腹股沟部　该处的压痛多见于急性化脓性髋关节炎、髋关节结核、髋部骨折等，也可见于高位腰椎间盘突出者。

2. 股骨头　腹股沟中点下方的压痛提示股骨头的病变。

3. 股神经压痛　股神经压痛点在腹股沟中点外侧，此处压痛见于股神经痛、高位腰椎间盘突出症等疾病。

4. 大转子　大转子滑囊炎时，大转子区域可有明显压痛。

5. 大转子顶端　该处的压痛点位于腹股沟韧带中点外、下方2.5cm处，髋关节结核、化脓性髋关节炎、大转子滑囊炎等疾病可出现此处压痛。

6. 小转子　股骨小转子压痛见于髂腰肌止点的炎症等。

三、髋、股部的特殊检查

1. 髋关节承重功能试验　被检查者直立，先一侧腿屈膝抬起，单腿站立，然后换另一侧，注意观察两次站立时骨盆的升降变化。正常时单腿站立后对侧骨盆上升。异常见于小儿麻痹后遗症、先天性髋关节脱位、陈旧性髋脱位、股骨颈骨折、髋内翻畸形、股骨头坏死等疾病。

2. 髋关节屈曲挛缩试验　被检查者仰卧，腰部放平，先将一侧下肢伸直，再将另一侧下肢伸直，两侧交替进行，如果伸直过程中腰部离开床面，向上挺起，则为阳性。或者双下肢伸直，将一侧下肢屈髋、屈膝，大腿贴近腹壁，腰部贴近床面，如果另一侧肢体自动离开床面，向上抬起，亦为阳性。阳性提示髋关节有屈曲挛缩，见于髋关节结核，髋关节炎，强直性脊柱炎、类风湿性关节炎，髂腰肌炎等疾病。

3. 足跟叩击试验　被检查者仰卧，双下肢伸直。检查者一手将其下肢抬起，另一手以拳叩击其足跟，髋关节处出现疼痛为阳性，提示髋关节病变。

4. 大腿滚动试验　被检查者仰卧，双下肢伸直，检查者以手掌轻搓其大腿，使之内外旋转滚动。若运动受限、出现疼痛即为阳性。阳性见于髋关节炎症、结核，股骨颈骨折，粗隆间骨折等疾病。

5. 下肢短缩试验　被检查者仰卧，两腿并拢屈髋、屈膝，两足并齐，观察两膝高度，如一侧低落为阳性，说明有肢体短缩。阳性见于股骨颈骨折、髋关节后脱位等疾病。

6. 望远镜试验　被检查者仰卧，双下肢放平伸直，检查者一手固定骨盆，另一手握住膝部将大腿抬高 30°，并上下推拉股骨干，出现松动感或抽动感，即为阳性。阳性主要见于婴幼儿先天性髋关节脱位。

7. 蛙式试验　主要用于婴幼儿检查，被检查者仰卧，屈双膝双髋 90°，检查者使其双髋作外展外旋至蛙式位，正常双侧肢体均能平落在床面，若一侧或双侧肢体不能平落，即为阳性，是髋关节外展外旋受限的表现，可见于先天性髋关节脱位。

8. 髂胫束挛缩试验　被检查者侧卧位，检查者立于其背后，一手固定骨盆，另一手握住上侧肢体踝部，使膝关节屈曲 90°，髋关节先屈曲、外展，再后伸，然后放松握踝的手，肢体自然落下，正常时应该落在下侧肢体的后方；若落在前方或保持上举外展的姿势，则为阳性，是髂胫束挛缩或阔筋膜张肌挛缩的表现。

9. 髋关节过伸试验　被检查者俯卧，屈膝 90°，检查者握其踝部将下肢提起，使其髋关节过伸。如果骨盆亦随之抬起，即为阳性，说明髋关节不能过伸，见于腰大肌脓肿、髋关节早期结核、髋关节强直等疾病。

10. 菲尔普试验　被检查者俯卧，膝关节屈曲，大腿尽量外展，检查者握其踝部逐渐将膝关节伸直。若大腿出现内收，即为阳性。见于股薄肌挛缩。

11. 股骨大转子位置的测量

（1）髂坐连线：被检查者仰卧，髋关节屈曲 45°～60°，由髂前上棘至坐骨结节划一连线，若股骨大转子顶点恰在该连线上，说明正常，若大转子在线以上，说明大转子上移。

（2）布瑞安（Bryant）三角：被检查者仰卧，自髂前上棘与床面作一垂线，自大转子顶点与身体平行划一线与上线垂直，即构成一直角三角形，称为布瑞安三角。对比两侧三角形的底边，如果一侧变短，说明该侧大转子上移。

（3）休梅克（Shoemaker）线：被检查者仰卧，双下肢伸直，两侧髂前上棘在同一平面，从两侧髂前上棘与股骨大转子顶点分别连一直线，如果两连线之延长线相交于脐或脐上中线为正常。若交于一侧脐下，且偏离中线，说明该侧大转子上移。

（4）耻骨联合横线：通过耻骨联合最高点做一水平线，如果大转子顶点在此线上为正常，若顶点高于此线，则该侧大转子上移。

第六节 膝部检查

一、膝部视诊

主要观察膝关节有无肿胀，周围有无肿块、畸形及其活动度。

1. 膝关节肿胀　多由炎症、外伤等引起，轻度肿胀时，可见两侧膝眼消失，若肿胀严重则可波及髌上囊甚至引起整个膝关节肿大；髌上滑囊炎、膝关节结核、肿瘤等则可出现局限性肿胀；囊性肿物、骨软骨瘤等可在股骨下端或胫骨上端出现局限性隆突；胫骨结节骨骺炎的凸起位于胫骨结节处；腘窝囊肿表现为膝关节后侧的圆形肿块。

2. 膝关节畸形　正常膝关节有5°~10°的生理外翻角，如果超过15°，则为膝外翻畸形，单侧膝外翻称“K”型腿，双侧膝外翻称“X”型腿。反之，若正常生理外翻角消失或者成反方向，则形成小腿内翻畸形，双侧内翻则称O形腿。正常的膝关节伸直可有0°~5°的过伸，如过伸角度超过15°，则称为膝反张畸形。

3. 正常膝关节的活动度

（1）伸膝运动：正常为0°，青少年或女性有5°~10°过伸。

（2）屈膝运动：正常可达140°，膝关节完全伸直后无侧屈和旋转运动。

（3）当屈曲90°时，内、外旋转运动可达10°~20°。

二、膝部触诊

触诊主要检查膝关节周围的压痛点。

1. 髌骨上缘　髌骨上缘为股四头肌止点，该处发生炎症等病变时，则压痛明显，股四头肌长期高强度紧张活动也可出现该处压痛。

2. 髌骨尖及髌韧带　髌尖炎和髌腱周围炎时出现该

处压痛，且伴有伸膝抗阻试验阳性。

3. 髌骨两侧至胫骨内外髁　伸膝筋膜炎、髌下脂肪垫炎可在该处触及压痛。

4. 髌骨内侧缘　压痛可见于髌骨半脱位以及内侧滑膜皱襞综合征。

5. 胫骨结节　压痛多见于胫骨结节骨软骨炎。

6. 胫骨结节内侧部　压痛多见于鹅足止点炎，鹅足滑囊炎。

7. 胫骨平台后内侧部　为半膜肌止点，炎症时此处压痛明显。

8. 内侧副韧带走行部　内侧副韧带损伤时此处压痛明显。

9. 外侧副韧带走行部　压痛见于外侧副韧带损伤。

10. 股骨外上髁　股骨外上髁为髂胫束和腘肌腱的附着点，髂胫束炎及腘肌腱止点炎时该处压痛明显，这两个病也被合称为膝外侧疼痛综合征。

11. 腓骨头处　腓骨头为股二头肌止点，此处炎症时可出现明显压痛。

12. 关节缝　半月板损伤、关节囊韧带损伤、局限性滑膜炎时关节缝处压痛明显。

13. 腓肠肌起点处　该肌炎症时可有明显压痛。

三、膝关节特殊检查

1. 半蹲试验　被检查者以一侧下肢单独站立并下蹲，如出现膝关节疼痛为阳性，提示髌骨软化症。

2. 挺髌试验　被检查者仰卧位或者坐位，双下肢伸直，检查者用拇、示指将髌骨向远端推压，同时嘱被检查者用力收缩股四头肌，若出现疼痛为阳性，多见于髌骨软化症。

3. 髌阵挛　被检查者仰卧位或者坐位，双下肢伸直，检查者拇、示指按住髌骨上缘，突然向下推动髌骨，并保持在下推的位置，若出现股四头肌有节律的收缩，髌骨随其节律的上下跳动，称为髌阵挛阳性。阳性提示锥体束受损。

4. 浮髌试验　被检查者仰卧，伸直膝关节，放松股四头肌，检查者一手挤压髌上囊，另一手示指轻压髌骨，如有浮动感，则为阳性。阳性提示膝关节腔积血或积液。

5. 侧方应力试验　被检查者仰卧，下肢伸直，检查者一手扶其膝侧面，另一手握住踝部，然后使小腿作被动的内收或外展动作，出现疼痛为阳性，见于侧副韧带损伤、炎症。如果明显松动者，可能为侧副韧带完全断裂。

6. 抽屉试验　被检查者仰卧，膝关节屈曲 90°，双足平放于床上。检查者坐于床上，抵住其双足使其固定，双手握住膝关节的胫骨端，同时作小腿前后推拉动作，如过度向前移动，说明膝关节前交叉韧带断裂；若过度向后移动，则说明后交叉韧带有断裂。

7. 回旋挤压试验　被检查者仰卧，尽量屈髋屈膝成锐角，检查者一手放在其膝部，触摸关节间隙，另一手握其踝部，将屈曲的髋与膝被动伸直，同时先外展外旋其小腿，然后再内收内旋该小腿，如果触到或听到响声并伴有疼痛为阳性，多见于半月板损伤。

8. 膝关节过伸试验　被检查者仰卧，膝关节伸直，检查者一手固定膝部，一手托起小腿，使膝关节过伸，出现疼痛为阳性。多见于半月板前角损伤、髌下脂肪垫肥厚或股骨髁软骨伤。

9. 交锁征　被检查者取坐位或仰卧位，屈、伸膝关节数次，若突然出现关节疼痛并不能屈伸，但旋转活动膝关节后又能屈伸为阳性，说明半月板损伤。

10. 膝关节伸屈试验　被检查者侧卧位，上侧下肢离开床面，并做膝关节伸屈活动，如出现响声或疼痛，为阳性。提示半月板损伤。

11. 研磨提拉试验　被检查者俯卧，膝关节屈曲 90°，检查者一手按住其大腿下端，另一手握住踝部提起小腿，并作外展、外旋及内收、内旋活动，若出现膝关节疼痛，则为研磨提拉试验阳性，提示有副韧带损伤。

若检查者双手握住踝部，在不同角度加压研磨膝关节，同时作外展外旋及内收内旋活动，如出现膝关节疼痛和弹响为阳性，提示半月板损伤。

第七节 踝足部检查

一、踝足部视诊

主要观察踝足部有无肿胀、畸形，活动度是否正常，皮温是否正常，足背动脉搏动情况。

1. 踝关节肿胀 踝关节肿胀可由局部原因引起，也可以是全身水肿的表现。踝关节肿胀最常见于外伤，其中以踝扭伤最为多见，如有内、外踝骨折或者胫骨下端骨折，则肿胀更为显著；而踝关节内积液或者血肿时，内、外踝下方及跟腱两侧的凹陷消失，且有波动感；跟骨骨折则表现为踝下凹陷消失，跟骨增宽，跟腱止点处疼痛；侧副韧带损伤时，肿胀多局限于一侧；足后部肿胀多见于跟腱炎、滑囊炎、骨质增生等；若为踝关节结核或关节炎等，则肿胀形成缓慢。

2. 足踝部常见畸形

（1）马蹄足：站立时足尖着地，足跟悬空，形如马蹄，故称为马蹄足。行走时足尖不能抬举，常踢地行走，足尖先着地而足跟后着地。检查可见足前部跖屈明显，背屈不能，跟腱短缩。

（2）仰趾足：站立时足背屈、外翻，行走时足跟着地负重，踝关节背伸，前足仰起，故称为仰趾足。

（3）内翻足：足的前半部内收、内翻，跟骨内翻、跖屈，跟腱挛缩，足底向内翻转，行走时足背外侧缘着地。

（4）外翻足：足跟轴向外偏斜，足底向外翻转，行走时足内侧缘着地。

（5）扁平足：足弓塌陷变平，足跟外翻，足掌外展，行走时足舟骨低平甚至触地。

（6）弓形足：足的纵弓异常升高，足弓角度变小，行走时足跟和跖骨头着地。

3. 足部正常的活动度

（1）踝关节背伸：大约 20°~30°。

（2）踝关节跖屈：大约 40°~50°。

（3）足内翻：大约是 30°。

（4）足外翻：大约 30°~35°。

（5）跖趾关节跖屈：大约 30°~40°。

（6）跖趾关节背屈：大约 45°。

二、踝足部触诊

触诊主要检查踝足部的压痛点。

1. 踝关节周围　踝关节外伤、炎症、肿瘤时其周围压痛明显，关节积液时可触及搏动。

2. 内踝尖端部　胫后肌止点炎症或者骨质无菌性坏死时此处压痛明显。

3. 外踝部　压痛多见于外踝骨折。

4. 外踝前下方　压痛多见于外侧副韧带损伤、炎症。

5. 跟骨底部　跟骨骨刺、跟底滑囊炎、跟骨脂肪垫肥厚等疾病此处压痛明显，而青少年此处压痛多见于跟骨骨骺炎。

6. 跟距关节间隙　压痛主要见于跟距关节炎。

7. 跟骨结节　压痛多见于跟腱炎。

8. 第二跖趾关节近端　压痛多见于第二跖骨头无菌性坏死。

三、踝足部特殊检查

1. 跟腱偏斜症　正常站立位时，跟骨纵轴线与跟腱纵轴线重叠，如果出现跟腱轴线向内或外侧偏斜，则提示足内翻或外翻畸形。

2. 提踵试验　被检查者如果仅能提踵 60°（踝跖屈 30°）站立，而不能提踵 30°（踝跖屈 60°）站立，为阳性。提示跟腱断裂。

3. 跟腱挛缩试验 被检查者坐位，小腿自然下垂，若膝关节屈曲，出现踝关节下垂的跖屈畸形，提示比目鱼肌挛缩；如膝关节伸直位，踝关节跖屈，且不能背伸，则为腓肠肌挛缩；如膝伸直或屈曲位，均出现跖屈，则为比目鱼肌和腓肠肌均挛缩。

4. 足内、外翻试验 被检查者仰卧，检查者一手固定其小腿，另一手握其足，将踝关节过度内翻或外翻，如同侧疼痛，提示有内外踝骨折可能，如对侧痛则多为副韧带损伤。

5. 巴宾斯基征（Babinski sign）被检查者仰卧，脚部放松，用棉签轻划其足底外侧，引起踇趾背屈，其余四趾呈扇形分开，为阳性，提示有锥体束损害。

6. 踝阵挛 被检查者仰卧，髋关节与膝关节稍屈，检查者一手持其小腿，一手握其足的远端，突然用力使踝关节背屈，如果出现节律性的踝关节屈伸交替运动，为阳性。见于锥体束损伤的患者。

7. 弹趾试验 被检查者仰卧，放松脚部，检查者轻叩其足趾基底部或用手将足趾向背面拨动，引起跖屈为阳性，提示有锥体束损害。

8. 足跟叩击试验 被检查者仰卧，检查者一手握着其脚踝，一手轻叩其足跟部，出现疼痛为阳性，见于踝关节损伤。

9. 跖骨头挤压试验 被检查者仰卧，检查者一手握其足跟部，另一只手挤压跖骨头，出现疼痛为阳性。可见于跖痛病、跖骨痛。

第八节 神经系统检查

神经系统查体主要包括脑神经的功能，脊神经功能检查，神经损伤的定位。

一、脑神经检查

脑神经共十二对，其中Ⅰ（嗅神经）、Ⅱ（视神经）、Ⅷ（听神经）是感觉性神经；Ⅲ（动眼神经）、Ⅳ（滑车神经）、Ⅵ（展神经）、Ⅺ（副神经）、Ⅻ（舌下神经）是运动性神经；Ⅴ（三叉神经）、Ⅶ（面神经）、Ⅸ（舌咽神经）、Ⅹ（迷走神经）是混合性神经。与疼痛密切相关的神经主要有三叉神经、舌咽神经、面神经。

1. 三叉神经　三叉神经支配面部感觉及咬肌运动。可通过检查面部感觉、咀嚼肌的力量、角膜反射，而判断三叉神经的功能。三叉神经痛的患者在相应神经分布区可诱发出疼痛。

2. 面神经　面神经主要支配面部表情肌和味觉。通过观察鼻唇沟的深浅，口角有无低垂或偏斜判断面神经的功能。面神经损伤可引起舌前2/3味觉丧失。

3. 舌咽、迷走神经　通过询问有无吞咽困难、呛咳，咽反射及舌后1/3味觉是否正常，观察腭垂是否居中，判断舌咽和迷走神经的功能。

二、脊神经检查

脊神经共31对，颈神经（C）8对，胸神经（T）12对，腰神经（L）5对，骶神经（S）5对，尾神经（Co）1对，它们从脊髓发出，分布于躯干和四肢的皮肤、肌肉、关节、内脏中，支配颈部以下的感觉和运动。

- 31对脊神经：颈神经8对、胸神经12对、腰神经5对、骶神经5对、尾神经1对
  - 前根→运动纤维
    - 躯体运动纤维
    - 内脏运动纤维
  - 后根→感觉纤维
    - 内脏感觉纤维
    - 躯体感觉纤维

脊神经穿出椎间孔的位置：C_1 神经干穿过寰椎与枕骨之间出椎管，$C_{2\sim7}$ 神经干都穿过同序数颈椎上方的椎间孔穿出椎管，C_8 神经干通过第7颈椎下方的椎间孔穿出，$T_{1\sim12}$ 神经干和 $L_{1\sim5}$ 神经干都通过同序数椎骨下方的椎间孔穿出，$S_{1\sim4}$ 神经通过同序数的骶前、后孔穿出，S_5 和Co神经由骶管裂孔穿出。

脊神经出椎管后分为前支、后支、交通支和脊膜支。

- 前支
  - 颈丛（$C_{1\sim4}$）→颈前皮肤、颈部深肌、舌骨下肌群和肩胛提肌
  - 臂丛（$C_{5\sim8}+T_1$ 大部）→上肢和部分胸、背浅层肌
  - 胸神经→节段性的分布于胸壁
  - 腰丛（T_{12}、L_4 部分$+L_{1\sim3}$）→髂腰肌、腹股沟区、大腿前内侧
  - 骶丛（L_4 部分$+L_5\sim Co_1$）→盆壁、臀、会阴、股后部、小腿、足
- 后支→项、背及腰股部深层肌肉和枕、项、背、腰、臀部皮肤
- 交通支
  - 灰交通支、白交通支→内脏、腺体、立毛肌
- 脊膜支→脊髓的被膜和脊柱

（一）运动功能检查

随意运动主要检查锥体束；不随意运动检查锥体外系，小脑。

1. 肌力　即肌肉主动运动时的力量、速度和幅度，共分为六级。

0级：肌肉完全麻痹，不能做任何主动运动。

Ⅰ级：肌肉能主动收缩，但不能带动关节活动，即不能运动。

Ⅱ级：可以带动关节水平活动，但不能对抗重力，肢体能在床上平行移动，但不能抬离床面。

Ⅲ级：能对抗重力做主动关节活动，肢体能抬离床面，但不能对抗阻力。

Ⅳ级：能对抗较大的阻力，但比正常者弱。

Ⅴ级：肌力正常，运动自如。

根据肌力减退的程度不同可分为：完全性瘫痪和不完全性瘫痪。根据瘫痪的部位不同又可分为：单瘫（单一肢体瘫痪）、偏瘫（一侧肢体瘫痪）、交叉瘫（一侧偏

瘫及对侧脑神经障碍）、截瘫（某平面以下瘫痪）。

2. 肌张力 即肌肉静止松弛状态下的紧张度，可分为六级。

0 级：正常肌张力。

1 级：肌张力略微增加。（对其做被动运动，在关节活动正常范围之末出现较小的阻力，或出现突然卡住和突然释放）。

1+级：肌张力轻度增加。（对其做被动运动，在关节活动后 50%范围内出现突然卡住，且出现并维持较小阻力）。

2 级：肌张力较明显地增加。（对其做被动运动，通过关节活动范围的大部分时，肌张力均较明显地增加，仍能较容易地被动屈伸）。

3 级：肌张力严重增加。（对其做被动活动困难）。

4 级：僵直。（呈僵直状态，不能被动活动）。

肌张力异常：分为肌张力减低、增高、异常三种形式。

（1）肌张力减低：是指在肌肉松弛的状况下，对其做被运动所遇到的阻力减退，常伴有肌肉松弛或萎缩，常由神经系统损伤引起。损害部位不同临床表现不同：①脊髓前角损伤时，出现节段性分布的肌无力、肌肉萎缩、肌纤维震颤，但不伴有感觉障碍；②周围神经损伤时出现肌无力、肌肉萎缩、腱反射减退或消失，同时伴有感觉障碍；③脊髓后索或周围神经的本体感觉纤维损伤时可出现感觉障碍及深反射消失，且伴有共济失调步态；④小脑损伤时出现蹒跚步态；⑤新纹状体的病变可出现舞蹈样运动；⑥肌肉和神经接头病变表现为肌张力降低、肌无力、感觉障碍，但无肌纤维震颤。

（2）肌张力增高：表现为肌肉不能松弛，摸上去较硬，对其被动活动阻力增加，关节活动范围缩小。多为锥体系和锥体外系病变的表现，而二者表现有明显不同。①锥体系损伤以痉挛性肌张力增高为主，且其肌张力增高有选择性。上肢以内收肌、屈肌与旋前肌为主，下肢主要是伸肌肌张力增高。被动运动时关节开始阻力较大，最后时变小即所谓折刀样肌张力增高；②锥体外系损伤以强直性肌张力增高为主，在伸肌和屈肌间无区别，肌张力大小与肌肉当时的长度（即收缩状态）也无明显相关。即无论动作的速度、幅度、方向如何，都遇到均等的阻力，即铅管样强直，如因伴发震颤而产生交替性的松紧变化，则称为齿轮样强直。

（3）肌张力障碍：是指由于肌张力的改变引起正在进行的动作中断或者出现持续的异常姿势，是由于骨骼肌的协同肌和拮抗肌运动不协调且伴有间歇收缩引起的，常见于中枢神经系统功能障碍，也有一些原因不明。可分为全身性、局灶性或节段性肌张力障碍。主要包括以下几种疾病。

1）扭转痉挛：肌张力在肢体扭转时增高，表现为肌张力障碍和四肢、躯干甚至全身的剧烈而不随意的扭转，扭转停止时则正常。

2）痉挛性斜颈：由于颈部肌肉（胸锁乳突肌、斜方肌、颈夹肌）痉挛性或强直性收缩造成的一种头部旋转性异常姿势。

3）梅杰综合征：表现为双眼睑痉挛和/或口面部肌肉对称性不规则性不自主运动。

4）手足徐动症：是由不自主运动和异常姿势复合在一起的一种异常运动，以肌强直和手足发生缓慢不规则的徐动为特征表现。它常提示多种神经系统疾患。

3. 不自主运动　意识清醒者的随意肌的某一部分、一块肌肉或某些肌群出现不自主收缩，而产生无目的的运动。临床上常见的有肌束颤动、肌阵挛、肌纤维颤搐、抽搐、痉挛、震颤、舞蹈样动作、手足徐动和扭转痉挛等。

（1）抽搐：为肌肉快速、重复性地，甚至是阵挛性或强直性地不自主收缩，振幅大且不局限，频度不等，无节律性，且容易受体内外因素的影响，可伴有躯体不适及其他异常感觉，但客观检查常无明显异常。多出现在面部或肢体对称部位。

（2）震颤：是一组相拮抗的肌肉交替收缩引起的关节不自主地、快速地节律性运动，有一定方向，但振幅大小不均，多见于手部、眼睑及头部。

（3）肌阵挛：为肌肉或肌群突发地、短促地不自主收缩，可以是病理性的，也可见于正常人。

（4）痉挛：为一块肌肉或一组肌群断续或持续地不自主收缩，有时可伴肌痛、肌强直或不自主运动，甚至头、颈、肢体、躯干扭转畸形。多为脑或脊髓的运动神经元或神经肌肉的异常兴奋所致。

（5）舞蹈样运动：是一种无目的，突然出现的无规律、幅度不等、不对称的快速不自主运动。在头面部多表现为皱额、咧嘴、舌伸缩、瞬目、摇头晃脑等怪异活动，持续时间一般较短。而在肢体则表现为无目的的大幅度运动，患者常难以维持一定的姿势。

（6）扭转痉挛：是一种躯干的徐动症，表现为伴有肌张力障碍的四肢近端或顺躯干纵轴的畸形扭曲。肌张力在扭转时增高，扭转停止时恢复正常。

（7）手足徐动症：是一种伴有肌强直的手足缓缓地强直性伸屈运动，常于精神紧张或做随意动作时加重，安静时减轻，睡眠时可完全停止。可发生于上肢、下肢、头面部，通常以上肢远端和面部最明显。

4. 共济失调　指患者肌力正常，但肢体随意运动的幅度及协调性紊乱，以致不能维持躯体的姿势和平衡的一种状态，有的伴有智力低下或痴呆。可由前庭系统、小脑和大脑损害引起，也有一些原因不明的。共济失调主要通过观察患者的日常生活动作来判断，如穿衣、进食、端水、言语、系扣、书写、步态等。也可以通过以下几个特殊的试验来判断。

（1）指鼻试验：嘱被检者伸直上肢，以示指触自己的鼻尖，先慢后快，先睁眼后闭眼，反复指鼻。共济失调时则表现为动作轻重、快慢不一，甚至误指。若睁眼指鼻正常，但闭眼时则出现明显的共济失调，多为感觉性共济失调。越接近目标时共济失调越明显常提示小脑半球病变。

（2）闭目难立征：嘱被检者双足并拢站立，双手向前平伸，然后闭目，观察其姿势。若睁眼时能保持稳定的站立姿势，而闭目后站立不稳，为感觉性共济失调。若睁眼、闭眼都站立不稳，闭眼时更明显，为小脑性共济失调。

（3）跟-膝-胫试验：被检者仰卧，抬起一侧下肢，用足跟触及对侧膝盖，再沿胫骨前缘下移。小脑损害者抬腿触膝时常出现辨距不良和意向性震颤，下移时摇晃不稳；感觉性共济失调者则闭眼时足跟很难找到膝盖。

（4）快速轮替试验：嘱被检者两手快速做旋前旋后的交替运动。小脑损害时动作笨拙，节律不齐。

（5）过指试验：被检者与检查者相对而坐，两人上肢向前平伸，示指相互接触。被检者先抬高伸直的上肢，然后再以示指接触检查者的示指。正常者上臂均应在矢状面上运动，无内收和外展。前庭性共济失调时，上肢下降时偏向迷路有病变的一侧；感觉性共济失调时，闭眼时常找不到检查者的手指。

（6）趾-指试验：被检者仰卧，用大踇趾来碰触伸出的手指。小脑损害者常不能顺利完成该动作。

（7）反跳试验：嘱被检者两上肢向前平伸、闭目，检查者用手分别或同时向下推动其前臂。小脑病变时患者常出现动作过度而捶击自己。

（二）感觉系统检查

1. 浅感觉检查

（1）痛觉：用大头针的针尖均匀地轻刺被检查的皮肤，询问其有否疼痛。注意两侧对称比较，同时记录痛感类型（正常、过敏、减退或消失）与范围。痛觉障碍提示脊髓丘脑侧束损害。

（2）触觉：用棉签轻触被检查者的皮肤或黏膜，询问有无感觉。触觉障碍提示脊髓丘脑前束和后索病损。

（3）温度觉：用盛有热水（40°~50°）和冷水（5°~

10°）的玻璃试管交替接触被检查者皮肤，嘱其辨别冷、热感。温度觉障碍提示脊髓丘脑侧束损害。

2. 深感觉检查

（1）运动觉：检查者轻轻夹住被检查者的手指或足趾两侧，上或下移动，嘱被检查者根据感觉说出运动方向。运动觉障碍提示后索病损。

（2）位置觉：检查者将被检查者的肢体摆成某一姿势，嘱被检查者用语言描述或用对侧肢体模仿该姿势，位置觉障碍提示后索病损。

（3）振动觉：检查者用振动着的音叉（128Hz）柄置于被检查者骨凸起处（如内、外踝，膝盖等），询问有无振动感觉，判断两侧有无差别，振荡觉障碍提示后索病损。

3. 复合感觉检查复合感觉是大脑综合分析的结果，也称质感觉。

（1）皮肤定位觉：检查者以手指或棉签轻触被检查者皮肤某处，嘱其指出被触部位。该功能障碍提示皮层病变。

（2）两点辨别觉：以钝角分规轻轻刺激皮肤上的两点（小心不要造成疼痛），检查被检者辨别两点的能力，再逐渐缩小两脚间距，直到其感觉为一点时，测其实际间距，两侧比较。正常情况下，手指的辨别间距是2mm，舌是1mm，脚趾是3~8mm，手掌是8~12mm，后背是40~60mm。检查时应注意个体差异，必须两侧对照。当触觉正常而两点辨别觉障碍时提示额叶病变。

（3）实体觉：嘱被检查者用单手触摸熟悉的物体（如钢笔、书本、钥匙等）并说出其名称。先测功能差的一侧，再测另一手。功能障碍提示皮层病变。

（4）体表图形觉：在被检查者的皮肤上画简单的图形（长方形、正方形、圆、三角形等）或写简单的字（大、小、一、二等），观察其能否识别，并双侧对照。如有障碍提示丘脑水平以上病变。

（三）神经反射检查

神经反射由反射弧完成，简单的反射弧由反射器、传入神经元、中枢、传出神经元和效应器五个基本部分组成。反射弧中的任一环节有病变都可影响反射，使其减弱或消失。同时反射还受高级神经中枢控制，高级中枢的病变，可使反射活动失去抑制而出现反射亢进。反射根据是否由病变引起分为生理反射和病理反射；根据刺激的部位的不同，又可将生理反射分为浅反射和深反射两部分。

1. 生理反射

（1）浅反射：是刺激皮肤、黏膜引起的肌肉快速收缩反应。主要介绍几种常见的浅反射。

1）角膜反射（corneal reflex）：嘱被检查者眼睛向内上方注视，检查者用细棉签毛快速轻触患者的角膜外下缘。正常时，被检眼睛的眼睑迅速闭合，称为直接角膜反射。同时没被检查的另一只眼睛也会同时闭合，称为间接角膜反射。直接与间接角膜反射均消失是三叉神经传入纤维病变的表现；而直接反射消失，间接反射存在是动眼神经受损的表现。角膜反射完全消失见于深昏迷或者深度麻醉状态。

2）腹壁反射（abdominal reflex）：被检查者仰卧，下肢稍微屈曲，使腹壁松弛，检查者用钝头竹签分别沿肋缘下、平脐及腹股沟上的部位，由外向内轻划两侧腹壁皮肤，分别称为上、中、下腹壁反射。正常反射是上、中和下部局部的腹肌均收缩。某部位反射消失见于该部位相对应的脊髓的病损；双侧上、中、下部反射均消失可见于昏迷和急性腹膜炎患者；一侧上、中、下部反射均消失是同侧锥体束病损的表现；肥胖者、老年人及经产妇由于腹壁过于松弛也可出现腹壁反射减弱或消失。

3）提睾反射（cremasteric reflex）：检查者用竹签由上而下轻划被检者股内侧上方皮肤，正常可引起同侧提睾肌收缩，睾丸上提。一侧反射减弱或消失见于锥体束损害；双侧反射消失为腰髓 1～2 节病损；提睾反射也受局部病变（如腹股沟疝、阴囊水肿等）的影响。

4）跖反射（plantar reflex）：被检者仰卧，下肢伸直，检查者一手持其踝部，另一手用钝头竹签划其足底外侧，由足跟向前至近小趾跖关节处蹲趾侧，正常反射为足趾屈曲。反射消失提示骶髓1~2节病损。

5）肛门反射（anal reflex）：检查者用钝头竹签轻划被检者肛门周围皮肤，正常可引起肛门外括约肌收缩。反射障碍见于骶髓4~5节或肛尾神经病损。

（2）深反射：刺激骨膜、肌腱等深部组织引起的反射，又称腱反射。反射强度通常分为以下五级：0级：反射消失；1级：反射减弱，肌肉收缩存在，但无相应关节活动；2级：正常反射，肌肉收缩并引起关节活动；3级：反射增强，可为正常或病理状况；4级：反射亢进并伴有阵挛，为病理状况。该检查需要被检者合作，肢体肌肉应放松。检查者叩击力量要均等，还要双侧进行对比。以下是几种常见的深反射。

1）肱二头肌反射：被检者前臂略旋前，肘部屈曲90°，检查者将左手拇指放在其肱二头肌肌腱上，右手持叩诊锤叩击左手拇指，正常可使肱二头肌收缩，前臂快速屈曲。

反射中枢为颈髓5~7节。肱二头肌反射属于生理反射，脊髓的损害、肌肉疾病、周围性神经病均可引起其增强或减弱。

2）肱三头肌反射：被检者前臂外展，肘关节半屈，检查者用左手托住其前臂，右手用叩诊锤直接叩击鹰嘴上方肱三头肌肌腱，正常可使肱三头肌收缩，引起前臂伸展。

反射中枢为颈髓6~7节。周围神经损伤、脊髓损伤、中毒、血管疾病等均可引起反射异常。

3）桡骨膜反射：被检者肘关节屈成直角或略呈钝角，检查者左手托住其右手腕，右手持叩诊锤叩击桡骨茎突，正常反应为腕关节弯曲、旋前和手指屈曲。

反射中枢在颈髓5~6节。周围神经病变，脊髓疾病，肱桡肌、肱三头肌、旋前肌、肱二头肌损伤均可引起此反射异常。

4）膝反射（knee reflex）：坐位检查时，被检者小腿完全松弛下垂与大腿成直角；卧位时被检查者仰卧，检查者以左手托起其膝关节使之屈曲约 120°，用叩诊锤叩击髌骨下方股四头肌肌腱，正常可引起小腿伸展。

反射中枢在腰髓 2~4 节。膝反射减弱或消失提示脊髓或周围神经性病变，多见于肌病、小脑及锥体外系疾病，是下运动神经元瘫的体征之一。而反射亢进则是上运动神经元瘫痪的表现，还可见于甲亢、破伤风、低钙抽搐，精神过度紧张等。

5）跟腱反射（achilles tendon reflex）：又称踝反射，被检查者仰卧，髋关节、膝关节屈曲，下肢外旋外展。检查者左手将其足部背屈成直角，以叩诊锤叩击跟腱，正常为足向跖面屈曲。

反射中枢为骶髓 1~2 节。坐骨神经受损、腰椎间盘突出、坐骨神经炎、胫神经麻痹时踝反射减弱或消失。

2. 病理反射锥体束病变时，由于大脑失去了对脑干和脊髓的抑制作用而出现的异常反射。1 岁半以内的婴幼儿由于神经系统发育未完善，也可以出现这种反射，但不属于病理性。以下是几种常见的病理反射。

（1）巴宾斯基征（Babinsiki）：检查者以钝竹签或叩诊锤柄沿被检查者足底外侧从后向前轻划，至小趾跟部再转向踇趾侧，正常反应为踇趾及其他四趾均跖屈，如出现踇趾背屈，余四趾呈扇形展开则为巴宾斯基征阳性。

（2）奥本海姆征（Oppenheim）：检查者用拇指及示指沿被检查者胫骨前缘用力由上向下滑压，出现踇趾背屈，余四趾扇形展开为阳性。

（3）戈登征（Gordon）：检查时用手以一定力量捏压被检查者的腓肠肌，出现踇趾背屈，余四趾扇形展开为阳性。

（4）霍夫曼征（Hoffmann）：检查者左手持被检查

者腕部，然后以右手中指和示指夹住其中指并稍向上提，使其腕部处于轻度过伸位。以拇指迅速弹刮其中指指甲，如果引起其余四指掌屈反应则为阳性。

（5）阵挛（clonus）：深反射亢进时，用力使相关肌肉处于持续性紧张状态，该组肌肉会发生节律性收缩，称为阵挛，提示病变在锥体束以上。常见的阵挛有两种。

1）踝阵挛：被检查者仰卧，髋与膝关节稍屈，检查者一手持其小腿，一手持其足掌前段，突然用力使踝关节背屈且维持住。阳性表现为足部呈现交替性屈伸动作，是腓肠肌和比目鱼肌发生连续性节律性收缩而导致，是腱反射极度亢进的表现。

2）髌阵挛：被检查者仰卧，下肢伸直，检查者以拇指与示指控住其髌骨上缘，用力向远端快速连续推动数次后保持一定的推力。阳性反应为髌骨上下移动，是股四头肌发生节律性收缩的结果，也是腱反射极度亢进的表现。

（6）脑膜刺激征：是脑膜受激惹的体征，常见的脑膜刺激征有三种。

1）颈项强直：被检查者仰卧，检查者一手按其胸部以固定其上身，另一手向上抬其头部，先向两侧轻轻转动，然后再向前屈曲。正常时，颈部柔软，活动自如，下颏可触及胸部，而且下肢不动。若患者颈项僵硬且有抵抗感，下颏不能触及胸部，即为颈项强直。

2）凯尔尼格征（Kernig）：被检查者仰卧，检查者先将其一侧髋关节和膝关节屈成直角，然后用手抬高其小腿，正常人可将膝关节伸达135°以上。阳性表现为伸膝受限，并伴有疼痛和屈肌痉挛。

3）布鲁津斯基征（Brudzinski）：被检查者仰卧，双下肢自然伸直，检查者前屈其颈部时如果发生双侧膝关节和髋关节一过性屈曲，或者压迫其双侧颊部引起双臂外展和肘部屈曲，或者叩击其耻骨联合时出现双下肢屈曲均为布鲁津斯基征阳性。

三、神经损伤定位原则

定位诊断是神经系统疾病诊断的核心和基础，在疼痛疾病诊断中具有重要作用。神经系统疾病临床主要表现为感觉障碍和运动障碍，因此临床诊断多从此两大障碍进行分析。

（一）脑部损伤

1. 大脑半球损伤

（1）额叶：损伤主要引起随意运动、言语以及精神方面的障碍。①额叶前部以精神障碍为主，表现为记忆力减退，表情淡漠，注意力不集中，反应迟钝。额叶脑桥径路的额桥束纤维损伤还可产生对侧肢体共济失调，步态不稳，多无眼球震颤。额叶前部的病变早期症状往往不明显；②额中回后部受损时引起两眼向病灶侧同向斜视，刺激性病变区域时则向病灶对侧斜视；③额叶后部受损可产生对侧上肢强握反射；④中央前回损伤可引起癫痫发作。中央前回上部受损导致下肢瘫痪，下部受损引起上肢瘫及面瘫；⑤旁中央小叶损害则引起痉挛性截瘫、尿潴留和感觉障碍；⑥左侧半球受损产生运动性失语。

（2）顶叶：受损主要引起感觉障碍，可出现感觉性癫痫发作（即病变对侧某肢体或半身麻木、刺疼，并按一定方式扩散，出现肌肉抽搐甚至癫痫发作）或者皮层感觉障碍，还可出现同向下象限偏盲。

（3）颞叶：损伤主要引起听力及嗅觉障碍。单侧颞上回后部听觉中枢受损时一般不会引起听觉障碍。钩回发作是颞叶癫痫的典型表现，发作时患者突然嗅到或尝到一种异样的恶臭或怪味，还可以出现幻觉及感觉性失语。

（4）枕叶：损伤主要引起视觉障碍，多表现为同向偏盲而中心视力不受影响。

（5）边缘系统：损害时出现情绪症状，甚至是记忆丧失，意识障碍，幻觉（嗅、味、视、听），行为异常，智力障碍等精神症状。

2. 基底核 是锥体外系的中继核，接受大脑皮质传来的冲动，然后发出纤维至丘脑，下行纤维还影响脊髓下运动神经元，与大脑皮质和小脑协同调节随意运动、肌张力和姿势反射，也参与复杂行为的调节。损伤后表现为各种不自主运动，肌张力改变及连带运动障碍。

3. 内囊 大多数内囊病变只损害运动系统，只表现对侧半身瘫痪，而无感觉障碍，如果病变向后扩展而累及感觉纤维时，则合并对侧半身的感觉障碍。如内囊后肢后部发生病变时，则产生对侧半身感觉障碍、同向偏盲、对侧轻度听觉障碍等。

4. 半卵圆中心 该区的局限性病变可出现运动和（或）感觉症状。位于前部的病变引起偏瘫，位于后部的病变引起各种的缺失，并伴有感觉共济失调，如果累及视辐射还可有同侧偏盲。

（二）脊髓损伤

1. 脊髓损害的横向定位

（1）后根：受损的节段内各种感觉均减退或消失，可有放射性疼痛。

（2）后角：损伤引起同侧节段性、分离性感觉障碍（即痛、温觉缺失而触觉及深感觉保留）。

（3）灰质前联合：损伤产生两侧对称性、节段性、分离性感觉障碍。

（4）前根和前角：损伤后所支配的肌肉发生下运动神经元性瘫痪。

（5）侧角：损伤引起自主神经功能障碍，如血管舒缩、发汗、立毛反射障碍以及皮肤指甲营养改变等。

（6）脊髓半横贯损害

1）病灶同侧：损害水平以下深感觉缺失（后索受损），上运动神经元性瘫痪（锥体束受损），血管舒缩运动障碍（早期皮肤潮红，后期皮肤发绀发冷，侧索中下行的血管舒缩纤维受损）。

2）病灶对侧：损害水平以下痛觉和温觉消失而触

觉保留（因不交叉的触觉纤维在健侧后索上行）。

（7）脊髓横贯性损害：该节段平面以下出现双侧上运动神经元性瘫痪，四肢瘫或截瘫，各种感觉丧失，大小便障碍和脊髓反射的改变。当脊髓受到急性严重的横贯性损害时（如急性脊髓炎、外伤等），早期首先出现脊髓休克现象：弛缓性瘫痪，肌张力减低，腱反射减退或消失，尿潴留，无病理征。

2. 脊髓损害的纵向定位

（1）高颈段（$C_{1\sim4}$）：损伤后四肢呈上运动神经元性瘫痪，损害水平以下全部感觉缺失，大小便障碍并有呼吸困难（$C_{3\sim5}$两侧前角受损）或呃逆（膈神经受刺激引起膈肌痉挛），还可有颈枕部疼痛，屈颈时有向下放射的放电感。

（2）颈膨大（$C_5\sim T_2$）：损伤后四肢瘫痪，上肢呈下运动神经元性瘫痪，下肢呈上运动神经元性瘫痪。损伤平面以下各种感觉丧失，C_8 及 T_1 节段侧角细胞受损时产生 Horner 综合征。

（3）胸段（$T_{2\sim12}$）：损伤表现为双下肢呈现上运动神经元性瘫痪（截瘫），各种感觉丧失，大小便障碍，出汗异常。感觉障碍表现为束带感或环绕躯干的神经痛。

（4）腰膨大（$L_1\sim S_2$）：两下肢呈下运动神经元性瘫痪，双下肢及会阴部各种感觉减退或缺失，大小便障碍。$L_{1\sim3}$损伤时产生腰背部疼痛并放射至大腿前内侧；L_5、S_1 损伤时产生类似坐骨神经痛的症状；$L_{2\sim4}$时损伤时膝反射消失而跟腱反射增强，L_5、S_1 损伤时跟腱反射消失。

（5）圆锥（$S_{3\sim5}$和尾节）：损伤时马鞍区（肛门生殖器周围）感觉缺失，肛门及跟腱反射消失，小便先潴留后呈充盈性尿失禁，双下肢无明显运动障碍及神经根痛。

（6）马尾：损伤症状与圆锥相似，但早期常有会阴、膀胱及骶部剧烈疼痛，并沿坐骨神经放射。症状和体征多为单侧或双侧不对称，各种感觉均受损但无感觉分离，可出现下肢瘫痪，膝及跟腱反射消失，大小便障碍不明显。

（三）脑干受损

1. 中脑　损伤出现大脑脚综合征（Weber syndrome），即同侧动眼神经麻痹，对侧中枢性面舌瘫和对侧肢体偏瘫。

2. 脑桥　损伤出现脑桥腹外侧综合征（Millard-Gubler syndrome），出现同侧周围性面瘫、展神经麻痹，对侧中枢性面舌瘫和偏瘫。

3. 延髓　损伤出现延髓背外侧综合征（Wallenberg syndrome）

（1）疑核受损出现同侧延髓麻痹，咽反射消失。

（2）三叉神经脊束核、脊髓丘脑束损伤出现同侧面部、对侧偏身痛、温觉障碍。

（3）前庭核受损出现眩晕、呕吐、眼球震颤。

（4）纹状体受损出现同侧小脑症状。

（5）交感神经下行纤维受累出现同侧瞳孔缩小、眼球内陷、上睑下垂及同侧面部无汗的Horner综合征表现。

（四）小脑损伤

1. 共济失调　出现辨距不良，轮替动作差，反跳现象阳性，同侧肢体意向性震颤，Romberg试验站立不稳，钟摆膝。

2. 小脑半球损害同侧共济失调，肌张力降低。

3. 小脑蚓部损害主要表现为躯体平衡及言语障碍，肌张力正常，四肢无明显共济失调，无眼球震颤。

（五）间脑损伤

丘脑损伤时出现对侧偏身感觉障碍，尤其是深感觉更明显，躯干、肢体疼痛，一过性或持久性轻偏瘫、共济失调，可伴有舞蹈样动作或舞蹈样手足徐动症。

（六）脑神经损伤

1. 嗅神经　损伤主要出现嗅觉减退、缺失，嗅幻觉及嗅觉过敏等。

2. 视神经　损伤表现为视力障碍及视野缺损。视觉损伤定位：

1）周围性（外侧膝状体前）：视觉障碍伴瞳孔对光反射障碍。

2）中枢性（外侧膝状体后）：视觉障碍，但瞳孔对光反射正常。

3. 动眼神经　损伤多表现为上睑下垂，眼球外斜，向上外、上内、下内、同侧方向运动障碍，瞳孔散大，对光反射及集合反射消失，头向健侧歪斜。中枢性损伤多为不完全性瘫痪，而周围性损伤多为完全性瘫痪。

4. 滑车神经　受损表现为眼球不能向下外方向运动，伴有复视，常呈下颏向下、头面偏向健侧的特殊姿势。

5. 三叉神经　损伤部位不同，表现不同：①中枢损伤出现洋葱皮样感觉缺损，中心部位为脑干的上端，周边部位为脑干的下端。②周围性感觉障碍：眼支、上颌支、下颌支的支配范围出现相应的疼痛及感觉障碍。

6. 展神经　受损表现为眼内斜视，不能外展，并伴有复视。

7. 面神经　受损表现为面神经周围性瘫痪或面肌痉挛，面神经的脑干病变常表现为伴有眼外展或侧视麻痹的交叉性瘫痪。

8. 位听神经耳蜗神经受损表现为耳聋、耳鸣。前庭神经受损出现眩晕、眼震、平衡失调。

9. 舌咽、迷走神经　损伤表现为延髓麻痹即延髓麻痹（言语困难、发声困难、进食困难）。

10. 舌下神经　损伤表现为患侧舌肌瘫痪，伸舌时舌尖向患侧偏斜，后期舌肌萎缩。

（七）感觉障碍的定位

1. 末梢神经　多发性神经炎时，出现对称性四肢远端的各种感觉障碍，呈手套、袜套样分布。

2. 神经干受损神经所支配的皮肤区出现感觉障碍（如桡神经、尺神经、股外侧皮神经等）。

3. 后根　受损出现根性疼痛。

4. 脊髓

（1）后角：受损出现分离性感觉障碍。

（2）前连合：受损出现两侧对称的节段型分离性感觉障碍（痛、触觉分离）。

（3）传导束：受损节段平面以下的感觉缺失。

5. 脑干　损伤出现交叉性感觉障碍，病灶侧脑神经感觉障碍和对侧肢体的痛、温觉障碍。

6. 皮质　受损出现精细性感觉（复合感觉）障碍，多为单肢感觉缺失。

7. 丘脑　损伤出现对侧偏身深、浅感觉缺失。

8. 内囊　损伤出现对侧偏身深、浅感觉缺失。

（八）运动障碍的定位诊断

1. 皮质损伤表现为一侧上肢、下肢或面部的瘫痪，称单瘫。

2. 内囊损伤表现为三偏综合征，即对侧肢体偏瘫、对侧偏身感觉障碍、对侧同向偏盲。

3. 脑干损伤出现交叉性瘫痪，即同侧脑神经下运动神经元瘫痪及对侧身体的上运动神经元瘫痪。

4. 脊髓损伤不同部位有不同表现。

5. 小脑损伤主要症状为瘫痪。

（王学平　艾登斌　帅训军　侯念果）

第二章 影像学检查与分析

影像学诊断在疼痛性疾病的诊断中具有极其重要的作用，临床上根据各种影像技术对人体各种组织和器官的显像清晰度及临床意义不同，进行相应的选择。现就疼痛临床中常用的影像学技术作简要介绍。

第一节 X射线检查

X线是高速行进的电子流轰击钨靶时产生的一种波长很短的电磁波，穿透力很强。X线穿透物体时可被物体吸收，不同的物体对X线的吸收不同，利用X线的这个特性，医学上用其对人体进行摄影检查。X线在穿透人体时，因骨骼、肌肉、血液等对其吸收不同所以到达荧屏或胶片上的X线量不同，这样，在荧屏或X线片上就形成明暗或黑白对比不同的影像。X线具有成像清晰，经济、简便等优点，因此X线诊断仍是目前影像诊断中使用最多和最基本的方法，主要应用于骨骼系统、胸部及胃肠道检查。

X线检查的适应证：①骨骼系统主要检查骨折、关节脱位、软组织内的钙化灶和金属异物等；②胸部主要观察肺部的情况、膈肌运动、心脏大血管的搏动等；③腹部主要用于检查急腹症、胃肠道蠕动和排空情况、胃肠道梗阻、泌尿系统情况等。

X 线检查：包括透视和摄片，是临床上应用最广泛的影像学检查。

一、透视

透视是 X 线检查中最常用的方法，检查时将被检查者置于 X 线管与荧光屏之间直接进行检查，还能进行动态观察。在疼痛临床诊断中主要用于胸部疼痛的患者，观察肺部、胸膜、纵隔及心脏、大血管病变等。

二、X 线片

X 线片是影像学诊断的初步手段，在具有良好自然对比的人体部位，如胸部、骨骼系统，能清晰地显示密度的改变，因此在骨及关节病变的诊断中起至关重要的作用，可进行定性、定量及定位诊断。

近些年，计算机在各领域广泛应用，X 线也与计算机联合应用，形成了数字 X 线成像。数字 X 线机将是 X 线机与计算机系统结合在一起而形成的一种摄影设备，它能将 X 线机成像的图片，通过转换，进行实时数字处理，使图像数字化。该成像方法是将影像增强技术、电视技术、计算机技术融合于常规的 X 线检查，而使其成像优化的一类新型的医学检查方法。

与传统的 X 线检查相比，数字化图像有以下特点：①对骨、关节软骨及软组织的显示更清晰，而且还可对组织的矿物盐进行定量分析；②在观察肠管积气、气腹以及结石等含钙病变时，胃肠双对比造影明显优于传统的 X 线造影；③在显示胃微小病变、肠黏膜皱襞，纵隔结构（如血管和气管）及结节性病变上数字化图像也有明显优势；④能行体层成像；⑤但显示肺间质与肺泡病变时不及传统的 X 线图像；⑥医师可对图像进行数字摄影，然后通过一系列影像后处理如边缘增强、放大、黑白翻转等功能，方便从中提取可靠、有价值的临床诊断信息；⑦比传统胶片成像所需的 X 射线数量要少，对患者辐射轻；⑧可进行多幅图像显示，能较方便地进行图像比较；⑨具有图像滚动回放功能；⑩为远程会诊提供了便利。

目前临床常用的X射线成像主要有数字减影血管造影（digital subtraction angi-ography，DSA）、X射线计算机成像（computed radiography，CR）和数字成像（digital radiography，DR）。

1. DSA检查是将血管造影的影像通过数字化处理，把不需要的组织影像删除掉，只保留血管影像的一种检查技术。

（1）特点：图像清晰，分辨率高，能清楚地显示血管病变、血管狭窄的位置，为诊断及介入治疗提供了真实的立体图像。

（2）适应证：血管病变、出血性病变、先天性心脏病、血管的介入治疗、肿瘤的介入治疗、冠状动脉阻塞及心肌缺血的程度诊断等。

（3）禁忌证：碘过敏者、心肝肾等器官功能严重不全者、血管硬化严重者、穿刺部位感染、急性炎症、严重的出凝血功能异常者、恶性甲状腺功能亢进、骨髓瘤等。

2. CR与DR　DR是一种X线直接转换技术，成像环节少；CR是一种X线间接转换技术，成像环节较DR多。CR系统更适用于X线片摄影，其非专用机型可和多台常规X线摄影机匹配使用，且更适用于复杂部位和体位的X线摄影；DR系统则较适用于透视与点片摄影及各种造影检查，由于单机工作时的通量限制，不易取代多机同时工作的常规X线摄影设备。

因此，CR和DR系统将在相当长的一段时间内并行发展。虽然DR是一种新的成像技术，在不少方面优于传统的X线成像，但是考虑到效益——价格比，尚不能完全替换传统的X线成像。而且在临床应用上，DR也不像CT与MRI那样在某些领域不可代替。

（一）X线片在疼痛诊断中的应用

1. 脊柱X线片　各段X线片检查无固定的常规，需根据其临床表现及拍片的目的选择位置。

（1）正位片（图2-1-1）主要观察：①椎体形态是否正常，有无脊柱侧弯；②双侧椎弓根结构有无间距增宽或变窄；③椎间隙有否狭窄或者增宽，左右两侧是否等宽；④寰枢关节有无脱臼、融合，齿状突有无偏歪、骨折或缺失（颈椎张口位时）；⑤椎体上下关节突、钩椎关节有无骨赘形成；⑥有无颈肋、横突肥大、脊椎隐裂及腰椎骶化或者骶椎腰化等；⑦椎体两侧软组织情况。

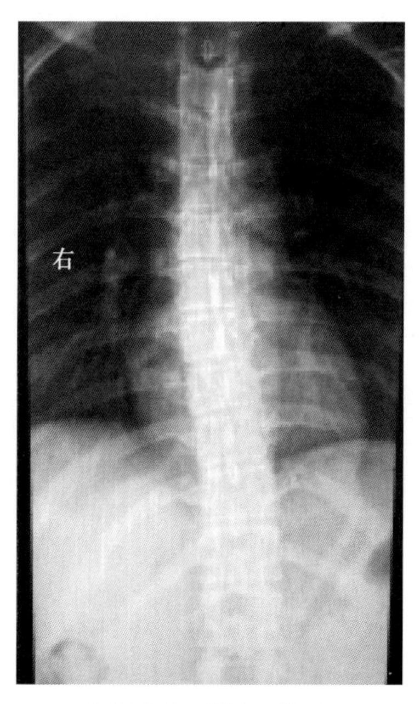

图2-1-1　脊柱正位片

（2）侧位片（图2-1-2）主要观察：①颈、胸、腰及骶尾椎生理曲度是否正常；②椎体有无滑脱、融合，有无腰椎骶化或者骶椎腰化；③椎体有无骨质破坏、骨质疏松，椎体有无楔形变及椎体边缘有无骨赘形成；④椎间隙有无狭窄或者增宽，有无前窄后宽的征象；⑤棘突有无畸形；⑥椎体上下关节突有无骨质增生，有无小关节错位；⑦椎管骨性前后径是否正常；⑧脊柱前纵韧带、后纵韧带及颈部项韧带是否有钙化；⑨椎体前后软组织情况；⑩是否有颅底凹陷征现象（高颈椎侧位片时）等。

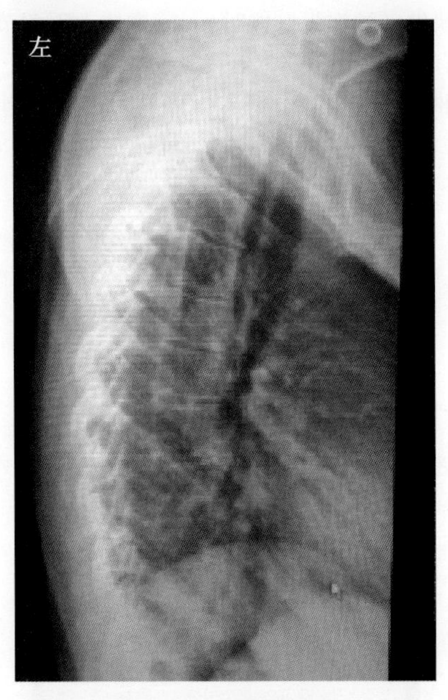

图 2-1-2　脊柱侧位片

（3）左右斜位片（图 2-1-3，图 2-1-4）：一般取左右侧前斜 35°~45°，主要用于检查颈段及腰段脊椎：①颈段主要观察椎间隙有无变窄或增宽，椎间孔的大小，有无钩突增生、关节突增生、关节突关节肥大和椎体滑脱；②腰段主要观察椎弓峡部有无断裂及退行性改变。

（4）功能位片：过屈位片（图 2-1-5）、过伸位片（图 2-1-6）能很好地显示脊椎滑脱的程度。

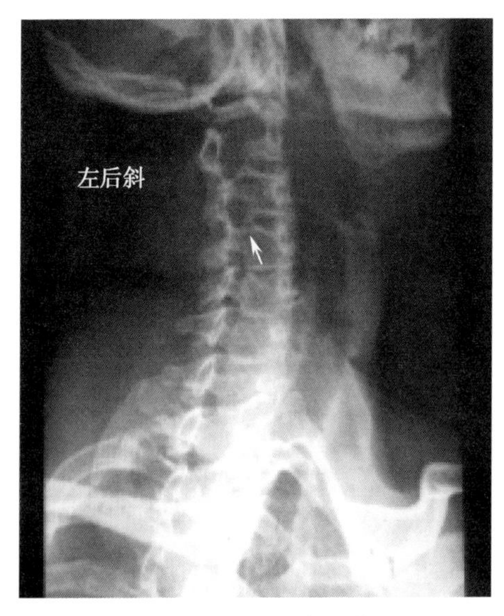

图 2-1-3　左后斜位片

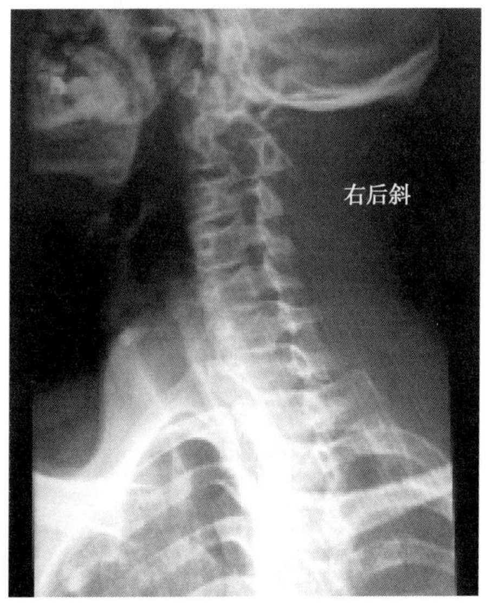

图 2-1-4　右后斜位片

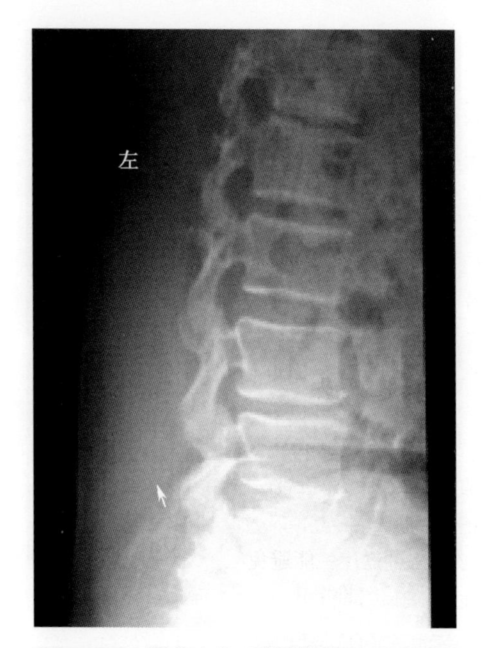

图 2-1-5　过屈位片

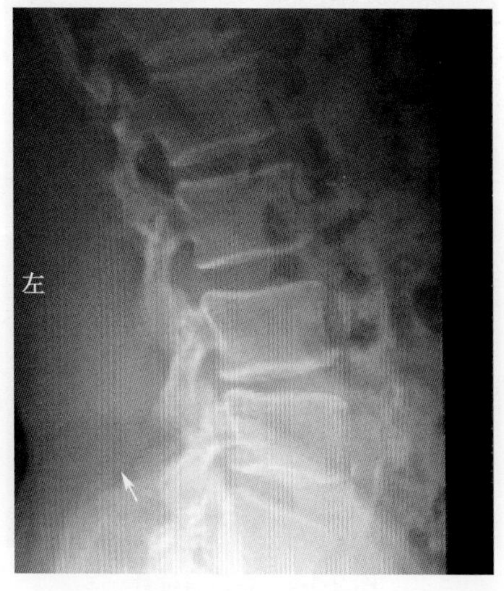

图 2-1-6　过伸位片

2. 骨（图 2-1-7）及关节的 X 线片（图 2-1-8）　主要观察：①骨质是否连续，骨皮质及髓质的骨小梁结构是否清晰，干骺端的骨结构是否正常，有无骨膜增生等；②关节间隙有无变窄，关节囊及关节面的结构是否正常，关节内有无游离骨块；③骨骼及关节周围软组织情况等。

3. 胸部 X 线片

（1）正位片（图 2-1-9）：常规胸部正位片为胸部后前位片，可清晰观察有无肺不张，肺内有无异常密度影及其在肺内的分布，肺纹理有无粗乱，纵隔位置、形态，膈肌高低，肋膈角有无变钝，心影位置、形态及大小情况。

（2）侧位片（图 2-1-10）：能清楚地观察异常密度影在肺内或者纵隔内的前后位置及分布情况，主要用于辅助正位片诊断肺内肿块、肺不张、纵隔肿块等。

（3）前弓位片：能避免第一肋骨和锁骨的重叠，可清晰地显示肺尖部病变。

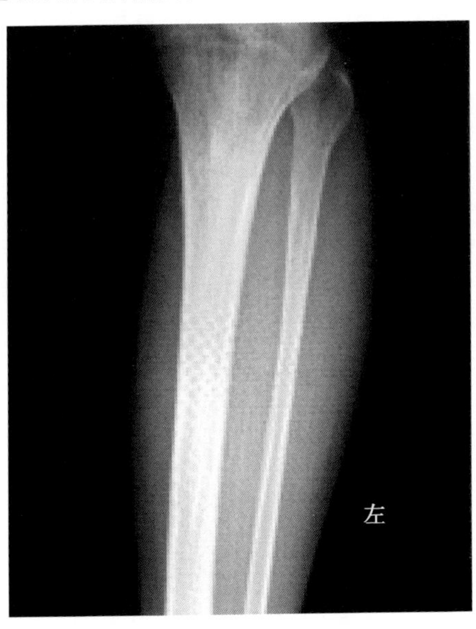

图 2-1-7　胫腓骨 X 线片

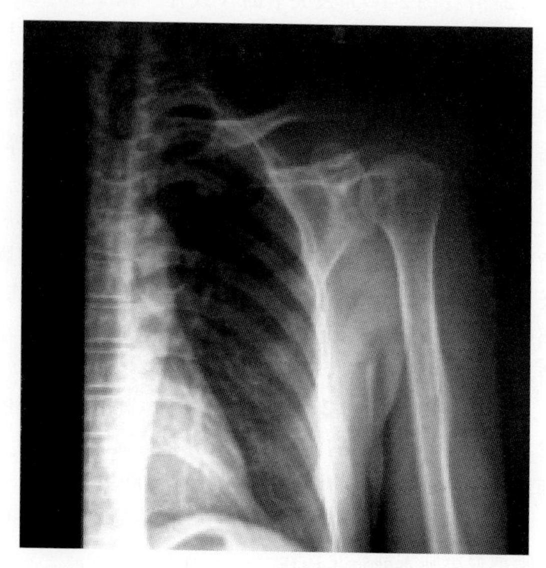

图 2-1-8　关节的 X 线片

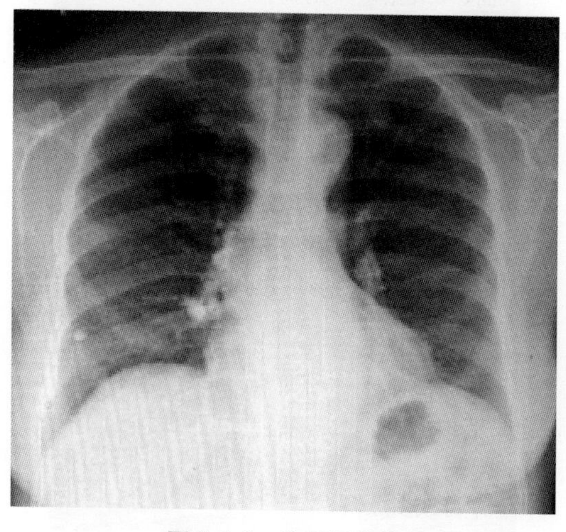

图 2-1-9　胸部正位片

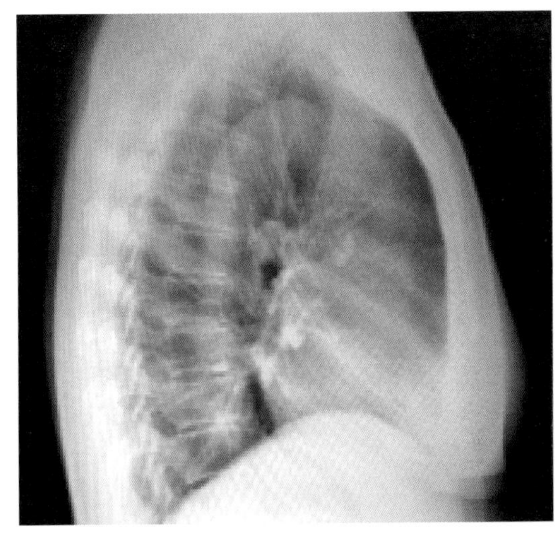

图 2-1-10 胸部侧位片

（4）前后位胸部正位片：主要用于不宜挪动的患者的床边摄片，可以检查有无胸膜腔积液及心包积液等。

4. 乳腺 X 线摄影　是乳腺检查的首选方法，也是目前唯一能查出无临床症状的隐匿癌的影像学检查方法。目前多用钼靶摄片，主要用于：①协助筛查发现早期或隐匿性乳腺癌；②鉴别乳腺肿块的良恶性；③追踪观察乳腺肿块的发展和演变。乳腺平片一般常规拍轴位（从头至脚方向），斜位（与胸大肌平行），必要时还可摄腋下位或肿块切线位等，以便明确病变的位置、大小、形态、毗邻关系以及可能的性质。乳腺病变在 X 线钼靶平片上主要表现有：

（1）肿块：良性肿块多呈圆形、卵圆形，恶性肿瘤大多形状不规则；良性肿块多边缘光滑，边界清晰，“晕征”是良性病变的特征之一，但有时也可见镜下病灶浸润，而恶性肿瘤多边界不清，浸润性生长；多发肿块以良性病变多见，恶性肿瘤多单发，少数乳腺癌也可表现为多中心或多灶性。

（2）钙化：30%的乳腺癌可有钙化，有时钙化是早期乳腺癌唯一的 X 线征。

（3）乳头内陷：常由大导管癌、乳腺慢性炎症或湿疹样乳腺炎引起。

（4）脂肪浸润：乳腺皮下或乳后脂肪间隙模糊不清或消失，常为癌性浸润或炎症性蔓延所致。

（5）漏斗征：由于乳晕下导管癌向周围浸润所致。

（6）橘皮征：见于癌症浸润皮肤淋巴管，炎性感染、充血水肿或纤维组织增生等。

（7）导管及乳腺变形征。

（8）血管增多增粗征：多见于乳腺癌。

（9）环状透明征：多为脂肪瘤或脂肪纤维瘤。

5. X线也被用于初步检查肾脏、输尿管、膀胱等尿道区域有无结石，狭窄等。

（二）疼痛科常见疾病的X线表现

1. 腰椎间盘突出症（图2-1-11，图2-1-12）　一般常规拍腰椎正侧位片，对怀疑有腰椎滑脱的患者可以加拍过

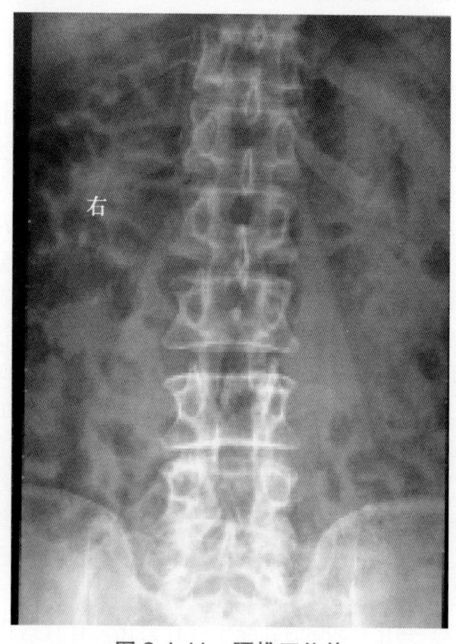

图2-1-11　腰椎正位片

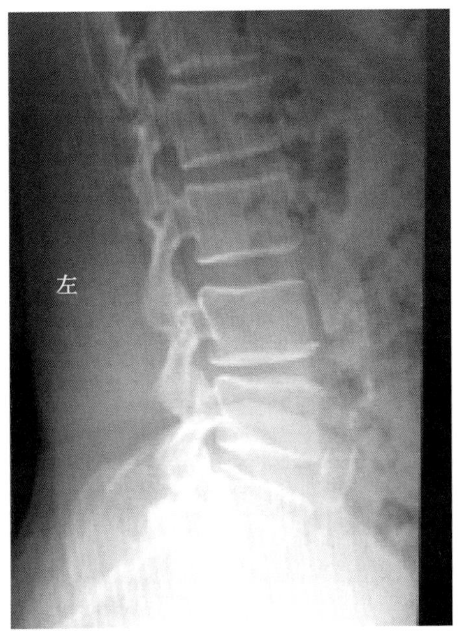

图 2-1-12　腰椎侧位片

伸过屈位片。部分腰椎间盘突出症患者腰椎 X 线片可无明显异常，大部分患者可有腰椎退行性病变的表现：如椎间隙变窄或者一侧宽一侧窄、真空现象、许莫氏结节等。

2. 颈椎病（图 2-1-13，图 2-1-14）　颈椎病一般拍张口正位片，侧位片，双斜位片，有时也拍过伸过屈位片。少数颈椎病患者 X 线检查可无明显异常，大部分患者颈椎曲度变直甚至是反弓，两侧钩突骨质增生，椎间隙变窄，椎体前后缘有骨赘生成等。

3. 膝关节骨性关节炎（图 2-1-15，图 2-1-16）　一般拍膝关节正侧位片，可见关节间隙变窄，或者一侧宽一侧窄，髁间隆突高尖，关节边缘有唇样增生，软骨下骨质致密，骨小梁断裂，有硬化和囊性变，严重者还可见骨端变形，关节面凹凸不平，骨髓水肿。如果关节内软骨剥落，骨质碎裂进入关节，还可见关节内游离体。

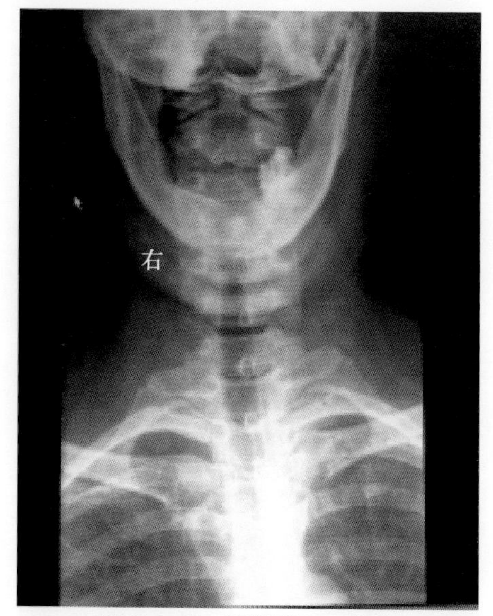

图 2-1-13　颈椎张口正位片

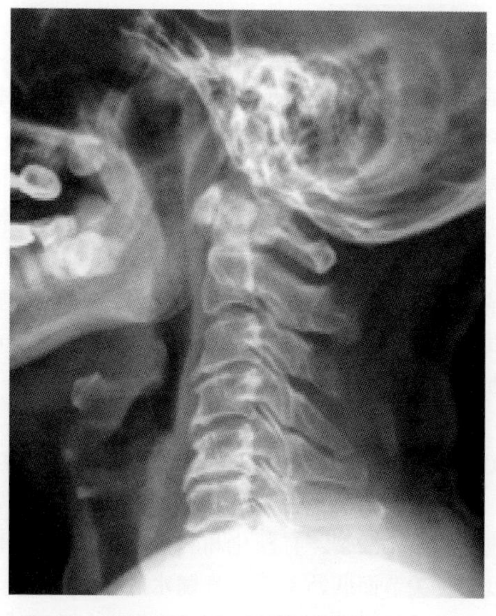

图 2-1-14　颈椎侧位片

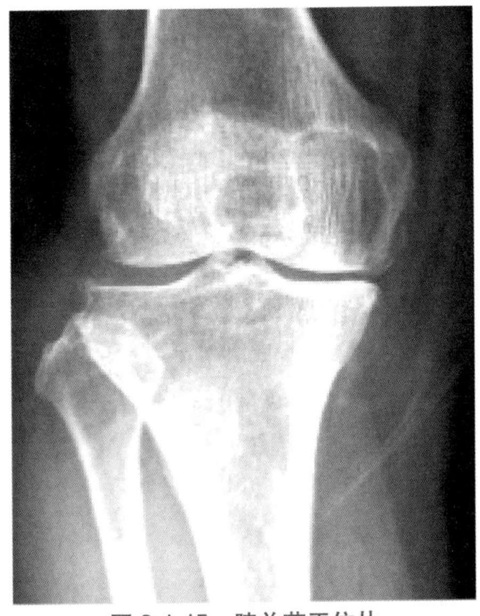

图 2-1-15　膝关节正位片

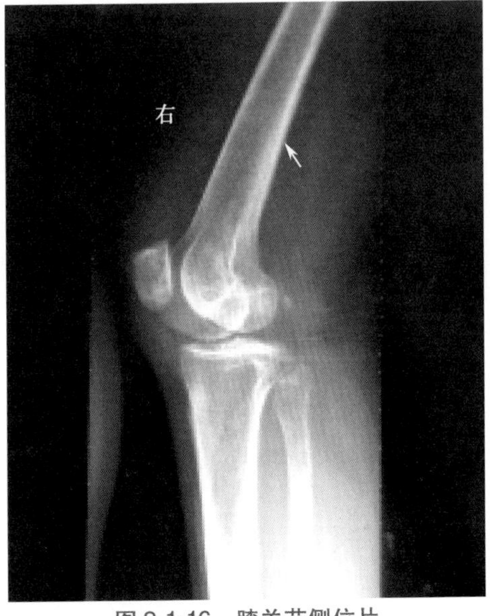

图 2-1-16　膝关节侧位片

4. 股骨头坏死（图 2-1-17，图 2-1-18）　早期可见骨小梁紊乱，甚至出现小囊泡，中期出现骨小梁断裂，关节面毛糙，晚期股骨头塌陷变形，关节间隙变窄或者消失。

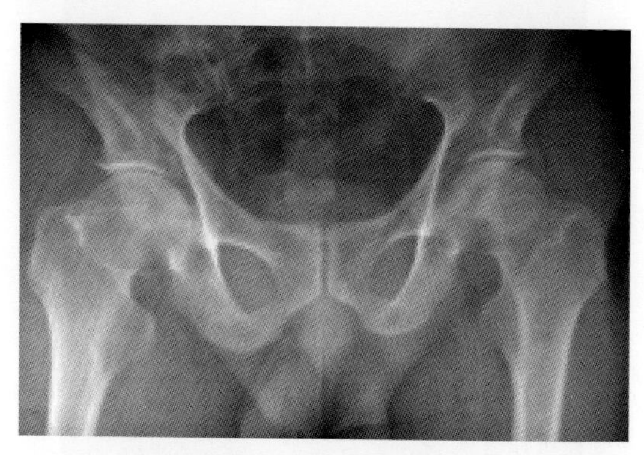

图 2-1-17　股骨头坏死早期

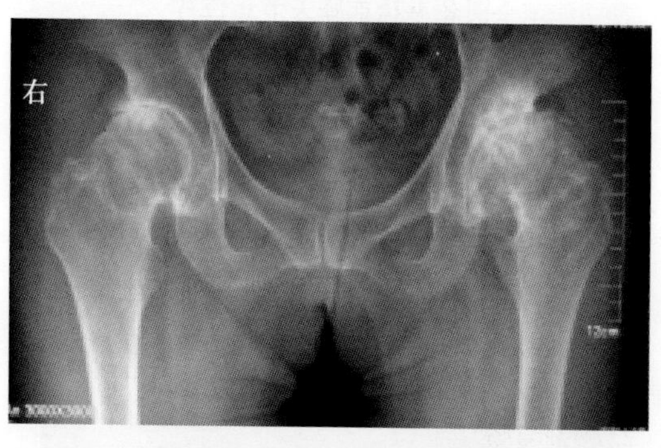

图 2-1-18　股骨头坏死晚期

5. 骨肿瘤　①良性骨肿瘤多见于长骨的干骺端，瘤体边缘清晰，多为圆形，偏心性膨胀性生长，局部骨质破坏，骨皮质变薄，周围一般无骨膜反应；②恶性骨肿瘤：瘤体的边界常不清楚，还容易向骨外浸润生长形成软组织肿块，进入周围软组织时，可出现骨膜反应；③骨转移瘤：早期为多发的斑点状骨质破坏，边缘无明显硬化现象，且绝大多数无骨膜反应，有的破坏区较大，严重者可造成病理性骨折。

三、X 射线造影

普通 X 线检查是利用器官组织之间的密度差异而成像的，而有些组织密度相近，缺乏天然对比，X 线无法形成对比鲜明的图像，为了实现这些组织间的密度差异，用人工的方法将密度不同于组织的造影剂引入需要检查的器官组织内或其周围，使器官显影清晰，这种方法即为 X 射线造影检查。

常用的造影剂包括：①口服造影剂为硫酸钡制剂，主要用于消化道造影检查；②注射用造影剂为有机碘的水溶液，主要用于心、脑血管，泌尿系造影；③碘的制剂还有油剂，可作支气管、子宫输卵管、瘘道造影；④非离子型造影剂由于其亲水性好，毒性低，反应小，适合用于心肾功能不全、年老体弱患者；⑤氧气、二氧化碳等气体也可以作为造影剂。

X 线造影的适应证及禁忌证

1. 胃肠钡餐造影（图 2-1-19）

（1）适应证：消化道病变，以及胃肠道邻近组织的肿块等。如食管癌，食管静脉曲张，消化道溃疡及肿瘤，纵隔肿瘤等。

（2）禁忌证：胃肠道大出血一周内，胃肠道穿孔，肠梗阻。

2. 钡剂灌肠

（1）适应证：结肠及部分末段回肠病变，肠梗阻患者。

（2）禁忌证：结肠坏死性病变，结肠大出血。

3. 泌尿系统造影（图 2-1-20）

（1）静脉肾盂造影

1）适应证：泌尿道结石、先天畸形、结核、肿瘤、尿路梗阻，或了解肾功能。

2）禁忌证：对造影剂过敏者。

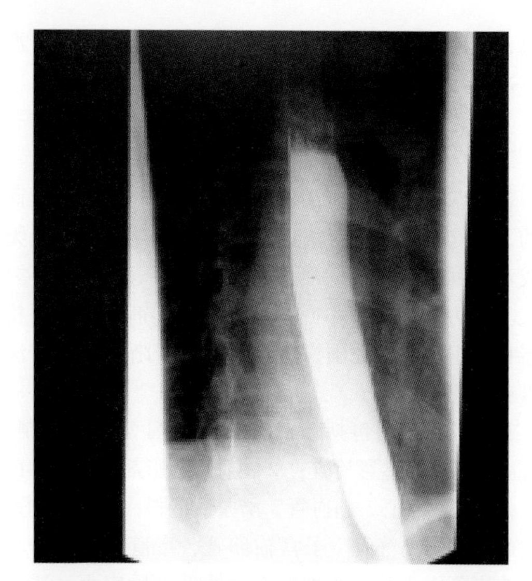

图 2-1-19　胃肠钡餐造影

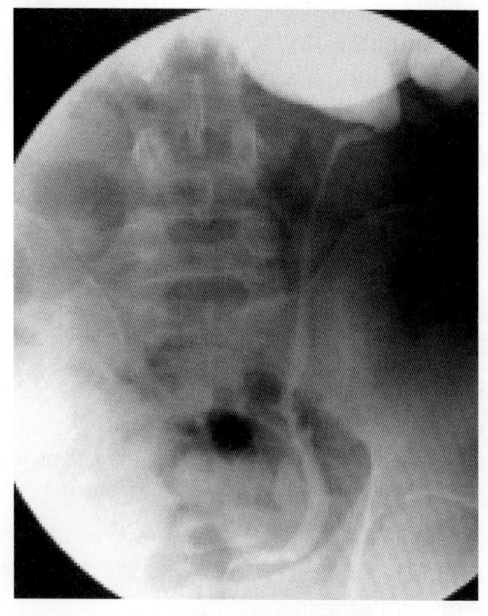

图 2-1-20　泌尿系统造影

（2）逆行肾盂造影

1）适应证：主要用于肾功能差，不宜作静脉肾盂造影者，或鉴别平片所见腹内致密钙化影与尿路的关系。

2）禁忌证：尿路严重狭窄，尿路感染及出血者。

（3）膀胱造影

1）适应证：膀胱病变（肿瘤、结石）、前列腺病变、盆腔内肿块。

2）禁忌证：尿道严重狭窄，不适宜导尿者。

4. 子宫输卵管造影

（1）适应证：不育症、生殖道畸形、子宫不正常出血。

（2）禁忌证：衰弱者，生殖道急性炎症，子宫出血，妊娠，造影剂过敏者。

第二节　CT 检查

CT（Computed Tomography），即电子计算机断层扫描。它是利用精确准直的 X 线束和灵敏度极高的探测器一起围绕人体的某一部位作连续的断面扫描，透过人体的 X 线强度用检测器测量，经信号转换装置和电子计算机处理，形成检查部位相应的横断面图像。

一、CT 检查的方法

1. 普通检查　一般多采用横断扫描，根据需要亦可采用冠状扫描。普通扫描对 CT 机没有特殊要求，在普通 CT 机和螺旋 CT 机上均可实施。

2. 增强扫描　是指静脉注射造影剂后再进行的扫描。注射造影剂可使正常组织与病变组织的密度有明显差别，能较清楚地显示出病变的大小、形态、范围以及病变与周围组织间的关系，有助于发现普通平扫未能显示或显示不清的病变及其血管结构、血管病变等，还可依据病变强化的特点，对其做出定性诊断。

3. 特殊检查主要指三种扫描技术

（1）薄层扫描（thin slice scan）技术：薄层扫描是

指层厚小于5mm的扫描（目前普通CT最薄的扫描层厚可小至1mm，多层螺旋CT能薄至0.5mm），在普通CT机和螺旋CT机上均可实施。薄层扫描能有效减少部分容积效应，因而能较真实地反映病变及组织器官内部的密度。主要用于椎间盘、眼部、鞍区等病变检查。

（2）重叠扫描（overlap scan）技术：重叠扫描是指扫描时设置的层距小于层厚，使相邻的扫描层面有部分重叠。重叠扫描对CT机没有特殊要求，普通CT机和螺旋CT机均可进行，此种扫描可减少部分容积效应，提高小病灶检出的机会。通常在没有薄层扫描CT的情况下可用此法。

（3）动态扫技术：所谓动态CT扫描就是在不同时间测相同层面病灶的CT值，观察该值与时间的关系，是观察病变动态变化的一种方法。要求注药快，选层准，扫描间隔短。它使CT技术不仅能观察结构异常，还能探讨功能的变化，临床主要用于诊断肿瘤、血管畸形、夹层动脉瘤等。由于CT具有高密度分辨的特点，因此诊断时可仔细观察病变的内部结构，同时还可以利用CT值测定对微细病灶作出判断，如肿瘤内产生的坏死，存在的气体，脂肪组织的钙化等。

二、CT检查的适应证及禁忌证

1. CT检查的适应证

（1）头部：主要用于检查脑出血、脑梗死、脑外伤、血管畸形、脑肿瘤、脑发育异常等，而且是急性脑梗死、脑出血及颅脑外伤的首选检查方法。

（2）颌面部：主要用于肿瘤、骨折、炎症等的检查。

（3）胸部：主要适用于胸部肿瘤、炎症、支气管扩张、肺脓肿、肺结核、肺不张、气胸、骨折等疾病。

（4）腹、盆腔：主要用于肝、胆、胰、脾，腹腔，腹膜后间隙，泌尿、生殖系统等疾病的诊断。

（5）骨骼系统：主要适用于颅骨及脊柱细微骨折，骨肿瘤，骨结核及炎症，椎间盘病变，椎管狭窄等疾病。

（6）脉管系统：用于血管闭塞，动脉瘤及夹层动脉瘤，血管畸形，血管损伤，心脏冠状动脉等动脉性病变的检查。

2. CT 检查的禁忌证危重患者，昏迷、精神失常、烦躁不安等不能配合的患者，妊娠期，青少年敏感部位（生殖器）检查。

三、临床常见疼痛疾病的 CT 检查

1. 颅脑 CT　神经系统（颅脑外伤、脑梗死、脑肿瘤、炎症、先天畸形等病变）为应用 CT 最早的人体系统，尤其是颅脑外伤更是首选检查方法。以下是几种常见颅脑疾病的 CT 表现。

（1）颅脑损伤（图 2-2-1）：主要表现为脑出血、脑水肿、脑挫伤及脑肿胀，CT 不仅能清楚的显示这些病变，而且可以对其定位、定量、评估病情的严重程度及预测预后情况。对颅骨骨折多数情况下用 X 线片也能诊断，但 X 线片不易发现颅底骨折及骨折并发的颅内血肿，而 CT 则能清楚地显示这些病变，提高诊断的准确率，因此是颅脑损伤的最佳检查技术。

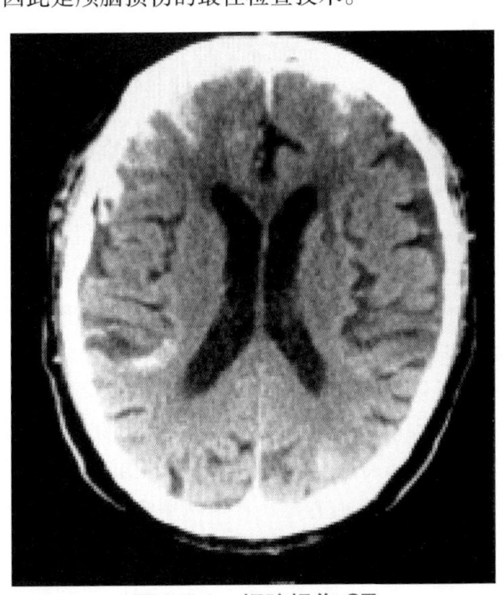

图 2-2-1　颅脑损伤 CT

（2）脑肿瘤（图 2-2-2）：CT 能显示直径在 1cm 以上的肿瘤，高分辨扫描还能分辨一些仅数毫米的肿瘤。肿瘤的成分不同密度也有所不同，CT 显示钙化极为清晰，增强扫描还能观察肿瘤的供血情况及血-脑屏障是否完整。因此，CT 不仅能确定肿瘤的大小，还能对其进行定位及定性诊断，准确率为 70%~90%，是目前脑肿瘤检查的基本技术。CT 的组织密度分辨率虽高，但是 CT 主要是横断位成像，不能行矢状位扫描，因此在颅后窝常有颅骨伪影，影响此处肿瘤的检出率。

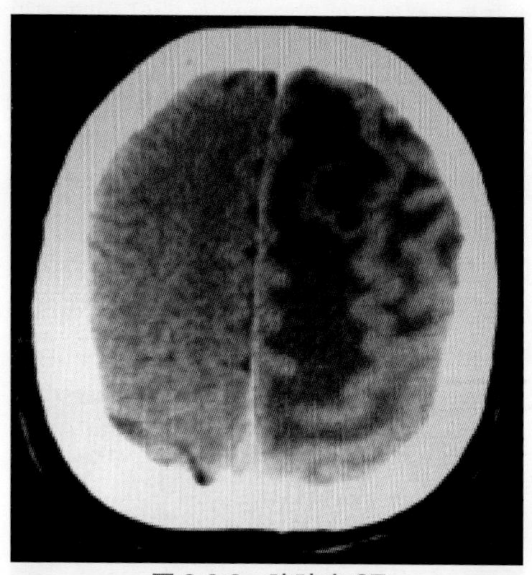

图 2-2-2　脑肿瘤 CT

（3）脑血管疾病：CT 显示脑出血（图 2-2-3）常呈高密度，脑梗死（图 2-2-4）常呈低密度，其诊断准确率高，因此是首选的检查技术。CT 平扫和增强扫描可清楚地显示脑动脉瘤和脑血管畸形，特别是能清楚显示其并发症，如出血、梗死等。直径 1cm 以上的动脉瘤在 CT 血管造影（CTA）上能清楚显示。但 CT 也有不足：亚急性或某些慢性出血在 CT 上偶可呈等密度而漏诊；脑梗死 24 小时内 CT 不易显示；CT 显示微小脑梗死，特别是小脑、脑干部位的梗死灶容易漏诊；CT 对脑动脉瘤的检出率较低，平扫只能发现约10%～30%的病例。

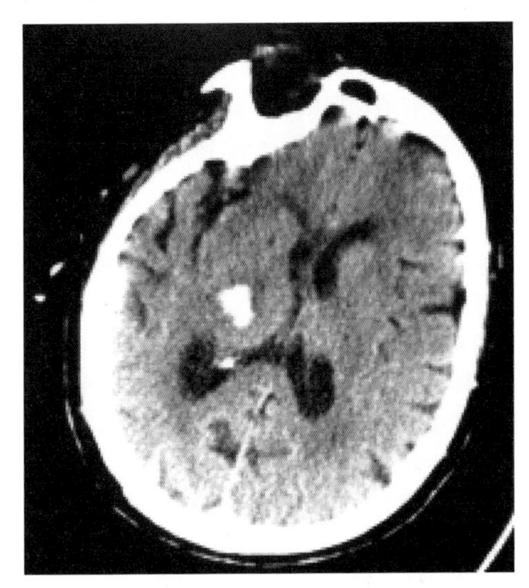

图2-2-3　脑出血CT

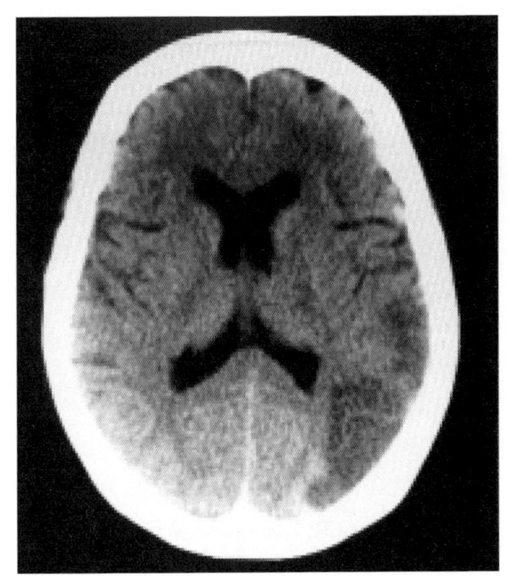

图2-2-4　脑梗死CT

（4）颅内感染性疾病：CT能对脑脓肿进行早期诊断和准确定位，并能显示结核性、真菌性、病毒性颅内感染及脑寄生虫病等各种病变。由于CT能清晰地显示钙化，因此对非活动期脑囊虫病的诊断有很高价值。但是脑膜炎、病毒性脑炎及脑囊虫病（活动期和退变期）有时在CT上不能清楚地显示。

（5）CT能显示颅脑先天性畸形、脱髓鞘疾病及变性脑病等病变，特别是对结节硬化等含有钙化的病变显示非常清晰。

2. 脊柱CT扫描（图2-2-5） 在脊柱CT的横断像上，由椎体、椎弓根和椎弓板构成高密度椎管骨环，脊髓位于椎管中央为低密度影。黄韧带附着在椎弓板和关节突内侧，为软组织密度影，正常厚约2～4mm。腰段神经根位于硬膜囊前外侧，呈圆形高密度影，两侧对称。侧隐窝呈漏斗状，左右对称，其前方是椎体后外侧面，后方为上关节突，侧方为椎弓根内壁，其前后径小于5mm，隐窝内有神经根穿出。椎间盘由髓核与纤维环组成，其密度低于椎体，但高于其后方含脑脊液的硬膜囊，且边缘密度较中间高，CT值约为50～110Hu。横断平扫主要观察以下几点：

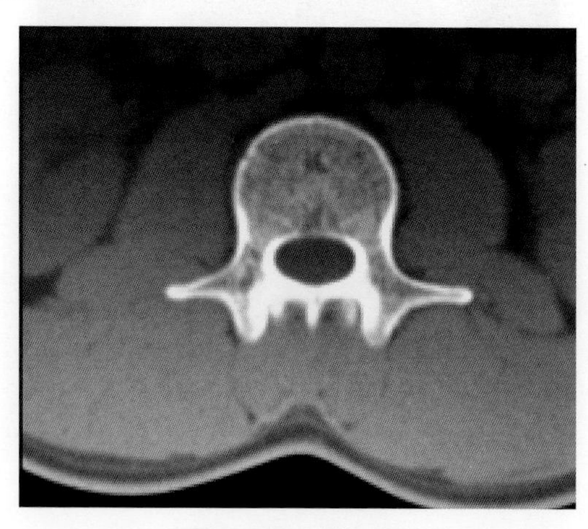

图2-2-5 脊柱CT

（1）椎体骨质结构有无破坏及压缩性骨折。

（2）椎间盘有无向后方即椎管内突出、脱出或向四周膨出的情况，椎间盘内有无气体征。

（3）硬膜囊是否受挤压变形，椎管和硬膜囊之间的脂肪层是否消失，神经根是否被推压移位。

（4）骨性椎管前后径及横径有无变窄，黄韧带或后纵韧带是否肥厚、钙化，侧隐窝是否狭窄。颈椎前后径<10~11mm，腰椎前后径<12mm 为肯定狭窄，黄韧带>5mm 是椎管狭窄的重要指征；侧隐窝前后径在 2mm 以下可肯定为狭窄，2~4mm 为可疑狭窄。

（5）椎板峡部是否断裂。

（6）有无手术后残留的椎间盘组织及纤维瘢痕增生组织。

3. 胸部病变（图 2-2-6）　CT 是肺部疾病首选的检查方法，能比较清楚地显示肺部的各种病变，如肺部感染、肺部创伤、肺内占位等。对于纵隔内的肿物、淋巴结以及胸膜病变等也能较清楚地显示，还可以显示肺内团块与纵隔关系等。

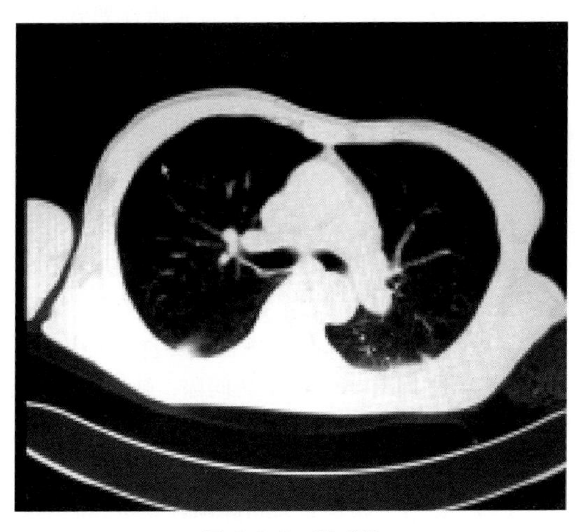

图 2-2-6　肺 CT

4. 心血管系统（图 2-2-7）　CT 主要用于诊断心包的疾病如：肿瘤、心包积液等。此外，对急性主动脉夹层动脉瘤有定性定位的诊断意义，特别是增强扫描更能显示其特征性表现。

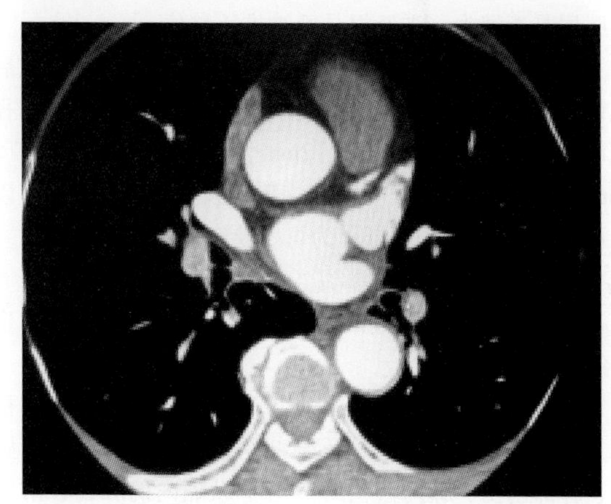

图 2-2-7　心血管 CT

5. 腹部器官（图 2-2-8）　CT 对实质性器官，如肝脏、胆囊、脾脏、胰腺、肾脏、肾上腺等显示比较清晰。尤其是诊断肝癌，能清楚地显示肝癌（原发或转移性）的大小、数目、边缘、轮廓、形态、密度等，所以慢性肝炎、肝硬化并存在可疑病变或肝癌的患者，有必要做 CT 检查。肝 CT 检查对于早期肝硬化的诊断也有较高的灵敏度，因此可以作为慢性肝炎患者的常规检查项目。

6. 盆腔脏器（图 2-2-9）　因盆腔器官一般由软组织构成，且脏器之间有丰富的脂肪间隔，缺乏自然对比，一般的 X 线检查不能清楚的显示。而 CT 组织分辨能力较高，且不受呼吸和胃肠蠕动的影响，因此已成为卵巢，宫颈，子宫，膀胱，精囊，前列腺和直肠疾病的主要检查手段，尤其是对这些部位的肿瘤及其对周围组织的侵犯有较高的诊断价值。

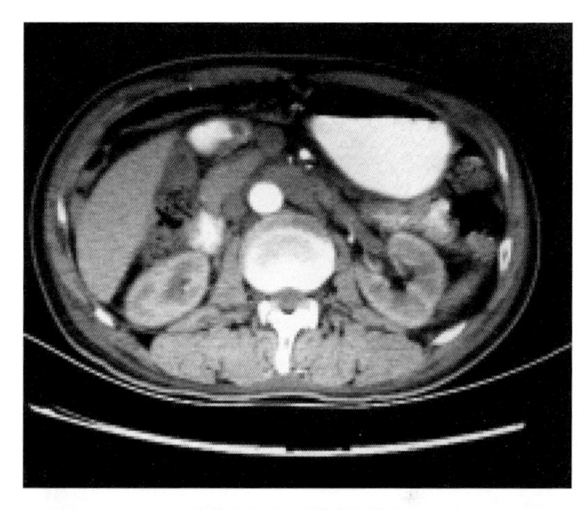

图 2-2-8　腹部 CT

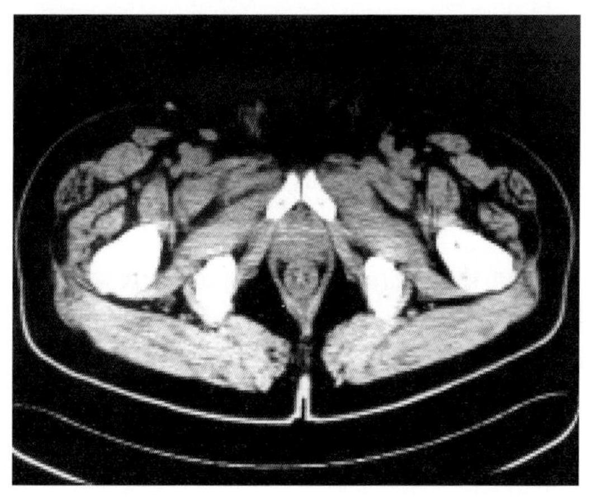

图 2-2-9　盆腔 CT

7. 骨与关节（图 2-2-10）　CT 不仅可相对清晰地显示 X 线片中被骨皮质遮盖的骨内、肌肉的细小病变，还能显示结构复杂的骨、关节，如脊椎、胸锁关节等；CT 对骨肿瘤造成的骨皮质破坏，肿瘤向软组织浸润的情况等显示也比较清晰，还能清晰地显示骨破坏区内部及周围结构，如破坏区内的死骨、钙化、骨化以及破坏区周围骨质增生、软组织脓肿、肿物等；但对于关节软骨、韧带、半月板、滑膜等显示不如 MRI 清晰。

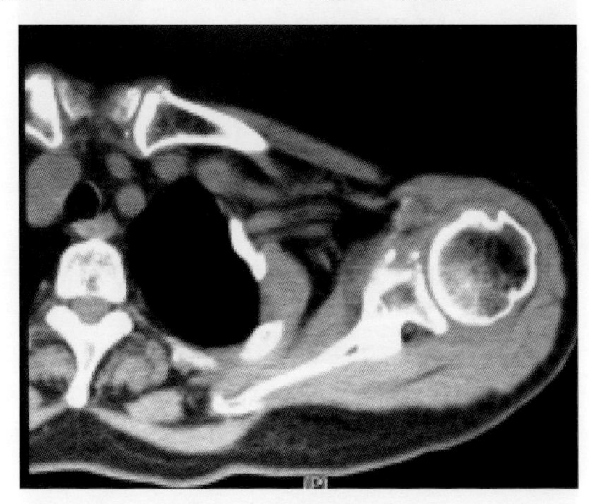

图 2-2-10 肩关节 CT

第三节 磁共振检查

磁共振检查（MRI）原称核磁共振，因现在很多人都谈核色变，为防止人们对该系统有核辐射的误解，故改称为磁共振。

磁共振成像的基本原理：将人体安置在强磁场中，使其体内氢原子内的质子磁化定向，然后按一定的频率围绕磁场方向运动，再使用与质子振动频率相同的射频脉冲激发质子磁距，使质子的运动方向发生偏转，从而产生纵向和横向弛豫，然后再使用接收线圈接收质子弛豫时产生的信号，通过放大器放大，并输入计算机进行图像重建。

磁共振（MRI）目前已广泛应用于全身各系统的成像诊断，效果较佳的是颅脑、脊髓、心脏大血管、软组织及盆腔等。

MRI 检查有显著的优点：①对人体没有像 X 线和 CT 检查引起的辐射损伤；②能做任意切面，不需要重建就可获得多方位的图像；③无骨骼造成的伪影；④软组织分辨率高，尤其适用于中枢神经系统、关节、肌肉等检查；⑤多序列、多种类型成像，有利于明确病变性质。

一般情况下，MRI 平扫就能较清楚地显示病变，有时平扫未见明显异常，但医师或其他检查高度怀疑有病变时，或者平扫时发现病变，但病变的边缘、内部结构、血供情况、与邻近正常组织的关系等具有诊断意义的影像表现显示不清时，还可以做增强 MRI。

一、MRI 的适应证及禁忌证

1. 适应证

（1）颅脑：主要用于检查脑出血、脑梗死、脑血管畸形、血管瘤等各种脑血管性疾病，先天发育畸形，脑外伤，脑肿瘤，各种炎症、寄生虫病，脑代谢性疾病，癫痫等。

（2）胸部：主要用于检查纵隔病变，胸膜疾病，各种先天型心脏病、心肌病、主动脉和肺血管病变，肿瘤，血管变异，炎症等。

（3）腹部：主要用于检查肝、胆、胰、脾各种肿瘤，结石、炎症、胆管扩张等胆道疾病，胰腺炎，腹膜后淋巴结，肾上腺肿瘤及增生，肾脏的囊肿、肿瘤、外伤、炎症、先天畸形等，膀胱肿瘤，前列腺病变，子宫及附件肿瘤、炎症等。

（4）脊椎：主要用于检查椎间盘变性、突出、膨出、脱出，脊柱外伤，椎管狭窄，脊柱滑脱，脊柱压缩骨折，脊柱结核，脊髓炎，硬膜外脓肿，肿瘤，脊椎先天畸形，脊椎术后复查等。

（5）运动系统：主要用于检查骨骼、肌肉良恶性肿瘤的诊断及鉴别诊断，血管病变，骨挫伤，关节外伤（特别是膝关节韧带及半月板的损伤），股骨头缺血坏死，关节炎，滑膜积液等。

2. 禁忌证

（1）绝对禁忌证

1）身体内装有心脏起搏器和神经刺激器者。

2）体内存有动脉瘤夹、眼球内存有金属异物者。

3）高热患者。

（2）相对禁忌证

1）扫描范围内体内金属物（义齿、避孕环、金属植入物、术后金属夹）者。

2）昏迷、神志不清、精神异常患者，幼儿等不配合者。

3）易发生癫痫或心搏骤停者。

4）妊娠妇女及婴儿。

二、磁共振在疼痛科的应用

1. 颅脑 MRI　在颅脑检查方面，磁共振不仅能清楚地显示 CT 难以清晰显示的脑干、小脑、脊髓及各种血管病变，还可清晰地显示动脉瘤、动静脉畸形、血栓等疾病，特别对是海绵状血管瘤、脑变性疾病、颅后窝病变等可充分显示其独特的优越性。正常脑组织在 MRI 像上，灰质和白质界限分明，在 T1 加权像上白质信号高于灰质，而在 T2 加权成像上白质信号低于灰质，各脑回、脑沟、脑室无异常信号影，无变形，无增大或缩小，各中线结构居中。MRI 检查在颅脑疾病中占有重要地位。除急诊颅脑外伤、颅骨病变、颅内钙化、蛛网膜下腔急性出血外，其余颅脑病变 MRI 检查均明显优于 CT。以下是几种常见颅脑疾病的 MRI 表现。

（1）脑梗死（图 2-3-1）：MRI 平扫缺血性脑梗死表现为片状或扇形长 T1 长 T2 信号；出血性梗死则表现为长 T1 长 T2 信号内合并短 T1 高信号；腔隙性梗死则表现为小斑点状的长 T1 长 T2 信号。

（2）脑出血（图 2-3-2）：根据出血的时间不同，表现不同：超急性期 T1 加权像呈等或稍低信号，T2 加权像呈现高信号；急性期为 T1 加权像呈低信号或中心呈低

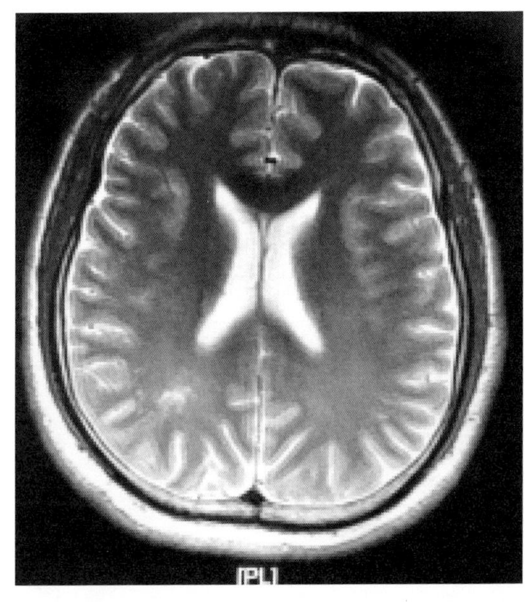

图 2-3-1　脑梗死 MRI

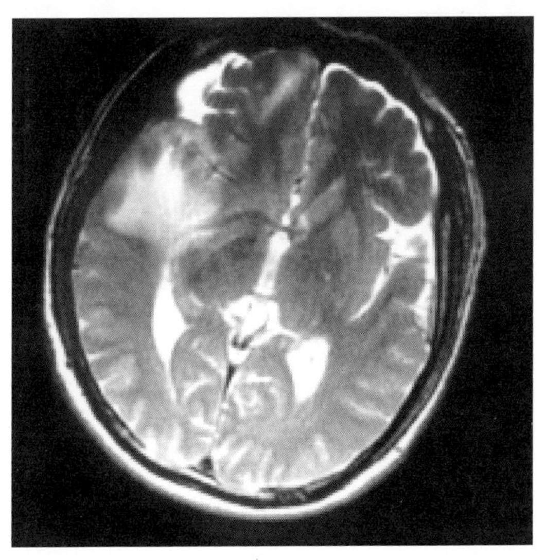

图 2-3-2　脑出血 MRI

信号，周边高信号，T2 加权像呈现低或极低信号；亚急性期 T1 加权像和 T2 加权像均表现为周边高信号，中心低信号；慢性期 T1 加权像和 T2 加权像均为高信号；残腔期 T1 加权像呈现低信号，T2 加权像呈现极低信号。脑出血周围水肿呈现长 T1 长 T2 信号。

（3）脑转移瘤（图 2-3-3）：MRI 平扫转移瘤多呈等 T1 或长 T1，等 T2 或长 T2 信号，瘤体内囊变坏死区呈明显长 T1 长 T2 信号，转移瘤周围常有显著的脑水肿。

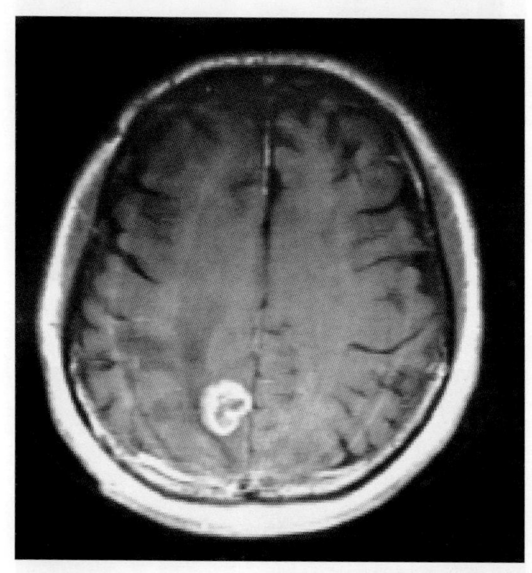

图 2-3-3　脑转移瘤 MRI

（4）脑膜瘤（图 2-3-4）：MRI 平扫 T1 加权像多数脑膜瘤呈现等 T1 信号，少数呈长 T1 或短 T1 信号，T2 加权像多数脑膜瘤呈现等 T2 信号，少数呈现长 T2 或短 T2 信号。

（5）神经胶质瘤：T1 加权像病变多呈低信号或低等混合信号，T2 加权像肿瘤呈不均匀高信号，肿瘤多形状不规则，边界欠清楚，肿瘤周围多伴有不同程度的水肿。

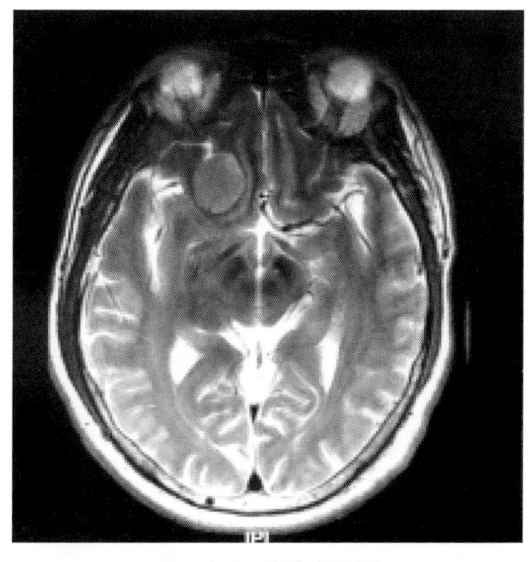

图 2-3-4　脑膜瘤 MRI

2. 脊柱 MRI　对脊柱和脊髓疾病的诊断正确率 MRI 明显高于 CT，用于显示病源及定位时，可作为首选的检查方法。以下是正常脊柱各部分及其常见病变的 MRI 表现。

（1）脊髓：脊髓位于脑脊液中，在 T1 加权像上表现为高于脑脊液信号的中等信号，在 T2 加权像上表现为低于脑脊液信号的中等信号，呈带状，上端起自颅底水平，圆锥部在成人止于 L_1 水平，婴幼儿止于 L_2 水平，在 $T_{11\sim12}$ 水平脊髓逐渐变细，连接终丝。终丝在 T1 加权像上呈与脊髓相同的信号，神经根在 T1 加权像上也呈和脊髓相同的中等信号，故有时终丝和马尾神经难以区分。

（2）椎间盘：椎间盘在 T1 加权像上纤维环呈较低信号，而内部的髓核呈中等信号，但有时二者难以区分，在 T2 加权像上除周边 Sharpey 纤维呈低信号外，其余部分均呈高信号。随着年龄的增大，椎间盘含水量的减少，正常椎间盘在T2加权像上信号逐渐降低，成人的椎间盘中心可以出现线状的低信号，是纤维环向髓核内嵌入造成的。椎间盘疾病的MRI可有如下表现。

1）椎间盘变性（图2-3-5，图2-3-6）：早期T2加权像可见椎间盘前部信号降低，变性进一步发展，髓核水分逐渐减少，纤维环弹性降低，椎间盘可膨出或突出，椎间隙变窄，椎间盘在T2加权像上变为低信号，盘内可出现气体影，椎间盘断裂处如果有液体浸入，可出现高信号。

2）椎间盘膨出（图2-3-7，图2-3-8）：横断位上椎间盘范围向四周超出相应椎体的外缘，以双外侧明显；矢状面上椎间盘变薄，含水量减少，在T2加权像上信号变低或不均匀，有时还可以看到静脉回流受阻的高信号。

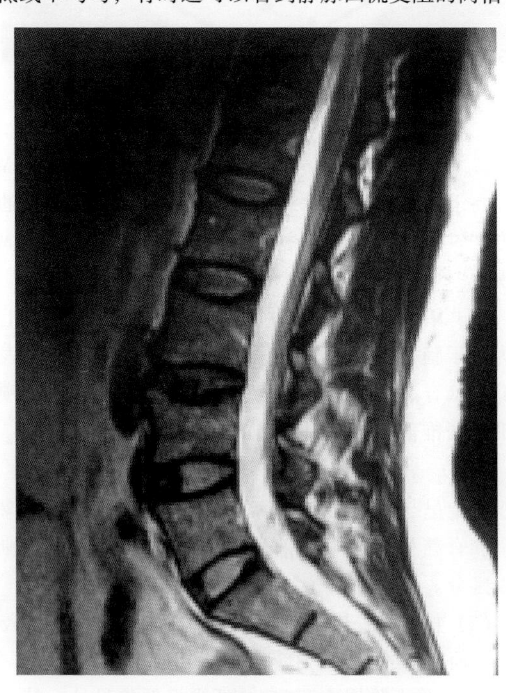

图2-3-5　椎间盘变性MRI

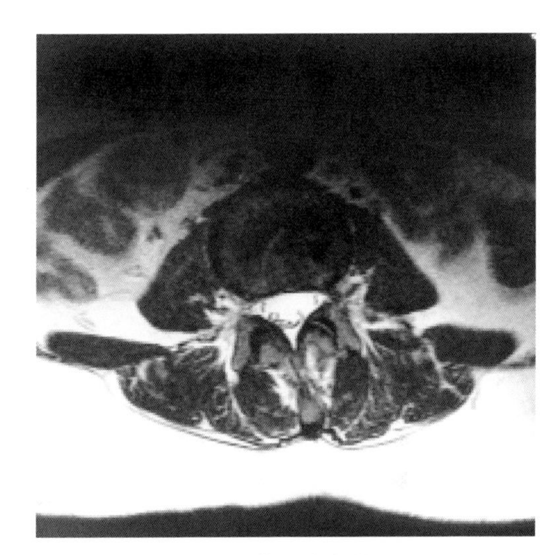

图 2-3-6　椎间盘变性 MRI

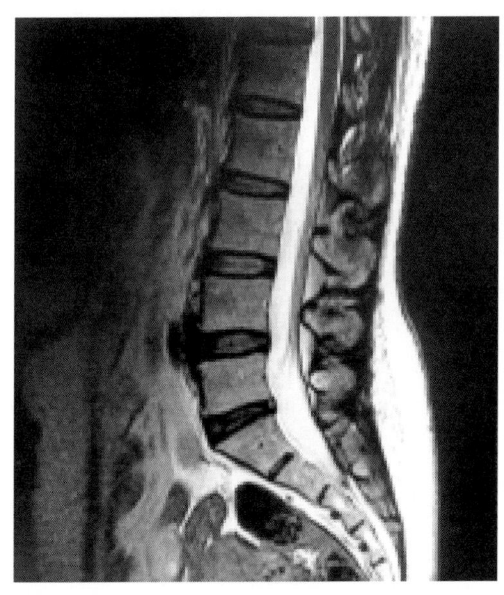

图 2-3-7　椎间盘膨出 MRI

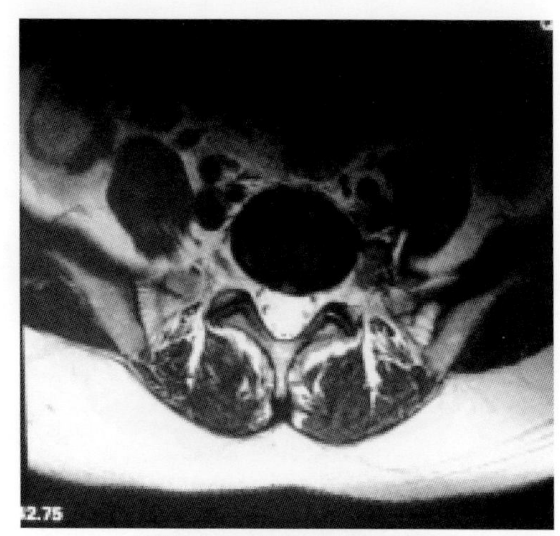

图 2-3-8 椎间盘膨出 MRI

3）椎间盘突出（图 2-3-9，图 2-3-10）：在横断位上椎间盘在某个方向上超出其正常边界，神经根、硬膜囊或者脊髓受压，突出的椎间盘上下可见纵行的高信号；突出物与椎间盘在同一水平，无上下移位；矢状面上可见脊柱生理性弯曲变直或消失，椎间盘变扁，信号不均；

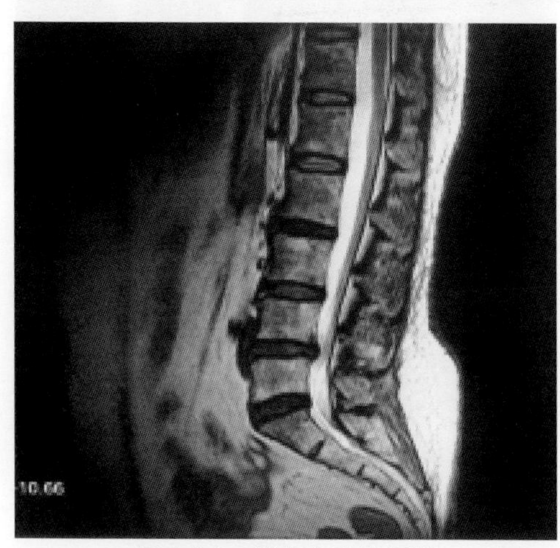

图 2-3-9 椎间盘突出 MRI

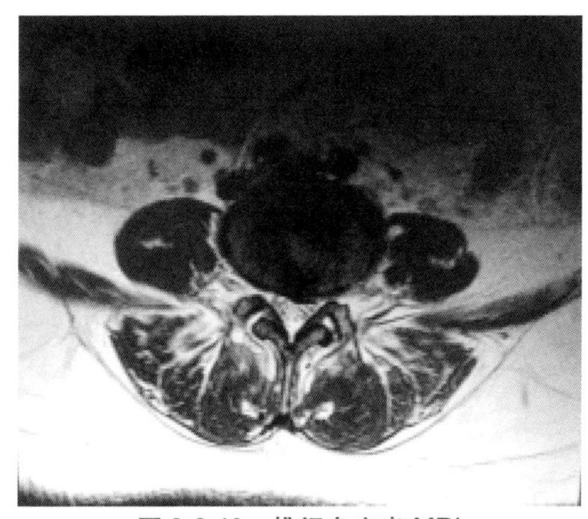

图 2-3-10　椎间盘突出 MRI

椎间盘后突出时，可压迫其后方的硬膜囊甚至脊髓；椎管内脂肪被突出的椎间盘截断，硬膜外脂肪移位。

4）椎间盘脱出（图 2-3-11，图 2-3-12）：横断位可见纤维环破裂，脱出的髓核移位，压迫硬膜囊或脊髓、神经根；矢状面上可见脱出的髓核向上或者向下移动。

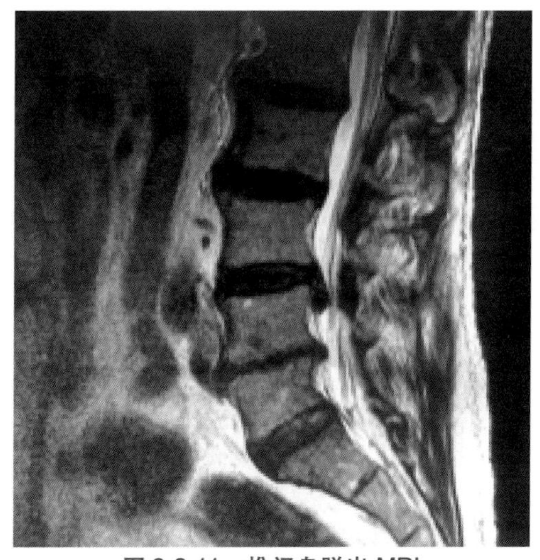

图 2-3-11　椎间盘脱出 MRI

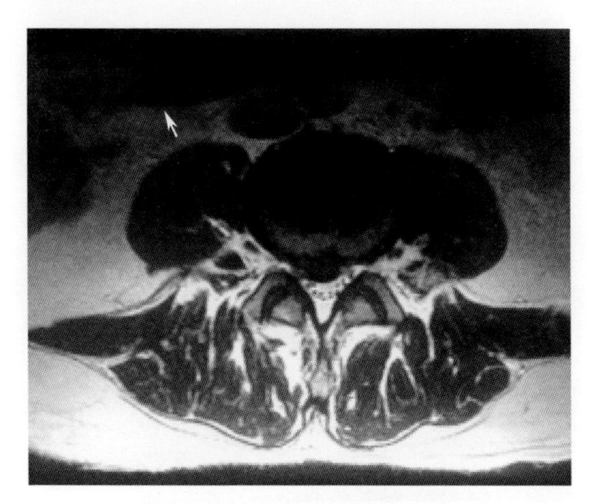

图 2-3-12　椎间盘脱出 MRI

（3）脊柱的骨性部分（图 2-3-13，图 2-3-14）：①脊柱椎体的 MRI 信号强度因其骨髓内脂肪的含量不同而不同，在 T1 加权像上呈高于骨皮质而低于皮下脂肪的较高信号，在 T2 加权像上呈中等或低信号，稍高于骨皮质。随着年龄的增长，骨髓内的脂肪逐渐增多，在 T1 加权图像上骨髓的信号逐渐增高。椎体边缘的骨皮质在 T1 加权图像和 T2 加权图像上均呈低信号；②椎体的附件（如椎弓、椎板、棘突、横突和上下关节突）的骨皮质在 T1 加权和 T2 加权像上均呈低信号，而其松质骨在 T1 加权像上呈略高信号，在 T2 加权像上呈中等或低信号；③关节突关节的间隙在 MRI 图像上可清楚地显示；④关节软骨在 T1 加权像上呈低信号或中等信号，在 T2 加权像上为低信号或中等信号；⑤骨质疏松引起椎体压缩骨折时，在急性期 T1 加权像上骨折面可见带状低信号，T2 加权像上呈高信号，使用造影剂无明显强化，慢性期骨髓呈脂肪髓的信号，椎体内可见气泡影。

（4）硬膜外隙：在 T1 加权像上硬膜外隙内的脂肪为高信号，动静脉为低信号，脊神经为中等信号，黄韧带在 T1 加权像及 T2 加权像上均为低信号，不肥厚时难以显示。

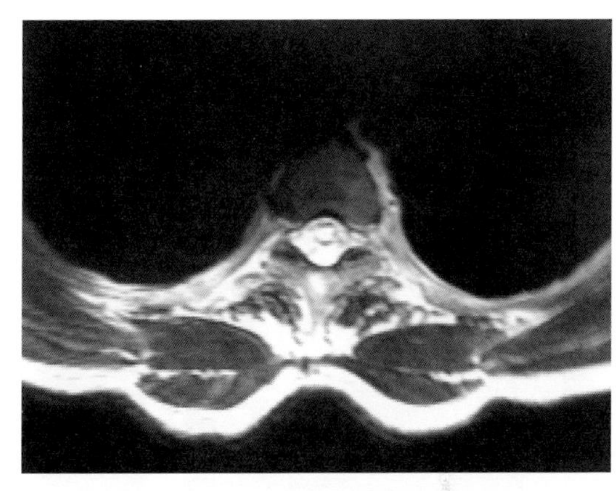

图 2-3-13　脊柱的骨性部分 MRI

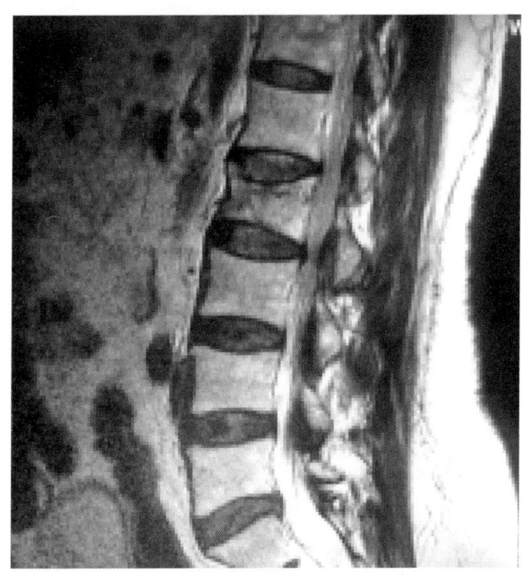

图 2-3-14　压缩骨折 MRI

（5）椎管狭窄（图 2-3-15）：腰椎椎管正常正中前后径大于 15mm，左右径大于 20mm，小于 12mm 为明显狭窄。

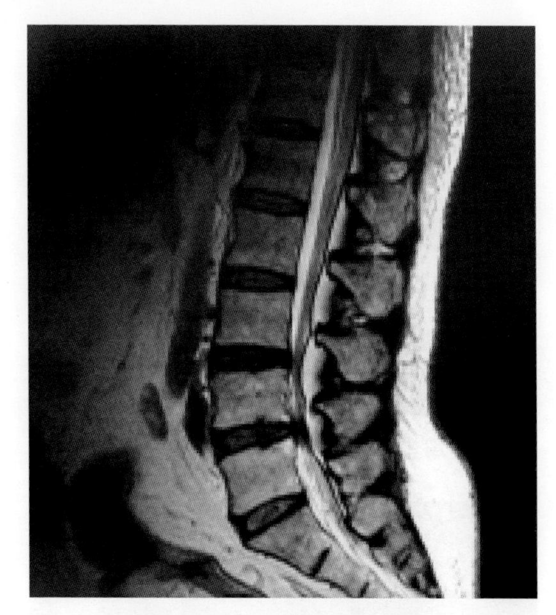

图 2-3-15　椎管狭窄 MRI

椎管狭窄在矢状面 T1 加权图像上可见蛛网膜下腔变狭窄、闭塞，脊髓受压变形，但是由于增厚的韧带、骨刺与蛛网膜下腔在 T1 加权图像上均呈低信号，有时难以区分，故可以出现假阴性；但在 T2 加权像上脑脊液信号明显增高，很容易将其区分开。

横断面扫描观察硬膜囊变形，椎体骨赘形成，椎间盘突出的部位、程度，韧带肥厚，椎间孔狭窄及神经根受压情况更为清楚。椎管狭窄严重时，在 T1 加权像上可见到狭窄以上部位的脑脊液信号低于狭窄以下的部位。当脊髓受压严重出现水肿、软化时在 T2 加权像上可见到髓内出现局限性高信号区。

（6）脊髓肿瘤：T1 加权像可清楚地显示肿瘤段脊髓呈不规则膨大，信号改变。如果肿瘤内有囊性变，MRI 表现则为增大的脊髓内有低信号强度团块；如果有髓内脂肪瘤，则表现为增大的脊髓段内有高信号强度团块。

（7）骨转移瘤（图 2-3-16）：其信号强弱取决于组织特性，成骨性转移瘤呈低信号，溶骨性转移瘤在 T2 加权图像上呈高信号，T1 加权图像上呈低信号。

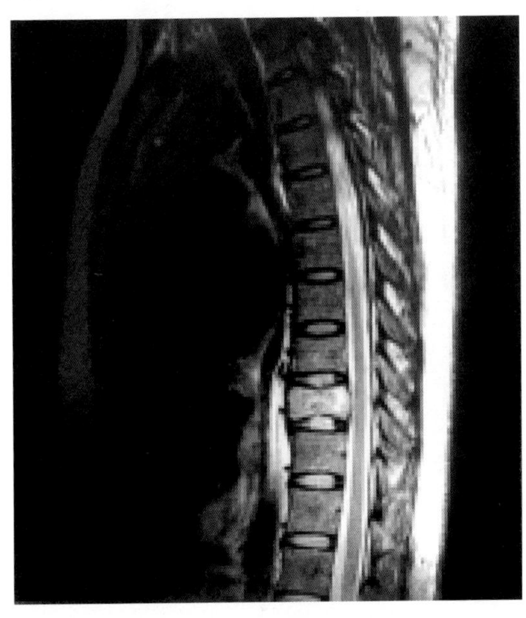

图 2-3-16　骨转移瘤 MRI

（8）脊髓空洞症（图 2-3-17）：矢状面 MRI 像可见脊髓内有一与脊髓长轴平行的囊腔，在 T1 加权像上呈低信号强度，T2 加权像呈高信号，且常伴小脑扁桃体下疝。

3. 胸部 MRI（图 2-3-18）　在胸部病变的诊断上，MRI 主要被选择性地用于一些普通 X 线和 CT 所不能解决的问题。

MRI 在胸部疾病的诊断上具有独特的优点：①由于纵隔及肺门部大血管的流空效应，能清楚地显示病变与这些大血管的关系；②由于纵隔内血管的流空效应及脂肪的高信号特点，使纵隔 MRI 图像的对比优良，因此 MRI 对纵隔及肺门淋巴结肿大、占位性病变具有特别的价值；③MRI 亦能很好地显示胸壁占位、炎症。

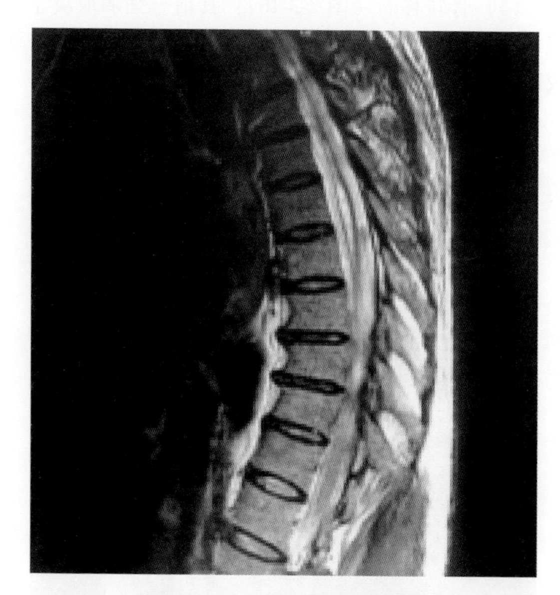

图 2-3-17　脊髓空洞症 MRI

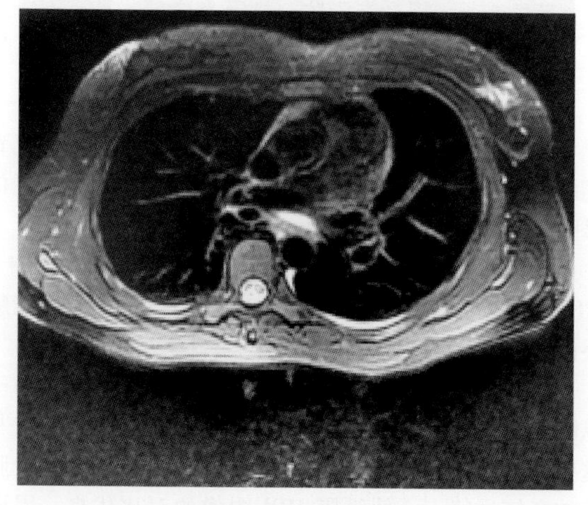

图 2-3-18　胸部 MRI

但对肺部疾病的诊断价值不如 CT，因为肺实质含气，在 MRI 上信号较低，且 MRI 检查时间较长，易受呼吸和心脏搏动产生的伪影影响，故 MRI 对肺实质病变的检查效果较差，而且对于肺内小病灶及钙化的检出亦不如 CT；但是对肺栓塞、明确肺门增大原因等方面，MRI 检查比 CT 还是有优势的。

心脏大血管是 MRI 的热门研究方向，甚至成为心脏、大血管检查的首选，因为 MRI 能清晰地分辨心肌、心内膜、心包和心包外脂肪；由于血液的流空效应，心内血液和心脏结构形成良好的自然对比；无创伤、不需要造影剂；可以任意方位断层；可动态观察心动周期心肌活动状态；还能对心脏、大血管的运动状态进行观察，对心脏功能作出定量分析。

胸部各种组织的正常 MRI 表现如下：

（1）胸壁：胸壁肌肉、肌腱、韧带、筋膜在 T1 加权像和 T2 加权像上均呈低信号，肌肉间可见线状的高信号脂肪影及流空的血管影。胸骨、胸椎、锁骨和肋骨的周边骨皮质在 T1 加权像和 T2 加权像上均显示为低信号，中心部的松质骨因含有脂肪，显示为较高信号。肋软骨信号高于骨皮质，低于骨松质。

（2）纵隔：①气管与主支气管腔内无信号，气管和支气管壁、纵隔内的血管通常也不显示，主要由周围脂肪的高信号所衬托而勾画；②胸腺在 T1 加权像上信号强度低于脂肪，T2 加权像上信号强度与脂肪相似；③胸段食管壁的信号强度与胸壁肌肉相似；④迷走神经、交感神经和左喉返神经通常不能显示；⑤胸导管有时在横断面可显示；⑥淋巴结多易于显示，T1 加权像上表现为均质圆形或椭圆形结构；⑦心脏：心肌呈中等信号强度，心内膜比心肌信号略高，呈一细线状。二尖瓣、三尖瓣与主动脉瓣，一般呈中等信号强度，比心肌信号略高。心包在 SE 序列上呈低信号，周围可见心包外及心外膜下脂肪的高信号。MRI 上冠状动脉显示不稳定。

（3）肺：正常肺野呈黑影，肺纹理呈稍高信号的横带状影。由于肺血管的流空效应，肺动静脉、支气管均呈管状的无信号影不易分辨，但应用快速梯度回波序列，肺动、静脉均呈高信号，则可鉴别。

（4）横膈：膈脚在横断面呈一较纤细、向后凹陷的曲线状软组织信号影，冠状面及矢状面横膈的信号强度低于肝、脾的信号强度，呈一弧形线状影。

4. 骨骼（图 2-3-19）、肌肉（图 2-3-20）和关节（图 2-3-21）　MRI 检查能清楚地显示四肢骨骨髓炎，四肢软组织内肿瘤及血管畸形等；能满意地显示神经、肌腱、血管、骨、软骨、关节囊、关节液及关节韧带；对关节软骨损伤、关节积液、关节韧带损伤、半月板损伤等病变的诊断更是具有其他影像学检查无法比拟的价值；还是股骨头无菌坏死最为敏感的检查技术；MRI 还是骨骼肌疾病最有价值的影像学诊断，很多全身的肌肉疾病有可能在还没有临床表现时被 MRI 检查发现。

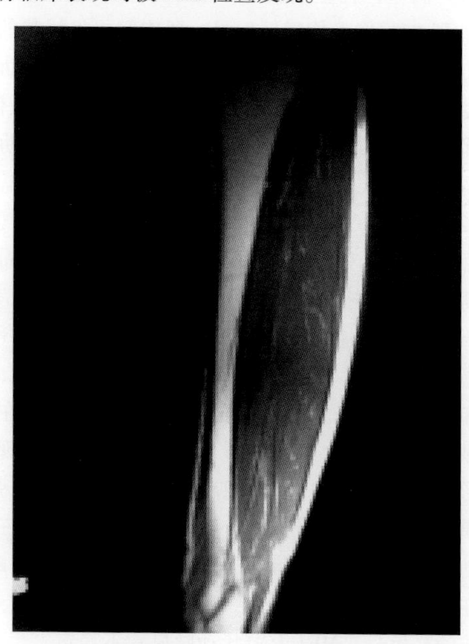

图 2-3-19　长骨 MRI

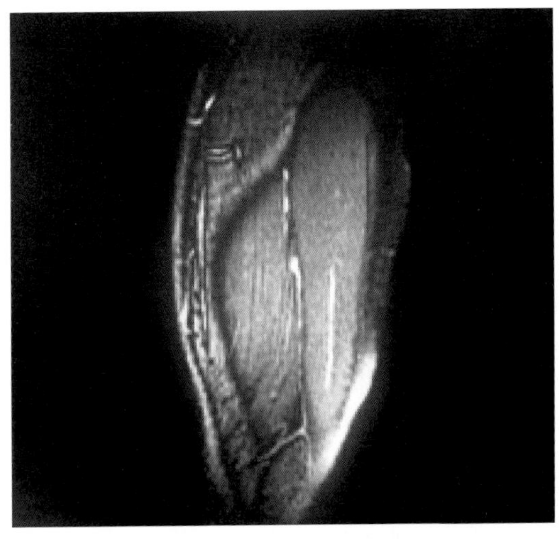

图 2-3-20 肌肉 MRI

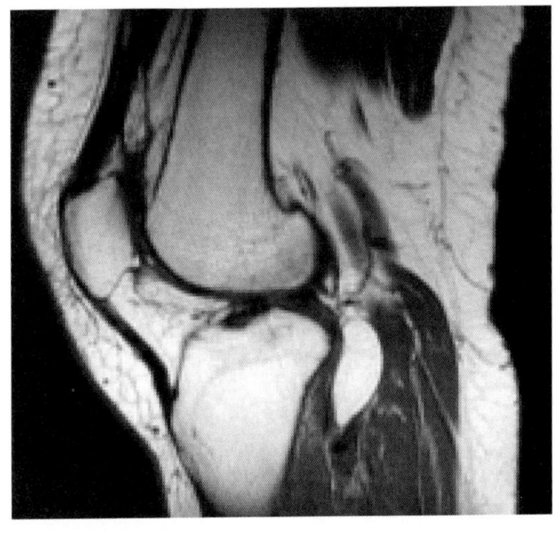

图 2-3-21 膝关节 MRI

（1）常见骨骼疾病的 MRI 表现

1）长骨骨折：MRI 在显示骨折线方面不及 X 线片和 CT，但可清晰显示骨折端及周围出血、水肿及软组织损伤情况。T1 加权像可见线样低信号的骨折线及其上下骨髓腔及周围软组织内边界不清的低信号区，T2 加权像上可见低信号的骨折线邻近骨髓腔及周围软组织内的高信号水肿区，且皮肤软组织略肿胀。

2）脊柱骨折：MRI 可观察椎体骨折、椎间盘突出和韧带断裂，还可观察脊髓损伤、受压情况。骨折可见椎体变形，其上下骨板的低信号可失去完整性，椎体呈长 T1、长 T2 信号。椎间盘形态改变、T2 加权像信号变低或消失，可有韧带断裂、变形、连续性中断，信号增高。

3）骨挫伤：MRI 可以清楚地显示 X 线片和 CT 不能发现的骨小梁断裂和骨髓水肿、出血等，表现为 T1 加权像信号减低，T2 加权像信号增高。

4）股骨头坏死（图 2-3-22）：①正常股骨头表现为：骨皮质呈线样低信号，周围为中等信号的关节软骨，骨髓腔内充满 T1、T2 加权均呈高信号的脂肪，股骨头内侧可见纵行低信号带；②股骨头坏死早期可见 T2 加权像上股骨头边缘厚度不等的低信号带（坏死骨边缘硬化），当出现肉芽增生、充血和炎症反应时可表现为低信号套高信号的双环征；③晚期坏死区在 T1、T2 加权像上均呈低信号，还可出现关节腔内的高 T2 信号积液影。

5）骨肿瘤：良性肿瘤在 T1 加权像上呈等于或略低于肌肉信号的均一信号强度，T2 加权像上为略高于肌肉的信号；恶性肿瘤则表现为 T2 加权像上的不均匀高信号，在增强 MRI 上表现为快速的周边强化和延迟的中心充盈，灌注量大，还能清楚地显示骨内、外侵犯范围。

（2）骨骼肌疾病的 MRI 检查：MRI 对骨骼肌疾病是最有价值的影像学诊断，MRI 使肌肉性疾病有可能在还没有临床表现时被发现，如早期肌炎，神经性肌萎缩，

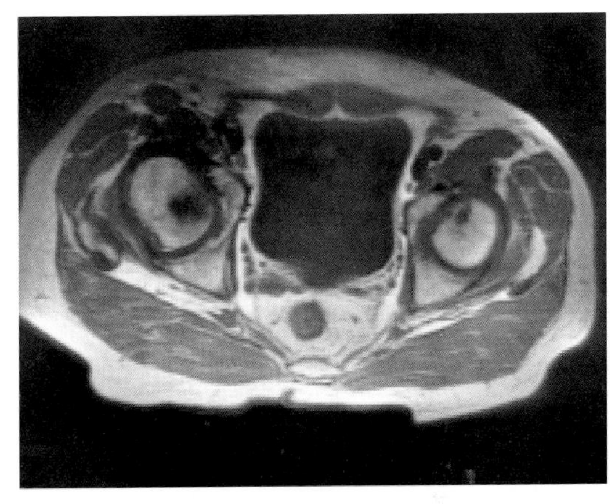

图 2-3-22　股骨头坏死 MRI

糖尿病性肌病，线粒体性肌病，尿毒症性肌病，家族性低钾血症性瘫痪，失用性萎缩，肿瘤等疾病均可被 MRI 早期发现。因此，凡临床上或血清检查怀疑为肌肉疾病时，在进行肌肉活检前应先做磁共振检查，MRI 可指导活检部位的选择，因肌肉活检只能在没有被疾病完全破坏的组织部位，且应避开肌电图检查电极致伤的炎性灶处，磁共振可较清晰的显示肌肉的这些详细状况。

（3）关节疾病的 MRI 检查：磁共振检查具有良好的对比度和分辨力，已被用于关节病变的诊断中，逐渐替代了可引起多种并发症的关节造影，特别是有半月板的关节（如颞下颌关节、膝关节）MRI 可较清晰地显示关节半月板的变性、撕裂、脱位等异常。另外，MRI 也应用于关节肌腱、韧带的撕裂检查中，以及关节盘的脱位，关节积液、炎症、粘连，肌腱炎，关节骨质破坏，筋膜增厚等疾病的检查。

5. 外周神经 MRI 检查　随着 MRI 技术的发展，空间分辨率不断提高，MRI 成像已应用于显示一些外周神经的解剖及其内部结构，如骶丛及坐骨神经。坐骨神经在盆腔内被脂肪组织包绕，利用其在 T1 加权像的特征性条纹表现而易于识别，同时有助于与周围组织结构如血管、淋巴结、肌肉和脂肪组织相鉴别。

第四节　超声检查

超声波检查是利用人体组织对超声波反射的差异形成不同的图像，而进行观察人体病变的一种检查手段。超声诊断（ultrasonic diagnosis）是将超声检查技术应用于人体器官，通过测量了解组织的结构、形态发现疾病，并作出提示的一种诊断方法。超声诊断是一种无创、无痛、方便、直观、准确的有效检查手段，尤其是B超，在临床上被广泛应用，与X射线、CT、磁共振成像并称为4大医学影像技术。超声在临床上主要被用于检查诊断疾病，有时也被用于与其他检查方法的联合应用中，如在超声波检查的监视下，为组织学检查进行超声波下活检；与内镜检查联合进行的超声波内镜检查；在超声波下进行手术、麻醉部位的定位等。

一、超声检查的方法

1. A型法　主要根据示波屏上的波幅、波的先后次序、波数等来判断有无病变，波幅的高低代表界面反射信号的强弱。能探测脏器径线及鉴别病变的物理特性，主要应用于脑血肿，脑瘤，囊肿，肝脾肿大，胸、腹水和肾盂积水等疾病的诊断。由于此法只能粗略的显示病变信息，已基本上被淘汰。

2. B型法　主要以不同辉度光点表示界面反射信号的强弱，反射强则亮，反射弱则暗，图形直观而清晰，可看到人体内脏各种切面图形，比较容易发现较小病变，并且此法采用多声束连续扫描，可显示脏器的二维图像，对肝、胆囊、胰腺、脾、肾及输尿管、膀胱等器官的多种病变能获得早期诊断。此法是目前使用最为广泛的超声诊断法。

3. M型法　是根据扫描线上光点的强弱、远近及多少来判断器官的密度是否均匀，结构情况及各界面之间的距离，是一条能显示时间、距离、幅度及反射光点强弱的时间——位置活动曲线。能在一条线上显示心脏各个结构活动规律，常与心电图联合应用。主要用于各类心脏疾病的诊断，如风湿性瓣膜病、心肌病、心房内黏液瘤、心包积液、心功能测定及各类先天性心脏病的手术前诊断和手术后随访。

4. 扇形法　由于能从各种切面观察心脏，且能观察心脏收缩和舒张时的图像，所以扇形法较 M 型法对心脏的观察更为细致和确切。该法诊断疾病的范围也更广，除心脏外，尚可用于检查肝、胆、胰、颅脑等疾病。

5. 多普勒超声法　一种主要用于测定血管腔或心腔内血流的新方法，可从体外测出血流的速度和方向。用于诊断多种外周动、静脉疾病和部分先天性心脏病，如室间隔缺损、大血管转位、动脉导管未闭、法洛四联症等。产科医师还可用来诊断、确定胎动和胎心。

二、超声的检查项目

1. 脏器或病变的轮廓及形态正常脏器都有特定的外形，清晰的边界，若有使外形失常、局部肿大，边界异常等变化，则该部位有病变；如果肿块有边界回声且显示光滑完整者为具有包膜的证据，无边界回声和模糊粗糙、形态不规则者多为无包膜的浸润性病变。

2. 脏器或病变的位置及与周围脏器的关系测定脏器的位置有无移位及病变在脏器内的具体位置，病变与周围脏器的关系，有否压迫或侵入周围血管等。

3. 测距即测定被检查脏器或病变的大小，深度，各径线或面积、容积等。

4. 病变性质根据超声图显示脏器或病变内部回声的特点，边界，血供等情况，判断脏器或病变的性质。

5. 活动规律　检测心脏瓣膜、室间隔等心脏结构的活动规律。

6. 血流信息超声多普勒可以测定心脏及血管内各部位的血流速度、方向从而推断出心内瓣口有无狭窄或反流，有无心内分流并计算测量心脏每搏输出量、心内压力等，并可检测血管狭窄、闭塞，血管瘤，外伤断裂，移植血管的通畅情况，脏器内血管分布，脏器或病变的血流供应等。

7. 检测腔隙内有无积液存在，并初步估计积液量。

三、超声检查的适应证

超声主要用于软组织及脏器的检查，包括肝、胆囊、胰腺、脾、胃、肠、肾、输尿管、膀胱、肾上腺、前列腺、子宫、卵巢、产科方面、盆腔、心脏、血管、颅脑、眼、甲状腺、乳腺、纵隔、肌肉、表浅部位的肿块等部位的检查，现在也被应用于骨骼、关节、神经等部位的检查。

四、超声检查在疼痛性疾病中的应用

（一）运动系统的超声表现

超声检查应用于骨骼、肌肉、关节系统已有 20 余年的历史，特别是近几年，超声在运动系统中的应用越来越普遍。

1. 骨骼 在骨骼系统检查中超声主要应用于骨折（主要是长骨和肋骨骨折）、骨肿瘤和骨髓炎的检查。

（1）骨折：超声检查骨折主要用于辅助诊断骨折，鉴别骨折端周围的肿胀是血肿还是周围软组织水肿，辅助诊断外伤性骨筋膜室综合征等。

检查骨折时主要观察骨的连续性是否中断，骨端有无分离、重叠、成角等，骨折断端局部有无低回声或者无回声区形成，对于骨折时间较久或者治疗者，可观察骨折端有无骨痂形成，骨折端有无骨不连。

（2）骨肿瘤：不同的骨肿瘤有不同的超声表现。

1）骨巨细胞瘤：病变处骨皮质明显变薄，局部明显膨大变形，瘤体透声性好，多呈低回声内部伴有条状或点状高回声，与正常骨质分界清楚。

2）骨肉瘤：病变处膨大变形，内部回声高低不均，分布不均，血供丰富，骨质破坏明显，与周围正常骨质边界不清。

3）骨瘤、骨软骨瘤：肿瘤区骨质破坏、消失，局部向表面隆起，骨皮质回声变薄，肿瘤后方回声衰减不明显。

（3）骨髓炎：超声检查骨髓炎主要观察骨膜有无增厚、不规则，骨膜与骨表面间有无条索或者梭形无回声区，病灶处骨带状回声区有无粗糙、增厚、回声强弱变化、骨包壳形成、无效腔、死骨征象等；局部软组织内是否有无回声区或者团状高回声区。

急性骨髓炎表现为骨膜下脓肿带呈无回声区，骨膜被掀起呈拱形并增厚，骨皮质可见回声中断，呈不规则的低回声区夹杂着点片状高回声区。

慢性骨髓炎骨皮质呈不规则浓密回声，表面凹凸不平，骨漏孔处回声中断或消失，死骨形成并分离时呈孤立的点状、块状高回声影，周围被低回声包绕。

2. 肌肉　超声检查被越来越广泛的应用于骨骼肌疾病的检查。

正常的骨骼肌肌纤维为低回声或者中等回声，而肌束膜、肌间筋膜、肌间结缔组织及薄层脂肪为线状强回声。肌腱呈中等或强回声，被膜为线状强回声，腱旁结缔组织呈薄层低回声。

肌肉损伤时容易引起肌肉挫伤，超声可见肌肉内强回声或者混合回声的水肿征象及边界清楚的低回声或无回声的血肿征象。肌肉断裂可见回声中断，断裂处充满低回声的血肿。

3. 关节（图 2-4-1，图 2-4-2）　超声检查在关节检查方面主要适用于肩袖损伤、关节腔积液、滑囊炎、半月板损伤等。

肩袖断裂：表现为回声中断或不显示，撕裂区有血肿形成时呈低回声；关节腔积液表现为关节囊扩张向外突出，腔内出现大的无回声区。

滑囊炎：表现为大小不等的圆形或椭圆形液性无回声区，边界清楚，壁光滑，无波动，后方回声增强。

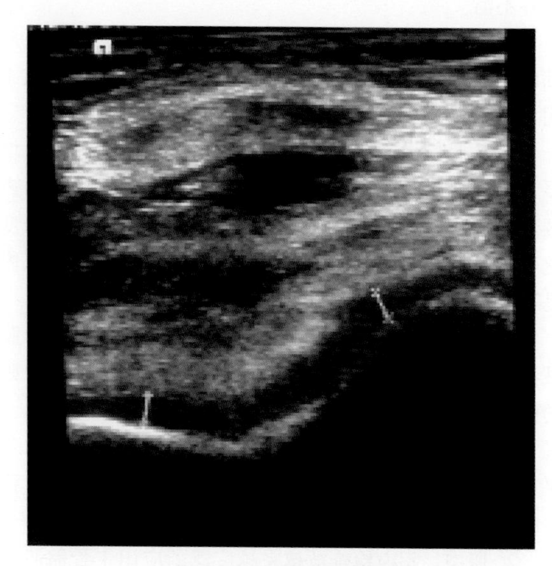

图 2-4-1　膝关节超声

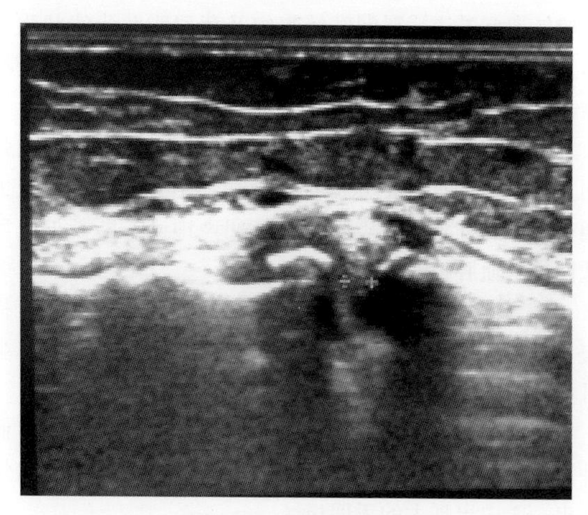

图 2-4-2　膝关节超声

半月板损伤：程度不同，超声表现不同，完全断裂时可见低回声裂隙，楔尖消失，或呈不均匀高回声，小的不完全断裂呈线状强回声，半月板退行性变表现为半月板内部多发性较强的不规则回声。

（二）神经系统的超声表现

超声的分辨率越来越高，应用范围也越来越广，不仅应用于中枢神经系统疾病（如脑积水、肿瘤、脑膜炎等）的检查，还逐渐应用于周围神经系统疾病（如神经卡压综合征、神经纤维瘤、神经鞘瘤等）的检查。

但并不是所有的外周神经都适合做超声检查，主要用于神经的位置表浅且没有骨骼干扰的肢体神经检查，尤其位于肌肉中的神经比被脂肪包绕的神经更易于检查。而大多数脑神经、脊神经神经根周围解剖结构复杂且位置较深，很难显示清楚。

在高频超声声像图上，不仅能显示外周神经的形态、走行及其与周围组织的关系，还能清楚的显示其内部结构：在长轴方向，外层的神经外膜呈线状强回声，内部的神经纤维呈平行的低回声束；短轴方向，表现为强回声线包绕小圆状低回声束呈网格状结构。正常情况下神经是柔软且可变形的，形状一般为圆形，但当神经走行的解剖通路的宽度变窄或者被周围结构的突起挤压时可变为椭圆形。另外神经是可运动的，在探头稍加压或患者运动时可以看到其在动脉或肌肉表面滑动。在关节周围，当神经横穿过狭窄的骨纤维管道时，由于神经纤维束的紧密包裹和局部神经外膜量的减少，超声上可显示为更同质的低回声。小的神经与邻近小血管鉴别困难时，多普勒成像有助于鉴别诊断。

（三）循环系统的超声诊断（图 2-4-3，图 2-4-4）

包括常规超声心动图检查、四肢大动脉及深静脉系统、颈部动静脉、腹腔动静脉、肾动脉等部位的血流动力学检查。

超声心动图检查：是将超声探头置于胸壁或食管内，对心脏进行多切面扫描、综合分析心脏各结构的位置、

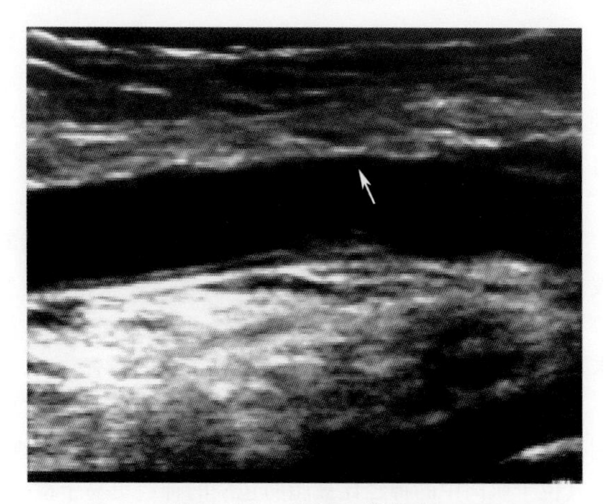

图 2-4-3　外周血管 B 超

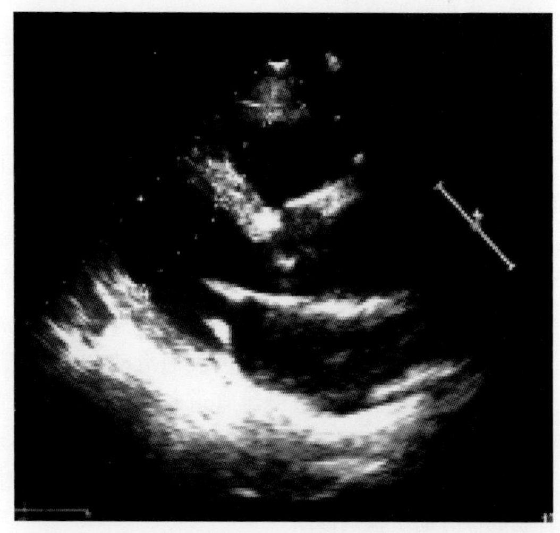

图 2-4-4　心脏 B 超

形态、活动与血流特点，从而获得心血管疾病的解剖、生理、病理及血流动力学诊断资料。

近年来食管内超声、血管内超声、心血管三维超声等成像技术的发展，不仅拓宽了其应用范围，更提高了诊断的敏感性与特异性。

常用的循环系统超声检查如下：

1. 先天性心血管结构异常如房间隔缺损、室间隔缺损、动脉导管未闭、法洛四联症、心脏大血管转位等。

2. 心瓣膜病变　超声检查对心瓣膜狭窄、关闭不全、脱垂、穿孔、赘生物附着、瓣环钙化、瓣叶发育畸形、瓣叶钙化等病变均能作出明确诊断。

3. 颈动脉、腹主动脉、肾动脉、四肢大动脉的内膜病变、斑块形成或狭窄等病变，头颈、腹腔及四肢静脉的血栓形成、扩张、畸形等病变超声均能较清晰地显示。

4. 应用于高血压性心脏病、肺源性心脏病、甲亢性心脏病、冠状动脉粥样硬化性心脏病、心肌病、主动脉夹层动脉瘤、主动脉窦瘤、心脏肿瘤及心腔内血栓形成等疾病的检查。

第五节　核医学成像

核科学已经在医学领域中广泛应用，几乎所有组织器官或系统都可应用，目前主要用于预防、诊断和治疗等。核医学成像是利用机体对放射性核素显像剂的选择性摄取、浓集、代谢及排泄等特点进行显像，不仅能反映机体的解剖结构、还能反映代谢状态。

核医学成像所用的仪器主要是 γ 照相机和 ECT（Emission Computed Tomography）即发射单光子计算机断层扫描仪。

1. γ 相机　是现代核医学的重要诊断设备，不仅能显示各个脏器的放射性核素分布，还可以获取脏器内放射性分布变化的连续照片，因此 γ 相机既是显像仪又是功能仪。

2. ECT　包括 SPECT 和 PET。

（1）SPECT：我们通常所说的 ECT 指的是单光子发射型计算机断层显像仪，即 SPECT，它实际上也是一个 γ 相机，不过它能对一个脏器进行 360° 旋转摄像，还可以进行脏器的平面和动态（功能）显像。

（2）PET（Positron Emission Computed Tomography）即正电子发射计算机断层显像，是在分子水平上进行人体功能显像的最先进的医学影像技术。PET是利用加速器生产的超短半衰期核素（如18F、13N、15O、11C等）作为示踪剂注入人体，参与体内的生理生化代谢过程，它们发射的正电子与体内的负电子结合可释放出一对γ光子，该光子可被探头的晶体探测到，而得到高分辨率、高清晰度的活体断层图像，用以显示人脑、心、全身其他器官及肿瘤组织的生理和病理的功能及代谢情况。

PET可以从体外对人体内的代谢物或药物的变化进行定量、动态检测，成为诊断和指导治疗各类肿瘤疾病、冠心病和脑部疾病的最佳方法。但是PET也有局限，就是图像解剖结构显示不清楚，因此，有人将其与CT结合，利用CT图像对PET图像病变部位进行解剖定位，使二者优势互补，形成了当今最完美、最高档次的医学影像设备——PET/CT。

一、核医学成像最常用的核素诊断分类

1. 体外脏器显像（图2-5-1，图2-5-2）　利用有些试剂能选择性地聚集到人体的某种组织或器官的特性，用发射γ射线的核素标记这类试剂，将被标记的试剂给患者口服或注射后，利用探测仪器显示其在体内分布的情况，从而了解组织器官的形态和代谢功能。

发射计算机断层仪是体外显像的一种比较先进工具，用它可灵敏地观察到核素在人体内任一平面的分布，也可以对某一器官、组织进行三维重建。它甚至能够检测到人闭上眼睛所引起的脑中一定区域内血流量或葡萄糖代谢的细微变化，因此，会被越来越广泛的应用于疾病的早期诊断。

目前脏器显像主要用于肝、脑、心、肾、肺等组织器官的形态和功能检查。例如注射硫化Tc胶体，能被肝

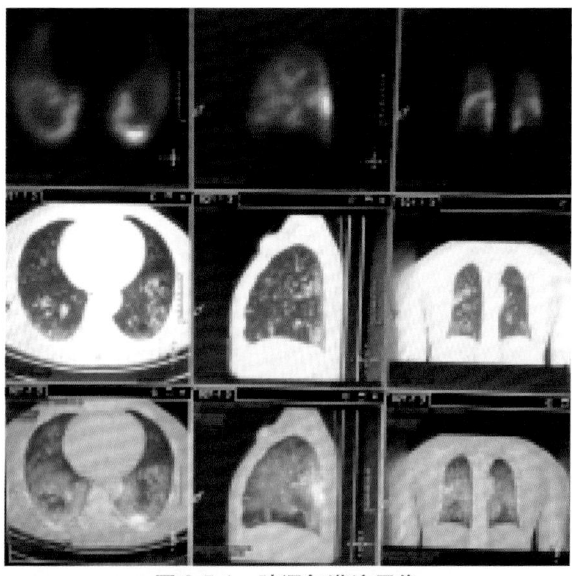

图 2-5-1　肺通气灌注显像

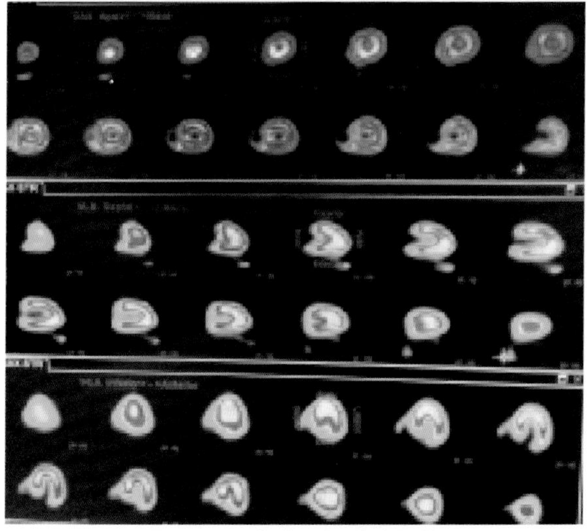

图 2-5-2　负荷心肌灌注显像

脏的枯氏细胞摄取，探测仪器可显示出肝脏内放射性物质的分布，从而可判断肝脏的大小、形态和位置等，这种检查已被广泛应用于肝癌的诊断。核素脏器显像不但反映脏器形态，而且还可显示脏器的生理生化功能。例如，脑闪烁图反映血-脑屏障功能、肝闪烁图反映肝细胞吞噬功能、肺扫描则反映肺灌注或通气功能。闪烁照相还能够对某一器官连续摄影，使医师能够对器官功能和病理变化进行动态观察。

2. 体外放射分析用竞争放射分析技术，可以准确地测出血、尿等样品中微量的激素、药物、毒物等成分。还可以通过中子活化分析测出血、尿、头发、指甲等样品中的各种微量元素，用来诊断微量元素异常所引起的一些疾病。目前，用这种超微量分析技术可测定的具有生物活性的物质已达到数百种。

3. 脏器功能测定　和体外脏器显像一样，应用某些能选择性地聚集到人体的某种组织或器官的核素，根据追踪核素的变化来测定器官功能。例如，测定甲状腺摄碘离子的数量和速度，以检查甲状腺功能状态；在注 Cr 标记的红细胞后，测定血中放射性消失的速度，以查出红细胞寿命等。

不仅如此，核科学还与诊断领域中很多高档设备有关，如 XCT、MRI、ECT 和 PET 等。在治疗领域，现代癌症有 70%需要放射性治疗，还有 X 刀、γ 刀、质子刀等目前最先进的治疗设备也是和核医学密切相关的。几十年来核医学已得到相当大的发展，在医院中放射科和核医学科都已成为现代化医院中的重要部门。

二、核医学成像的特点

1. 高灵敏度核医学成像不仅能显示人体组织、脏器和病变的位置、形态、大小，也可以显示组织、脏器每个微小局部的变化和差别。

2. 无创伤性。

3. 能反映组织或脏器的形态与功能，同时又可动态观察体内的生化和生理过程。

4. 核医学成像可以显示机体及组织的血流功能、代谢等方面的信息及不同组织类型的肿瘤、各种神经受体、炎症、转移灶等组织器官信息。

总之，核医学成像具有简单、易于重复、灵敏、无创伤性、安全、特异、结果准确等特点。

三、核医学成像在疼痛性疾病中的应用

1. 骨骼系统（图 2-5-3）　放射性核素骨关节显像，不仅能显示骨关节的形态，还能显示其代谢及血供情况。主要应用于：①观察恶性肿瘤有无骨转移及寻找转移灶；②判断骨肿瘤的位置及范围；③骨移植的血供及代谢情况的随访；④外伤性骨折的诊断及了解其血供情况；⑤早期骨髓炎、某些代谢性骨病的诊断。

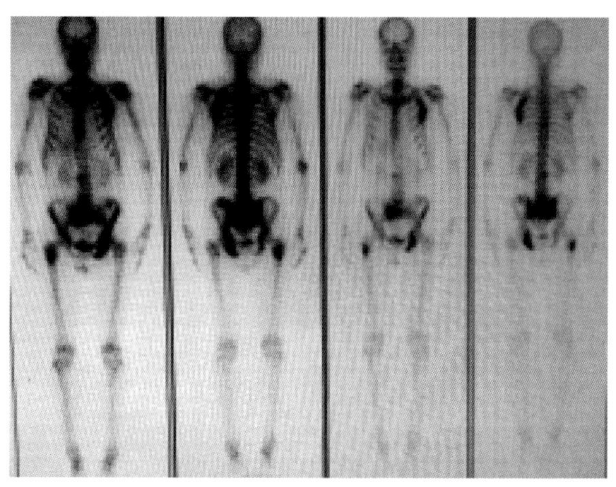

图 2-5-3　全身骨显像

2. 中枢神经系统　普通脑显像能检出及定位脑内占位性病变。脑功能显像能显示脑内化学物质的代谢变化、血流量改变、受体分布等信息，主要用于诊断脑肿瘤、短暂性脑缺血发作、脑卒中、癫痫、痴呆、精神分裂、帕金森、舞蹈症等疾患。

3. 内分泌系统（图 2-5-4，图 2-5-5）　主要用于检查甲状腺的功能、鉴别甲状腺结节、寻找甲状腺癌转移灶等，也用于胰腺、肾上腺等器官的解剖及功能显像。

4. 血液系统　能进行骨髓显像、脾显像、血液有效成分的标记。①骨髓显像能一次性显示全身骨髓的分布及其代谢状况，主要用于诊断白血病、再生障碍性贫血、骨髓瘤及骨髓转移瘤等；②脾显像能显示其位置、大小、形态及其功能，主要应用于脾外伤、脾功能亢进、脾移植后的功能状态观察；③通过标记血液成分能显示血细胞及其一些成分（如铁、维生素）的代谢状况，主要用于诊断贫血、显示隐匿性炎症及其位置、定位深静脉血栓、早期发现器官移植的排斥反应。

5. 泌尿生殖系统（图 2-5-6）　常见的有肾、输尿管、睾丸、输卵管、胎盘显像。肾显像有肾脏形态显像和肾功能显像，主要用于诊断尿路梗阻、移植肾功能检查、肾小球滤过率测定等。

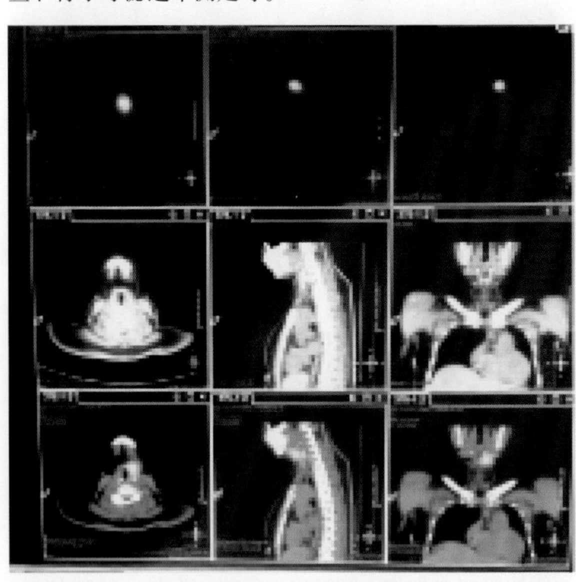

图 2-5-4　甲状腺显像

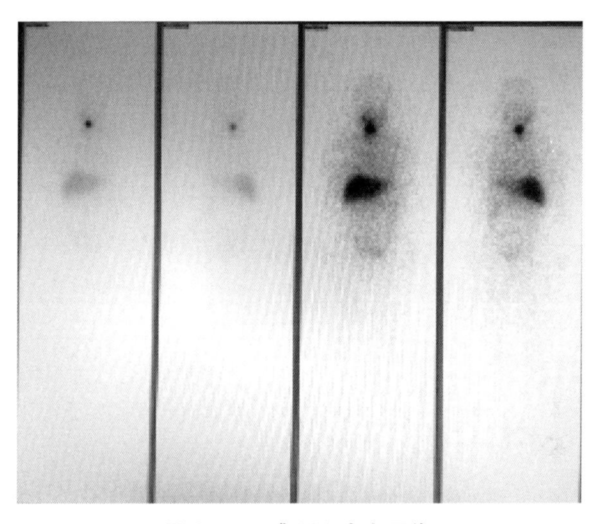

图 2-5-5　碘 131 全身显像

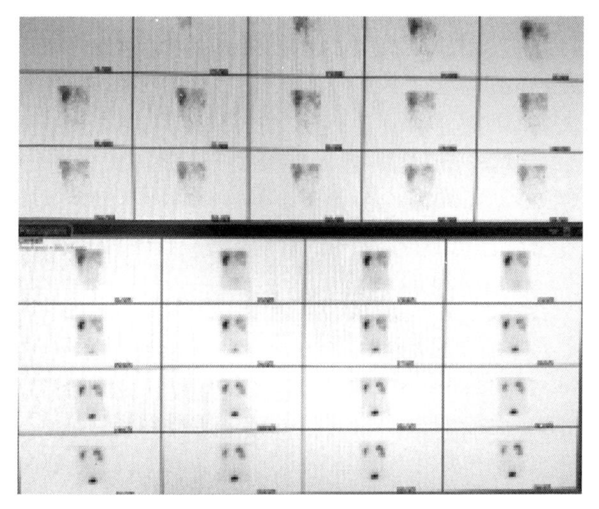

图 2-5-6　肾脏显像

（王 英　刘慧松　隽兆东　于 雁）

第三章 运动康复治疗

第一节 颈部运动康复

颈部功能锻炼可增强颈部肌肉的力量，调节颈椎关节活动，减轻颈部劳损，缓解颈椎病症状。颈椎活动度建立在颈椎椎体之间稳定基础上，而颈椎的稳定是为了获得更好的活动度。

颈椎运动康复训练的一般姿势：放松站立，两眼平视前方，双脚分开与肩等宽，训练时需双手叉腰，如站位不方便的患者也可取坐位或卧位进行训练。

一、改善颈部活动度常用方法

（一）颈部左右侧屈训练

1. 目的与作用　伸展椎体左右侧附着的韧带肌肉，增强颈椎周围肌肉力量，增加颈椎侧方活动度。

2. 动作要领　训练时先深呼吸，在吸气同时颈部向左偏伸，呼气同时回到中立位，右偏侧屈训练同上，以上动作均做5~6次。

3. 注意事项　需在颈椎侧方具有良好稳定性的前提下练习，适用于颈部肌肉劳损、颈椎退变患者康复，侧屈程度视颈椎活动度而定。

（二）颈部前屈后伸训练

1. 目的与作用　伸展椎体前后方韧带和肌肉，增强颈椎屈伸肌群肌力，增加颈椎前后方向活动度。

2. 动作要领　训练时先深呼吸，在吸气同时颈部向前屈曲，呼气时颈部回复中立位，后伸训练同上。以上动作均做5~6次。

3. 注意事项　此动作适合于颈椎损伤脊柱冠状位较稳定的患者，屈曲、伸直型颈椎骨折患者避免此项康复训练，屈伸程度视颈椎稳定性而定。

（三）颈部旋转训练

1. 目的与作用　伸展椎体周围韧带肌肉，润滑椎体间关节，改善颈椎各方向活动度。

2. 动作要领　颈部先向右侧屈曲、外旋，再向后伸展，最后左屈、内旋，以上动作均做5~6次。

3. 注意事项　此动作适合于轻度颈椎椎体退变患者，改善肌肉韧带弹性，延缓退变的发生，但各方向活动范围以小于正常为限。

（四）颈椎椎体旋转运动

1. 目的与作用　改善下位颈椎活动度，增强其周围肌肉肌力，滑润椎间关节。

2. 动作要领　头颈向右后转，目视右方，头颈向左后转，目视左方。以上动作均做5~6次。

3. 注意事项　做此动作时需以椎间盘与椎体为整体活动，此动作适合于颈椎退变患者或上位颈椎损伤后固定牢靠患者的早期康复。

（五）回头望月

1. 目的与作用　伸展椎体前部附着及周围韧带肌肉，增强颈部两侧肌群肌力，改善颈椎侧方及伸展活动度。

2. 动作要领　头颈向右后上方尽力转，双目转视右后方，似向天回望月亮，以上动作均做5~6次。

3. 注意事项　此动作适合于椎体活动度较好的颈椎病患者，可以进一步改善椎体活动度，但活动范围需循序渐进。

（六）海底窥物

1. 目的与作用　伸展椎体后部附着及周围韧带肌肉，增强颈椎后部肌群肌力，改善颈椎侧方及伸展活动度。

2. 动作要领　头颈前伸并转向右下方，双目前下视，似向海底窥视，然后还原向左。左后上方动作同上，以上动作均做5~6次。

3. 注意事项　此动作不适合于椎体稳定性较差的患者，可用于颈椎骨折术后中后期康复。

二、提高颈部稳定性常用方法

（一）缩颈提肩运动

1. 目的与作用　增强颈部颈夹肌、头半棘肌、斜方肌，菱形肌的肌力，增强颈椎稳定性。

2. 动作要领　训练开始时深呼吸，双手自然下垂，将颈项部肌肉尽量往上提拉。然后自然放松。以上动作均做5~6次。

3. 注意事项　可用于颈椎病、颈椎骨折或脱位固定稳定后的早期康复。

（二）颈部左右侧屈抗阻训练

1. 目的与作用　增强双侧胸锁乳突肌的肌力，提高颈椎侧方稳定性。

2. 动作要领　训练时先深呼吸，在吸气同时颈部向左偏伸，同时以同侧上肢放于该侧头颅顶颞部并施加一定的阻力，尽力往左偏，呼气同时颈部缩回，右偏侧屈训练同上。以上动作均做7~8次。

3. 注意事项　可用于增强颈椎稳定性的后期康复训练。

（三）颈部后伸抗阻训练

1. 目的与作用　增强颈椎椎体后群肌肉的肌力，增强颈椎前后稳定性。

2. 动作要领　训练时先深呼吸，在吸气同时将双手交叉于头颅枕部，尽量使颈部后伸。以上动作均做3~5次。

3. 注意事项　患者需要在具备一定颈椎稳定性基础上开始训练，可进一步增强肌力，提高稳定性。

第二节　肩关节运动康复

肩关节是人体最灵活的关节，运动康复主要以恢复其活动度为主要目的，但肩部活动建立在一定稳定性基础之上，所以功能锻炼应兼顾其稳定性。最终目的是在不影响稳定的基础上最大限度地恢复肩关节的活动功能。

改善肩关节活动度常用方法

（一）肩关节屈、伸运动训练

1. 被动运动

（1）目的与作用：伸展肩关节周围韧带肌肉，增强肩关节周围屈伸肌群肌力，改善肩关节屈伸活动度。

（2）动作要领：患者仰卧，两臂自然置于体侧，康复治疗师站在患肢侧，下方握住患肢肘部，上方手握住腕部，将患臂经体前在关节活动的可能范围内移至头部即为屈曲，回复原位即为伸直。

（3）注意事项　被动活动的范围视患者疼痛程度而定，疼痛明显应立即终止，此动作适用于肱二头肌、肱三头肌肌力小于Ⅲ级的外伤或失神经支配的患者。

2. 助力运动或主动运动方法

（1）方法1：肩关节梯格训练。

1）目的与作用：增加肩关节活动范围，增强肩关节屈伸肌群肌力，更大程度改善肩关节屈伸活动度。

2）动作要领：患者将手指置于梯格底部，四指在前，拇指跟后，自梯格底部逐格往上爬升，直至患肢不能继续爬升，重复数次。

3）注意事项：可用于肩关节慢性劳损患者的康复。

（2）方法2：肩关节主动屈伸训练。

1）目的与作用：增加肩关节活动范围，增强肩关节屈伸肌群肌力，更大程度改善肩关节屈伸活动度。

2）动作要领：与被动运动肩关节屈曲活动方法相同，患者主动用力做患肩上臂经前屈曲到头的活动，当患者肩关节活动超过主动屈曲范围时，康复治疗师可给予必要的助力帮助与保护。

3）注意事项：患者需在一定的主动屈伸基础上开始练习，且需肩关节前后方有较好的稳定性，同样需循序渐进，以肩关节局部不产生明显疼痛为适。

（二）肩关节外展、内收运动训练

1. 被动运动

（1）目的与作用：伸展肩关节周围韧带肌肉，改善肩关节内收、外展活动度。

（2）动作要领：患者仰卧，康复治疗师站在患肢侧，下方置于患肢的肘部，上方握住腕部，屈肘经侧方将患臂置于头侧为外展，恢复原位为内收。

（3）注意事项：被动活动的范围视患者疼痛程度而定，疼痛明显应立即终止，此动作适合于肩关节周围韧带损伤后期恢复训练，肱骨大结节撕脱性骨折应避免肩关节大幅度的内收、外展。

2. 助力运动或主动运动

（1）目的与作用：增加肩关节活动范围，增强肩关节收展肌群肌力，更大程度改善肩关节收展活动度。

（2）动作要领：患者站立上体前屈患侧臂下垂，向体侧做水平位摆动，进行外展内收运动练习。

（3）注意事项：患者需在一定的主动内收外展基础上开始练习，且需肩关节侧方具有较好的稳定性，同样需循序渐进，以肩关节局部不产生明显疼痛为适。肱骨大结节撕脱性骨折患者应避免肩关节主动外展运动。

（三）肩关节内外旋运动训练

1. 被动运动

（1）目的与作用：伸展肩关节周围韧带肌肉，改善肩关节内旋、外旋活动度。

（2）动作要领：患者仰卧，患侧肩外展、肘关节屈曲，康复治疗师的一手握于肱骨下端靠近肘关节处，另一手抓住患者手掌部，将前臂转向患者足方为内旋，旋向头方即为外旋。

（3）注意事项：被动活动的范围试患者疼痛程度而定，疼痛明显应立即终止，此动作适合于肩关节脱位固定3周后的康复。

2. 助力运动或主动运动

（1）目的与作用：增加肩关节活动范围，增强肩关节收展肌群肌力，更大程度改善肩关节旋内、旋外活动度。

（2）动作要领：患者取站立，患者手臂下垂，上臂与前臂为一整体，旋前或旋后。还可以取上臂与躯干成90°，上臂与前臂成90°，做前臂的前伸后摆运动。

（3）注意事项：患者需在一定的主动旋转基础上开始练习，且需肩关节具有较好的稳定性，同样需循序渐进，以肩关节局部不产生明显疼痛为适。适用于肩关节周围骨折、肩袖损伤患者早期康复。

（四）肩关节的环转运动

1. 被动运动

（1）目的与作用：被动活动肩关节，避免关节僵硬，改善肩关节环转运动功能。

（2）动作要领：患者取坐位，双上臂自然下垂，康复治疗师站于患肢侧，一手握于患者腕部，另一手抓住患者肘部，两手相互交替让患肢在允许的范围内做环转运动。

（3）注意事项：被动活动的范围视患者疼痛程度而定，由小到大做环状运动，疼痛明显应立即终止，此动作适用于肩关节具备一定活动度的患者。

2. 助力运动或主动运动

（1）目的与作用：增加肩关节活动范围，增强肩关节收展肌群肌力，更大程度改善肩关节环转活动度。

（2）动作要领：患者取坐位或站位，双手以肩峰为支点，在患肢允许范围内做屈曲、外旋、外展、后伸、内旋、内收动作。

（3）注意事项：患者肩关节具有一定稳定性前提下开始训练，同样需循序渐进，以肩关节局部不产生明显疼痛为适。适用于肩关节周围骨折或脱位患者中后期运动康复。

第三节　肘关节运动康复

肘关节周围的筋膜、肌腱及肌肉决定了肘关节有较高的侧方稳定性，但矢状位的屈伸活动范围较大，康复训练中改善其屈伸活动度的同时也加强其侧方稳定性。

一、改善肘关节活动度常用方法

（一）肘关节屈伸运动训练

1. 被动运动

（1）目的与作用：伸展肘关节周围韧带肌肉，改善肘关节周围血运，防止肘关节僵硬，改善屈伸活动度。

（2）动作要领：患者取卧位，康复治疗师站于患者右侧，左手固定肘关节上方，右手握住腕关节，将前臂贴近上臂的运动为屈，反之为伸。

（3）注意事项：被动活动的范围视患者疼痛强度而定，疼痛明显应立即终止，此动作适合于肘关节周围损伤患者的早期康复。

2. 助力运动或主动运动

（1）目的与作用：增加肘关节活动范围，增强肘关节周围屈伸肌群肌力，更大程度改善肘关节屈伸活动度。

（2）动作要领：患者取站立位，让患者主动屈伸肘关节。

（3）注意事项：需患者骨折愈合达到一定的强度或患肢有牢固的内固定支撑。适合于肘关节周围骨折内固定后、肘关节周围韧带损伤修补后或肘关节脱位固定4-6周后的康复。

二、提高肘关节稳定性常用方法

（一）肘关节屈伸抗阻运动训练

1. 方法 1　肘关节哑铃屈伸抗阻训练。

（1）目的与作用：增强肱二头肌、肱桡肌、肱三头肌的肌力，加强肩关节前后方稳定性。

（2）动作要领：患者站立，两脚间距与肩等宽，左手抓一哑铃，做肘关节屈伸运动，左右手交替，重复数次。

（3）注意事项：其锻炼是在保证肘关节侧方稳定的基础上进行的。损伤恢复早期可直接克服重力做屈伸运动，待具备一定的肌力后可以开始力量练习，力量练习可逐渐增量。

2. 方法 2　肘关节提沙袋屈伸抗阻训练。

（1）目的与作用：增强肱二头肌、肱桡肌、肱三头肌等肌肉的肌力，加强肩关节前后方稳定性。

（2）动作要领：患者站立，两脚间距与肩等宽，一手叉腰，另一手提一重量适中小沙袋，尽力往上提，做肘关节屈伸运动，往复数次。

（3）注意事项：要求肩关节的功能良好，其锻炼是在保证肘关节侧方稳定的基础上进行的。骨折恢复早期可直接克服重力做屈伸运动，待具备一定的肌力后可以开始力量练习，力量练习可逐渐增量。

（二）上臂肌长度对屈伸肘关节力量的影响

肱三头肌、肱二头肌同时跨越肩关节和肘关节，肩关节通过屈伸来改变两者肌肉初长度，达到改变屈肘力量的效果。肩关节屈曲时肱二头肌肉初长度变短，屈肘力量减小，肱三头肌初长度变长，伸肘力量变大。相反肩关节伸直时，屈肘力量变大，伸肘力量变小。

1. 目的与作用　增强肱二头肌、肱三头肌等肌肉的肌力，加强肩关节侧方稳定性。

2. 动作要领　患者坐于椅子上，两眼平视前方，双脚分开与肩等宽，右手手掌挂住一橡皮筋，肩关节处于伸直或屈曲位，肘关节处于屈曲位或伸直位，向前用力拉开橡皮筋，两手相互交替。

3. 注意事项 在肩关节屈曲或伸直的前提下，必须保证肘关节完全伸直或屈曲 90°，肩关节屈曲则前臂肌肌肉初长度变短，牵拉力量较小，适于肘部重度损伤负重的早期康复。肩关节伸直则前臂肌肉初长度变长，牵拉力量较大，适于肘部轻度损伤负重的早期康复。

第四节 腕关节运动康复

腕关节关节窝是由桡骨下端的腕关节面和尺骨头下方的关节盘构成，而关节头是由手舟骨、月骨、三角骨近侧关节面构成，关节囊较松弛，周围有韧带连接。

一、改善腕关节活动度常用方法

（一）腕关节屈伸运动训练

1. 被动运动

（1）目的与作用：伸展腕关节周围韧带肌肉，防止腕关节僵直，改善腕关节屈伸活动度。

（2）动作要领：患者坐位，两臂自然置于体侧，康复治疗师站在患者对侧，一手固定前臂远端近腕关节处，一手握住手掌，进行腕关节的屈伸运动。

（3）注意事项：被动活动的范围视患者疼痛程度而定，疼痛明显应立即终止，此动作适用于尺桡骨骨折固定后早期康复训练。

2. 助力运动、主动运动

（1）目的与作用：增加腕关节活动范围，增强腕周屈伸肌群肌力，更大程度改善腕关节屈伸活动度。

（2）动作要领：腕关节的助力运动和主动运动可按以上方式，由患者主动用力完成腕关节的桡尺侧屈活动。

（3）注意事项：患者在具有一定的主动屈伸基础上开始练习，且需腕关节侧方具有较好的稳定性，需循序渐进。

（二）腕关节的桡尺侧偏运动

1. 被动运动

（1）目的与作用：伸展腕关节，防止腕关节僵直，改善腕关节屈伸活动度。

（2）动作要领：患者坐位，两臂自然置于体侧，康复治疗师站在患肢侧，康复治疗师上方手固定前臂远端近腕关节处，下方手握住腕关节远端的手指，进行腕关节的桡尺侧屈运动。

（3）注意事项：被动活动范围视患者疼痛程度而定，疼痛明显应立即终止，此动作适用于腕关节周围骨折固定或腕周围韧带损伤早期训练康复。

2. 助力运动、主动运动

（1）目的与作用：增加腕关节活动范围，增强腕侧方肌群肌力，更大程度改善腕关节侧偏活动度。

（2）动作要领：腕关节的助力运动和主动运动可按以上方式，由患者主动用力完成腕关节的桡尺侧屈活动。

（3）注意事项：康复治疗师可以在患者具备一定的主动屈伸基础上开始练习，且需患者腕关节具有较好前后方稳定性，同样需循序渐进。

（三）腕关节的环转运动

1. 被动运动

（1）目的与作用：伸展腕关节周围韧带肌肉，防止腕关节僵直，改善腕关节屈伸灵活度。

（2）动作要领：患者坐位，两臂自然置于体侧，康复治疗师站在患肢侧，康复治疗师上方手固定前臂远端近腕关节处，下方手握住腕关节远端的手指，进行腕关节的环转运动。

（3）注意事项：被动活动范围视患者疼痛程度而定，疼痛明显应立即终止，此动作适用于腕关节具备一定活动度患者的早期康复训练。

2. 助力运动、主动运动

（1）方法1：腕关节主动环转运动。

1）目的与作用：增加腕关节活动范围，增强腕周肌群肌力，更大程度改善腕关节活动度。

2）动作要领：由患者主动实现腕关节屈、伸、桡偏、尺偏。

3）注意事项：康复治疗师可以在患者具备一定的主动屈伸基础上开始辅助练习，且需腕关节具有较好的前后方稳定性，同样需循序渐进。可用于腕关节慢性劳损患者的康复。

（2）方法2：利用器具做腕关节环转训练。

1）目的与作用：增加腕关节活动范围，增强腕周肌群肌力，更大程度改善腕关节活动度。

2）动作要领：腕关节的助力运动和主动运动可按以上方式，由患者主动用力实现腕关节屈、伸、桡偏、尺偏，患者用手握住辅助支具上做腕关节的环转运动。

3）注意事项：康复治疗师可以在患者具备一定的主动屈伸基础上开始辅助练习，且需腕关节具有较好的前后方稳定性，同样需循序渐进。

（四）前臂旋转运动训练

1. 被动运动

（1）目的与作用：被动牵拉前臂骨间膜和肌肉，改善前臂骨间膜周围的血运，防止肘关节僵硬，改善前臂旋转功能。

（2）动作要领：康复治疗师用手握住腕关节稍上方，另一支手固定患者肘部，做前臂内外旋运动，但注意手掌用力不能作用于腕关节，旋力只作用于肘关节。

（3）注意事项：被动活动范围视患者疼痛程度而定，疼痛明显应立即终止，但最好能活动到前臂的中立位，此动作适合于前臂尺桡骨骨折恢复早期训练康复。

2. 助力运动或主动运动

（1）目的与作用：增加前臂活动范围，增强前臂旋转肌群肌力，更大程度改善前臂活动度。

（2）动作要领：患者取站立位，肩关节、肘关节屈曲成90°，主动做前臂的旋前、旋后动作。

（3）注意事项：患肢要有内固定支撑，要充分固定肢骨防止肩胛骨做旋转运动。最好能把前臂维持在中立位置。

二、提高腕关节稳定性常用方法

（一）腕关节屈伸抗阻运动训练

1. 目的与作用 增强尺侧腕屈肌、指浅屈肌，指深屈肌、指伸肌、桡侧腕长伸肌等肌肉的肌力，加强腕关节前后方稳定性。

2. 动作要领 患者取站立位，两脚间距与肩等宽，右手叉腰，左手握一哑铃，做左腕关节屈伸运动，两手交替数次。

3. 注意事项 适用于腕关节周围损伤后早期康复训练，需循序渐进。

（二）腕关节桡尺侧屈抗阻运动训练

1. 目的与作用 增强桡侧腕伸肌、桡侧腕屈肌、尺侧腕伸肌等肌肉的肌力，加强腕关节侧方稳定性。

2. 动作要领 患者取站立位，两脚间距与肩等宽，右手叉腰，左手握一哑铃，做左腕关节桡尺侧屈运动，两手交替数次。

3. 注意事项 在腕关节周围固定牢固，腕关节前后方稳定的前提下进行屈伸抗阻训练。

（三）腕关节环转抗阻运动训练

1. 方法1 手抓哑铃腕关节环转抗阻运动训练

（1）目的与作用：增强指浅屈肌，指伸肌、桡侧腕伸肌、桡侧腕屈肌、尺侧腕伸肌等肌肉的肌力，加强腕关节周围稳定性。

（2）动作要领：患者取站立位，两脚间距与肩等宽，右手叉腰，左手握一哑铃自然下垂，做左腕关节环转运动，两手交替数次

（3）注意事项：此运动需患者腕关节具备一定稳定性，视患者腕关节稳定程度，决定环转范围的大小及负荷，原则上应范围由小到大，负荷由轻到重。

2. 方法2 腕关节屈伸抗阻训练。

(1) 目的与作用：增强前臂屈肌和伸肌如指浅屈肌、指伸肌等肌肉的肌力，加强腕关节周围稳定性。

(2) 动作要领：患者两手十指交叉，左手紧握右手，左手施加一定力量下做右手的屈伸运动，左右手交替数次。

(3) 注意事项：在腕关节周围固定牢固，腕关节前后方稳定的前提下进行屈伸抗阻训练。

(四) 前臂肌肉初长度对腕关节屈伸力量大小的影响

肘关节的屈伸影响着屈伸肘的力量，当屈肘时上述屈肌初长度变短，收缩力量变小，伸肌初长度变长，收缩力量变大。相反伸肘时，上述屈肌初长度变大，屈腕力量变大，伸肌初长度变短，收缩力量变小。因此患者可根据自身腕关节周围肌肉力量的大小决定改善腕关节力量是否需屈伸肘关节。

(1) 目的与作用：增强桡侧腕屈肌、指浅屈肌、尺侧腕屈肌等肌肉的肌力，加强腕关节前后方稳定性。

(2) 动作要领：患者取俯卧位或站立位，肘关节取屈曲或伸直位，在腕关节靠手掌处，缚一橡皮筋作为阻抗，做屈伸腕运动，交替数次。

(3) 注意事项：损伤恢复早期可直接克服重力做屈伸运动，待具备一定的肌力后可以开始力量练习，力量练习可逐渐增量。

(王奕皓 李文燕 崔宏先)

第五节 腰部疾病运动康复

腰部运动的主要形式为屈伸、侧屈和旋转。由于有较重的负载和运动需要，腰部肌肉较为发达，而腰部运动是腰椎间盘稳定性与灵活性的对立统一。腰部常见运动康复方法：

(一) 体前屈训练 (包括卧位式与站立式两种运动方式)

1. 目的与作用 维持或改善腰椎活动范围，增进腰部前屈肌群肌力，更大程度改善腰部的屈曲功能。

2. 动作要领

（1）卧位式：患者取仰卧位，双手抱单侧或双侧膝关节，腰背部尽量屈曲往双下肢靠近，交替数次。

（2）站立式：身体直立双腿分开，两足同肩宽，身体尽量前倾，双手上肢自然下垂，使手向地面接近，重复数次。

3. 注意事项　患者评估腰椎稳定性前提下开始训练，椎体骨折、脱位者需要有坚强的内固定或坚强愈合后才开始训练，不适于屈曲牵张型腰椎损伤患者的早期康复，活动范围以腰部局部不产生明显疼痛为适。

（二）体后伸训练

1. 目的与作用　主要活动腰背部，更大程度的改善腰部的后伸活动度。

2. 动作要领

（1）卧位式：患者取俯卧位，头部抬起，双手趴于地面，双手逐渐撑起，腰背部随着往后伸，交替数次。

（2）站立式：身体直立双腿分开，两足同肩宽，以髋关节为轴，身体尽量后伸，双手可以叉于腰两侧，也可自然下垂，使手向地面接近，重复数次。

3. 注意事项　患者需在评估腰椎稳定性的前提下开始训练，椎体骨折、脱位者需要有坚强的内固定后才开始训练，不适于有明显神经症状的急性损伤患者，活动范围以腰部局部不产生明显疼痛为适。

（三）体侧弯训练

1. 目的与作用　主要活动腰背部，更大程度的改善腰部的侧方屈伸功能。

2. 动作要领　身体直立双腿分开，两足同肩宽，一手叉腰，一手扬起，身体尽量往左侧弯曲（右侧弯曲同前），重复数次。

3. 注意事项　患者需在评估腰椎稳定性的前提下开始训练，适于有坚强内固定的腰椎骨折患者或行椎间植骨及内固定的椎管狭窄患者早期康复。

（四）腰旋转训练

1. 目的与作用　主要活动腰背部，更大程度的改善腰部的旋转功能。

2. 动作要领

（1）卧位式：患者取俯卧位，头部抬起，双手趴于地面，双手逐渐撑起，头及上半身逐渐偏于一侧，腰背部随着往后伸，交替数次。

（2）站立式：身体直立双腿分开，两足同肩宽，身体尽量往左侧弯曲同时腰部随之左侧扭动，双手可以叉于腰两侧，也可自然下垂，重复数次。

3. 注意事项　患者需在评估腰椎稳定性的前提下开始训练，适于腰椎间盘突出、椎管狭窄或轻度滑脱患者腰背肌肌力锻炼，不适于屈曲旋转或伸直旋转型腰椎损伤患者早期康复，椎体骨折、脱位者需要有坚强的内固定后才开始训练，不适于有明显神经症状的急性损伤患者，活动范围以腰部局部不产生明显疼痛为适。

（五）悬腰训练

1. 目的与作用　主要活动腰背部，更大程度的改善腰部的活动功能。

2. 动作要领　双手悬扶在门框或横杆上，高度以足尖刚能触地为宜，使身体呈半悬垂状，然后身体用力，使臀部左右绕环交替进行，疲劳时可稍事休息。重复进行3~5次。

3. 注意事项　患者需在评估腰椎稳定性的前提下开始训练，适于腰椎结构稳定、症状轻微或初次发作的椎间盘突出患者，不适于腰椎伸直型损伤患者早期康复。

（六）弓步行走

1. 目的与作用　主要活动腰背部，更大程度的改善腰部屈伸活动功能。

2. 动作要领　右脚向前迈一大步，膝关节弯曲，角度大于90°，左腿在后绷直，此动作近似武术中的右弓步，然后迈左腿成左弓步，左右腿交替向前行走，上体直立，挺胸抬头，自然摆臂，重复训练。

3. 注意事项　患者需在评估腰椎稳定性的前提下开始训练，椎体骨折、脱位者需要有坚强的内固定后才开始训练，适于腰椎间盘突出保守治疗的患者，不适于有明显神经症状的伸直型急性损伤患者，活动范围以腰部局部不产生明显疼痛为适。

（七）腰背肌五点支撑法

1. 目的与作用　提高腰大肌、髂腰肌的肌力，增加腰椎的稳定性。

2. 动作要领　取仰卧位，用头、双肘及双足跟着床，使臀部离床，腹部前凸如拱桥，稍倾放下。重复进行。

3. 注意事项　患者需在评估腰椎稳定性的前提下开始训练，适于通过增强肌力达到腰椎稳定的患者，也可用于腰椎较稳定患者术后早期康复。

（八）腰背肌飞燕式训练法

1. 目的与作用　提高腰大肌、髂腰肌的肌力，增加腰椎的稳定性。

2. 动作要领　取俯卧位，双手后伸置臀部，以腹部为支撑点，胸部和双下肢同时抬起离床，如飞燕，然后放松。重复进行。

3. 注意事项　患者需在评估腰椎稳定性的前提下开始训练，椎体骨折、脱位者需要有坚强的内固定后才开始训练，适于腰椎椎间不稳定患者早期功能锻炼，不适于有明显神经症状的伸直型急性损伤患者，活动范围以腰部局部不产生明显疼痛为适。

第六节　髋部疾病运动康复

髋关节作为人体直立行走、负重的关键下肢关节，参与人体行走、跑跳运动。在具备坚强稳定性的同时，还有适度的活动度。因此在髋关节功能康复过程中，尽量提高关节稳定性的同时兼顾活动度的改善。髋部常见运动康复方法如下：

（一）髋关节屈伸运动训练

1. 被动运动

（1）目的与作用：牵张髋关节周围韧带、肌肉，改善髋关节屈伸活动度。

（2）动作要领

1）直膝式：患者仰卧，双下肢自然放平，康复治疗师站在患肢侧，下方手握住患肢踝部，上方手稍用力顶住膝盖处，将患肢在关节活动的可能范围内移至身体前部即为屈曲，恢复原位即为伸。

2）屈膝式：患者仰卧，双下肢自然放平，康复治疗师站在患肢侧，下方手握住患肢踝部，上方手托住腘窝处，将患肢在关节活动的可能范围内移至身体前部即为屈曲，恢复原位即为伸。

（3）注意事项：被动的范围视患者疼痛感觉而定，疼痛明显应立即终止。此动作适于髋关节周围骨折固定牢固后早期训练康复及髋关节置换术后的早期训练康复。

2. 助力运动或主动运动

（1）目的与作用：维持与改善髋关节活动范围，增进髋关节屈伸肌群肌力，更大程度改善髋关节屈伸活动度。

（2）动作要领

1）卧位式：与被动运动髋关节屈曲活动方法相同，患者仰卧，双下肢自然放平，患者尽力将患肢在关节活动的可能范围内移至身体前部，往复数次，当患者髋关节运动超过主动屈曲范围时，康复治疗师可给予必要的助力帮助与保护（图 3-7-1）。

2）站立式：患者自然站立，一手撑于墙壁，另一手自然下垂。患肢于同一平面，在关节活动的可能范围内前后摆动。

（二）髋关节收展运动训练

1. 被动运动

（1）目的与作用：被动牵张髋关节周围韧带肌肉，改善髋关节屈伸灵活度。

（2）动作要领：患者仰卧，双下肢自然放平，康复治疗师站在患肢侧，下方手握住患肢踝部，上方手稍用力顶住膝关节外侧，将患肢在关节活动的可能范围内移至身体外侧即为外展，恢复原位并向对侧移动即为内收。

（3）注意事项：被动活动的范围视患者疼痛感觉而定，疼痛明显应立即终止，此动作适于髋关节周围骨折固定坚强后早期康复及髋关节置换术后的早中期训练康复。不适于髋关节脱位的早期康复。

2. 助力运动或主动运动

（1）目的与作用：维持或改善髋关节活动范围，增进髋关节收展肌群肌力，更大程度改善髋关节收展活动度。

（2）动作要领

1）卧位：患者右侧卧位，双下肢自然放平，患者尽力在同一平面将患肢在关节活动的可能范围内往上移至身体侧方，交替往复数次。

2）站位：患者取站立位于一固定横杆旁，两足间距与肩等宽，双手扶于横杆，左大腿做收展摆腿动作，两腿交替往返数次。

（3）注意事项：患者需在一定的主动屈伸基础上开始练习，且需髋关节稳定性较好，循序渐进，以髋关节局部不产生明显疼痛为适。不适于人工关节置换患者康复，可用于髋关节周围固定稳定和髋关节周围韧带损伤中后期康复及髋关节置换术后的早中期训练康复。

（三）髋关节内外旋运动

1. 被动运动

（1）目的与作用：被动牵张髋关节周围韧带肌肉，改善髋关节内外旋活动度。

（2）动作要领

1）直膝式：患者仰卧，双下肢自然放平，康复治疗师站在患肢侧，下放手握住患肢踝部，上方手稍用力顶住膝盖处，将患肢在关节活动的可能范围内往内外旋转。

2）屈膝式：患者仰卧，双下肢自然放平，康复治疗师站在患肢侧，下放手握住患肢踝部，上方手托住腘窝处，将患肢在关节活动的可能范围内往内外旋转。

（3）注意事项：被动活动的范围视患者疼痛感觉而定，疼痛明显立即终止。此动作适于髋关节周围韧带肌肉结构完整或骨折固定牢靠的患者早期康复。对髋关节置换术后的患者，此动作要慎重，否则容易引起髋关节脱位。

2. 助力运动或主动运动

（1）目的与作用：维持或改善髋关节活动范围，增进髋关节内外旋肌群肌力，更大程度改善髋关节旋转活动度。

（2）动作要领：患者站立一墙角，两足间距与肩等宽，双手扶于两墙壁，左大腿做内外旋转动作，两腿交替往复数次。

（3）注意事项：患者需在一定的主动屈伸基础上开始练习，且需髋关节稳定性较好，循序渐进，以髋关节局部不产生明显疼痛为适。适于股骨或骨盆骨折、髋关节脱位的中后期康复。对髋关节置换术后的患者，此运动要慎重，否则容易引起髋关节脱位。一般不用于髋臼骨折的早期康复。

（四）髋关节环转运动

1. 被动运动

（1）目的与作用：被动牵张髋关节周围韧带肌肉，增进髋关节周围肌群肌力，更大程度改善髋关节活动范围。

（2）动作要领：患者仰卧，双下肢自然放平，康复治疗师站在患肢侧，下放手握住患肢踝部，上方手顶于膝盖下方，使患肢位于屈髋屈膝位，将患肢在关节活动的可能范围内做屈髋、外旋髋、展髋、内旋髋、伸髋、收髋运动。

（3）注意事项：被动活动的范围视患者疼痛感觉而定，疼痛明显立即终止。此动作适于髋关节各方向骨性结构、韧带肌肉结构完整的患者及髋关节置换术后的后期康复训练。

2. 助力运动或主动运动

（1）目的与作用：主动活动髋关节，更大程度改善髋关节屈伸活动度。

（2）动作要领：患者取站立位，扶一横杠，双手扶于两墙壁，做屈髋、外旋髋、展髋、内旋髋、伸髋、收髋运动，两腿交替往复数次。

（3）注意事项：患者需在一定的主动屈伸基础上开始练习，且需髋关节稳定性较好，循序渐进，以髋关节局部不产生明显疼痛为适。可用于髋关节周围结构较为稳定的髋臼、股骨骨折内固定术后患者，主要用于病情恢复晚期全面活动功能的恢复及髋关节置换术后的后期康复训练。

（五）髋关节屈伸抗阻运动训练

（1）目的与作用：增强股四头肌、股二头肌的肌力，加强髋关节前后方稳定性。

（2）动作要领

1）髋关节缚沙袋屈伸抗阻运动训练：患者取仰卧位，于患肢足踝部缚一个沙袋，做患肢的屈伸训练。

2）扶椅起蹲屈伸抗阻运动训练：患者手扶于椅背，两足间距与肩等宽，慢速做起蹲动作。

（3）注意事项：骨折恢复早期可直接克服重力做屈伸运动，待具备一定的肌力后可以开始力量练习，力量练习可逐渐增量。对于髋关节置换患者，座椅高度一定不能低于患者的膝关节。

（六）髋关节收展抗阻运动训练

（1）目的与作用：增强内收肌、股四头肌、髂胫束的肌力，加强髋关节侧方稳定性。

（2）动作要领：患者取站立位，于患肢足踝部缚一个沙袋，做患肢的收展运动训练。

（3）注意事项：骨折恢复早期可直接克服重力做屈伸运动，待具备一定的肌力后可以开始力量练习，力量练习可逐渐增量。可用于髋关节周围骨折固定后中后期的康复。不适于人工髋关节置换术后或关节脱位后肌力训练。

第七节　膝部疾病运动康复

膝关节是人体最大、最复杂的关节，也是人体下肢较为灵活的关节之一。由股骨内外髁与胫骨内外髁及髌骨对应联合而成。膝关节的屈是指小腿向贴向大腿的方向运动，反之称为伸，这与一般的关节屈伸是相反的。膝关节的屈伸平面限制在水平面以下 180°范围内，这是由关节面之间的接触面决定的。膝关节常用运动康复方法：

（一）膝关节屈伸运动训练

1. 被动运动

（1）目的与作用：牵张膝关节周围韧带肌肉，改善膝关节屈伸活动度。

（2）动作要领：患者仰卧，双上肢自然置于体侧，康复治疗师站在患肢侧，下放手握住患肢踝部，上方手握住患肢膝盖处，用力上举使患肢位于屈髋屈膝位，将患肢经体前在关节活动的可能范围内贴近腹部即为屈曲，恢复原位即为伸。

（3）注意事项：被动活动的范围视患者疼痛感觉而定，疼痛明显立即终止。此动作适于胫骨平台骨折、股骨髁间骨折固定术后恢复早期康复训练。

2. 助力运动或主动运动

（1）目的与作用：维持或改善膝关节活动范围，增进膝关节屈伸肌群肌力，更大程度改善膝关节屈伸活动度。

（2）动作要领

1）卧位式：患者俯卧，两腿自然伸直，左下肢主动做膝关节屈伸运动，右下肢交替进行。

2）坐位式：患者端坐于椅子上，髋关节屈曲成

90°，膝关节在矢状面做屈伸运动。重复数次。

（3）注意事项：患者需在一定的主动屈伸基础上开始练习，且需膝关节稳定性较好，循序渐进，以膝关节局部不产生明显疼痛为适。卧位式可用于膝关节周围骨折内固定术或膝关节周围韧带损伤后中后期康复训练患者，坐位式适用于全膝关节置换或胫骨平台骨折术后康复训练。

（二）膝关节屈伸抗阻运动训练

1. 目的与作用　增强半腱肌、半膜肌、腓肠肌、股四头肌的肌力，加强膝关节关节前后方稳定性。

2. 动作要领　患者取俯卧位，双手屈曲枕于下颌部，右下肢往背部弯曲，于右下肢后踝处缚一根橡皮筋。右膝关节在矢状面做屈伸运动。下肢交替数次。

3. 注意事项　骨折恢复早期可直接克服重力做屈伸运动，待具备一定的肌力后可以开始力量练习，力量练习可逐渐增量。

（三）膝关节器械抗阻运动训练

1. 目的与作用　增强半腱肌、半膜肌、腓肠肌、股四头肌的肌力，加强膝关节关节前后方稳定性。

2. 动作要领　患者坐于多功能训练椅上，借助前踝负重做屈伸运动。下肢交替数次。

3. 注意事项　骨折恢复早期可直接克服重力做屈伸运动，根据膝关节周围肌力大小决定活动范围，由小幅度到大幅度。待具备一定的肌力后可以开始力量练习，力量练习可逐渐增量。主要用于膝关节退变早期患者保守治疗康复。

第八节　踝部疾病运动康复

踝关节是人体负重最大的关节，站立行走时全身重量均落在该关节上日常生活中的行走和跳跃等运动，主要依靠踝关节的背伸、跖屈运动。踝关节的背屈肌肉，由内侧向外侧依次是胫骨前肌、踇长伸肌、趾长伸肌和第三腓骨肌。踝关节的跖屈肌共有六块，它们是小腿三头肌、胫骨后肌、踇长屈肌、趾长屈肌、腓骨长肌和腓骨短肌。踝关节常用运动康复方法：

（一）踝关节屈伸运动训练

1. 被动运动

（1）目的与作用：牵张踝关节周围韧带肌肉，改善踝关节屈伸活动度。

（2）动作要领：患者仰卧，双下肢自然伸直，康复治疗师站在患肢侧，下放手握住患肢足纵弓部，上方手握住踝部上方，将患踝关节在矢状位做背伸、跖屈运动。

（3）注意事项：被动活动的范围视患者疼痛感觉而定，疼痛明显立即终止。此动作适于踝关节周围骨折内固定术后早期康复训练。

2. 助力运动或主动运动

（1）目的与作用：维持或改善踝关节活动范围，增进踝关节屈伸肌群肌力，更大程度改善踝关节屈伸活动度。

（2）动作要领：患者仰卧，双下肢自然伸直，患者踝关节在矢状位做主动背伸、跖屈运动。左右交替数次。

（3）注意事项：患者需在一定的主动活动基础上开始练习，且需踝关节稳定性较好，循序渐进，以踝关节局部不产生明显疼痛为适。不适于后踝骨折早期康复。

（二）踝关节内外翻运动训练

1. 被动运动

（1）目的与作用：牵张踝关节内外侧韧带肌肉，改善踝关节内外翻活动度。

（2）动作要领：患者仰卧，双下肢自然伸直，康复治疗师站在患肢侧，下放手握住患肢足尖部，上方手握住踝部上方，将患踝关节在冠状位做内翻、外翻运动。

（3）注意事项：被动活动的范围视患者疼痛感觉而定，疼痛明显立即终止。不适于稳定性较差的内外踝骨折或内外踝韧带损伤早期康复。

2. 助力运动或主动运动

（1）目的与作用：主动活动踝关节活，更大程度改善踝关节屈伸活动度。

（2）动作要领：患者仰卧，双下肢自然伸直，患者踝关节在冠状位做主动内外翻运动。左右交替数次。

（3）注意事项：患者需在一定的主动活动基础上开始练习，且需踝关节稳定性较好，循序渐进，以踝关节局部不产生明显疼痛为适。适于内外踝骨折或韧带损伤固定良好后的中后期训练康复。

（三）踝关节屈伸抗阻运动训练

1. 目的与作用　增强腓骨长短肌、腓肠肌、比目鱼肌的肌力，加强踝关节前后方稳定性。

2. 动作要领　患者取坐位，左下肢稍抬起，将一橡皮筋绕过左足底部，双手抓住橡皮筋另一端，让患肢在矢状位作屈伸运动。双下肢交替数次。

3. 注意事项　训练前评估踝关节周围稳定，待具备一定的肌力后可以开始力量练习，力量练习可逐渐增量。不适于下胫腓联合韧带损伤患者早期训练，待韧带结构稳定后予以考虑。

（四）踝关节内外翻抗阻运动训练

1. 目的与作用　增强胫骨前肌、腓骨长短肌的肌力，加强踝关节侧方稳定性。

2. 动作要领　患者取坐位，左下肢稍抬起，将一橡皮筋绕过左足底部，双手抓住橡皮筋另一端，让患踝在冠状位作内外翻运动。

3. 注意事项　训练前评估踝关节周围稳定，待具备一定的肌力后可以开始力量练习，力量练习可逐渐增量。不适于内外踝骨折固定术后早期康复，可用于胫骨近端骨折固定术后康复。

第九节　足部疾病运动康复

（一）足趾的屈伸运动

1. 被动运动

（1）目的与作用：牵张活动足趾关节周围韧带肌

肉，改善足趾关节屈伸活动度。

（2）动作要领：患者仰卧，双下肢自然正立放置，康复治疗师站在患肢侧，下方手握住患足跟部，上方手握住足趾，将患足趾在关节活动的可能范围内贴近足底即为屈曲，恢复原位即为伸直。

（3）注意事项：被动活动的范围视患者疼痛感觉而定，疼痛明显应立即终止，此动作适合于足趾外伤骨折固定术后或肌腱韧带损伤恢复早期训练康复。

2. 助力运动或主动运动

（1）目的与作用：维持或改善足趾关节运动范围，增进足趾屈伸肌群肌力，更大程度改善足趾关节屈伸活动度。

（2）动作要领：患者仰卧，双下肢自然正立放置，患足趾在关节活动的可能范围内主动贴近足底即为屈曲，恢复原位即为伸直。

（3）注意事项：患者需在一定的主动活动基础上开始练习，且需足趾关节周围稳定性较好，循序渐进，以足趾关节局部不产生明显疼痛为适。可用于距骨、跟骨骨折早期运动康复。

（二）足趾的收展运动

1. 被动运动

（1）目的与作用：牵张活动足趾关节周围韧带肌肉，改善足趾关节收展活动度。

（2）动作要领：患者仰卧，双下肢自然正立放置，康复治疗师站在患肢侧，两手分别握住相邻足趾，将患足趾在关节活动的可能范围内分离或合拢。

（3）注意事项：被动活动的范围视患者疼痛感觉而定，疼痛明显应立即终止，此动作适合于足趾外伤骨折固定后骨间足底肌或骨间背侧肌损伤早期训练康复。

2. 主动运动

（1）目的与作用：维持或改善足趾关节运动范围，增进足趾骨间肌群肌力，更大程度改善足趾关节收展活动度。

（2）动作要领：患者仰卧，双下肢自然正立放置，患足趾在关节活动的可能范围内，于同一平面主动张开、合拢。

（3）注意事项：患者在一定的主动活动基础上开始练习，且需足趾关节周围稳定性较好，循序渐进，以足趾关节局部不产生明显疼痛为适。此动作适合于足趾外伤骨折内固定后，骨间足底肌或骨间背侧肌损伤中后期康复。

（三）足踇趾屈伸运动训练

1. 目的与作用　增强蚓状肌、踇短屈肌、踇长伸肌、踇短伸肌的肌力，加强足踇趾关节稳定性。

2. 动作要领　患者将同侧手指按压于足踇趾指甲处或勾于足趾指腹处，并施加一定压力，踇趾在压力阻抗下做屈伸运动，以此来增强足踇趾肌力，提高稳定性。

3. 注意事项　训练前需评估足趾各关节稳定性，待具备一定的肌力后可以开始力量练习，力量练习可逐渐增量。适合于跖骨、趾骨骨折或周围韧带损伤长期固定后屈伸踇指肌力的恢复。

（四）足趾屈伸抗阻运动训练

1. 目的与作用　增强第2~4趾伸肌、屈肌肌力。

2. 动作要领　利用手指对抗足趾背伸和跖屈，力量逐渐增大，以足趾感觉疲劳为度。

3. 注意事项　训练前需评估足趾各关节稳定性，待具备一定的肌力后可以开始力量练习，力量练习可逐渐增量。

（五）踩竹筒训练

1. 目的与作用　增加足弓诸韧带的柔韧性和紧张度。

2. 动作要领　用足底踩竹筒，来回滚动，至足弓最顶点时增加力量。

3. 注意事项　训练前需评估足趾各关节稳定性，待具备一定的肌力后可以开始力量练习，力量练习可逐渐增量。适用于跖腱膜、足弓韧带损伤运动康复。

（六）立足训练

1. 目的与作用　增加跖跗关节、中跗关节、踝关节

周围韧带的韧性和柔韧度

2. 动作要领　利用足前部着地，逐渐将全足立起，承担身体重量，维持5~10秒后，逐渐放下，全足着地。开始时可用手扶单杠以减轻体重，逐渐至完全负重，立足的频率也逐渐加快。

3. 注意事项　训练前需评估足趾各关节稳定性，可逐渐增量。待具备一定的肌力后可以开始力量练习，力量练习可逐渐增量。

（刘军超　李　会　辛　艳　曹　玺）

第四章 神经阻滞及局部注射

第一节 头面部神经阻滞及局部注射治疗

一、眶上神经阻滞

(一) 应用解剖

眶上孔的解剖和定位：眶上孔多位于眼眶上缘中、内1/3交界或中点附近。切迹宽5~6mm，一般可从表皮摸到，但骨孔不能触及。在眶上切迹（或孔）处阻滞或毁损三叉神经眼支的眶上神经，可治疗三叉神经第一支痛，因额神经和滑车上神经紧邻其内侧，治疗时往往同时累及。

(二) 适应证

眶上神经痛患者、眼眶上部带状疱疹痛以及上述范围带状疱疹后遗神经痛。

(三) 禁忌证

禁用于局部感染、不能合作或者有严重出血倾向的患者。

(四) 操作方法

1. 患者取坐位或仰卧位。

2. 在眼眶上缘中、内1/3交界处向中点触压，找到放射性压痛点，进行标记。

3. 皮肤消毒后，不用局麻，用细短针头快速刺入皮肤直达眶缘，小心改变针头方向寻找异感。如刺入眶上孔，深度不超过0.5cm，回抽无血，注入局麻药物0.3~0.5ml，3分钟后检查阻滞区域，如果满意，待局麻作用消退（约20分钟），再缓慢注射神经破坏剂0.3~0.5ml。

4. 注射时注意用手指压迫周围软组织，以减少药物扩散和对周围组织的刺激。

（五）注意事项

1. 消毒液勿进入眼内以免造成角膜化学性损伤。

2. 穿刺时术者左手示指应该一直注意保护患者眼球，避免穿刺针误伤眼球。

3. 穿刺针一旦刺进眶上孔后，进针深度不应超过0.5cm。

4. 治疗当天不要洗脸，避免穿刺部位感染。

5. 如注射多柔比星治疗神经痛，部分患者可以出现局部肿胀，用冰袋冷敷后有助于迅速消除局部肿胀。

（六）并发症

几乎所有患者均出现上眼睑水肿，数日内可自行消退，不需特殊处理，但治疗前要向患者讲明，以免引起恐惧。

二、滑车上神经阻滞

（一）应用解剖

同眶上神经。

（二）适应证

滑车上神经痛患者、滑车上神经带状疱疹痛以及上述范围带状疱疹后遗神经痛。

（三）禁忌证

禁用于局部感染、不能合作或者有严重出血倾向的患者。

（四）操作方法

1. 患者仰卧，头正中位，眼前视。

2. 用3.5cm长，7号短针刺入鼻背根部与眉弓部交汇点，进针深度0.5~1.0cm。当针前行进入软组织时可能引出异常感，然后注入局麻药物2ml；若未引出异常感觉，也可注入局麻药液，即可阻滞滑车上神经。

3. 注药后，轻压3~5分钟。

（五）注意事项

同眶上神经阻滞。

（六）并发症

几乎所有患者均出现上眼睑水肿，数日内可自行消退，不需特殊处理，但治疗前要向患者讲明，以免引起恐惧。

三、眶下神经阻滞

（一）应用解剖

眶下孔位于上颌骨的前面，是眶下管的外口，其内口在眶底面与眶下沟相接，眶下神经即通过此管及眶下孔而达表面。眶下孔多呈半月形，凸边朝外上方，孔口开向前、下、内方，由此决定了进针方向。眶下孔距离眶下缘约1cm，一般从表皮可摸到。眶下管的轴向多由眶下孔走向上、后、外方，与矢状面呈40°~45°角，其长度男性平均约为1.45cm，女性平均约为1.31cm。

（二）适应证

1. 用于相应部位手术麻醉。
2. 双侧阻滞能提供唇裂修补术麻醉与镇痛。
3. 注射0.5ml神经损毁药治疗三叉神经第二支疼痛。
4. 治疗该范围带状疱疹及带状疱疹后遗神经痛。

（三）禁忌证

禁用于局部感染、不能合作或者有严重出血倾向的患者。

（四）操作方法

1. 患者仰卧，头正中位，眼前视。

2. 体表定位　①确定眶下缘，正下方1cm处，距鼻中线3cm处作为穿刺点；②从直视瞳孔至同侧口外角作一垂直线，再从眼外侧联合或眼外眦至上唇中点作一连线，两线交叉点即为穿刺点；③直接于瞳孔和唇角连线上的眶下嵴下方可触及一凹陷处，即为眶下孔，同时用左手示指触及并重压凹陷处患者有酸胀感。

3. 常规消毒，术者左手拇指压住眶下缘保护患者眼球。在体表定位点或该点内上方 1cm 为穿刺点，用 3.5cm 长，7 号针向外上方，刺入 0.5~1cm 深，即可达眶下孔。出现落空感，即表明针尖进入眶下孔内，此时患者出现放射至上唇异常感。也可从内侧穿刺入眶下孔，进针 1cm 后用左手固定针柄，回吸无血，注射镇痛液 0.5~1ml，1~2 分钟后患者眶下区出现痛觉消失确认阻滞成功，拔针后轻压穿刺处 3~5 分钟，用创可贴粘敷。用神经刺激器更能准确确定该神经。

（五）注意事项

1. 确认穿刺针尖进入眶下孔后，即可注药，不必进针过深，避免神经损伤。

2. 注射局麻药后对穿刺点持续轻压 3~5 分钟，可以避免局部出现血肿。

3. 注射神经损毁药部分患者出现面部肿胀，注射曲安奈德 5~10mg 以预防或减轻面部肿胀。

4. 如出现肿胀后嘱患者不要进行局部热敷而应间断予以冷敷，直至肿胀消失。

5. 消毒时避免消毒液进入眼内，穿刺时始终用左手示指保护眼球，避免穿刺针尖划伤眼球。

6. 治疗后当天患者不要洗脸，避免感染。

四、颏神经阻滞

（一）应用解剖

成人的颏孔位于第 2 前臼齿或第 1~2 前臼齿中间的下方，下颌骨上、下缘之间，咬肌前缘与颏正中线之间的中点。该孔呈椭圆形或圆形，孔口开向后上。

（二）适应证

1. 三叉神经第三支，颏神经痛。

2. 该部位带状疱疹和带状疱疹后遗神经痛。

3. 用于颏、下唇部手术的麻醉镇痛以及第三分支抽搐的诊断与治疗。

（三）禁忌证

禁用于局部感染、不能合作或者有严重出血倾向的患者。

（四）操作方法

1. 患者取仰卧位，眼前视。

2. 体表定位　该神经位于第一磨牙前下方或与第二尖牙之间下方，嘴角稍下可触及颏孔。

3. 用3.5cm长、6~7号短针穿刺。垂直进针，当针尖触及下颌骨，改变穿刺针角度与皮肤呈45°向颏联合方向进针，向前或正中方向寻找颏孔。当针尖刺进骨凹陷内，即可确认为颏孔。大多数患者出现下唇感觉异常。注入局麻药2~3ml或神经损毁药0.5ml，轻压3~5分钟，用创可贴敷。

（五）注意事项

1. 注射神经损毁药物剂量不宜过大，避免局部肌肉萎缩。

2. 穿刺过深，针尖进入颏管内，容易引起神经的损伤。

五、三叉神经阻滞

三叉神经阻滞（trigeminal nerve block）临床应用较多，故重点介绍。

（一）应用解剖

三叉神经属于混合性神经，其中包含较大的感觉部分和较小的运动部分，并且与自主神经有着广泛联系。

1. 颅底解剖　颅底内面观可见前、中、后三个颅窝。颅中窝有许多孔道与颅底外相通，三叉神经节后所在的三叉神经切迹即在于此。眶上裂有眼神经、动眼神经、滑车神经、展神经和眼动脉通过；其后的圆孔有上颌神经通过；再向后外侧的卵圆孔有下颌神经通过；位于卵圆孔后内侧的破裂孔是颈动脉管的内口，在活体上有软骨封闭；其后外侧的棘孔有脑膜中动脉通过，脑膜中动脉也可随下颌神经经卵圆孔走行；破裂孔、卵圆孔和棘孔围绕半月神经结的三叉神经压迹；再向后方的颈静脉孔有颈静脉、迷走神经、舌咽神经和副神经穿过。

颅底外面观可见卵圆孔位于翼突内、外板之间的后方，棘孔位于卵圆孔的后外方，颈动脉管外口在该两口之后方。

熟悉以上颅底解剖结构特别是颅中窝一些重要孔道，对于三叉神经痛的治疗及并发症的预防有实际意义。

2. 三叉神经解剖　三叉神经第一支即眼支，由眶上裂入颅；第二支即上颌支，由圆孔入颅，经海绵窦外侧壁走行；第三支即下颌支，由卵圆孔入颅。以上三支在颞骨岩尖部前外方，颅中凹底的梅克尔（meckel）囊中汇合成三叉神经节（又称半月神经节）。该节扁平呈半月形，横径为14~18mm，纵径仅为横径的1/3。半月神经节的节后神经根经脑桥终止于脑干三叉神经主核。其二级神经元的纤维经交叉后组成背侧三叉丘系，终止于丘脑的弓状核，其三级神经元的纤维达顶叶的皮层。三叉神经与脑膜的关系酷似脊神经根与脊膜鞘和根袖的关系，其外面也覆盖硬脑膜和蛛网膜，并形成梅克尔囊。囊腔（即三叉神经池）内脑脊液，并与颅后窝的蛛网膜下隙相连通。三叉神经池终止于半月神经节，但硬脑膜仍向前伸延，紧包半月神经节及其分支的近端，即脑膜袖。在圆孔、卵圆孔处，脑膜袖的外层直过渡到颅骨膜，而其内层则于三叉神经干的外鞘相融合。

（1）眼神经及其分支：眼神经自半月神经节的内上份分出，与动眼神经、滑车神经和展神经相伴前行，最后经眶上裂而入眼眶。眼神经共分出3个分支，即鼻睫支、额支和泪腺支。其分布区为眼结膜、角膜、眼内结构和泪腺，额窦及部分蝶窦和筛窦的黏膜，鼻中隔上部、前部和鼻腔上部黏膜，以及上眼睑和额部的皮肤。

1）鼻睫神经：位于眼眶的内侧。主要分支有睫状神经节长根、长睫神经、筛后神经、筛前神经和滑车下神经，后者分布于眼内侧结膜、泪囊及鼻根外侧皮肤。

2）额神经：沿眼眶上壁骨膜与上睑肌之间前行，主要分支有眶上神经、额支和滑车上神经。眶上神经经眶上切迹至额部及上眼睑皮肤，额支分布于额部内侧的皮肤，滑车上神经经眶上切迹内侧面出眼眶内上缘，分布于眼睑内侧、鼻根部及其邻近的额部皮肤。

3）泪神经：经上、外直肌之间，达眼眶外上角的泪腺及上眼睑外侧的皮肤。

（2）上颌神经及其分支：离开半月神经节后穿圆孔出颅腔而入翼腭窝，发出颧神经、蝶腭神经及后上牙槽神经分支后，继续前行经眶下裂人眼眶而称为眶下神经。后者沿眶下沟前行，并发出中、前上牙槽神经，最后穿出眶下孔，分成下眼睑、鼻外侧及上唇等皮肤支。其感觉神经分布区为上颌窦及部分蝶窦和筛窦的黏膜，部分鼻咽部黏膜，上齿和齿龈及口腔顶部和软颚，下眼睑、鼻旁和上唇之间的皮肤。

1）颧神经：与眶下神经一起经眶下裂入眼眶，并分出颧面神经和颧颞神经两支。前者分布于面颊上部及下眼睑外侧皮肤，后者分布于颞中部皮肤。

2）蝶腭神经及蝶腭神经节：主要分支有以下四支：①眼眶神经：由蝶腭窝经眶下裂入眼眶；②后上鼻神经：经蝶腭孔人鼻腔，分内、外两支。外交分布于上、中鼻甲后部的黏膜，内支至鼻中隔及筛窦末支为鼻腭神经，穿过门齿孔分布于硬腭前部的黏膜；③腭神经：经翼腭管向下并穿过腭大孔及腭小孔而人口腔。其主要分支有腭前（大）神经出腭大孔，分布于一部分软腭、硬腭及附近的齿龈黏膜；腭中神经出腭小孔，分布于软腭后部及扁桃体黏膜；腭后（小）神经亦出腭小孔，分布于软腭肌肉及其后部的黏膜；④咽神经：经翼腭管向后至咽上部，分布于咽鼓管附近的黏膜。

3）后牙槽神经：经翼上颌裂至上颌粗隆，然后出上颌骨的后牙槽孔，分布于上臼齿。

4）中上牙槽神经：于眶下管后部分出，经上颌窦的外侧，分布于上颌前的臼齿。

5）前上牙槽神经：于眶下管前部分出，经上颌窦的前内侧，分布于上颌的门齿与犬齿。

（3）下颌神经及分支：属于混合性神经。自半月神经节分出后穿过卵圆孔出颅腔而入颞下窝，首先分出一些短支和返支构成耳神经节；随后下颌神经便分成前、后两股，前股较小，以运动纤维为主，感觉神经仅有颊神经；而后股则较大，除翼内神经为运动神经外，大部分为感觉神经纤维构成，耳颞神经、下牙槽神经及舌神经为其终来支。其感觉分布区为腮腺和颌下腺，口腔底部和舌部的黏膜；下齿和齿龈以及下颌关节，下唇以下、颞部、耳前和部分外耳道的皮肤。

1）颊神经：分布于颊部黏膜和皮肤。

2）耳颞神经：除含感觉纤维外，尚有来自耳神经节的交感和副交感纤维加入，分布至下颌关节、外耳道、腮腺及颞部至头顶部的皮肤。

3）下牙槽神经：为下颌神经中最粗大的一个分支，沿翼内、外肌下行，经下颌孔入下颌管，最后出颏孔分布于面部。主要分支有：①下牙槽支，又分出下牙支和下牙龈支；②颏神经，为下牙槽神经的终末支，由下颌管出颏孔后方称为颏神经，分布于下颏皮肤、下唇皮肤及黏膜。

4）舌神经：沿翼外肌内侧面下行，达颌下腺下颌舌骨肌上，分布于颌下神经节、舌下腺、口腔底部黏膜以及舌前2/3的黏膜。

（二）适应证

1. 顽固性原发性三叉神经痛。
2. 面部带状疱疹后神经痛。
3. 面部癌痛。

（三）禁忌证

1. 不明确诊断的面部疼痛患者。
2. 症状轻微可用其他疗法长期缓解疼痛者。

3. 穿刺点附近有感染者。

4. 正在应用抗凝疗法者或凝血功能异常者。

5. 近期内曾有急性心脑血管病发作史者。

6. 精神失常，不能合作者。

（四）操作方法

1. 术前患者要清洁头面部、剃胡须，注意眼、耳情况，血压、心电图、出血时间和凝血时间；事先预约安排有足够的治疗时间，备好各种用具及药品，并检查确认急救药品和设备齐全、有效。

2. 预先停用抗凝药、扩血管药和镇痛药。

3. 三叉神经节侧面穿刺法

（1）患者仰卧，面转向健侧。

（2）先确认颧弓中点及下颌切迹的位置。常规消毒皮肤后，盖好无菌巾，用2%利多卡因在颧弓中点下方1~1.5cm处做一皮丘（相当于耳垂与鼻翼下缘之连线上，约在耳垂前方3cm处），并浸润较深部组织。皮丘要比下颌切迹上缘略低。

（3）用8cm长的23G穿刺针自此皮丘刺入，先触到下颌切迹，再使针头微向上斜，以便紧靠下颌切迹上缘刺入颅底下方的软组织内。针尖的穿刺方向，按前后（冠状）平面，要正对颧弓中点（使针蒂、穿刺点与颧弓中点在同一冠状平面内），按上下面来说，针头要微向上偏斜，与颅底平面成15°~30°角。针尖越过下颌切迹后，照上述方向再推进约3cm，则可触及颅底卵圆孔附近。找到卵圆孔后，慢慢将针再推入约0.2cm，则针头已刺入半月神经节内。临床实践证实，阻滞的范围大小和刺入卵圆孔内的深度有直接关系，如需阻滞三叉神经第二、三支，深入0.3cm即可，若进入卵圆孔内0.5cm，阻滞范围可扩大到第一支。刺入卵圆孔的动作不可以过猛过深，一般不应超过1cm。刺入卵圆孔过深有损伤血管形成颅内血肿的危险。

（4）注意事项

1）部分患者因穿刺针触到或刺到下颌神经而诉下

唇和舌内有闪电样急痛，或诉针尖深处急痛，有时针尖触及下颌神经的耳颞支而诉耳痛。可将针再慢慢推入卵圆孔。

2）若针被骨质挡住不能前进，则需轻轻改变针尖位置寻找卵圆孔。

3）用针尖寻找卵圆孔时，不应使针与颅底平面平行，以免针尖进入咽腔内（自皮肤穿刺点到咽腔约深5cm）。

4）颅底骨膜痛觉灵敏，在用针尖寻找卵圆孔时，要根据需要随时注入少量利多卡因，尽可能减少疼痛。

4. 三叉神经节前侧面穿刺法

（1）患者取仰卧位，面向上或转向健侧。

（2）常规消毒，在口角外方2~3cm处，即相当于上颌第二臼齿之上接近颧骨下缘。先用2%利多卡因浸润皮肤及较深组织。术者先用示指尖在颧骨下缘以下，摸清下颌喙突的前缘与上颌结节间的间隙。用12cm长的23G穿刺针刺入皮肤，并直接刺入此间隙，向后、上、内方缓慢穿刺。从正面看，针尖方向应正对同侧正视的瞳孔，从侧面观则针尖方向应正对同侧的颧弓中点。进针的角度非常重要。刺入5~6cm，针尖到达颅底卵圆孔前方较平坦的骨面。有时针尖触到自卵圆孔出颅的下颌神经，患者则主诉下唇部疼痛。可凭感觉沿骨面继续试探，针尖滑入卵圆孔并刺中下颌神经，患者可有下颌部放射痛。最后将针尖再推进0.3~0.5cm，上颌部出现剧痛即表明进入半月节内。

（3）在穿刺针进入卵圆孔后，应当随时反复回吸，若有血可将针轻轻推入0.2cm或退出少许，直到吸不出血来。回吸无血及脑脊液流出后开始注入2%利多卡因0.1~0.3ml做定位试验。

（4）由于半月神经节两层硬脑膜所包裹，节内注射时有明显的阻力。注射后同侧面部感觉在1分钟内很快消失，同侧舌前部也多被阻滞。细心检查患者视力有无变化，还要注意检查患者的眼球运动有无障碍，感觉丧失区与原来疼痛区域是否符合。若阻滞效果好，针刺扳机点也不诱发疼痛。

（5）注射局麻药 15 分钟后，患者无异常表现，缓慢注入神经破坏剂 0.2~0.5ml，或多柔比星 10mg。对于单纯第 3 支痛的患者，或难以刺入卵圆孔者，可在卵圆孔下方刺入下颌神经内，经 2% 利多卡因定位试验确定后，将无水乙醇注入下颌神经内。乙醇沿神经纤维向上进入半月神经节，也可长期镇痛。注射完毕后，患者应休息半小时后再离院，以免发生头晕、恶心、呕吐。

（五）注意事项

1. 半月节内注射乙醇的剂量应采用小量分次注入法，即先注入 0.1ml，观察阻滞效果及不良反应，逐渐增至 0.2ml、0.3ml、0.4ml、0.5ml，可以减少不良反应和并发症。一般情况下，准确穿刺是关键，若部位正确，0.3ml 无水乙醇可达治疗目的，且每次治疗的总剂量最好不要超过 0.5ml。注射的速度不要过快，以免药物流到较远的部位引发并发症。

2. 熟悉有关三叉神经的解剖，对成功进行卵圆孔穿刺是非常重要的。医师应该在穿刺治疗前复习有关解剖及患者头颅 CT，为提高穿刺过程的准确性，应尽量在 CT 引导下进行穿刺，可减少反复试穿引起的损伤，又便于确定针尖的详细部位。

3. 根据解剖学关系，侧面穿刺法的进针路径较短，方向较易掌握，只是卵圆孔从侧面看上下径较短，不易刺入，而且，穿刺针进入卵圆孔过深容易损伤内侧的动脉。前侧面穿刺法的进针路径长，穿刺针比侧面穿刺法更容易进入卵圆孔，但操作中针尖方向不易掌握。两种方法若针尖方向斜度过小（即过平），则穿刺针皆有误入咽腔的可能。

4. 定位给药或注射乙醇时，针头位置要固定不动，不论将针芯拔出、插入或更换注射器时，都一定不能移动针头，即使针尖在半月节内深入或退出 2~3mm，不仅影响疗效，且可造成严重不良后果。

5. 试验剂量的利多卡因引起的失明在数小时后可恢复，但若不慎注入乙醇等神经毁损药物，则可引起永久性失明。

6. 半月神经节阻滞可能引起的并发症有多种，而且有时是很严重的。多是由于穿刺方向不准或进针过深损伤附近的血管、脑神经和组织，或乙醇剂量较大并流入蛛网膜下隙引起损害。认真谨慎的操作是避免并发症的关键。

7. 由于目前使用的神经毁损药物对神经组织无选择性，阻滞范围内感觉丧失或异常是治疗作用，在治疗前必须向患者讲清。多表现为痛区的麻木感。常需要经数月、数年才逐渐消失，一般触觉先恢复，痛觉后恢复。麻木消失缓慢的病例，多数疼痛不再复发。

8. 2%~5%的患者在治疗后，出现感觉异常和不同程度的“麻木性痛苦”并常伴有其他并发症，多为乙醇过量引起。有些患者在治疗后出现麻、针刺、冰冷、虫爬、奇痒等异常痛苦的感觉。这些患者若还有触觉和感觉，可再次做半月神经节乙醇注射，使感觉完全丧失。

9. 眩晕综合征是比较常见的并发症，约占半月神经节阻滞患者的25%。多在注射普鲁卡因或乙醇后0.5~1分钟内出现。在数小时内消失，严重者可持续数日。一般不需做特殊处理。

10. 同侧失明是本阻滞的最严重的并发症。主要是由于操作不慎，针尖进入卵圆孔过深或乙醇剂量较大损伤邻近的视神经造成。

11. 在CT引导下穿刺，准确性和安全性都明显提高，值得提倡和推广。注射前向家属交代治疗方法、预期效果和可能发生的并发症等问题，取得理解与合作，并履行神经毁损术知情同意书的签字手续。

六、舌咽神经阻滞

（一）应用解剖

1. 舌咽神经系混合性神经，内含运动、感觉和副交感神经纤维。

2. 舌咽神经（第Ⅸ对脑神经）起自延髓，绕4~6支根丝由橄榄体外侧伸出，并斜向外前方，与迷走神经、副神经一起经颈静脉孔出颅腔。在分出鼓室神经后，其主干自颅底向下通过颈内动脉和静脉之间、茎突及其附着肌内侧，并绕茎突咽肌下缘弯向前行而达舌咽部。

3. 舌咽神经的大部分纤维是感觉纤维，其外周部分包括：①舌咽部（咽支、舌支、扁桃体支），传导咽壁、软腭、腭垂、舌后部、扁桃体的内脏感觉及舌后1/3的味觉；②鼓室神经，传导鼓室、鼓膜内侧面、乳突气泡及咽鼓管的内脏感觉；③参与迷走神经耳支，传导外耳道和鼓膜后侧的痛觉、温觉；④窦神经，传导颈动脉窦和颈动脉体的特殊感受器冲动，参与调节心脏、血压和呼吸的活动；⑤参与鼓室丛，其副交感纤维在鼓室与交感神经共同组成鼓室丛，由此经岩浅小神经达耳神经节，其节后纤维经耳颞神经至腮腺。

4. 由舌咽神经的分布和功能可知，当该神经受刺激时可产生舌咽部和耳部疼痛、舌后部味觉异常、唾液分泌增多及心动过缓等症状。

（二）适应证

1. 顽固性舌咽神经痛。

2. 恶性肿瘤转移性舌咽神经痛。

（三）禁忌证同前

（四）操作方法

1. 在茎突尖后内侧施行　患者取仰卧位，头转向健侧。穿刺点位于乳突尖端与下颌角之间连线的中点。做好标记，皮肤消毒。用眼科球后针头自穿刺点垂直刺入皮肤，缓慢进针1.5~2cm，可触及茎突，然后沿茎突后缘滑过0.5cm，回抽无血，即可注入局麻药物1ml。如果位置正确，出现相应部位的疼痛消失，则可注入长效局麻药物5ml及适量激素。

2. 在舌咽部施行　患者取仰卧位或坐位，张大口，口腔黏膜消毒。用7号8cm长针头分别刺入前腭弓外下方至扁桃体下极后外侧壁和舌外侧表面至舌根部，注射局麻药物 1ml。判断阻滞范围是否满意，如不满意可调整针头位置、方向和深浅，直至满意。

（五）并发症及注意事项

1. 可同时阻滞面神经出现霍纳综合征，不需要特殊处理。

2. 穿刺针尖位置较高时，可能同时阻滞副神经或迷走神经，致患者出现心动过速。

3. 注射局麻药过量，可能同时阻滞舌下神经而出现一侧舌麻痹。

4. 反复穿刺误伤颈内静脉发生血肿。

5. 舌咽神经支阻滞比较安全，舌咽神经干阻滞时因其与迷走神经、舌下神经、副神经、交感神经及面神经解剖位置较近，易被一并阻滞或刺激出现相应症状，损伤颈部血管可形成局部血肿，操作时要特别慎重并做好各种准备工作，包括患者的心理准备和抢救准备。

七、面神经阻滞

（一）应用解剖

1. 面神经由一个较粗的运动根和一个较细的感觉根（中间神经）组成。

（1）运动根纤维起于面神经核，位于脑桥下部，支配面部一切表情肌、颈阔肌、镫骨肌、二腹肌后腹和茎舌骨肌。

（2）感觉根由两部分组成，内脏传入神经又称味觉神经，胞体位于膝状神经节内，支配舌前 2/3 及腭部的味蕾；内脏传出神经起源于脑桥泌涎核，属副交感神经，其节后纤维控制泪腺、颌下腺、舌下和鼻腭黏液腺的分泌。

2. 面神经自脑桥下部向外侧出脑，与听神经伴行，经内耳门进入内耳道。穿过内耳道底进入面神经管。面神经在此管内由前外向后外转折变粗大成膝状神经节，然后向下经茎乳孔出颅。此处面神经只含有运动纤维，穿过腮腺从茎突外侧达下颌颈的浅面，然后分为 5 个分支。这 5 个分支可用 5 个手指的位置关系，粗略表明其位置。

（1）颞支：支配耳前肌、耳上肌和部分额肌。

（2）颧支：交配额肌、眼轮匝肌和眶下的肌肉。

（3）颊支：支配提上唇肌和提口角肌、颊肌和口轮匝肌以及口角部的浅层肌。

（4）下颌支：支配下唇之肌肉。

（5）颈支：支配颈阔肌。

其中，颧支、颊支和下颌支均与三叉神经的分支之间有交通。

（二）适应证

1. 面神经痉挛。

2. 面神经麻痹。

（三）禁忌证同前

（四）操作方法

1. 耳前面神经阻滞　面神经多在横过下颌颈时分支，故可在此处注射进行阻滞。

（1）患者取仰卧位，头偏向健侧。

（2）在耳前用手指摸清下颌骨的髁突，其下方约 1cm 处即为下颌颈。或先找到下颌切迹再向后约 1cm 处即可。做好标记，皮肤消毒。

（3）用 5 号眼科球后针头垂直刺入，直达骨膜，回抽无血，注入 2%利多卡因 1ml，数分钟后可出现同侧程度不等的面神经麻痹表现，如眼睑松弛、口角下移、抽搐减轻或停止。

（4）观察 20 分钟，可再注入长效局麻药 2～4ml（加适量激素）或神经破坏剂 0.1～0.5ml。

2. 茎乳孔面神经阻滞　将药物注于茎乳孔下方，可造成面神经干不同程度的阻滞。

（1）患者取仰卧位，头转向健侧。穿刺点位于乳突尖下前方 1.5cm 处。做好标记，皮肤消毒。

（2）用 5 号眼科球后针头穿刺，针尖向上、后、内推进约2cm即达茎乳孔下方。回抽无血，先注入2%利多卡因0.5ml，观察同侧面肌，一般1~3分钟内出现麻痹。若不出现则可改变针尖位置寻找茎乳孔，直到出现满意的面肌麻痹为止。

（五）并发症及注意事项

1. 治疗面神经痉挛，注射无水乙醇浓度应由低至高，每次注射0.5~1ml，直至面神经痉挛停止，又不出现面神经麻痹。

2. 治疗面神经麻痹，注射肾上腺皮质类激素如曲安奈德10~20mg，隔日1次，颈交感神经阻滞每日1次，7天为1疗程。

3. 注射乙醇后出现注射部位肿胀或局部疼痛，一般不需要特殊处理。

4. 治疗面神经痉挛剂量或浓度过大，引起患者面神经麻痹症状，出现患侧眉毛下移、眼睑不能闭合、长期流泪、口角下垂、流涎等。该症状可持续数月至数年不等，故应慎重选用。

八、颞下颌关节注射治疗

（一）应用解剖

1. 颞下颌关节可简称下颌关节，是颌面部唯一的左右双侧联动关节，具有一定的稳定性和多方向的活动性。在肌肉作用下产生与咀嚼、吞咽、语言、及表情等有关的各种重要活动。

2. 颞下颌关节的神经，来自咬肌神经及耳颞神经的耳前支。其血液供给来自上颌动脉、咽升动脉及耳后动脉等的分支，关节盘除其中央部分外，均有动脉供养。淋巴回流至耳前淋巴结、腮腺深淋巴结及颈外侧深淋巴结。

3. 颞下颌关节是颌面部具有转动和滑动运动的左右联动关节，其解剖和运动都是人体最复杂的关节之一。

4. 颞下颌关节的组成　颞下颌关节由下颌骨髁突、颞骨关节面、居于二者之间的关节盘、关节周围的关节囊和关节韧带组成。

5. 颞下颌关节特点

（1）下颌骨髁突略呈椭圆形，由一横嵴把髁突顶分为前后两个斜面，前斜面覆盖着较厚的纤维软骨，是关节的功能区，很多关节病最早破坏此区。

（2）两侧髁突的长轴略偏向后方，其延长线约成145°~160°角，这个角度可使下颌做侧方运动时不致左右脱位。颞骨关节面的凹部为关节窝，容纳髁突。凸部为关节结节，是主要承受咀嚼压力区。关节窝比髁突大得多，这使髁突运动时非常灵活，能在较大的窝内做回旋运动，这对咀嚼运动有重要意义。关节盘位于髁突和关节窝之间，呈卵圆形而两面凹陷。关节盘由前向后是不均质体，并可以弯曲，这可以巧妙地调节髁突从关节窝向前滑动所产生的变化着的关节间隙，在髁突运动中起稳定作用。

（3）关节盘由致密的纤维软骨构成，不仅可抗压力，还能抗摩擦力，更能承受咀嚼时对关节盘的挤搓。关节囊松而薄，因而颞下颌关节是人体中唯一不受外伤即可脱位，而脱位时关节囊又不撕裂的关节。

（4）关节盘的四周与关节囊相连，把关节分为上下两个腔。下腔小而紧，关节盘与髁突紧密连接，只允许髁突做转动运动；上腔大而松，允许关节盘和髁突向前做滑动运动。关节囊内衬滑膜层，分泌滑液，可减少关节活动时的摩擦，并可营养关节软骨。每侧颞下颌关节的外侧都有3条关节韧带：即颞下颌韧带、茎突下颌韧带和蝶下颌韧带。其主要功能是悬吊下颌，限制下颌运动在正常范围之内

（二）适应证

各种原因引起的颞下颌关节炎。

（三）禁忌证

局部感染急性期。

（四）操作方法

1. 患者取卧式头侧位，耳前区常规消毒，患者半张

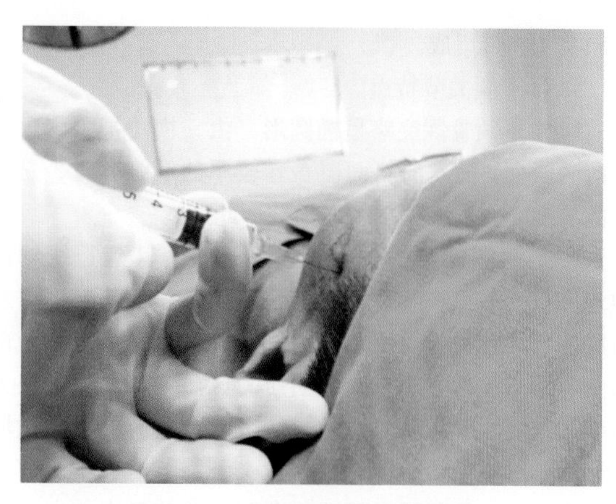

图 4-1-1　颞下颌关节体表定位

口，在耳屏前 1cm 处用 2%利多卡因 1ml 做皮下和双板区浸润麻醉，然后在髁后方做关节上腔穿刺。

2. 穿刺时针尖斜向前、上、内，抵关节窝后，推注药物无阻力，并可回抽。

3. 关节下腔穿刺进针点与上腔穿刺相同，针尖指向前内，抵髁突后斜面后退约 1mm，能回抽且推药无阻力，然后注射药物。

（王 蕊　王海峰）

第二节　颈枕部神经阻滞及局部注射治疗

一、枕大、枕小神经阻滞

（一）应用解剖

枕大神经由 C_2 脊神经后支的主支和 C_3 脊神经部分后支的分支组成。该神经在上项线水平、胸锁乳突肌和斜方肌之间穿出深筋膜，分布于枕后及顶部的皮肤。枕小神经由 C_2、C_3 脊神经前支构成，是颈丛的分支，沿胸锁乳突肌上段后缘上升至头部，穿出深筋膜，越过胸锁乳突肌止点到头部的侧后方，分布于耳后枕部皮肤。

（二）适应证

枕大、小神经阻滞疗法适用于枕大、小神经痛，枕部肌筋膜综合征。

（三）禁忌证

局部感染急性期。

（四）操作方法

1. 枕大神经阻滞　在枕后结节与乳突尖连线中点，用拇指尖按压，找出向头顶及前额的放射性痛点，即为穿刺点，注意避开其外侧的枕动脉。常规皮肤消毒，用5号针垂直皮肤进针，达枕骨或出现放射感后，回抽无血，注入镇痛液3~5ml。

2. 枕小神经阻滞　在乳突后胸锁乳突肌附着点后缘处定点，其余同枕大神经阻滞。

（五）注意事项

操作应注意避开血管丰富部位，对有过敏体质患者应做过敏试验，并配有肾上腺素类抢救药物。

二、颈椎小关节阻滞

（一）应用解剖

颈椎小关节又称颈椎间关节，由上下相邻关节突的关节面构成。颈椎小关节的关节面向上约呈45°，颈椎之间的倾斜度常有变化，关节囊较为松弛，外伤时容易引起半脱位。颈椎小关节构成椎间孔的后壁，前邻颈神经与椎动脉，因此外伤脱位或退变、增生常可挤压神经引起临床症状。

（二）适应证

主要适应于颈椎管狭窄，颈椎间盘突出，关节源性疼痛，外伤性颈部综合征，颈肩腕综合征，颈性头痛等。

（三）禁忌证

局部皮肤感染，出血性疾病等。

（四）操作方法

应在X线透视下穿刺操作。患者侧卧于透视台上，垫枕使颈椎保持在水平位置上，上位颈椎小关节穿刺时，X线球管稍向尾侧偏移；下位穿刺时，X线透射方向应与颈椎垂直。以压痛最明显处为穿刺点，常规消毒皮肤，局部做浸润麻醉后缓慢进针，针尖指向上关节突中央后方，以避免损伤位于关节突前方的椎动脉。触及关节后，针尖稍向头侧偏移，刺入关节腔内2~3mm后，注入局麻药0.5~1ml。由于枢椎横突孔相对靠后，且寰枕关节中央后方有椎动脉走行，因此进行寰枢椎间小关节阻滞时，应从前方穿刺。

（五）并发症

1. 蛛网膜下腔阻滞或硬膜外阻滞　由于穿刺位置高，一旦发生，后果严重。必要时行气管插管人工呼吸，进行呼吸支持。

2. 椎动脉损伤　为穿刺过深所致，可采用压迫止血等治疗措施。

3. 脊髓损伤　穿刺过深所致，应该进针缓慢轻柔，在X线透视下操作。

三、颈部硬膜外阻滞

（一）应用解剖

1. 颈部脊神经　C_1 脊神经根穿过寰椎后弓上缘时发出，内侧支行于寰椎与椎动脉间，呈弓状向上进入枕下三角，其终末支支配枕下肌群并发出交通支与 C_2 脊神经上交通支成襻，无皮支。C_2 脊神经起于 C_2 脊神经根寰枢关节处。内侧支即枕大神经，接受 C_3 脊神经的交通支，行于斜方肌的深面，穿过其筋膜后成终末支支配枕部皮肤。外侧支：背侧分支支配头最长肌，内侧分支于此肌深面支配颈夹肌及头半棘肌。关节支：外侧支一支与 C_3 脊神经分支成襻。上交通支可来自背支、内侧支或外侧支，与 C_1 脊神经分支交通成襻，支配下斜肌。下交通支来自背支，向头、背侧支配 $C_{2\sim3}$ 关节突关节，并与 C_3 脊神经分支交通。C_3 脊神经自 $C_{2\sim3}$ 椎间孔发出。内侧支是主要分支，横行穿过下斜肌下纤维脂肪组织至 C_2 椎板背面，发出交通支至枕大神经。外侧支于背侧跨过 C_3 横突，绕过头半棘肌的背侧面，支配头最长肌、颈夹肌、头半棘肌。交通支分支可与 C_2 或 C_4 脊神经成襻。关节支来自主干或交通支，支配 $C_{2\sim3}$ 关节突关节。$C_{4\sim8}$ 于椎间孔发出各自脊神经，跨过横突时分为内、外侧支。内侧支：$C_{4\sim5}$ 脊神经分为浅支和深支，$C_{6\sim8}$ 脊神经仅有深支。在 C_4 水平，浅支穿出颈半棘肌内侧，再穿过颈夹肌及斜方肌腱性起点成皮支。外侧支：向后向下走行，$C_{4\sim7}$ 脊神经支配颈最长肌和颈夹肌，C_8 脊神经支配颈髂肋肌。关节支来源于内侧支或深内侧支，各有上、下两分支分别支配上、下两个关节突，均穿过关节囊背面，行于头半棘肌深面的关节囊周围纤维组织。

2. 脊髓周围血管

（1）脊髓前动脉：左、右椎动脉的各自分支在近髓腹侧汇合成一干，沿脊髓前正中裂向下纵行，沿途与前根动脉相连，形成前正中动脉，供应脊髓前 2/3 的血液。

（2）脊髓后动脉：左、右支不汇合，并分别在同侧后根的前、后方下降，与后根动脉相连，沿后侧沟走行，供应后索和侧索的浅部及灰质后的大部。

（3）根动脉：分前、后根动脉，分别沿前、后根至脊髓表面，与脊髓前、后动脉吻合，并与双侧同名动脉联合成围绕脊髓的环状动脉冠，前根动脉多细小，终止于前内。颈下部、胸下部和腰上部的前根动脉较粗大，称为大根动脉，它到达前正中裂，发出上升支和下降支，并与邻近分支及脊髓前动脉彼此吻合。

（4）静脉：脊髓的静脉分布大致与动脉相似。前根静脉和后根静脉接收脊髓表面静脉丛的血液回收，形成 6 条静脉通道。前面 3 条为前正中静脉和 2 条前外侧静脉，收纳脊髓前、内、外侧的血液，后面 3 条为后正中静脉和 2 条后外侧静脉，收纳后索、后柱及后柱附近侧索的血液。这 6 条静脉又都收纳根静脉，所有的根静脉都开口于硬膜外静脉丛，脊髓静脉向上集合通过椎间静脉进入椎静脉。

（二）适应证

适用于颈部、上肢血管性疾病、肿瘤、外伤、骨折等原因引起的颈部、上肢疼痛、颈肩部软组织痛、肩周炎、带状疱疹的治疗以及手、上肢手术的麻醉。也可用于中枢性或周围性上肢疼痛的鉴别诊断。

（三）禁忌证

1. 肿瘤发生脊柱转移或椎管破坏者。

2. 全身性严重感染或穿刺部位周围有感染者。

3. 全身状况差，无法耐受阻滞者。

4. 精神病患者以及小儿不能合作者。

5. 严重凝血机制障碍有出血倾向者，也属绝对禁忌。

（四）操作方法

1. 穿刺点的选择　主要根据病变区域的神经支配，选择相应的棘突间隙及侧别。遇有肥胖或有移行椎及脊柱畸形患者，为准确定位，可借助 X 射线检查，并应用多种方法反复核实病变间隙。

2. 穿刺方法　常规皮肤消毒铺巾，穿刺点用 0.25%~0.5%利多卡因做逐层浸润，穿刺方法依是否穿过棘上韧带分为直入法和旁人法，后者适用于韧带钙化的老年人或脊柱畸形患者。不管直入法还是旁入法，均应缓慢进针，仔细体会各组织层次的差别和针尖阻力的变化。若体会细腻，则只有一次“落空”感，即黄韧带的阻力消失所致。此时应停止进针，应用以下方法确定穿刺针是否进入硬膜外间隙：抽吸试验；气泡外溢试验；负压现象；气泡压缩；置管试验。

（五）并发症

1. 损伤　包括硬脊膜、蛛网膜的损伤以及脊髓或脊神经的损伤。前者主要因穿刺技术不熟练或操作不慎引起，也可因导管过硬或先天性硬膜菲薄所致。穿刺时或置管后见脑脊液外流是其依据。大多病例出现头痛、恶心，可给予输液处理。后者的发生则主要因操作粗暴所致。脊神经的损伤常引起该神经分布区的疼痛，脊髓损伤后果严重，如不早期采取有效的治疗措施，难免出现截瘫。

2. 全脊髓麻醉　穿破硬脊膜、蛛网膜而未能及时发现，致使大剂量局麻药进入蛛网膜下隙，出现异常广泛的阻滞，主要表现为全身无痛、意识消失、呼吸停止、血压下降等。一旦发生，应按心肺复苏原则处理。

3. 局麻药中毒　穿刺针或导管深入血管，或静脉丛损伤后，过量局麻药透入血液循环致使出现全身抽搐等中毒表现。可在注药前较轻缓慢回抽进行预防。治疗主要是保持呼吸道通畅，辅助呼吸和镇静止惊。

4. 硬膜外间隙感染　硬膜外间隙感染是最为严重的并发症之一。穿刺器具的污染、无菌技术不过关及患者有感染病灶等，均可导致硬膜外间隙的感染。感染初期症状多隐匿。待出现典型症状和体征后，诊断并不困难，但治疗尚嫌延迟，效果较差。在疼痛治疗中因硬膜外间隙感染致残、致死的病例均有报道，是为惨痛教训。因此，应强调预防，严格无菌操作。

5. 硬膜外间隙血肿　主要发生于凝血机制障碍、有出血倾向者。治疗前应仔细询问有无血友病史及全身肝素化史。一旦发生，应尽早手术清除血肿。

四、颈部脊神经后支阻滞

（一）应用解剖

C_1 脊神经根穿过寰椎后弓上缘时发出，内侧支行于寰椎与椎动脉间，呈弓状向上进入枕下三角，其终末支支配枕下肌群并发出交通支与 C_2 脊神经上交通支成襻，无皮支。C_2 脊神经起于 C_2 脊神经根寰枢关节处。内侧支即枕大神经，接受 C_3 脊神经的交通支，行于斜方肌的深面，穿过其筋膜后成终末支支配枕部皮肤。外侧支：背侧分支支配头最长肌，内侧分支于此肌深面支配颈夹肌及头半棘肌。关节支：外侧支一支与 C_3 脊神经分支成襻。上交通支可来自背支、内侧支或外侧支，与 C_1 脊神经分支交通成襻，支配下斜肌。下交通支来自背支，向头、背侧支配 $C_{2\sim3}$ 关节突关节，并与 C_3 脊神经分支交通。C_3 脊神经自 $C_{2\sim3}$ 椎间孔发出。内侧支是主要分支，横行穿过下斜肌下纤维脂肪组织至 C_2 椎板背面，发出交通支至枕大神经。外侧支于背侧跨过 C_3 横突，绕过头半棘肌的背侧面，支配头最长肌、颈夹肌、头半棘肌。交通支分支可与 C_2 或 C_4 脊神经成襻。关节支来自主干或交通支，支配 $C_{2\sim3}$ 关节突关节。$C_{4\sim8}$ 于椎间孔发出各自脊神经，跨过横突时分为内、外侧支。内侧支：$C_{4\sim5}$ 脊神经分为浅支和深支，$C_{6\sim8}$ 脊神经仅有深支。在 C_4 水平，浅支穿出颈半棘肌内侧，再穿过颈夹肌及斜方肌腱性起点成皮支。外侧支：向后向下走行，$C_{4\sim7}$ 脊神经支配颈最长肌和颈夹肌，C_8 脊神经支配颈髂肋肌。关节支来源于内侧支或深内侧支，各有上、下两分支分别支配上、下两个关节突，均穿过关节囊背面，行于头半棘肌深面的关节囊周围纤维组织。

（二）适应证

适用于无明显神经体征的枕部及项背部疼痛患者。

（三）禁忌证

局部皮肤感染者。

（四）操作方法

1. 脊神经后内侧支阻滞　患者取俯卧位，在 X 射线透视下将药物注入关节突腰部，此处为内侧支支配关节突关节经过处。

2. 关节突关节阻滞　现认为颈脊神经后支疾患主要影响关节突关节而致颈肩痛。在 X 射线透视下将药物注入关节突关节间隙。

（五）并发症

1. 误入椎动脉可造成局麻药中毒。
2. 进针过深可误入蛛网膜下腔引起全脊髓麻醉。

五、选择性颈神经根阻滞

（一）应用解剖

脊神经共 31 对，其中颈神经 8 对，胸神经 12 对，腰神经 5 对，骶神经 5 对，尾神经 1 对。脊神经前、后根合成一干后，第 1 颈神经穿行于枕骨与寰椎后弓之间，经椎动脉沟，在椎动脉的下侧穿出。第 2~7 颈神经，经相应椎骨上侧的椎间孔穿出，第 8 颈神经经第 7 颈椎间的椎间孔穿出。

其中 $C_{1\sim4}$脊神经前支在胸锁乳突肌后连续成一系列的环状神经，组成颈神经丛，主要支配颈部的皮肤感觉和肌肉。$C_{5\sim8}$和 T_1 脊神经的前支及部分 C_4 和 T_2 脊神经前支的小分支组成臂神经丛，走行于颈外侧及腋窝内，分布于整个上肢，支配整个手、臂运动和绝大部分手、臂感觉。

（二）适应证

主要适用于治疗神经根型颈椎病及颈胸神经根炎等所致的根性臂神经痛，还可用于手术麻醉，病因诊断，病变范围的确定。

（三）禁忌证

1. 局部皮肤感染。
2. 颈部巨大肿瘤。
3. 椎管内及椎管旁肿瘤。

（四）操作方法

患者取仰卧位或坐位，头转向健侧。通常于胸锁乳突肌后缘处，选相应的横突平面，但宜稍偏向头侧部位为穿刺点。紧靠锁骨上方的横突为 C_6 横突，通常较清楚。介于 C_4 和 C_6 之间，在颈外静脉和胸锁乳突肌后缘交叉点稍下方为 C_5 横突。以 4~6cm 长针自穿刺点垂直刺入皮肤，然后将针尖稍向尾侧倾斜，对准横突缓慢进针，一般进针约 3cm 即达横突并受阻。若刺中神经根，当出现向上臂外侧的放射痛，提示刺中的为 C_5 脊神经根；出现向拇指示指放射痛则为 C_6 脊神经根。固定针头，回抽无血、脑脊液后，则可注入局麻药 5~10ml。如需同时阻滞一个以上的神经根，则将针头退至皮下，以同样的方法阻滞另外的脊神经根。

（五）注意事项

穿刺时应避开颈部血管；注药前反复回抽，无血液和脑脊液后方可注入药物。

（六）并发症

最严重的并发症是误将药物注入蛛网膜下腔，造成全脊麻。此外，还能导致霍纳综合征及膈神经麻痹，刺破血管引起出血和血肿。

六、星状神经节阻滞

（一）应用解剖

1. 颈部交感神经干　位于颈血管鞘的后方，颈椎横突的前方，一般每侧有 3 个交感节，分别称颈上、中、下节。

（1）颈上神经节最大，呈梭形，位于 $C_{2\sim3}$ 横突的前方。

（2）颈中神经节位于 C_6 横突处，有时缺如。

（3）颈下神经节位于 C_7 横突前方，椎动脉起始处的后方，常与 T_1 交感神经合并呈星状，故名星状神经节或颈胸节。

2. 星状神经节　位于 C_7 横突基底部前面至第 1 肋骨颈前面，斜角肌内侧，肺尖上方。其毗邻有肺尖、斜角肌、锁骨下动脉、颈总动脉和椎动脉等。

（1）星状神经节发出分支经灰交通支连接 C_7、C_8 脊神经和 T_1 脊神经，并随之分布至头颈及上肢的血管、汗腺、竖毛肌等，还发出分支至邻近的动脉，形成锁骨上动脉丛、颈内动脉丛、颈外动脉丛、椎动脉丛，沿这些动脉分支分布于头、颈和上肢的平滑肌及腺体，椎动脉丛沿椎动脉上行进入颅腔，与起自颈内动脉的神经丛汇合。此外，颈交感神经节发出咽支，直接进入咽后壁，与迷走神经、舌咽神经的咽支共同组成咽丛；星状神经节发出的心下神经沿锁骨下动脉后方、气管的前方下降，加入心丛，参与支配心脏活动。由此看出，星状神经节的直接支配区有头、颈、肩、上肢、脑膜、眼、耳、鼻、咽喉、汗腺、泪腺、腮腺、舌下腺、心脏血管、肺、支气管及胸壁等。

（2）星状神经节具有交感神经的生理功能：①增强心肌收缩力；②增加心率；③收缩冠状血管；④扩张支气管；⑤增加腺体分泌；⑥扩瞳；⑦松弛睫状肌；⑧促进肾上腺髓质激素分泌：⑨促进肝糖原分解，使血糖升高；⑩增加红细胞等。

（3）星状神经节阻滞由于阻滞部位的节前和节后神经纤维功能受到抑制，分布区内的交感神经纤维支配的心血管运动、腺体分泌、肌肉紧张、支气管收缩及痛觉传导也受到抑制，这些外周作用一直被用来治疗头、颈、上肢、肩、心脏和肺部的一些疾病。

（4）近年来，对星状神经节阻滞机制的研究结果表明，除以上外周作用外，星状神经节阻滞还通过下丘脑机制对机体的自主神经系统、内分泌系统和免疫系统的功能发挥调节作用，从而有助于维持机体内环境的稳定。因而星状神经节阻滞已广泛应用干许多自主神经功能失调性疾病的治疗。

（二）适应证

1. 头面部　偏头痛、紧张性头痛、丛集性头痛、脑血管疾病（如脑血管痉挛、栓塞及脑外伤后遗瘫等）、视网膜血管栓塞、视神经炎、角膜溃疡、青光眼、面神经麻痹、不典型面神经痛、三叉神经痛、带状疱疹后神经痛，颞下颌关节综合征、咬肌痉挛、突发性耳聋、过敏性鼻炎、萎缩性鼻炎、鼻窦炎、耳鸣等。

2. 颈、肩、上肢疾患　颈椎病、肩周炎、胸廓出口综合征、上肢血管性疾病、臂丛神经病变、幻肢痛、带状疱疹后神经痛、乳房切除后综合征等。

3. 呼吸循环系统疾患　哮喘、支气管炎、肺水肿、心绞痛、心神经症等。

4. 妇科疾患　痛经、更年期综合征、经前紧张征、子宫或卵巢切除术后自主神经功能紊乱，女性不孕症等。

5. 消化、泌尿系疾病　过敏性结肠炎、溃疡性结肠炎、胃肠功能紊乱、阳痿、神经性尿频、男性不育症等。

6. 全身性疾病　不定陈诉、复杂性区域疼痛综合征、原发性高血压、原发性低血压、体位性低血压、甲状腺功能亢进、甲状腺功能低下、皮肤瘙痒、慢性疲劳综合征、失眠、多汗症、冻伤等。

（三）操作方法（从右侧为例）

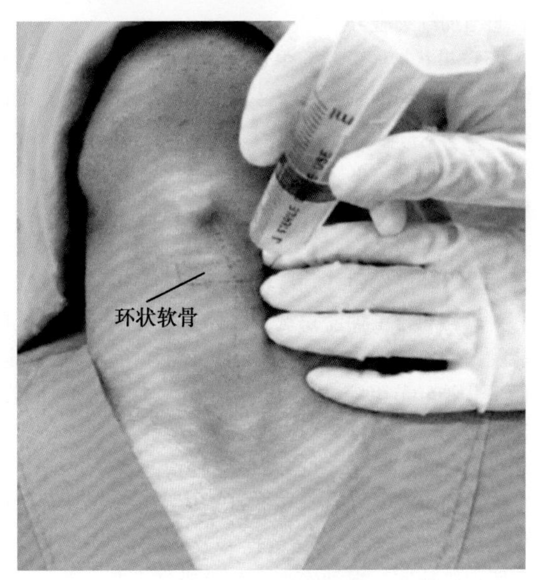

图 4-2-1　星状神经节体表定位

1. 患者取仰卧位，肩下垫一薄枕或不垫，稍伸展颈部，令患者微张口，以消除肌紧张，在胸锁关节上方 2.5cm（即两横指）处，正中线外侧 1.5cm 处，相当于 C_6 横突或 C_7 横突为穿刺点。

2. 常规消毒皮肤，先用左手示指或中指在胸锁乳突肌内缘把颈总动脉和胸锁乳突肌推向外侧，与气管分开，在穿刺点处用 5 号或 7 号穿刺针垂直刺入 2~3cm，触及骨质，表明针尖已达 C_6 或 C_7 横突基底部，退针 0.2~0.4cm 后固定针头，回吸无血和脑脊液即可注入 1%利多卡因或阻滞液 5~10ml。

3. 穿刺时不必勉强寻找异感，如未触及骨质而出现上肢放散感，说明进针过深，已经从横突间穿入，应调整针的方向后再行穿刺。

星状神经节阻滞成功的标志，一般可表现为阻滞侧出现 Horner 综合征。

（四）并发症及其防治

1. 与局麻药有关的并发症　药物误入血管会引起局麻药毒性反应，少数出现过敏或超敏反应。

2. 出血、局部血肿　穿刺过程中误伤邻近血管，可引超发出血或局部血肿，尤其是损伤颈部大血管时，应立即拔针压迫止血。

3. 气胸或血气胸　穿刺位置过低或方向不正确，可误伤胸膜或肺，引起气胸或血气胸，尤其是右侧胸膜顶较左侧高，更容易损伤。穿刺过程中一旦出现咳嗽、胸痛，应警惕误伤肺或胸膜的可能，出现缺氧或呼吸困难者，应给予对症处理。

4. 硬膜外间隙或蛛网膜下隙阻滞　是一种较严重的并发症，应注意预防。

5. 喉返神经阻滞　表现为患者声音嘶哑，针尖靠近内侧或过浅时容易发生，一般不需特殊处理即可自行恢复。

6. 上肢麻痹　系臂丛神经受阻滞所致。

7. 星状神经节损伤　有报道多次接受星状神经节阻滞后，发生持续不能恢复的病例，分析原因可能与操作不熟练、反复穿刺损伤交感神经链有关。

七、颈丛阻滞

（一）应用解剖

1. 颈丛是由 $C_{1\sim4}$ 脊神经的前支组成。C_1 脊神经又名枕下神经，在寰椎后弓与枕骨之间，行于椎动脉下。其他几对脊神经离开椎间孔后，从椎动脉和椎静脉后面横过，到述横突尖端的结节间沟分为升支和降支，这些分支与相邻的颈脊神经分支相连接，形成一系列的环状神经，称为颈丛。颈丛位于胸锁乳突肌深面，中斜角肌和肩胛提肌的浅面。

2. 颈神经丛分为浅丛和深丛。浅丛沿胸锁乳突肌的后缘中点穿出深筋膜并分为四支：①枕小神经（$C_{2\sim3}$），经胸锁乳突肌后缘向后上方行走；分布于枕部及耳廓背面上部的皮肤；②耳大神经（$C_{2\sim3}$），经胸锁乳突肌表面向前行，分布于耳廓及其附近的皮肤；③颈横神经（$C_{2\sim3}$），横过胸锁乳突肌的浅面向前，分布于颈部皮肤；④锁骨上神经（$C_{3\sim4}$），有2~4条，行向外下方，分布于颈侧部、胸壁上部及肩部的皮肤。深丛分支支配颈部深层的肌肉，并发出膈神经支配膈肌的运动。

（二）适应证

颈丛阻滞的范围是颈部的前面和侧面、头后枕部、肩及上胸部。颈丛阻滞适应于咽部恶性肿瘤所致的疼痛、枕后部神经痛、颈部外伤后疼痛、颈及上胸部疱疹后神经痛等。

（三）禁忌证

颈部有炎症、结核及颈部畸形的患者禁用。

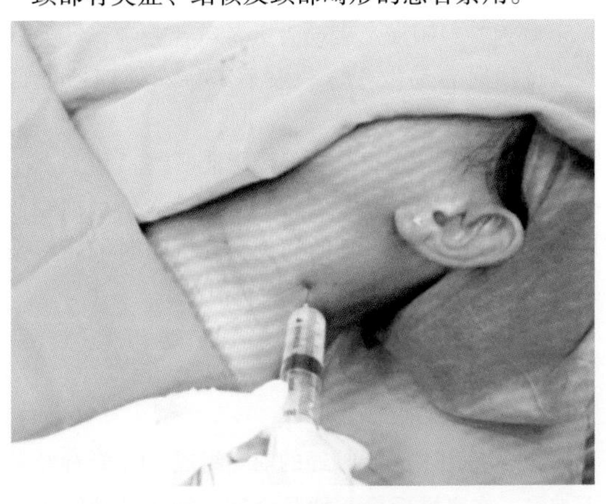

图4-2-2　颈丛体表定位

（四）操作方法

1. 解剖标志　触摸乳突，乳突尖下方一横指（约1.5cm）处为 C_2 横突所在。胸锁乳突肌后缘与颈外静脉的交叉点（相当于甲状软骨上缘水平）为 C_4 横突所在，二者之间为 C_3 横突的位置。C_6 横突为诸颈椎横突中最突出者，相当于胸锁乳突肌后缘环状软骨水平，一般可用手扪到。

2. 三点法阻滞　患者去枕取仰卧位，头偏向对侧，充分暴露胸锁乳突肌。常规消毒皮肤，在胸锁乳突肌后缘标定的 $C_{2\sim4}$ 横突位置，用 7 号针头从颈侧面与皮肤垂直刺入，进针 2~3cm 时触及骨质即为横突结节，回吸无血和脑脊液，即可缓慢注入局麻药或阻滞液 3~5ml，使整个颈深丛阻滞。然后将针从胸锁乳突肌后缘中点（相当于 C_4 水平）刺入，至颈阔肌深面，回吸无血后注入局麻药或阻滞液 3~5ml，也可将药物在皮下呈扇形浸润，以阻滞颈浅丛。

3. 一点法阻滞　体位同三点法。常规消毒皮肤，在胸锁乳突肌后缘、甲状软骨上缘水平，触及前斜角肌和中斜角肌之间的肌间沟，针头垂直皮肤向肌间沟方向刺入，遇异感时停止进针，若无异感可再行穿刺，但进针深度不能超过横突，出现异感后，回吸无血和脑脊液，注入局麻药或阻滞液 10~15ml，注药的同时压迫针下方的肌间沟，使药物沿肌间沟上行，从而阻滞颈深丛。颈浅丛阻滞同三点法。

（五）并发症及防治

1. 局麻药毒性反应　多因局麻药误入血管所致，椎动脉在其附近，容易被误伤。穿刺时针尖深度应不超过横突，注药时要反复回吸。此外，颈部血管丰富，局麻药吸收较快，故应严格控制用药量。

2. 药物误入硬膜外间隙或蛛网膜下隙　药物一旦误入硬膜外间隙或蛛网膜下隙，会导致高位硬膜外阻滞或蛛网膜下隙阻滞，呼吸、循环抑制，甚至呼吸、心跳停止。其原因是由于穿刺针过深，进针方向偏内、偏后。穿刺时应防止进针过深，进针方向应向前下方，避免与椎间孔方向平行或由下向上穿刺。另外，注药前应回吸，确认无脑脊液后再注药。

3. 膈神经阻滞 膈神经主要由 C_4 脊神经组成，同时接受 C_3 和 C_5 脊神经的部分纤维。颈丛阻滞时常累及膈神经，表现为胸闷和呼吸困难，应及时吸氧或辅助呼吸。双侧膈神经同时阻滞时，会出现严重的呼吸困难，故禁用双侧颈深丛阻滞。

4. 喉返神经阻滞 颈丛阻滞后部分患者出现声音撕哑、失声或呼吸困难。原因是进针太深，阻滞了喉返神经。应注意进针不宜太深，同时应避免双侧颈深丛阻滞，以免两侧喉返神经同时受到阻滞，主现严重的呼吸困难。

5. Horner 综合征 表现为阻滞侧眼睑下垂、瞳孔缩小、眼结膜充血、面部无汗，系由于穿刺偏内、过深，颈交感神经受累所致。

6. 椎动脉损伤 穿刺过深或位置不准确，可损伤椎动脉，引起出血，有时可出现眩晕等症状。

八、臂丛阻滞

（一）应用解剖

1. 臂丛是由 $C_{5\sim8}$ 脊神经的前支组成，有时 C_4 和 T_1 脊神经的前支也分支加入其中。根据其走行与锁骨的关系，将臂丛分为锁骨上部和锁骨下部。在锁骨上部，组成臂丛的脊神经出椎间孔后，位于前、中斜角肌间隙内，向外下行走，形成上、中、下三干，上干由 $C_{5\sim6}$ 脊神经的前支组成，下干由 C_8 和 T_1 脊神经的前支组成，C_7 脊神经的前支单独组成中干。三支神经干在锁骨平面上方，穿过前、中斜角肌间隙，每干分为两股，伴锁骨下动脉向前、向外、向下延伸，通过锁骨中点和第一肋骨之间，经腋窝顶部进入腋窝，再汇合成外、内、后三束，与腋血管伴行，并分支至肩、上臂、前臂及手部，支配上肢绝大部分的感觉和运动。

2. 主要分支

（1）胸长神经（$C_{5\sim7}$）：起自脊神经根，自臂丛进入腋窝后，沿前锯肌表面下降，支配此肌。

（2）肩胛背神经（$C_{4\sim5}$）：起自脊神经根，穿中斜角肌，在肩胛骨与脊柱之间下行，支配菱形肌和肩胛提肌。

（3）肩胛上神经（$C_{5\sim6}$）：起自臂丛上干，向后经肩胛骨上缘入冈上窝，绕至肩峰与肩胛颈之间入冈下窝，支配冈上肌和冈下肌。

（4）肩胛下神经（$C_{5\sim7}$）：起自后束，支配肩胛下肌和大圆肌。

（5）胸内外侧神经（$C_{5\sim7}$）：起自内侧束和外侧束，支配胸大肌和胸小肌。

（6）胸脊神经（$C_{6\sim8}$）：起自后束，沿肩胛骨外侧缘伴肩胛下血管下降至背阔肌，支配此肌。

（7）腋神经（$C_{5\sim6}$）：起自后束，穿四边孔，绕肱骨外科顶的后方至三角肌深面，支配三角肌和小圆肌，皮支分布于肩及臂外侧上部的皮肤。

（8）肌皮神经（$C_{5\sim7}$）：起自外侧束，斜穿喙肱肌，经肱二头肌和肱肌之间下降，并发出肌支支配这 3 块肌肉，皮支则分布于前臂外侧的皮肤。

（9）尺神经（$C_8 \sim T_1$）、桡神经（$C_7 \sim T_1$）和正中神经（$C_6 \sim T_1$）分别起自内侧束、外侧束和内外侧束共同发出。下行分布于前臂、上臂及手部的皮肤和诸肌肉。

（二）适应证

适用于上肢血管性疾病、肿瘤、外伤、骨折等原因引起的上肢疼痛、颈肩部软组织痛、肩周炎的治疗以及手、上肢手术的麻醉。也可用于中枢性或周围性上肢疼痛的鉴别诊断。

（三）禁忌证

穿刺部位有感染或肿瘤的患者禁用。

（四）操作方法

1. 肌间沟法　患者去枕仰卧位，头略后仰并转向对侧，手臂贴在体侧。嘱患者做抬头动作，以显露胸锁乳突肌及其后缘的前、中斜角肌，在前、中斜角肌之间触及肌间沟，沿此沟相当于 C_6 横突水平（环状软骨水平）处作为穿刺进针点。常规消毒皮肤后，用 7 号穿刺针朝

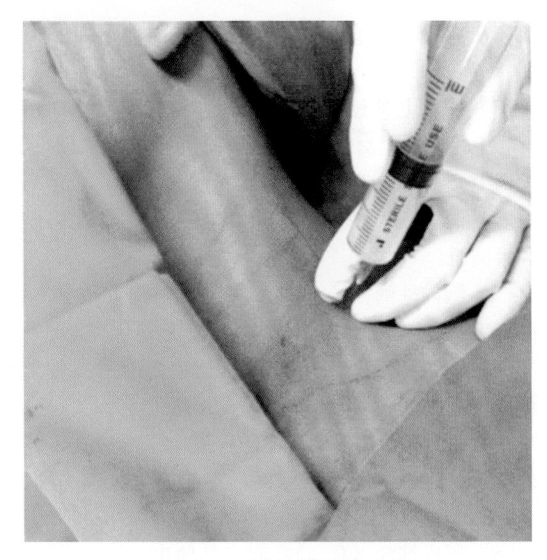

图 4-2-3　臂丛肌间沟入路

对侧腋窝（即向内、向后、向下）或对侧脚跟方向穿刺，出现异感或触及 C_6 横突，回抽无血和脑脊液，注入局麻药物或阻滞液。

2. 锁骨上法　患者去枕取仰卧位，肩下垫一薄垫，头偏向对侧，肩下垂。于锁骨中点上方 1.5cm 处，扪及锁骨下动脉搏动的外缘为穿刺点。常规消毒皮肤，用 7 号穿刺针，针尖向内、后、下方穿刺，触及第一肋骨时在其上寻找异感，回抽无血即可给药（药量用肌间沟法）。如找不到异感，不必勉强反复寻找异感，将药物沿第一肋骨表面呈扇形注射即可。

3. 腋路法　患者取仰卧位，头偏向对侧，被阻滞侧上肢呈举手行礼状。先在腋窝处触及腋动脉搏动，沿动脉向上至胸大肌下缘动脉搏动消失处稍向下，取动脉搏动最高点处为穿刺点，常规消毒皮肤，持 7 号针由穿刺点刺入，穿刺针与动脉呈 20°夹角，缓慢推进至出现刺破纸样的落空感时，表明针尖已刺入腋血管鞘内，松开针头，此时针头应随动脉搏动而摆动，回吸无血即可注入阻滞液（药物同前，药量 25~35ml）。

（五）并发症及防治

1. 阻滞液误注硬膜外或蛛网膜下隙 多见于肌间沟法。

2. 局麻药毒性反应 腋路法多于肌间沟法和锁骨上法。因局麻药直接注入血管或局麻药用量过大所致，注药前及注药过程中应反复回吸。

3. 气胸或血气胸 多见于锁骨上法，因进针方向不正确、进针过深超过第一肋骨或穿刺过程中患者突然咳嗽所致。锁骨上法穿刺不必过分强调寻找异感。穿刺过程中或穿刺后患者主诉咳嗽、胸痛时应引起注意，仔细听诊、叩诊，密切观察，必要时行透视或拍胸片以明确诊断。单纯性气胸一般无明显不适，张力性气胸时可出现呼吸困难、缺氧等症状，严重者须行胸腔穿刺或置管引流，经 1~3 天一般可治愈。

4. 出血和局部血肿 穿刺中损伤血管可导致出血及局部血肿，局部加压一般可以止血。

5. 隔神经阻滞 多见于肌间沟法和锁骨上法。表现为腹式呼吸减弱、胸闷、气短、缺氧及呼吸困难、一旦发生应给予吸氧或辅助呼吸。

6. 喉返神经阻滞 可发生于肌间沟法和锁骨上法。表现为声音嘶哑，一侧喉返神经阻滞一般不会发生明显的呼吸困难，两侧同时阻滞时可发生上呼吸道梗阻。

7. Horner 综合征 多见于肌间沟法。表观为同侧眼睑下垂、瞳孔缩小、面都无汗、眼结膜充血，一般不需特殊处理。

九、迷走神经阻滞

（一）应用解剖

1. 迷走神经为第 10 对脑神经，是脑神经中最长，分布最广的一对，含有感觉、运动和副交感神经纤维。其支配呼吸、消化两个系统的绝大部分器官以及心脏的感觉、运动以及腺体的分泌。因此，迷走神经损伤可引起循环、消化和呼吸系统功能失调。

2. 迷走神经为混合神经，含有四种纤维成分。

（1）特殊内脏运动纤维起于延髓的疑核，支配咽、喉的横纹肌。

（2）一般内脏运动纤维起于延髓的迷走神经背核，此核发出的副交感节前神经纤维，在脏器内或其附近的副交感神经节内换神经元后，发出副交感节后神经纤维分布到胸、腹腔的脏器，控制平滑肌、心肌和腺体的活动。

（3）一般内脏感觉纤维的胞体位于颈静脉孔下方的下神经节内，其中枢突止于孤束核，周围突也分布于胸、腹腔的脏器。

（4）一般躯体感觉纤维数量最少，胞体位于颈静脉孔内的上神经节内，中枢突止于三叉神经脊束核，周围突分布于硬脑膜以及耳廓和外耳道的皮肤。

3. 主干　迷走神经是脑神经中行程最长，分布范围最广的神经，于舌咽神经根丝的下方自延髓橄榄的后方出入脑，经颈静脉孔出颅腔。之后下行于颈内、颈总动脉与颈内静脉之间的后方，经胸廓上口入胸腔。在胸部，左、右迷走神经的走行和位置各异。左迷走神经在左颈总动脉与左锁骨下动脉之间下降至主动脉弓的前面，经左肺根的后方，分出数小支分别加入左肺丛，然后在食管前面分散成若干细支参与构成食管前丛，并向下延续成迷走神经前干。右迷走神经经右锁骨下动脉的前面，沿气管右侧下降，继在右肺根后方分出数支，参加右肺丛，然后分出分支在食管后面构成食管后丛，在食管下端合成迷走神经后干。迷走神经前、后干向下与食管一起穿膈的食管裂孔进入腹腔，至贲门附近，前、后干分为终支。

4. 分支

（1）颈部的分支

1）喉上神经始于下神经节，沿颈内动脉与咽侧壁之间下行，在平舌骨大角处分为内、外二支。内支含一般内脏感觉纤维，穿甲状舌骨膜入喉，分支分布于声门裂以上的喉黏膜；外支细小，含特殊内脏运动纤维，支配环甲肌。

2）颈心支一般由上、下两支，下降入胸腔参加心丛的组成。

3）咽支主含特殊内脏运动纤维，常为两支，起自下神经节，参加咽丛的组成。

4）耳支含一般躯体感觉纤维，发自上神经节，向后外分布于耳廓后面及外耳道的皮肤。

5）脑膜支含一般躯体感觉纤维，发自上神经节，分布于颅后窝硬脑膜。

（2）胸部的分支

1）喉返神经：发自迷走神经的胸段，但立即向上返至颈部，左右两侧的返回部位有所不同。左喉返神经发出的位置较低，从前向后绕过主动脉弓返至颈部。右喉返神经发出的位置略高，从前向后绕过右锁骨下动脉返至颈部。在颈部，喉返神经于气管与食管之间的沟内上行，经环甲关节的后方入喉，支配除环甲肌以外的全部喉肌并分布于声门裂以下的喉黏膜。喉返神经的末支称喉下神经。喉返神经含特殊内脏运动纤维和一般内脏感觉纤维，是喉肌的重要运动神经，在其入喉前与甲状腺下动脉的终支互相交错，神经多数经过动脉后方，但也有经过动脉前方的，所以在甲状腺手术结扎动脉或用止血钳夹血管时，应注意避免损伤此神经。

2）支气管支、食管支和胸心支是迷走神经在胸部发出的数条小支，分别加入肺丛、食管丛和心丛。

（3）腹部的分支

迷走神经前、后干于贲门附近分别发出分支分为胃前支和肝支、胃后支和腹腔支。含一般内脏运动和感觉纤维。

1）胃前支在小网膜内循胃小弯向右行，分支分布于胃前壁和十二指肠上部。有以下诸分支：贲门支，分布于贲门附近；前胃壁支，常为3~4小支，分布到胃体前壁；“鸦爪”形支，分布于幽门窦、幽门管、幽门及十二指肠上部，此支与胃的排空运动有密切关系。前二支是重要的胃酸分泌神经。

2）肝支行于小网膜内，随肝固有动脉走行，参与形成肝丛，分布至胆道和肝，与肝的分泌活动有关。

3）胃后支循胃小弯深面向右行，分支分布至胃后壁。有以下诸分支：胃底支，后胃壁支，常为数支，分布于胃后壁；“鸦爪”形支，分布于幽门窦和幽门管。前二支是胃蠕动、胃感觉和胃酸的分泌神经。

4）腹腔支较粗大，行向后下方，加入腹腔丛。以后与交感神经纤维一起随腹腔干、肠系膜上动脉和肾动脉及它们的分支分布于肝、脾、胰、小肠、结肠左曲以上的大肠、肾以及肾上腺等。

（二）适应证

1. 心动过缓。

2. 舌咽神经痛。

（三）禁忌证

同前。

（四）操作方法

1. 患者仰卧位头转向健侧。

2. 确定乳突前缘和外耳道下方作为穿刺点，常规消毒皮肤后，用 3.5cm 长，7 号短针，与皮肤垂直刺入，进针约 1.5cm 左右，可触及茎突。

3. 稍退针后沿着茎突后缘继续进针，共进针深度约 3~3.5cm 时，穿刺针尖基本抵达颈静脉孔下方。回吸无血，缓慢注射局麻药物 3~5ml。

（五）注意事项

1. 由于迷走神经与舌咽神经共同经颈静脉孔出颅，进行乳突前阻滞迷走神经时，同时阻滞舌咽神经。

2. 进行上述阻滞术时，副神经可能被阻滞。阻滞后可能出现吞咽肌麻痹而致食物下咽困难及轻微或不完全性舌麻痹。

3. 也可能累及副神经和舌下神经以及斜方肌，多不需特殊处理，而自行恢复。

4. 本法禁忌同时行双侧阻滞。

十、副神经阻滞

（一）应用解剖

副神经经颈静脉孔出颅，走行于颈内动、静脉之间，在二腹肌后腹深面，越过颈内静脉，向后下行，在乳突尖下方约 2.5cm 处，胸锁乳突肌前缘上、中 1/3 交点，潜入该肌深面，并支配该肌，自该肌后缘中点稍下方处，进入颈外侧区，最后在斜方肌前缘中、下 1/3 交界处，进入该肌深面，并支配该肌。一侧的副神经损伤；同侧转头及抬肩无力。

（二）适应证

适应于胸锁乳突肌或斜方肌痉挛或抽搐性疼痛。

（三）禁忌证

同前。

（四）操作方法

1. 患者仰卧位，头转向健侧。

2. 体表定位　自乳突尖与下颌角连线中点，经胸锁乳突肌后缘上、中 1/3 交点，至斜方肌前缘中、下 1/3 交点连线为穿刺点。

3. 用 3.5cm 长、7 号短针，进针 1~1.5cm 左右，回吸无血，注射局麻药 5ml。

（五）注意事项

穿刺时进针偏下易损伤颈外静脉。

十一、膈神经阻滞

（一）应用解剖

膈神经起自 $C_{3\sim5}$ 脊神经的前支，先在前斜角肌上端外侧缘椎前筋膜深面，继沿该肌表面下降至该肌内侧。上述走行过程中为颈内静脉与胸锁乳突肌所遮盖，并与肩胛舌骨肌下腹和颈横动脉及肩胛上血管交叉。膈神经降至颈根时，从锁骨下动脉第一段前面，锁骨下静脉后方入胸腔，再经上、中纵隔垂直下行，最后达横膈。膈神经为混合神经，运动纤维支配膈肌，交感及感觉纤维除至横膈外，也分布于心包、部分胸膜及膈肌下面的腹膜；此外，右膈神经的感觉纤维还分布于肝和胆囊。除膈神经外，有时可见有副膈神经出现，以左侧为多见，常仅1根，偶可多至4根。副膈神经在膈神经外侧（或内侧、或交叉）下行，经前斜角肌表面，越过锁骨下静脉前或后方入胸腔。大多数副膈神经在该静脉下方与膈神经汇合。

（二）适应证

1. 膈神经痛　是最主要适应证。此类疼痛系指由膈神经径路上的各种刺激性病变所引起的一种疼痛综合征。主要表现为膈区、颈深部及肩部疼痛，且以肩部痛感出现最早和较重，甚至可向上肢乃至小指放射。疼痛可呈发作性出现，或为持续性质，呼吸、咳嗽、吞咽或其他膈肌活动时均可诱发或加剧疼痛。

2. 膈神经麻痹　常指膈神经受损后表现出的膈肌运动障碍。

3. 膈疝　阻滞膈神经使膈肌松弛，疝内容物回纳腹腔，或缓解膈疝症状。

4. 膈肌痉挛　又称顽固性呃逆，常给患者带来极大痛苦。

（三）禁忌证

1. 呼吸功能不全或有严重肺部疾病患者，膈肌麻痹后可使症状加重。

2. 局部解剖不清或气管明显移位。

（四）操作方法

患者仰卧去枕，头转向对侧，皮肤常规消毒。用左手的示指和拇指提起胸锁乳突肌，沿胸锁乳突肌锁骨头的外侧缘与前斜角肌之肌间沟内，用3~6cm长针缓慢进针。在胸锁乳突肌的下面，向后、内方向刺入2.5~3.0cm，有穿过浅筋膜的突破感或感到前斜角肌筋膜的阻力，及针头碰到C_6颈椎横突前结节上时，如果回抽无血、气体时，即可注射局麻药液，每侧可注入5~10ml。

（五）注意事项

1. 穿刺时进针不宜太深，以免刺伤食管或气管。

2. 穿刺部位偏下，进针太深，可损伤肺尖，引起气胸或血气胸。

3. 注药前应反复回抽，以免药液注入血管内。

（六）并发症

1. 损伤气管或食管，严重时可引起穿孔。

2. 气胸或血气胸。

3. 局部血肿，严重时可压迫气管和食管。

4. 喉返神经麻痹。

5. 颈交感神经节阻滞（Horner 综合征）

（王 蕊　石智勇）

第三节　肩胛上肢神经阻滞及局部注射治疗

一、桡神经阻滞

（一）应用解剖

桡神经是臂丛的最大的分支，起于臂丛后束。在腋窝内位于腋动脉第三段的后方，并伴肱深动脉向下外行。先经肱三头肌长头与内侧之间，继而沿桡神经沟桡肱骨中段后面，旋向下外行。在肱骨外上髁上方穿过外侧肌间隔至肱桡肌与肱肌之间，继续下行于肱肌与桡侧腕长伸肌之间。桡神经在肱骨外上髁前方分为浅、深两终支。桡神经在臂部发出的分支有：①皮支：有三支，在腋窝处发出臂后皮神经，较小，分布于臂后区皮肤；臂外侧下皮神经，在三角肌止点远侧浅出，分布于臂下外侧部皮肤；前臂后皮神经，也自臂中分外侧浅出下行，继而在前臂后面下行至腕部，沿途分支分布于前臂后面的皮肤；②肌支：分布于肱三头肌，肘肌，肱桡肌和桡侧腕长伸肌；③肘关节支：分布于肘关节。终支之一桡神经浅支为皮支，自肱骨外上髁前外侧向下沿桡动脉外侧下行，在前臂中，下 1/3 交界处转向背侧并下行至手背区，分成 4~5 支指背神经分布于手背桡侧半和桡侧三个半手指近节背面的皮肤及关节。另一终支桡神经深支较粗大，主要为肌支经桡骨颈外侧穿过旋后肌至前臂后面，在前臂浅、伸肌之间下行，在拇短伸肌远侧逐渐变细，并沿前臂骨间膜后面下行达腕关节背面，也称骨间后神经，沿途分支布于前臂伸肌、尺桡远侧关节、腕关节和掌骨间关节。

（二）适应证

1. 肘以下骨及软组织疼痛治疗。

2. 桡神经麻痹　主要表现为手运动障碍，手背第一、二掌骨间皮肤感觉障碍。若桡神经病损部位较高，则伴有肘关节伸展障碍，前臂屈曲与旋后无力，上臂前后侧与外侧皮肤感觉障碍。虽然桡神经麻痹以运动障碍为主，但偶有灼性疼痛。

3. 颈椎病　由于颈椎骨质增生多发生于 $C_{5\sim7}$ 颈椎，压迫相应脊神经，以致有时向上肢桡神经和正中神经支配区呈放射样疼痛或酸痛，患者十分痛苦，此时采用桡神经和（或）正中神经阻滞辅助疗法，可使疼痛缓解。

（三）禁忌证

1. 骨关节肿瘤、畸形。

2. 穿刺点解剖位置不清，局部感染、骨折、血肿。

（四）操作方法

1. 上臂部桡神经阻滞　患者取仰卧位或坐位，上肢自然平放。与肱骨外上髁上方约 10cm 的轴线上作皮肤皮丘，此点相当于桡神经绕过肱骨部位。以长穿刺针垂直刺入，直达肱骨，并在其上寻找异感，有异感时回抽无血即可注药 10~20ml。如果异感不易寻获，可将药物于肱骨表面作扇形浸润，仍可达到治疗目的。

2. 肘部桡神经阻滞　患者体位同上，手臂伸直，掌心向上。在肱骨内、外髁间画一横线，横线与肱二头肌腱外缘交点外侧约 1. 0cm 处为穿刺点。先作一皮丘，再以长针直接刺向肱骨寻找异感，必要时可作扇形穿刺寻找。出现异感即可注入局麻药 5~10ml。若异感不易寻获，则可将药物注射于肱骨外髁前方，也可达到治疗目的（图 4-3-1）。

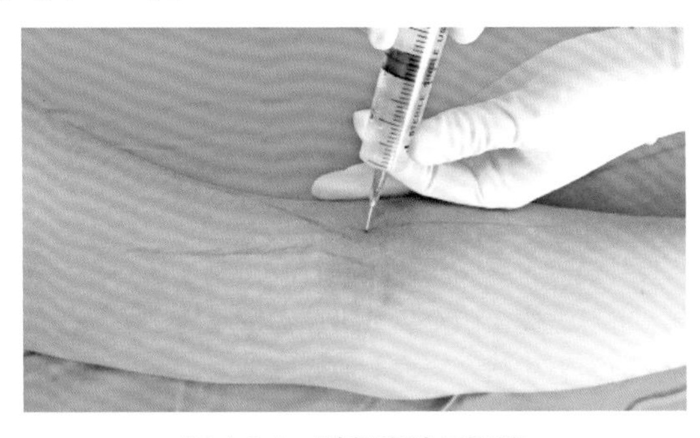

图 4-3-1　肘部桡神经阻滞

3. 腕部桡神经阻滞　腕部桡神经分支多且较细，临床上常于腕部桡侧作环形皮下浸润即可达到阻滞目的。由于腕背桡凹是大多数桡神经纤维经过之处，故应重点阻滞，方法为：手处于旋转中间位，拇指外展，在其基底部可见一凹窝，即为腕背桡凹，由此注入局麻药 5～10ml（图 4-3-2）。

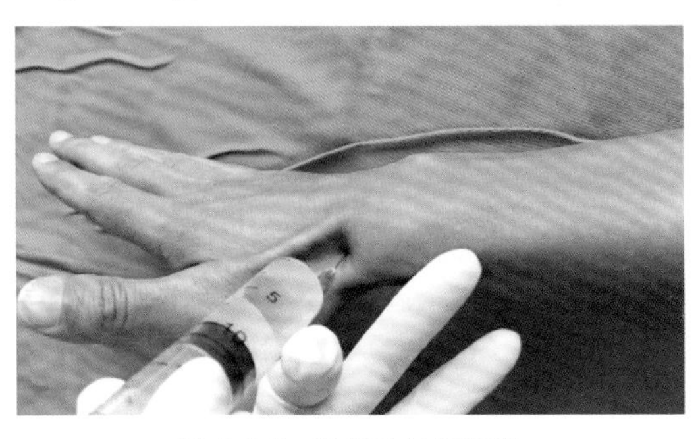

图 4-3-2　腕部桡神经阻滞

（五）注意事项

1. 穿刺时动作轻柔，尽可能避免损伤神经。

2. 腕部桡神经阻滞作环状浸润时，应避开桡动脉搏动点。

（六）不良反应

1. 桡神经损伤。

2. 刺破血管，尤其是桡动脉，引起出血或血肿。

3. 损伤肌腱。

二、尺神经阻滞

（一）应用解剖

尺神经发自臂丛内侧束，自胸小肌下缘发出，在腋动脉、静脉之间出腋窝后，沿肱动脉内侧，肱二头肌内侧沟下行至臂中份，穿内侧肌间隔至臂后区内侧，下行至肱骨内上髁后方的尺神经沟，继而向下穿过尺侧腕屈肌起端又至前臂内侧，继续在尺侧腕屈肌和指深屈肌间、尺动脉内侧下行，至桡腕关节上方发出手背支后，本干在豌豆骨桡侧，经屈肌支持带浅面分浅、深两支，经掌腱膜深面腕管浅面进入手掌。

尺神经在臂部未发分支，在前臂上部发支支配尺侧腕屈肌和指深屈肌尺侧半。桡腕关节上方发出的手背支转向手背侧，分布手背尺侧半和小指、环指及中指尺侧半背面皮肤，浅支分布于小鱼际、小指和环指尺侧半掌面皮肤。深支分布于小鱼际肌、拇收肌、骨间掌侧肌、骨间背侧肌及第 3、4 蚓状肌。

（二）适应证

1. 肘管综合征　病因为肘部外伤、肘关节病变、尺神经脱位、尺侧腕屈肌肱骨头和尺骨头间腱膜组织压迫、内髁肿瘤和腱鞘囊肿压迫等。主要症状为尺神经所支配区域感觉障碍，手指麻木不适或刺痛感、蚁行感，手的精细动作不灵活，肌萎缩无力。在肘部，前臂近端尺侧呈刀割样疼痛或酸痛，并向上肢近远端放射。

2. 腕部损伤　是一系列骨与韧带损伤的总称，如外伤后引起的骨折、韧带撕裂、骨周不稳定均可引起腕部疼痛。因腕部损伤的复杂性，损伤涉及多种组织结构，痛感波及整个腕部，难以确定损伤的具体部位。神经阻滞一方面可使局部检查得以进行，另一方面可消除或缓解腕部疼痛。

3. 尺神经麻痹　多见于肘关节的尺神经沟处骨质增生压迫、外伤、肱骨骨折、肘关节脱位、神经炎、前斜角肌压迫和尺神经滑出尺神经沟等。主要症状为：手腕偏向桡侧，屈腕与手内收无力，尺侧二指的掌指关节略伸，向指间关节略屈。小指与环指不能合拢。拇指内收不能，小指动作丧失，感觉障碍，骨间肌与小鱼际肌萎缩，手掌平坦呈“爪形”手。

4. 小指、环指创伤性疼痛。

（三）禁忌证

1. 骨关节肿瘤、畸形。

2. 穿刺点解剖位置不清，局部感染、骨折、血肿。

3. 非尺神经支配范围的皮肤及深部组织疼痛。

（四）操作方法

1. 肘部尺神经阻滞　患者前臂屈曲至90°，在尺神经沟下缘相当于尺神经部位作皮丘。以拇指及示指固定尺神经，取3~5cm长针刺入皮肤，针与神经平行沿神经沟向近心端推进。当针深达0.7~2.5cm时，常可出现放射到小指的异感，即可注入局麻药混合液5~10ml。若无异感，可反复穿刺寻找（图4-3-3）。

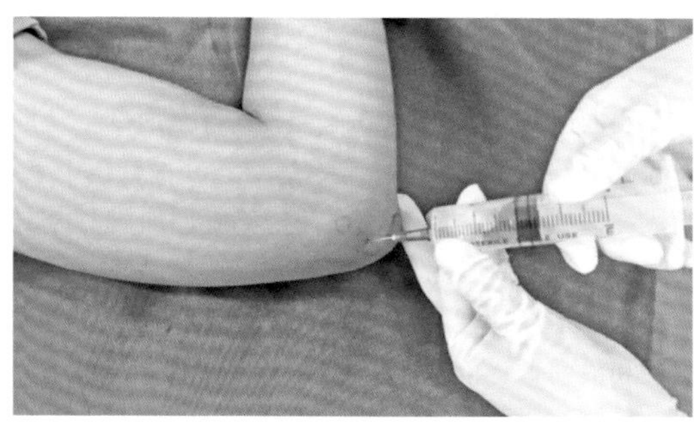

图4-3-3　肘部尺神经阻滞

2. 腕部尺神经阻滞　腕部尺神经表浅，嘱患者手掌向上握拳，在尺骨茎突平面可显示尺侧腕屈肌肌腱。通过尺骨茎突画一横线与该肌腱桡侧相交，即为穿刺点。作皮丘，取长3.5cm长针从皮丘垂直刺入，出现异感即可注入局麻药5ml。若无异感，可在肌腱尺侧穿刺，或将针刺入尺侧腕屈肌下面，进针0.5cm即可注药5ml。

（五）注意事项

1. 尺神经阻滞适用于肘管综合征，腕部软组织损伤不需要手术治疗者。

2. 同时积极进行病因治疗。

3. 穿刺时不必强求寻找异感，以免损伤尺神经。由于尺神经较表浅，即使在无异感的情况下，局部注射局麻药也可达到良好的治疗效果。

（六）不良反应

1. 尺神经损伤　多与穿刺针直接损伤尺神经有关。穿刺时要求动作轻柔，穿刺针要细。

2. 血管损伤　多见于尺动脉刺破引起局部血肿。如将局麻药误入血管则可造成局麻药中毒。

三、正中神经阻滞

（一）应用解剖

正中神经由分别发自臂丛内、外侧束的内、外侧两根合成，两根夹持腋动脉第三段向下呈锐角汇合成正中神经干，在臂部，正中神经沿肱二头肌内侧沟下行，并由外侧内向侧跨过肱动脉与血管一其行至肘部。从肘窝向下穿旋前圆肌及指浅屈肌腱弓，继续在前臂正中下行，于指浅，深屈肌间达腕部继而在桡侧腕屈肌腱和掌长肌腱之间进入屈肌支持带深面的腕管，在掌腱膜深面到达手掌。正中神经在臂部一般无分支，在肘部及前臂发许多肌支和沿前臂骨前面下行的骨间前神经，分布于除肱桡肌，尺侧腕屈肌和指深屈肌尺半以外的所有前臂屈肌和旋前肌以及附近关节。在手区屈肌支持带下方由正中神经外侧缘发出一粗短的返支，行于桡动脉掌浅支外侧，并向外侧进入鱼际，分布于拇收肌以外的鱼际肌。在手掌区，正中神经发出数支指掌侧总神经，每一指掌侧总神经下行至掌骨头附近又分成两支指掌侧固有神经沿手指的相对缘行至指尖。手区正中神经分布第 1，2 蚓肌及鱼际肌（拇收肌除外），掌心、桡侧三个半手指掌面及其中节和远节指背的皮肤。

（二）适应证

1. 桡侧手掌部创伤性疼痛。

2. 腕部软组织损伤或病变的疼痛。

3. 腕管综合征　也称“指端感觉异常征”，是由于正中神经在腕部受压而引起其支配区域疼痛和麻木的综合征。最常见病因为慢性损伤，手与腕部严重烧伤或挫伤、骨折、腕关节病变等可使腕管相对狭窄而压迫正中神经。发病初期，常出现正中神经支配区域疼痛、麻木、异感，以中指最显著。疼痛在夜间加剧，甚至影响睡眠。有时疼痛可向前臂放散。

4. 正中神经麻痹　常见病因有外伤、肩、肘关节脱位、肱骨骨折、腋或肱部受压、颈肋、前臂内侧近腕关节处利器伤、神经炎等。典型症状为手屈曲功能减退，正中神经分布区疼痛或不适，且夜间较重。拇指、示指、中指及环指 1/2 和手掌桡侧感觉障碍。

5. 灼性神经痛　多发生于肢体严重外伤后。一般于受伤后 5~10 天，个别病例可早至几小时或晚至 1~2 个月出现。其特点是自发的持续性烧灼样痛，较弥散，往往超过正中神经支配区，疼痛呈阵发性加剧，夜间疼痛感减轻或消失。

6. 幻肢痛　多见于截肢后，通常在切断后就出现疼痛，也有迟发者。疼痛多为阵发性出现或加重，常于夜间、寂静时发作。情绪兴奋、疲劳、疾病、气候变化都是加剧疼痛的诱因。检查时常发现断端有神经瘤或瘢痕硬结，局部皮肤极为敏感，轻触即可引起放射性幻肢痛。

7. 损伤性神经炎　多发在四肢较大的混合神经，如上肢的正中神经、尺神经等较高部位不完全性断裂伤之后，且大多数与伤后早期伤口感染有关。疼痛常于受伤数日后出现，并逐渐加重，可持续数月。疼痛性质为刺痛或撕裂样痛，并沿神经干向近、远端放射。同时患肢可出现血管运动营养障碍，肢端皮肤肿胀、发绀、多汗和干燥，关节僵直，甚至发生营养性溃疡。

（三）禁忌证

局部解剖位置异常，如血肿、肿瘤、感染等，均禁忌采用正中神经阻滞。

（四）操作方法

1. 肘部正中神经阻滞　患者平卧，手臂平伸，头转向健侧。于肱骨内、外髁之间画一横线，以该线与肱动脉交叉点内侧的 0.7cm 处为穿刺点，即为正中神经所处位置。先作一皮丘，然后用 22G 3~5cm 长针经皮丘直刺入皮下，直至出现异感。若无异感出现，将针退至皮下，略偏向桡侧再刺入可寻到异感。若仍无异感出现，可反复小范围作扇形穿刺即可找到异感。固定针头，回抽无血液，即可注入局麻药 5~10ml。

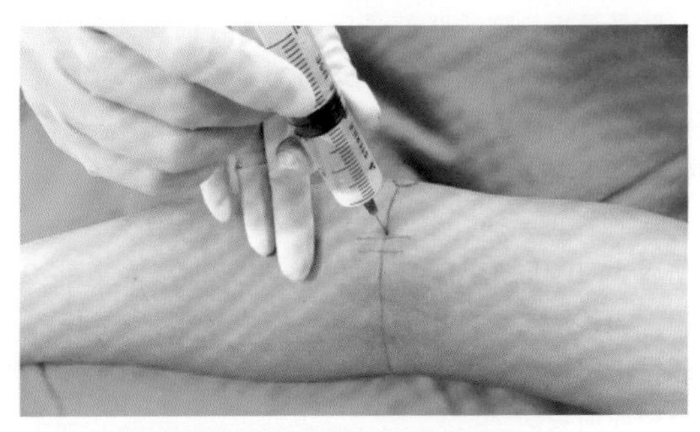

图 4-3-4　肘部正中神经阻滞

2. 腕部正中神经阻滞　体位同肘部正中神经阻滞，手掌向上平放。经桡骨茎突水平，画一与臂长轴正交的横线，以横线与桡侧腕屈肌腱和掌长肌腱之间的交点为穿刺点。先作一皮丘，再以 22G 3~5cm 长针垂直刺入皮下，穿过臂深筋膜，再进针少许即可出现异感，并向手掌桡侧放射。若无异感出现，可将针退至皮下略改变方向后再刺入。异感出现后固定针头位置，注入局麻药 5~10ml。

（五）注意事项

1. 单一正中神经阻滞往往难以彻底消除痛觉，配合其他上肢皮神经阻滞效果会更佳。

2. 注射药物前都应回抽，以防药物误入血管内。

（六）不良反应

1. 正中神经损伤。

2. 正中神经邻近肌腱损伤。

3. 局部血肿或出血。

四、掌指神经阻滞

（一）应用解剖

正中神经、尺神经在腕部屈肌支持带远端处各分出一条指掌侧总神经，指掌侧总神经在手指侧缘又分别分出指掌侧固有神经，支配桡侧 3 个半指掌面和 1 个半指掌面感觉。

（二）适应证

主要用于手指创伤性疼痛治疗，也可用于指神经炎、截指后残端痛、类风湿关节炎、痛风等疼痛治疗，缓解临床症状，改善手指血液循环。

（三）禁忌证

缺血性病变。

（四）操作方法

将患者手掌向上平放于治疗台上，术者左手从患肢桡侧向尺侧依次可触到桡侧腕屈肌、掌长肌、尺侧腕屈肌的肌腱、尺骨茎突、第二腕横纹处，常规消毒皮肤，在上述三条肌腱之间垂直皮肤进针，出现异感后，回抽无血，注射局麻药 3~5ml，在手指掌侧缘可分别行指掌侧固有神经阻滞。

（五）注意事项

1. 局部注射药物剂量不宜过大，以免指根部组织张力过高，妨碍血液供应。

2. 局麻药不宜加用肾上腺素，防止指根部血管收缩，加重手指缺血。

（六）不良反应

1. 血管刺破引起血肿。

2. 药物误入血管，可致局麻药中毒反应。

3. 指端缺血、坏疽。

五、肱骨外上髁注射治疗

（一）应用解剖

肱骨小头外侧的突起称为肱骨外上髁，是前臂伸腕肌群的起点，桡侧伸腕长肌、短肌、指总伸肌、尺侧伸腕肌均起于肱骨外上髁处。肱骨外上髁被肱桡肌遮盖，必须在屈肘90°时才能使肱桡肌前移，将肱骨外上髁暴露在皮下最浅处，利于操作。

（二）适应证

1. 肱骨外上髁炎，又称“网球肘”，“肱骨外上髁综合征”，“肘外侧疼痛综合征”。

2. 肘外侧滑囊炎。

3. 慢性创伤性肘关节炎。

（三）禁忌证

1. 关节周围严重肿胀或合并感染。

2. 注射局部有血肿。

3. 合并神经损伤。

4. 肱骨外上髁骨折。

（四）操作方法

（1）坐位，患肢屈肘90°，前臂旋前置于桌上。

（2）确定穿刺点：压痛点位于伸肌总腱附着处的肱骨外上髁向前臂远端1cm处，以及环状韧带及肱桡关节间隙处，局部可触及条索状及硬核状物，触痛明显。压痛点为穿刺点。

（3）取5号穿刺针，于压痛点处垂直刺入皮肤直至骨膜，回抽无血，注射药液3ml。再稍退针，针尖达伸肌肌腱浅、深部之间，回抽无血，缓慢加压注射药液3~5ml。再退针至皮下，分别向穿刺点周围由浅入深扇形注射。注药时有阻力、患者感胀痛明显者，效果最佳。每周 1 次，3 次为 1 疗程，一般 2 次即可痊愈。

（五）注意事项

1. 严格执行无菌操作。

2. 确定注射部位要准确，肱骨外上髁注射时要全面，按操作程序进行。

3. 患者疲劳、饥饿、精神紧张状态下不宜进行注射治疗。

4. 穿刺及注药过程中勿损伤血管、神经，避免药液误入血管。

5. 注射治疗后，肘关节制动 2~3 周。

（六）不良反应

1. 神经损伤。

2. 血管损伤。

六、肱骨内上髁注射治疗

（一）应用解剖

肱骨内上髁是位于肱骨下端滑车内测的突起，是前臂屈肌总肌腱和旋前圆肌的附着点，其后下部有尺侧副韧带附着。手部用力及腕关节活动过度会损伤肌肉附着点，造成屈肌总腱的肌筋膜炎。该处有一根细小的血管神经束，从肌肉、肌腱深处发生，穿过肌膜或腱膜，最后穿过深筋膜，进入皮下组织。肌肉附着处的肌筋膜炎将造成该神经血管束的绞窄，是引起疼痛的主要因素。

（二）适应证

1. 肱骨内上髁炎，又称“高尔夫球肘”。

2. 颈肩痛综合征。

3. 乒乓球肘等运动员肘痛。

（三）禁忌证

1. 局部感染或合并全身感染。

2. 有出血倾向者。

（四）操作方法

1. 坐位，前臂旋后，屈肘 90°。

2. 确定穿刺点：肱骨内上髁尖部下内侧有明显压痛

点，有时可触及变硬的肌腱及痛性硬结，此处为穿刺点。

3. 常规消毒。取5号穿刺针在穿刺点进针直达骨膜，回抽无血，边退针边加压注射消炎镇痛液3~5ml，注射到肌腱部位者效果较好。内上髁处的前臂屈肌总起点必须全部浸润。每周1次，3~4次为一疗程，一般治疗4次可以痊愈。

（五）注意事项

1. 严格无菌操作。

2. 避免药液误入血管。

3. 穿刺针不要直接刺入肘内侧尺神经沟，避免损伤尺神经。

4. 治疗期间注意局部休息，必要时肘关节制动。

（六）不良反应

1. 血管刺破引起血肿。

2. 尺神经损伤。

七、肩关节腔注射治疗

（一）应用解剖

肩关节由肩胛骨的关节盂和肱骨头构成，属球窝关节。关节盂周缘有纤维软骨环构成的盂缘附着，加深了关节窝。肱骨头的关节面较大，关节盂的面积仅为关节头的1/3或1/4，因此，肱骨头的运动幅度较大。关节囊薄而松弛，下壁尤甚，附着于关节盂的周缘，上方将盂上结节包于囊内，下方附着于肱骨的解剖颈。关节囊的滑膜层包被肱二头肌长头腱，并随同该肌腱一起突出于纤维层外，位于结节间沟内，形成肱二头肌长肩关节头腱腱鞘。肩关节周围的韧带少且弱，在肩关节的上方，有喙肱韧带连结于喙突与肱骨头大结节之间。盂肱韧带自关节盂周缘连结于肱骨小结节及解剖颈的下分。

肩关节为全身最灵活的球窝关节，可作屈，伸、收、展、旋转及环转运动。加以关节头与关节窝的面积差度大，关节囊薄而松弛等结构特征，反映了它具有灵活性运动的机能。肩关节周围有大量肌肉通过。这些肌肉对维护肩关节的稳固性有重要意义，但关节的前下方肌肉较少，关节囊又最松弛，所以是关节稳固性最差的薄弱点。当上肢处于外展、外旋位向后跌倒时，手掌或肘部着地，易发生肩关节的前脱位。

（二）适应证

1. 急慢性肩关节炎、冻结肩。

2. 急性肩锁关节扭、挫伤，肩胛骨骨折，肩关节囊撕裂伤，关节脱臼。

3. 风湿、类风湿关节痛。

4. 急慢性肩关节滑囊炎。

5. 肩关节肌腱钙化引起的疼痛，癌性晚期肩关节痛。

（三）禁忌证

1. 肩关节局部皮肤有感染、肿胀变形或伤口，或全身感染。

2. 化脓性关节炎或急慢性出血性关节炎。

3. 恶性肿瘤引起的骨质破坏，侵犯周围软组织。

4. 患有严重肺气肿的患者（穿刺时易损伤胸膜顶或肺尖）。

5. 严重的关节变形或畸形。

（四）操作方法

1. 前侧入路　这是肩关节最简单、最常用的注射途经。触知锁骨与其下方的喙突，针在喙突的尖端的下方肱骨头中间的部位沿着关节间隙直接向背侧、内侧刺入，进针约 3cm 即进入关节腔。

2. 后侧入路　由于操作时远离患者视线，避免患者恐慌害怕打针的心理，因此更具人性化。其要点是患者手臂内旋内收交叉过胸前搭至对侧肩部，可以使肩关节充分打开，针从肩峰后外侧角的下方（1~2cm）向喙突顶端方向刺入，进针 2~3cm 即进入关节腔。

3. 肩峰下滑膜中入路　先触知肩峰外缘与肩峰角并确定与腱板之间的空隙，针以 30 度仰角从稍后方在肩峰的下面刺入，进针 2~3cm 即进入肩峰下滑膜囊。

（五）注意事项

1. 严格执行无菌操作，避免关节腔内感染。

2. 进针不宜过深，预防关节面损伤。

3. 应熟悉解剖，避免损伤血管和神经。

4. 操作要谨慎，防止刺入胸腔，伤及肺尖，造成血气胸。

5. 注药前反复回抽，证实无血方可注射药液。

（六）不良反应

1. 出血、血肿　穿刺损伤血管可致出血、血肿形成。

2. 气胸、血气胸　穿刺损伤胸膜或肺可致气胸，同时损伤血管可致血气胸。

3. 局麻药中毒　注药前未仔细回抽，药液误入血管可致局麻药中毒。

八、肩周痛点阻滞

（一）应用解剖

肩关节由腋神经、肩胛上神经、肩胛下神经、胸外侧神经和肌皮神经等分支支配。这些有髓和无髓纤维分布于肩关节的韧带和关节囊，并在滑膜上形成神经网。滑膜的刺激疼痛剧烈，韧带和纤维层的疼痛定位不明显，关节面则无明显的感觉。

肩肱关节及周围滑液囊主要受颈5及颈6支配，即肩胛上神经，肩胛下神经，肌皮神经及液神经的关节支支配。肩胛上神经支配肩肱关节上部，其关节支分为上，下两支：上支支配肩锁关节，肩峰下滑液囊及肩袖肌腱，下支支配肩肱关节囊后面。上支在肩胛切迹自主干发出，在肩胛上横韧带后方；下支在靠近冈盂切迹外自主干发出。腋神经伴旋肱后动脉越过肩胛下肌，随后经四边孔而至三角肌的深面。腋神经的位置极易引起损伤，特别在肱骨头向前下脱位时更易引起。肌皮神经在脱位时亦引起损伤。

（二）适应证

1. 急慢性肩关节炎、肩关节周围炎、冻结肩。

2. 急性肩锁关节扭、挫伤。

3. 风湿、类风湿关节痛。

4. 急慢性肩关节滑囊炎。

5. 肩关节肌腱钙化引起的疼痛，癌性晚期肩关节痛。

6. 肌纤维质炎。

（三）禁忌证

1. 肩关节局部皮肤有感染、肿胀变形或伤口，或全身感染。

2. 化脓性关节炎或急慢性出血性关节炎。

3. 恶性肿瘤引起的骨质破坏，侵犯周围软组织。

4. 患有严重肺气肿的患者（穿刺时易损伤胸膜顶或肺尖）。

（四）操作方法

根据解剖特点和不同适应证，可分别选取下列注射途径：

1. 肱骨结节间沟综合区注射

（1）肱二头肌长头结节间沟注射：适用于肱二头肌长头结节间沟炎、冻结肩、胸小肌综合征、肩部冲击综合征。仰卧位，头转向健侧。沿肱骨大、小结节的结节间沟，避开头静脉，将针刺入结节间沟头侧，沟内有肱二头肌长头，针可直接刺入肌腱进行注射；然后稍退针，改变针头方向刺向喙突，进行胸小肌、肱二头肌短头及喙突下注射；然后再将针刺向喙突与肱骨头之间的喙肱韧带处注射；最后将针刺入肩关节腔内，进行腔内注射。注入药液量 8~15ml（关节腔内药液不含激素）。

（2）肩关节囊及滑囊注射：适用于肱二头肌肌腱鞘炎，冻结肩，冈下肌肩前滑囊炎、肩部冲击综合征。仰卧位，肩下垫薄枕。穿刺针自喙突内下方、肱骨头前方刺入，在未进入关节囊之前，在关节囊壁作扇形注射，同时也可浸润到冈下肌止点处的滑囊。本法为肱二头肌长头结节间沟注射的补充，因为关节囊周围及滑囊较为敏感，注射后常可收到明显疗效。注入药液量 10~15ml。

2. 肩胛袖综合区注射

（1）肩外侧肩峰下注射：适用于冈上肌腱炎、肩峰下滑囊炎、肩胛袖肌腱炎、肩部肩峰冲击综合征。仰卧位，患肩略垫高。穿刺针沿肩峰下外侧处凹陷处刺入，首先寻找肩胛袖，穿刺时有坚韧的软组织感觉，其下即为硬性骨组织（肱骨头），此时可注射药液。并在同一平面上，改变穿刺针方向作扇形注射。然后再改变穿刺针方向，向肩峰下外前方喙突肩峰韧带进行注射，在注射中肩峰下滑囊也同时得到注射。注射药液量10~15ml。

（2）肩胛冈上肩胛切迹及冈上肌内注射：适用于肩胛袖肌腱炎、冈上肌腱炎、肩关节僵硬、肩胛上神经炎、肩周炎。俯卧位，双上肢置于头侧；或患侧在上侧卧位。测出肩胛冈全长及其中外1/3交界点，在该点上方3cm、肩胛冈前方的凹陷处，将针呈45°角刺入皮肤，在凹陷处即可找到肩胛切迹。回抽无血即可注药。然后针尖向肱骨头方向刺入，可行冈上肌注射。注射药液量10ml。

3. 肩胛后方周围注射

（1）肩胛内上角注射：适用于颈椎病、颈肩综合征、颈屈曲性软组织劳损、落枕等。俯卧位或患侧在上侧卧位，上臂前伸。患臂前伸，肩胛骨突出皮下易定位。常规消毒，穿刺针刺入皮肤，触及骨质及骨边缘部，即可进行注射，注药6~8ml后，将针尖方向改向头侧斜刺，对准肩胛提肌包膜刺入，注射药液5~8ml，药液顺肌纤维浸润而向头颈侧蔓延，患者常感颈项部有传导感，感觉舒适。

（2）肩胛脊柱缘注射：适用于肩胛骨脊柱缘及其邻近棘突疼痛、颈椎病、肩胛间痛、颈胸椎痛。俯卧位，双上臂前伸。定位清楚后，将针刺入肩胛骨脊柱缘的中上1/3交点处，触及骨边缘后进行注射，使药液沿着骨面上浅层筋膜及肌沟浸润，然后退针至皮下，分别向骨线面的上下方向浸润。必要时可在上胸段棘突进行注射。注射药液10ml。

（3）肩胛腋窝缘注射：适用于颈椎病、冻结肩、颈肩综合征、冈上肌腱炎、冈下肌腱炎、滑囊炎。俯卧位或患侧在上侧卧位。穿刺点位于肩胛骨颈下、腋窝缘上端处，针尖可触及肩胛骨腋窝上端，在不超过腋窝缘前方的界限下，可进行药液注射，针尖可行四周扇形浸润。必要时还可浸润后方的肩肱关节囊，使肩肱关节后部的肌痉挛获得松弛。注射药液量10ml。

（4）肩胛冈下窝注射：适用于冻结肩、颈椎病、颈肩综合征、冈下肌腱炎。俯卧位或患侧在上侧卧位。肩胛冈中点下方2~3cm处为肩胛冈下窝。针尖沿肩胛冈下窝刺入肌肉深层，直至骨面，进行注射，同时可向左右浸润。注射药液量10ml。

（五）注意事项

1. 严格执行无菌操作，严格遵守少量低剂量原则。

2. 进针不宜过深，预防关节面损伤。

3. 应熟悉解剖，避免损伤血管和神经。

4. 操作要谨慎，防止刺入胸腔，伤及肺尖，造成血气胸。

5. 后期组织挛缩，治疗效果差，应早期诊断，积极治疗。

（六）不良反应

1. 出血、血肿　穿刺损伤血管可致出血、血肿形成。

2. 气胸、血气胸　穿刺损伤胸膜或肺可致气胸，同时损伤血管可致血气胸。

3. 局麻药中毒　注药前未仔细回抽，药液误入血管可致局麻药中毒。

九、肩胛上神经阻滞

（一）应用解剖

肩胛上神经属臂丛神经的一个分支，起自$C_{5\sim6}$脊神经所组成的臂丛上干，在斜方肌下面向后外方下行至肩胛骨上缘，并于肩胛横韧带下方通过肩胛切迹至肩胛冈上窝。在上窝发出2支至冈上肌，且分支到肩关节及肩锁关节。在冈下窝发出2支到冈下肌，并分支到肩关节和肩胛骨。肩胛上神经主要支配冈上、下肌，肩关节周围的滑液囊和肩锁关节。

（二）适应证

1. 肩关节或肩锁关节的关节炎。
2. 急慢性肩关节滑囊炎。
3. 肌纤维质炎。
4. 肩关节周围炎。
5. 肩关节囊或喙锁关节撕裂伤、关节脱臼。
6. 颈肩综合征。

（三）禁忌证

1. 肩背部皮肤痛　阻滞肩胛上神经不能缓解皮肤疼痛。

2. 肺气肿　进针位置不正确易导致胸膜及肺组织刺破。

3. 局部肿胀变形严重　体表标志不清，定点困难。

（四）操作方法

患者取端坐位或健侧卧位。有两种定位方法：①摸清肩胛冈及肩胛骨下角，沿肩胛冈作一平线，将肩胛骨下角平分而连一条二等分线，再将上述两线交叉形成的外上角平分，在此二等分线上并距前两线交叉点 1.5cm 处即为穿刺点。②摸清整个肩胛冈，从肩胛骨内缘到肩峰的顶端，在冈上缘作一平线，通过该线中点作脊柱的平行线，经其外上方角的平分线上约 1.5~3cm 处为穿刺点。定位后，常规消毒皮肤，术者戴无菌手套用长穿刺针，经穿刺点与皮肤垂直刺入，使针尖向下向内呈 45°角缓慢推进，直至喙突的基底部受阻，然后再探肩胛切迹，由此滑进，深度约 4~5cm。针尖达肩胛切迹时，部分患者可出现放射至肩部的异感。抽吸无血后，即可注药 5~10ml。

（五）注意事项

1. 针头滑进肩胛骨切迹时不宜过深，否则可伤及胸膜或肺。

2. 注意勿将药物注入血管或胸腔内，注药前要反复回抽无血无气回流。

3. 有损伤肩胛上神经的可能。

4. 阻滞成功后不会出现皮肤感觉麻木现象，但肩背部疼痛觉消失或缓解。

（六）不良反应

1. 气胸　多因穿刺位置选择不当，针尖滑过肩胛上切迹后进针过深，回抽注射器可见气体。

2. 出血　反复多次穿刺寻找异感，易损伤周围血管及肌肉，引起血肿。

3. 肩胛上神经损伤　直接穿刺损伤的结果，因此临床上不主张肩胛上神经阻滞时一定要寻找异感。

十、腋神经阻滞

（一）应用解剖

腋神经（C_5、C_6）又称旋肱神经，发自臂丛后束，纤维来自第5、第6颈神经前支。经桡神经外侧、腋动脉后方、肩胛下肌前面，在肩胛下肌下缘处弯向后方，在肩关节囊下方与旋肱后血管伴行向后外，穿过腋窝后壁的四边孔，绕肱骨外科颈至三角肌深面，发分支分布于三角肌，小圆肌，余部纤维称为臂外侧上皮神经自三角肌后缘穿出，分布于肩部，臂外侧区上部的皮肤。

（二）适应证

1. 肩关节周围炎。

2. 某些原因不明的肩痛，可用于鉴别诊断。

3. 肩关节后下部有局限性压痛者。

（三）禁忌证

1. 局部皮肤感染或肿胀变形。

2. 肩臂外展受限。

3. 非肩关节及其周围组织病变所致的疼痛。

（四）操作方法

患者端坐位，患肩外展45°角。以肩峰背侧下方约4cm处为穿刺点，此处为肱三头肌、大圆肌、小圆肌及肱骨外科颈所构成的四边孔处，深压此处，患者多有胀痛感。皮肤常规消毒，取长穿刺针先作一皮丘，然后对着喙突方向刺入，深至4~5cm左右即达四边孔附近，肥胖者深度增加。如果针尖触及肱骨外科颈后内侧而受阻，则应退针少许。回抽无血液，可注入局麻药5~10ml。

（五）注意事项

1. 注药前应反复回抽，证实无血无气后方可给药。

2. 进针方向不可偏向内侧，以免损伤胸壁，刺破胸膜和肺。

（六）不良反应

1. 血肿　穿刺误伤旋肱后动脉引起，如发生血肿可压迫5~10分钟，数日后可自行消退。

2. 感染　多因消毒不严引起。

3. 全身性局麻药中毒　多为药液误入血管所致。

4. 气胸或肺损伤　穿刺点及进针方向严重偏离正确位置，回抽注射器可见气泡。

十一、腕管注射治疗

（一）应用解剖

腕管是腕掌部的一个骨纤维管，拇长屈肌和4根屈指浅肌腱，4根屈指深肌腱及正中神经通过此管进入手部，腕管在手腕掌桡侧，由腕骨和腕横韧带构成，腕横韧带坚韧，近侧缘增厚，是压迫正中神经的主要因素，正中神经在腕管中位置表浅，容易受腕横韧带的压迫，造成损伤。

腕管综合征的发病与慢性损伤有关，手及腕劳动强度大时容易发病。它是正中神经于腕管部受压而产生神经功能障碍所导致手的一系列症候群。是临床中最常见的一类神经卡压。主要原因有腕管结构异常（月骨脱位、腕横韧带增厚等）或腕管内容物的增大（屈肌肌腱腱鞘炎、肌腱周围滑膜增厚、屈指肌腱过长、肿瘤等），或正中神经本身病变（肿瘤、神经炎等）。

（二）适应证

1. 腕关节与软骨损伤　包括腕三角纤维软骨损伤、伸腕背隆突综合征、早期腕月骨骨软骨病和腕舟骨骨软骨病。

2. 腕部腱鞘炎及腱鞘囊肿　包括桡侧伸腕肌腱周围炎、桡骨茎突部狭窄性腱鞘炎、手指屈肌腱狭窄性腱鞘炎。

3. 腕部神经性疾病　包括腕管综合征，尺管综合征。

4. 手腕部炎症性疾病　包括类风湿关节炎，风湿性关节炎早期，痛风性关节炎。

（三）禁忌证

1. 对于腕关节化脓性、结核性感染，应以全身抗感染、抗结核治疗为主。

2. 晚期腕骨骨软骨病和晚期腕舟骨骨软骨病伴骨坏死变形，以外科手术为主。

3. 晚期肿瘤。

（四）操作方法

患者用力握拳、屈腕，在远侧腕横纹紧靠掌长肌腱（如掌长肌腱缺如就在环指的延长线）尺侧进针，针尖指向中指，针管与皮肤成30°角，缓缓进入腕管约2.5cm，回抽无血，即可作无张力性、少量药液注射，每周1次，用3~4周。

（五）注意事项

1. 由于腕管容量很小，注入药液量应适当，以不引起加重长期性压迫为主。

2. 腕部有正中神经和尺、桡神经及伴随血管通过，穿刺时易损伤引起血肿，选用细穿刺针为宜。

3. 治疗期间腕关节应制动，并应保温和抗感染。

4. 对症状较重者，经注射治疗3次后疗效不佳者，应及时转科行手术治疗。

（六）不良反应

1. 对于腕关节化脓性、结核性感染，应以全身抗感染、抗结核治疗为主。

2. 晚期腕骨骨软骨病和晚期腕舟骨骨软骨病伴骨坏死变形，以外科手术为主。

3. 晚期肿瘤。

（付世欧　杜正强　李喜海）

第四节　肩胛胸背神经阻滞及局部注射治疗

一、胸部硬膜外阻滞

（一）应用解剖

硬膜外阻滞（epidural block）系指将局麻药注入硬膜外间隙，透过脊神经根处硬膜暂时性地阻断脊神经根的传导。若将局麻药经骶裂孔注入骶管，则称之为骶管阻滞。1933 年，Dogliotti 首次应用阻力消失法进行硬膜外间隙阻滞，1949 年，Curbelo 首先应用硬膜外间隙置管术。经过数十年的不断改进，该技术已成为我国临床麻醉最常用的方法之一，也是临床疼痛治疗的主要方法之一，尤其是 1997 年宋文阁研究提出的硬膜外间隙侧隐窝入路，为疼痛临床微创技术的开展奠定了基础并起到了桥梁作用。

（二）适应证

1. 胸部手术的麻醉、手术后连续镇痛。

2. 胸部外伤后疼痛治疗。

3. 胸壁癌性疼痛、带状疱疹或带状疱疹后遗神经痛的治疗。

4. 慢性、顽固性心绞痛治疗。

（三）禁忌证

1. 穿刺部位皮肤及软组织感染。

2. 全身脓毒血症。

3. 凝血功能异常。

4. 颅内压增加。

（四）操作方法

1. 硬膜外穿刺用具准备 选用16~18G硬膜外穿刺针及硬膜外导管1根，5ml玻璃注射器1支，局麻药及其他消毒用具。

2. 患者准备 患者体位取侧卧位，头部垫枕，胸部尽量向后弓出。

3. 穿刺间隙和体表定位 根据欲阻滞的区域选择穿刺间隙，如：乳癌根治选择胸3~4间隙进针。

定位标志是：

（1）颈部最大凸起的棘突是第7颈椎棘突。

（2）肩胛角连线为第7胸椎棘突。

4. 行大面积皮肤消毒。

5. 穿刺方法

（1）正中入路法：由于中胸段椎体棘突斜长，角度较锐，因此椎间隙相对较窄。进针点宜选在正中线上，下位棘突的上缘。用25G长注射针头注射0.25%利多卡因3ml，行穿刺点皮内、皮下及深部浸润麻醉达棘上韧带和棘间韧带，同时探明硬膜外穿刺的进针方向。先用15G锐针刺破皮肤和韧带，将硬膜外穿刺针沿针眼刺入皮肤，以30°~60°角向头侧进针，穿过棘上韧带，刺入棘间韧带，将针芯取下，接上盛有2~3ml生理盐水内含一小气泡的注射器，推动注射器芯，有回弹感觉，同时气泡缩小，液体不能注入，表明针尖已达棘间韧带深层或抵及黄韧带。此时可继续慢慢进针，反复推动注射器芯试探，一旦突破黄韧带，即有阻力顿时消失的“落空感”，同时注液可毫无阻力，小气泡也不再缩小，表示针尖已进入硬膜外间隙。经轻轻回吸无血、无脑脊液后，缓慢注入1.6%~2%利多卡因3ml，观察5min无腰麻和入血现象后，注入所需局麻药。也可悬滴法及玻璃管法判断是否进入硬膜外间隙。

（2）侧入法：在选定的棘突间隙靠近上棘突旁开1~1.5cm处，注射0.25%利多卡因做一皮丘，再行皮下及肌肉局部浸润。在皮丘上用15G锐针刺一小孔，穿刺针经此小孔垂直刺入，直抵椎板，再退针 1cm，然后把穿刺针略调向头侧，并指向正中线，沿椎板上缘，经椎板间孔突破黄韧带进入硬膜外间隙。判定进入硬膜外间隙的方法同（1）。

6. 连续硬膜外阻滞的置管方法　放置导管可反复注入药物。将针的斜面朝向头侧，通过硬膜外穿刺针置入标有刻度的 20G 导管。导管应超过穿刺针头端并进入硬膜外间隙 3~4cm。置管时患者可能突然有异感，通常为一过性的。若异感持续存在，应重新置管。如必须拔除导管，应将穿刺针和导管一并拔除，以免切断导管头端。测量患者背部表面至导管上标记的距离（可用穿刺针芯测量）后，小心地将导管保留而退出穿刺针，再次测量患者背部皮肤至导管同一标记的距离。如导管过深，应拔出少许以保持硬膜外间隙内长度为 3~4cm。用无菌敷料固定好导管。

7. 药物及用量　首先注入试验量的局麻药。一般使用 1.6%~2%利多卡因 3ml。注药前必须回吸确认无血及脑脊液。试验量注入硬膜外间隙几无作用，若注入脑脊液中，可迅速发生脊神经阻滞的征象。若注入硬膜外静脉，可出现心率增快、眩晕、耳鸣、口周麻木等局麻药入血的全身毒性反应。确认无脊麻及入血现象后，分次注入局麻药至全量。每个皮区节段的最大局麻药容量为 1.6ml。常用局麻药有：1.6%~2.0%利多卡因、0.5%~0.75%罗哌卡因及 0.5%~0.75%布比卡因。

（五）注意事项及不良反应

1. 穿破硬脊膜意外穿破硬脊膜约占硬膜外穿刺的 1%。一旦穿破硬脊膜，可将适当剂量的局麻药注入蛛网膜下隙，则变为脊神经阻滞。如仍需硬膜外阻滞，可上移一个椎间隙重新穿刺置管，使硬膜外导管头端远离已穿破的硬脊膜处。但应考虑经此硬膜外导管注药后有发生脊神经阻滞的可能性。

2. 全脊麻　将大量局麻药误注入蛛网膜下隙可导致全脊麻。这是本技术最严重的并发症。一旦发生，局麻药可阻滞全部脊神经，使呼吸肌麻痹致呼吸停止，药物从枕大孔进入颅内使患者意识消失。血管扩张引起血压骤降，甚至心跳停搏。因此本操作必须在手术室或具有同等条件的处置室内进行，应准备好抢救物品如：升压药物，麻醉机及气管插管用品。

3. 药物误入血管　局麻药误注入硬膜外血管，可引起中枢神经系统和心血管的毒性反应，导致惊厥和心脏停搏。

4. 脊髓直接损伤　在腰2以上行硬膜外穿刺，因动作粗暴或操作不熟练，在穿破硬脊膜的基础上，进一步进针可导致脊髓直接损伤。

5. 胸部硬膜外穿刺时的危险性大于腰段。

6. 其他　用17G硬膜外穿刺针刺破硬脊膜后，年轻人发生头痛的几率超过75%。有凝血障碍的患者可发生硬膜外血肿。无菌操作不严格时可发生硬膜外间隙脓肿等严重感染。

二、胸交感神经节阻滞

（一）应用解剖

胸交感神经节主要起于脊髓 T_2 至 T_5 的侧角细胞，支配上肢血管运动的交感神经节前纤维，其节后纤维灰交通支进入臂丛，经臂丛的分支正中神经、尺神经和桡神经分布于上肢腋动脉节1段以下的各分支。因T1的节前纤维经白交通支在交感干内上行终止于颈上交感神经节，其节后纤维分布到头面部血管、汗腺、唾液腺及瞳孔开大肌等处。因此做胸交感神经节切除，只切除 T_2、T_3 交感神经节，保留 T_1 交感神经节以防发生霍纳综合征。

（二）操作方法

1. 该操作必须在影像显示器引导下进行。

2. 术前开放静脉，术中连续监测血压、心率、血氧和呼吸。

3. 患者取患侧向上侧卧位，屈颈弓背，腋下垫一薄枕，以便将胸椎展平。在棘正中线向患侧旁开3~4cm，用记号笔确定穿刺进针点。

4. 局麻下用带有标记的 12～14cm 长，7 号穿刺针，先朝椎体方向进针。在影像显示器引导下确定针尖的方向、位置和距离后，调整针体深度标记和进针方向，继续进针深约 6～8cm 时，针尖触及椎体前外侧缘。

5. 经穿刺针注射造影剂 2～3ml，显示图像为一条索状，说明针尖位于胸交感神经节附近。回吸无血、无气，注射 1%利多卡因 5～8ml 后，患者可出现一侧灼热感觉，疼痛即刻缓解。

6. 密切观察各种生理指征，并随时予以纠正，患侧向上侧卧 2～4 小时。

（三）适应证

1. 适用于以疼痛为主的疾病包括多汗症、交感性神经疼痛（SMP）如灼性神经痛、幻肢痛、带状疱疹和带状疱疹后遗神经痛、胸壁原发或转移性癌痛等。

2. 注射神经毁损药可治疗恶性或癌性交感神经痛。

（四）并发症

误刺入蛛网膜下腔和硬膜外，注药后引起广泛阻滞而导致呼吸循环障碍。反复穿刺损伤神经导致神经痛；亦有损伤大血管或刺破腰椎间盘的几率，术中应格外小心。尽管治疗中注射药物到位，疗效明显，还应注意可能出现的血压下降。

三、胸椎小关节阻滞

（一）应用解剖

胸椎小关节由上下相邻关节突的关节面构成。胸椎椎间关节向后倾斜角度较大，与额状面约成 60°角，其主要功能为躯体回旋运动。

（二）适应证

主要适应于椎间盘突出，关节源性疼痛，肿瘤、术后、骨折后引起的背痛，椎间盘变性，椎间关节变形性关节炎等。

（三）禁忌证

1. 局部感染。

2. 有出血倾向者。

（四）操作方法

在X线透视下穿刺操作，患者侧卧或俯卧腹下垫枕使背部隆起，X线球管从尾侧透射，即可看到胸部椎间关节面。标记压痛部位后于压痛点稍下方棘突旁1~2cm处穿刺。针尖抵住上关节突的基底部或下关节突的下端后，调整针尖方向，刺入小关节腔内，注射局麻药。如透视下未能见到小关节面时，可以椎弓根的中央部上缘为穿刺方向。由于胸椎椎间关节的关节面近乎额面，穿刺应由下向上方刺入，注药方法与颈部小关节阻滞相同。

（五）并发症

可损伤脊髓、脊神经根，气胸，必要时行胸腔闭式引流。

四、肋间神经阻滞

（一）应用解剖

胸神经的前支有12对，外上11对都走行于肋间，称肋间神经。第12对走行于第12肋的下侧，称为肋下神经。在肋间隙后部（即肋角内侧）肋间神经位于壁层胸膜和肋间内韧带之间，由于肋沟消失，肋间血管和神经位于肋间隙中间，其排列次序不定。在肋角处，肋间神经和血管穿过肋间内肌，在肋间内肌和肋间外肌之间紧贴肋沟下缘前行，其排列次序自上而下依次为静脉、动脉、神经。在肋角至腋前线之间，血管被肋沟保护，但神经一直沿肋沟下缘前行，在腋前线之前又重新位于肋间隙中间。肋间神经在腋中线处发出外侧皮神经，该神经分为前支和后支，支配胸腹外侧及背外侧部皮肤的感觉。上5对肋间神经的终支在穿出肋间外肌和胸大肌后成为前皮支，分布于乳腺和胸前内侧部的皮肤，下6对肋间神经和肋下神经在到达肋缘后进入腹内斜肌和腹横肌之间，前行到腹直肌后部，然后穿过腹直肌鞘，在腹白线附近浅出，分布于腹正中部皮肤。肋间神经除支配胸腹部皮肤的感觉外，还支配胸腹部肌肉的运动。

胸神经的特点是不形成神经丛，但有如下变异。第1胸神经前支部分纤维与C8神经纤维组成臂丛下干，其余部分纤维沿肋间行走，不发出皮支，除第1肋骨手术外全无阻滞的必要。第2、3胸神经部分纤维组成肋间臂神经，达腋部和上臂内侧皮肤，腋部和上臂内侧疼痛，除行臂丛阻滞外，还需作第2、3胸椎旁神经根阻滞或肋间神经阻滞。肋下神经的一些纤维与第1腰神经部分纤维组成髂腹下神经和髂腹股沟神经，分布于阴囊和大腿上部皮肤。

相邻肋间神经的分布是相互重叠的，在行肋间神经阻滞时，除相应肋间外，还应同时阻滞相邻的上下两根肋间神经。在正中线左右各2~3cm区域内，左右肋间神经的前皮支末梢相互重叠，此区疼痛需要双侧阻滞。

（二）适应证

1. 术后镇痛。
2. 肋骨、胸骨骨折等疾病引起的疼痛。
3. 胸椎、肋骨转移癌。
4. 带状疱疹、胸膜炎等感染性疾病引起的疼痛。
5. 交感神经性疼痛与外周性疼痛的鉴别诊断。

（三）禁忌证

局部解剖位置异常，如血肿、肿瘤、感染等。

（四）操作方法

患者取侧卧位，患侧向上，患侧上肢上举。穿刺点选在肋骨角处。常规消毒皮肤，左手拇指固定拟阻滞神经所对应的肋骨上皮肤，右手持针垂直皮肤刺入，触及肋骨后穿刺针向肋骨下缘滑动，穿刺针头在滑动过程中始终。回抽无血或空气后即可注射镇痛药液3~5ml（图4-4-1）。

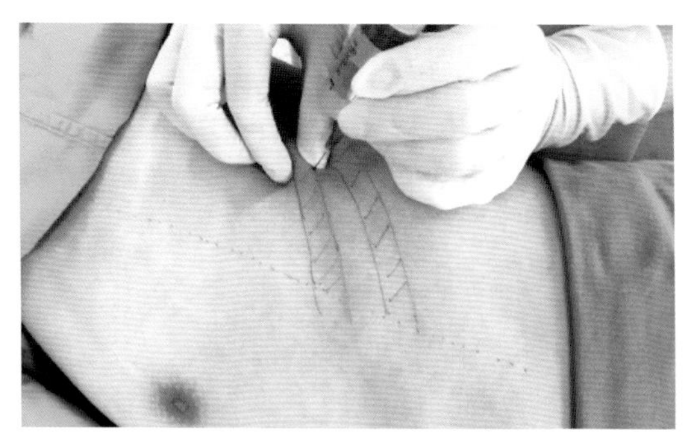

图 4-4-1 肋间神经阻滞

（五）并发症

1. 气胸 是肋间神经阻滞最常见的并发症，为穿刺针进针过深所致。主要临床表现为呼吸困难，胸部听诊、叩诊及 X 线检查可确诊。轻者不需特殊处理，但应密切随访观察，严重者需胸穿抽气，必要时行胸腔闭式引流。

2. 局麻药中毒 多为大范围阻滞，用药过量或局麻药注入血管所致。

3. 肋间神经炎 多为神经破坏药所引起。早期可用局麻药及类固醇、维生素治疗。

4. 全脊髓麻醉 极少见，原因是药物直接注入了蛛网膜下腔，也可因为药物弥散或直接注入神经根处的脊膜鞘，然后进入蛛网膜下腔。

（付世欧 崔晓敏）

第五节 腰部神经阻滞及局部注射治疗

下图为腰部神经阻滞治疗树枝图（图 4-5-1），箭头所指标号与此治疗部位在本章所属节次相同。

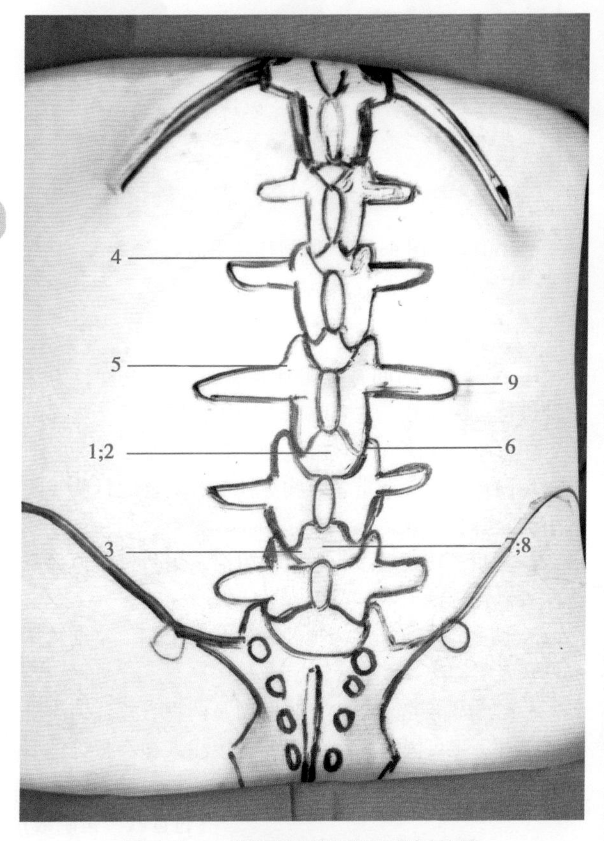

图 4-5-1　腰部神经阻滞治疗树枝图

一、蛛网膜下腔注射

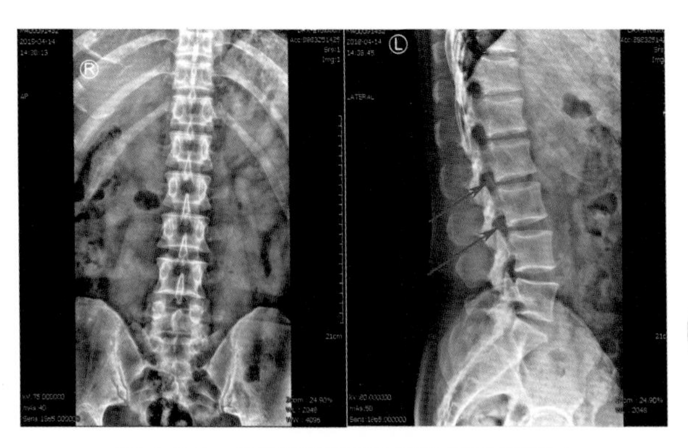

图 4-5-2　蛛网膜下腔注射进针示意图 1

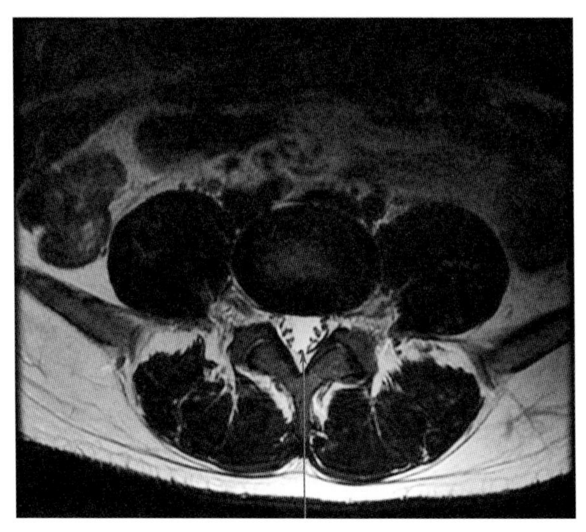

图 4-5-3　蛛网膜下腔注射进针示意图 2

（一）应用解剖

脊髓外有三层被膜，从外向内分别为硬脊膜、蛛网膜和软脊膜。三层被膜之间与椎管骨膜之间又分别构成硬膜外间隙、硬膜下隙和蛛网膜下隙。

1. 硬脊膜　硬脊膜由致密结缔组织构成，包绕脊髓形成长圆筒状的硬脊膜囊。其上方附于枕骨大孔边缘及$C_{2\sim3}$的后面，并与硬脑膜延续。下端紧裹脊髓终丝，形成盲端，终止于S_2下缘平面，并与骨膜融合，硬脊膜包裹脊神经和脊神经根，并随之至椎间孔之外，形成“根袖”，并与神经外膜连续。

2. 蛛网膜蛛网膜由松散的胶原纤维、弹性纤维和网状纤维组成。其上方与脑蛛网膜直接延续，其内面（尤其是脊髓背面）有许多小梁跨过蛛网膜下隙与软脊膜相连。蛛网膜下端包裹马尾，终止于S_2。蛛网膜也包裹脊神经和脊神经根，并随之外延至椎间孔附近。

3. 软脊膜软脊膜柔软而富于血管，紧覆于脊髓表面，并随表面的沟裂深陷其中，供给其营养。软脊膜包裹脊神经根，与神经根共同通过蛛网膜下隙与硬脊膜相接。在脊神经前、后根之间，软脊膜皱褶并向外侧延伸成锯齿状，故名齿状韧带。齿状韧带贯通脊髓全长，具有固定脊髓的作用。

4. 蛛网膜下隙蛛网膜下隙是蛛网膜和软脊膜之间的腔隙，较为宽阔，内含透明的脑脊液，并有脊髓血管通过。蛛网膜下隙的下部，即脊髓圆锥至S_2间的蛛网膜下隙特别宽大，称为终池。此处无脊髓，只有马尾浸泡在脑脊液中。

（二）适应证

1. 椎管内药物输注系统蛛网膜下隙穿刺置管后连接药物输注系统，药物通过脑脊液在中枢发挥作用。阿片类药物主要用于癌痛、幻肢痛等顽固性疼痛，GABA受体激动剂巴氯芬主要用于中枢痉挛性疼痛的治疗。

2. 脊神经后根毁损　因其并发症常见且较严重，现主要用于晚期癌病、中枢痛、带状疱疹后神经痛等顽固性慢性疼痛。

3. 全脊髓麻醉主要用于中枢痛、幻肢痛等顽固性疼痛。用1.5%布比卡因10～20ml于30～60秒内注完。观察呼吸及神志变化，很快呼吸消失，瞳孔散大，对光反射消失，全身肌肉松弛，经气管插管后行人工呼吸。无呼吸状态持续约1小时，注意维持血压、脉搏稳定。待呼吸复现后，神志很快随之恢复。但有时主诉耳鸣、头痛、恶心，可用安定、氟哌啶处理。目前应用很少。

（三）禁忌证

1. 肿瘤发生脊柱转移或椎管破坏者。

2. 全身性严重感染或穿刺部位周围有感染者。

3. 全身状况差，无法耐受阻滞者。

4. 精神病患者以及小儿不能合作者。

5. 严重凝血机制障碍有出血倾向者。

6. 颅内压增高。

（四）操作方法

1. 准备

（1）体位：侧卧位，屈髋屈膝；俯卧位，腹下垫一8～10cm高软枕；45°半仰卧位，采用无水乙醇破坏或酚甘油破坏时使用。

（2）工具：一次性使用腰椎麻醉穿刺包。

2. 定位　一般选择$L_{3\sim4}$椎间隙进针。（两侧髂嵴最高点的连线，平L_4棘突或$L_{4\sim5}$椎间隙。）

3. 穿刺　常规皮肤消毒铺巾，穿刺点用0.25%～0.5%利多卡因做逐层浸润。

（1）皮肤。

（2）皮下组织。

（3）棘上韧带。

（4）棘间韧带。

（5）黄韧带。

（6）第一次“落空”感：穿透黄韧带及硬脊膜时阻力消失所致。

（7）第二次“落空”感：穿透蛛网膜时阻力消失

所致。

(8) 拔出针芯，应有脑脊液流出。如无脑脊液流出时，可旋转针体，缓慢回抽，或采取压迫颈静脉、让患者屏气等增加颅内压的措施，促使脑脊液流出。经上述处理仍无脑脊液流出，应重新穿刺。

(9) 穿刺方法依是否穿过棘上韧带分为正中入路法和旁正中入路法，后者适用于韧带钙化的老年人或脊柱畸形患者。

1）正中入路法：进针点宜选在脊椎正中线上，两棘突间隙的中点。经穿刺点依次浸润皮内、皮下、棘上韧带及棘间韧带，用硬膜外-腰麻联合穿刺针穿刺，进针方向与棘突平行。穿刺针穿过棘上韧带刺入棘间韧带，抵达黄韧带时有韧性感。取下穿刺针针芯，接上盛有2~3ml生理盐水内含一小气泡的注射器，推动注射器有回弹的感觉，同时气泡缩小，液体不能注入，说明针尖已抵达黄韧带。继续缓慢进针，一旦突破黄韧带，可有阻力消失的“落空感”。注气、注液无阻力，且注液时气泡无压缩，表明针尖已进入硬膜外间隙。将25G腰麻针经导引针内置入，遇到阻力再慢慢进针少许，会感到阻力突然消失。拔出腰麻针针芯，可见脑脊液缓慢流出，说明腰麻针已进入蛛网膜下隙。根据患者病情注入治疗药物。

2）旁正中入路法：在脊椎的正中线上，两棘突的中点旁开0.5~1cm处为穿刺点，即在棘上韧带的边缘进针，避开棘上韧带和棘间韧带。局麻药逐步浸润皮内、皮下及肌肉，用16~18G穿刺针，经穿刺点垂直刺入皮肤，遇到有韧性感时，取下穿刺针针芯，接上盛有2~3ml生理盐水内含一小气泡的注射器，推动注射器有回弹的感觉，同时气泡缩小，液体不能注入，说明针尖已抵达黄韧带。继续缓慢进针，可进入硬膜外间隙。如果进针时遇到骨质，说明硬膜外穿刺针抵及椎板或上、下关节突，退针1cm，调整穿刺针向正中线和头侧进针，便可进入硬膜外间隙。然后，经导引针内将腰麻针刺入蛛网膜下隙。

（10）连续蛛网膜下隙阻滞的置管方法：确认硬膜外穿刺针已进入硬膜外间隙后，继续进针少许，刺破硬脊膜进入蛛网膜下隙，拔出针芯见脑脊液流出。将针的斜面朝向头侧（会阴部手术时朝向尾侧），通过硬膜外穿刺针置入标有刻度的硬膜外导管。导管应超过穿刺针头端并进入蛛网膜下隙 3~4cm。置管时可能患者有一过性异感，如果异感持续存在，应重新置管。如果需要拔除导管，必须将穿刺针和导管同时拔出，以免切断导管头端。置管后用无菌敷料固定导管。

4. 阻滞　蛛网膜下隙阻滞常用重比重局麻药。

（五）不良反应

1. 头痛常见并发症，发生率为 3%~30%。多发生在麻醉作用消失后数小时至 24 小时，2~3 天最剧烈，7~14 天消失，少数人可能持续更长时间。原因与脑脊液外漏导致颅内压降低有关。大部分患者可自然好转，不需特殊处理。

2. 粘连性蛛网膜炎　为无菌性炎症，使第二次穿刺时确认蛛网膜下隙感到困难。

3. 膀胱、直肠功能障碍由于支配膀胱、肛门括约肌神经麻痹而引起，多在腰骶部用药时发生。可应用理疗、针灸等治疗，待数天至 1 周后恢复。

4. 运动麻痹在颈、腰、骶部用药时，上、下肢可发生运动麻痹。穿刺针损伤也可引起。一般局麻药所致者恢复较快，神经破坏药所致者约需数月，故操作前应明确告诉患者及家属。

5. 化脓性脑脊膜炎多因违反无菌操作技术要求而引起。典型表现为起病急骤、剧烈头痛、体温升高、颈项强直、抽搐、意识消失。腰椎穿刺可见脑脊液混浊，脑脊液检查白细胞增多、细菌培养阳性，病情严重者可致死亡。

6. 血压下降　下降程度与阻滞节段呈正相关。少数患者可发生骤然血压下降，重者可因脑缺氧引起恶心、呕吐、不安，甚至意识消失。

7. 呼吸抑制　阻滞肋间肌可引起呼吸抑制，表现胸式呼吸消失。缺氧时可发生恶心、呕吐、不安。

8. 下肢瘫痪　为少见的严重并发症。可能原因是穿刺针直接损伤脊髓，药物的化学性刺激引起的粘连性蛛网膜炎。

（六）注意事项

1. 术前必须建立静脉通路，血压下降时可迅速补充血容量，给予麻黄碱。

2. 应密切观察患者的生命指征，如果发生缺氧应及时吸氧，必要时辅助呼吸。

3. 为减少术后头痛的发生，应选择细穿刺针。

4. 穿刺动作应轻柔，避免直接损伤脊髓。

5. 应注意药物的浓度、渗透压以及药物的纯度，减少药物引起的化学性刺激。

二、腰部硬膜外注射

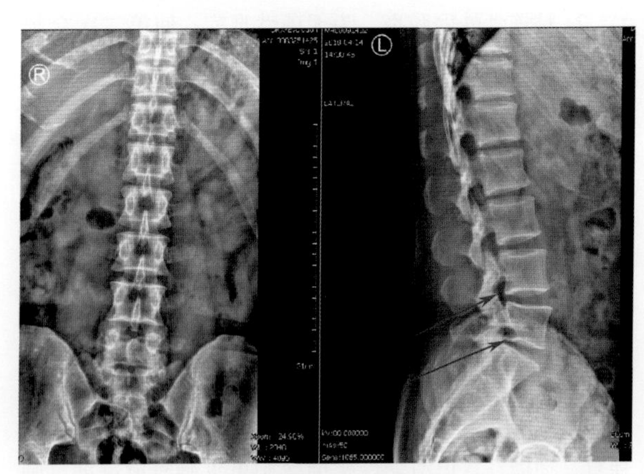

图 4-5-4　腰部硬膜外注射进针示意图 1

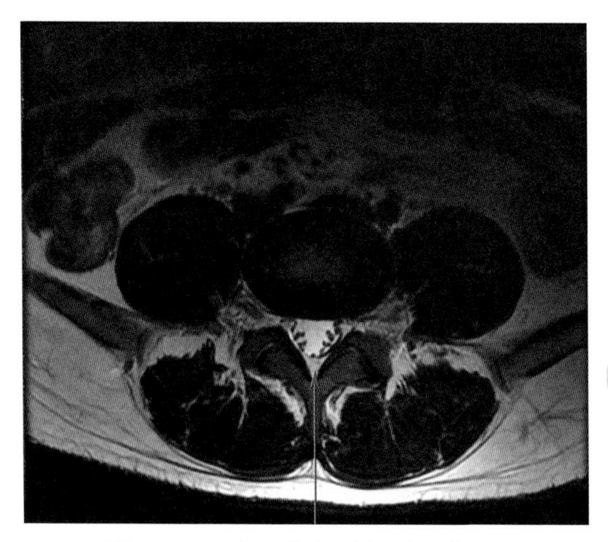

图 4-5-5　腰部硬膜外注射进针示意图 2

（一）应用解剖

脊髓外有三层被膜，从外向内分别为硬脊膜、蛛网膜和软脊膜。三层被膜之间与椎管骨膜之间又分别构成硬膜外间隙、硬膜下隙和蛛网膜下隙。

1. 硬脊膜　硬脊膜由致密结缔组织构成，包绕脊髓形成长圆筒状的硬脊膜囊。其上方附于枕骨大孔边缘及 $C_{2\sim3}$ 的后面，并与硬脑膜延续。下端紧裹脊髓终丝，形成盲端，终止于 S_2 下缘平面，并与骨膜融合，硬脊膜包裹脊神经和脊神经根，并随之至椎间孔之外，形成“根袖”，并与神经外膜连续。

2. 蛛网膜　蛛网膜由松散的胶原纤维、弹性纤维和网状纤维组成。其上方与脑蛛网膜直接延续，其内面（尤其是脊髓背面）有许多小梁跨过蛛网膜下隙与软脊膜相连。蛛网膜下端包裹马尾，终止于 S_2。蛛网膜也包裹脊神经和脊神经根，并随之外延至椎间孔附近。

3. 软脊膜　软脊膜柔软而富于血管，紧覆于脊髓表面，并随表面的沟裂深陷其中，供给其营养。软脊膜包裹脊神经根，与神经根共同通过蛛网膜下隙与硬脊膜相接。在脊神经前、后根之间，软脊膜折褶并向外侧延伸成锯齿状，故名齿状韧带。齿状韧带贯通脊髓全长，具有固定脊髓的作用。

4. 硬膜外间隙　硬膜外间隙是硬脊膜和椎管骨膜、韧带之间的腔隙，上起自颅脑的枕骨大孔，下连于骶管，终止于骶裂孔，内含疏松结缔组织、脂肪组织、淋巴管和静脉丛，脊神经前、后根从中穿过，硬膜外间隙随同脊神经根向外，直至椎间孔内口。硬膜外间隙呈负压，负压消失是针尖进入硬膜外间隙的证据之一。骶管是硬膜外间隙的连续，两者的交界一般呈 40° 角。骶管腔的上缘在 $S_{1\sim2}$交界处，下端为骶裂孔。

（1）硬膜外前间隙：该腔隙位于后纵韧带与硬脊膜之间，尤其是从上颈段开始直至 $T_{10\sim12}$，小梁多而致密，将前间隙分为左、右两部分。两侧基本互不相通。

（2）硬膜外后间隙：位于黄韧带之前，左、右于脊神经后根的硬膜为界。在颈段和上胸段的后间隙中线部，可见束状的纤维性中隔连于硬膜与黄韧带和椎板骨膜间。$T_{3、4}$以下由于小梁结构较疏松，因此可以部分相通。

（3）硬膜外侧间隙：硬膜外间隙在左、右两侧脊神经前、后根之间仅存在有十分狭小的组织间隙。

5. 硬膜下隙　硬膜下隙是硬脊膜与蛛网膜之间的间隙。此间隙较窄，含有少量浆液，一些部位有小静脉、齿状韧带的突起和脊神经根。

6. 蛛网膜下隙　蛛网膜下隙是蛛网膜和软脊膜之间的腔隙，较为宽阔，内含透明的脑脊液，并有脊髓血管通过。蛛网膜下隙的下部，即脊髓圆锥至 S_2 间的蛛网膜下隙特别宽大，称为终池。此处无脊髓，只有马尾浸泡在脑脊液中。

7. 椎骨的韧带主要有前纵韧带、后纵韧带、棘上韧带、棘间韧带、横突间韧带和黄韧带。

（1）棘上韧带：起于枕外隆凸，终于骶中嵴。此韧带在颈部最为粗厚，称为项韧带。棘上韧带为质地坚实的纤维束，与黄韧带一起可保护脊柱。避免过度屈曲。假在腰骶交界处，此韧带较薄，有时甚至缺如，是解剖上的薄弱点。

（2）棘间韧带及横突间韧带：分别位于相邻两棘突或横突间的较薄弱的韧带。棘间韧带的前方为黄韧带，后方为棘上韧带。

（3）黄韧带：为连接各椎板间的韧带，由弹性结缔组织构成。黄韧带起自上位椎板的前缘下方，止于下位椎板之上缘，外侧止于关节突，此韧带颈部较薄，向下渐增厚，在腰部最为发达。因弹性强，当脊柱前、后向运动时不变形。但黄韧带发生变性肥厚时，其弹性减弱，脊柱背伸时，可发生皱褶，产生脊髓压迫症状。穿刺时，针抵黄韧带，有韧性感，突破黄韧带时，有阻力消失感，即进入硬膜外间隙。如继续向前，突破硬脊膜或蛛网膜，则分别进入硬膜下隙或蛛网膜下隙。临床上并不容易进入硬膜下隙，但确有鉴别之意义。

（二）适应证

硬膜外间隙阻滞是疼痛临床最常用的方法之一。凡脊神经分布区域急、慢性疼痛均适于应用硬膜外间隙阻滞。既可用于诊断，又广泛用于治疗，根据病情需要，可选择单次间断注药、置管连续注药或患者自控镇痛（PCA）治疗。

1. 术后疼痛　胸、腹、下肢等手术后，经硬膜外间隙导管注射局麻药和阿片类药物，是术后镇痛的有效方法。

2. 晚期癌痛经硬膜外间隙导管注射以阿片制剂为主的混合制剂，可以缓解晚期癌症患者的顽固性疼痛，提高生存质量。硬膜外导管需长期留置，因此可采用皮下隧道技术防止脱管，外接口加过滤装置或全封闭置管系统防止感染，甚至接皮下埋藏装置。硬膜外间隙应用阿片制剂治疗晚期癌病，用药剂量小，不良反应少而轻微，耐受发生迟缓，是“三阶梯”以外最常用而有效的方法之一。

3. 部位性疼痛硬膜外阻滞可用于治疗颈、上肢、胸、腹、腰、背及下肢疼痛。

（1）颈椎病可根据其分型和疼痛程度及病程，选择不同的阻滞方法。单侧根型颈椎病，若病程不长，中度疼痛时，可考虑单侧硬膜外间隙注射消炎镇痛液。症状较重的颈型颈椎病，病程迁延，可考虑硬膜外间隙置管PCA治疗。

（2）胸部大面积带状疱疹后神经痛，可先选择硬膜外间隙置管PCA治疗，待病变面积缩小后，再行肋间神经阻滞。

（3）腰腿痛的治疗更是灵活多样。对急、慢性肌筋膜疼痛综合征，可根据病变侧别和范围，选择各种进路的硬膜外间隙注射消炎镇痛液。

（4）腰椎间盘突出症，可选择小关节内缘或椎板外切迹进路侧隐窝法射消炎镇痛液治疗神经根炎，也可选择不同进路进行各种适宜的微创治疗。

（三）禁忌证

1. 肿瘤发生脊柱转移或椎管破坏者。

2. 全身性严重感染或穿刺部位周围有感染者。

3. 全身状况差，无法耐受阻滞者。

4. 精神病患者以及小儿不能合作者。

5. 严重凝血机制障碍有出血倾向者。

（四）操作方法

1. 准备

（1）体位：侧卧位，屈髋屈膝。

俯卧位，中下腹部下垫软垫，以对抗腰椎前凸，增大相邻棘突间间隙。

（2）工具：一次性使用腰椎麻醉穿刺包。

2. 定位　棘突间间隙。

3. 穿刺

（1）皮肤。

（2）皮下组织。

（3）棘上韧带。

（4）棘间韧带。

（5）黄韧带。

（6）一次“落空”感：黄韧带的阻力消失所致。

（7）停止进针，应用以下方法确定穿刺针是否进入硬膜外间隙：抽吸试验；气泡外溢试验；负压现象；气泡压缩；置管试验。

4. 阻滞

（1）回抽无血无液。

（2）使用10ml注射器（内含消炎镇痛液5~10ml），缓慢注入药物，患者会感到患侧腰及下肢酸胀感或放射痛，拔针，贴敷贴。

（3）消炎镇痛液配制：复方倍他米松注射液1ml：7mg×1支；2%利多卡因注射液5ml：100mg×1支（一般取1ml）；0.9%氯化钠注射液10ml×1支。每周1次，2~4次为1个疗程。

（五）注意事项

1. 硬脊膜穿破后头痛　先前做过腰椎手术的患者硬膜外腔内瘢痕较多，且硬膜可能与后方的结构粘连，在这类患者误穿硬脊膜的发生率较高。在经过24~48小时的输液和口服镇痛药等保守治疗后，如若硬膜穿刺后头痛还不能改善的话，则可给予自体血硬膜外腔血片填充，此法安全、有效，对大多数患者来说可迅速缓解头痛。

2. 全脊髓麻醉穿破硬脊膜、蛛网膜而未能及时发现，致使大剂量局麻药进入蛛网膜下隙，出现异常广泛的阻滞，主要表现为全身无痛、意识消失、呼吸停止、血压下降等。一旦发生，应按心肺复苏原则处理。

3. 局麻药中毒穿刺针或导管深入血管，或静脉丛损伤后，过量局麻药透入血液循环致使出现全身抽搐等中毒表现。可在注药前较轻缓慢回抽进行预防。治疗主要是保持呼吸道通畅，辅助呼吸和镇静止惊。

4. 硬膜外间隙感染硬膜外间隙感染是最为严重的并发症之一。穿刺器具的污染、无菌技术不过关及患者有感染病灶等，均可导致硬膜外间隙的感染。感染初期症状多隐匿。待出现典型症状和体征后，诊断并不困难，但治疗尚嫌延迟，效果较差。在疼痛治疗中因硬膜外间隙感染致残、致死的病例均有报道，是为惨痛教训。因此，应强调预防，严格无菌操作。

5. 硬膜外间隙血肿主要发生于凝血机制障碍、有出血倾向者。治疗前应仔细询问有无血友病史及全身肝素化史。对于正在接受抗凝治疗的患者，应尽量避免或延迟实施椎板间入路硬膜外腔穿刺术。硬膜外腔血肿或是脓肿可显著压迫脊髓。一旦发生，应尽早手术清除血肿。

6. 在实施腰段硬膜外腔穿刺术过程中，如果熟练应用影像引导技术确保针尖没有偏离中线，则直接损伤马尾或是椎间孔出口处神经根的可能性很小。

7. 穿刺过程中需控制好患者的镇静水平，使得医患之间可直接交流．确保在穿刺针触及神经当时，即产生明显的神经损伤之前，患者可及时将不适反馈给医师；在各个椎体水平实施椎板间入路硬膜外腔注射术时，均有可能发生硬膜外腔出血或感染。

三、腰椎侧隐窝阻滞

（一）应用解剖

1. 腰椎人体一般有五个腰椎，每一个腰椎均由前方的椎体和后方的附件组成。腰椎椎体较大；椎板内缘成弓形，椎弓与椎体后缘围成椎孔，上下椎孔相连，形成椎管，内有脊髓和神经通过；棘突板状水平伸向后方，相邻棘突间间隙宽，关节突关节面呈矢状位。

2. 侧隐窝腰椎体后侧面的骨性隐窝。其前界为腰椎体后侧面，后界为上关节突前面及椎弓板与椎弓根连接处，外界为椎弓根内侧面，内界入口为上关节突前缘平面，向下外续于椎间管（孔）。腰神经根走行于侧隐窝内段的长度约4~6mm。

3. 椎间孔为侧隐窝外侧的骨性管道，由四壁二口组成：上壁为上位椎弓根的下缘；下壁为下位椎弓根的上缘，下壁内缘前后走行的嵴线为椎间孔和侧隐窝的分界线；前壁由上位椎体后缘、椎间盘后缘及下位椎体后缘三部分组成；后壁为关节突关节和关节囊前方的黄韧带。

内口朝向侧隐窝，外口朝向脊柱外侧面。

（二）适应证

适用于椎间盘突出、脊神经根炎。

（三）禁忌证

1. 肿瘤发生脊柱转移或椎管破坏者。
2. 全身性严重感染或穿刺部位周围有感染者。
3. 全身状况差，无法耐受阻滞者。
4. 精神病患者以及小儿不能合作者。
5. 严重凝血机制障碍有出血倾向者。

（四）操作方法

1. 准备

（1）体位：侧卧位，屈髋屈膝。俯卧位，腹下垫一8~10cm高软枕。

（2）工具：一次性使用腰椎麻醉穿刺包。

2. 定位

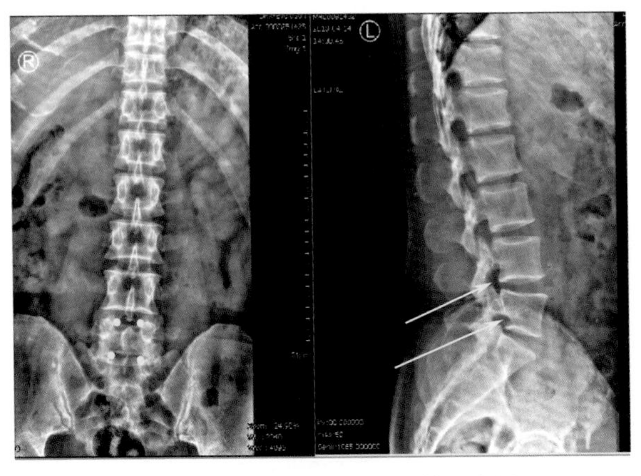

图4-5-6 腰椎侧隐窝阻滞进针示意图1

根据CT扫描确定椎间盘突出的层面，结合X线平片确定进针点。以小关节内侧缘入路为例：

（1）根据患者腰椎正位X线片及CT、MRI影像，测量出突出椎间盘所对应小关节内侧缘到后正中线的距

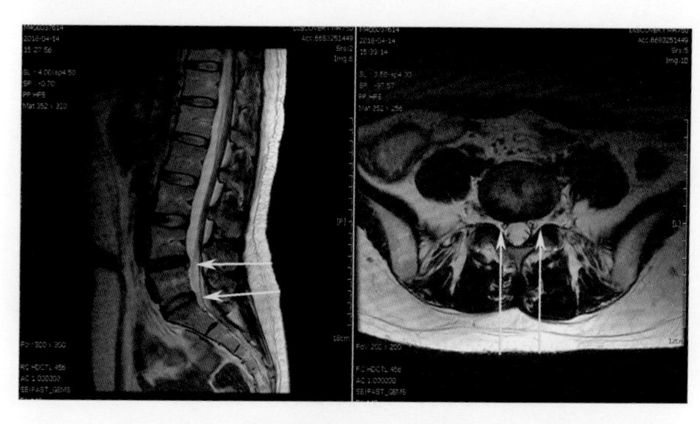

图 4-5-7　腰椎侧隐窝阻滞进针示意图 2

离（确定纵线及进针矢状面），找出小关节内侧缘最宽处与棘突棘间的水平对应关系（确定横线及进针水平面）。

（2）观察 X 射线平片上髂嵴的高度与腰椎水平的关系。如 X 射线平片上髂嵴平 L_5 椎体上缘，则在患者身上触诊髂嵴可能平 $L_{4\sim5}$ 间隙。测量等比例 X 射线平片上骶角连线中点至病变间隙的距离，再在患者的骶角连线中点测量该距离，找到病变间隙。由尾端向头端连续触摸骶中嵴，第一个明显的凹陷为 $L_5 \sim S_1$ 间隙，据此确定病变间隙。

（3）在患者体表标记纵线和横线，两线交点（即为小关节内侧缘体表投影处）为进针点。

3. 穿刺

（1）常规消毒铺巾，连接监护。

（2）从后正中线向患侧旁开 1.0cm 左右，用 7 号 8cm 长穿刺针，经进针点向外斜 5°±进针，深入 3~5cm，针触到骨质为小关节，测量深度，退针到皮下；

（3）再垂直进针达原深度，找到小关节内侧缘并触到黄韧带；

（4）接 2ml 注射器（内含 0.9%生理盐水 2ml）边进针边加压，一旦阻力消除，针尖便进入硬膜外侧隐窝；

4. 阻滞

（1）回吸无脑脊液和血液后，使用 5ml 注射器（内

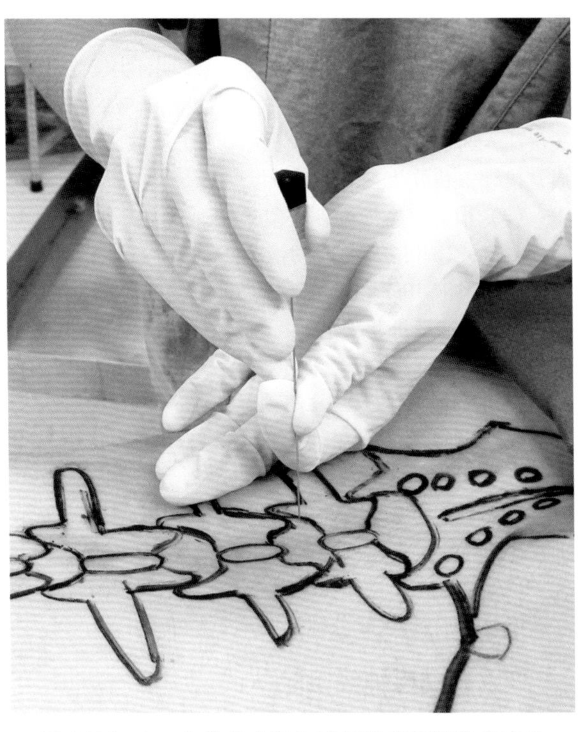

图 4-5-8　$L_{4/5}$小关节内缘入路侧隐窝阻滞体表定位

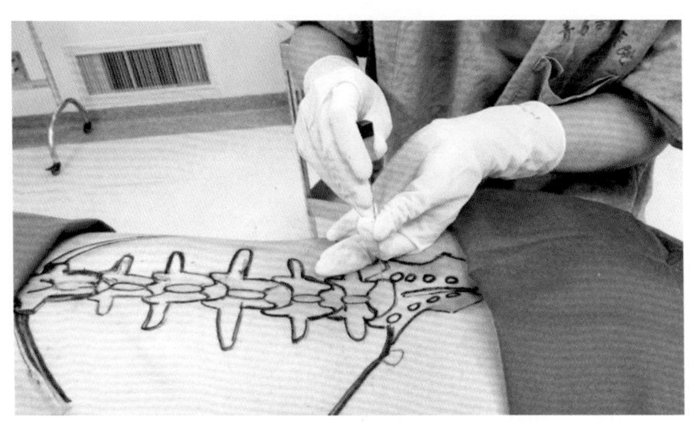

图 4-5-9　L_5/S_1 小关节内缘入路侧隐窝阻滞体表定位

含0.5%利多卡因5ml），快速注入药物时，患者如感到患侧腰及下肢酸胀感或放射痛，则进一步证明针尖位置无误；

（2）使用10ml注射器（内含消炎镇痛液5~10ml），缓慢注入药物，患者会感到患侧腰及下肢酸胀感或放射痛，拔针，贴敷贴。

（3）消炎镇痛液配制：复方倍他米松注射液1ml：7mg×1支；2%利多卡因注射液5ml：100mg×1支；0.9%氯化钠注射液10ml×1支。每周1次，2~4次为1个疗程。消炎镇痛液可起到活血、解痉、抗炎、消除神经根水肿、止痛、抑制粘连、促进神经恢复作用。

（五）不良反应及注意事项

1. 部分穿刺困难患者可在X线或CT影像引导下操作。

2. 术前备急救装置，如气管插管用具、氧气、麻醉机、急救药品等。

3. 阻滞应严格遵循无菌操作要求。

4. 注药后观察30分钟，无异常方可离开。

四、腰交感神经阻滞

（一）应用解剖

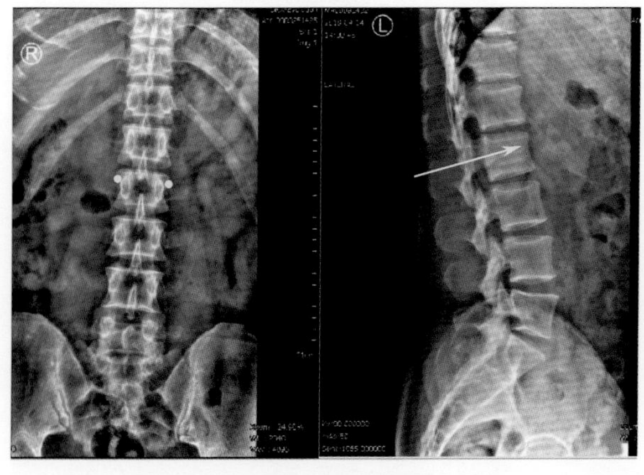

图4-5-10　腰交感神经阻滞示意图1

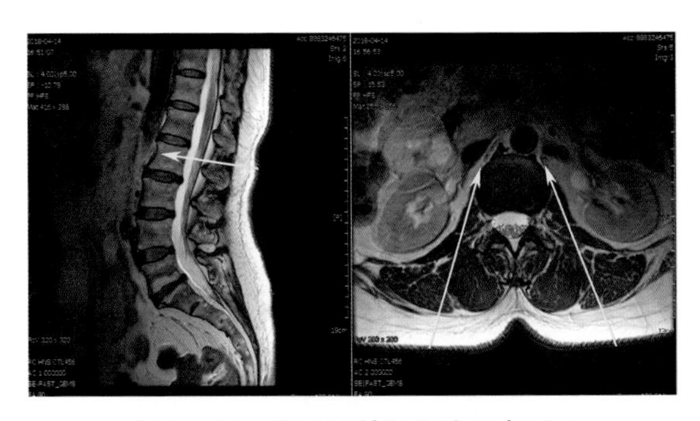

图 4-5-11　腰交感神经阻滞示意图 2

1. 人体交感神经分布　颈交感干通常有颈上、中、下 3 个神经节；胸交感干由胸神经节（通常 10~12 个）以节间支相连而成；腰部通常有 3 ~ 5 对腰神经节（lumbar ganglia）；盆部通常有 2 ~ 4 对骶神经节（sacral ganglia）和一个尾神经节（coccygeal ganglion）。

2. 腰交感神经节　腰部通常有 3 ~ 5 对腰交感神经节，以节间支相连成腰交感神经干，位于腹膜后结缔组织内，沿腰大肌的内侧缘紧贴脊柱的前外侧下行，上与胸交感干相连，向下延伸至盆腔，左右腰交感干之间以横的交通支相联结，右侧被下腔静脉所掩盖，左侧与腹主动脉相毗邻。

3. 腰交感神经干分支　包括①灰交通支：主要由 $L_{3\sim4}$交感节发出，与 5 对腰神经相连，并随腰神经分布于腹壁和下肢的血管、汗腺、竖毛肌等；②腰内脏神经（lumbar splanchnic nerves）：起自腰段脊髓侧角的节前神经纤维，穿过腰神经节后，加入腹主动脉丛、肠系膜下丛和上腹下丛，在丛内的椎前神经节内换元，节后纤维攀附血管分布于结肠左曲以下的消化管及盆腔内脏，并有纤维伴随髂血管分布至下肢。$L_{1\sim4}$交感神经节主要分支支配下肢的交感神经。腰交感神经节的位置和数目变异较大，但位于 $L_{2\sim4}$水平的神经节比较恒定，其中 L_2 神经节起重要作用。下肢血管性疾病进行腰交感神经节阻

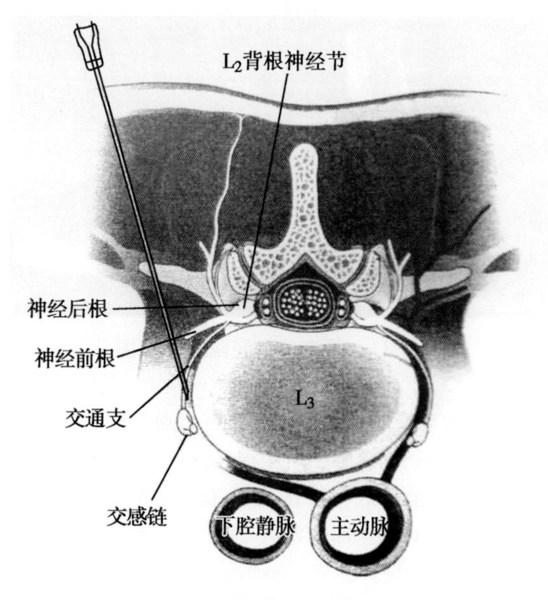

图 4-5-12　腰交感神经阻滞示意图 3

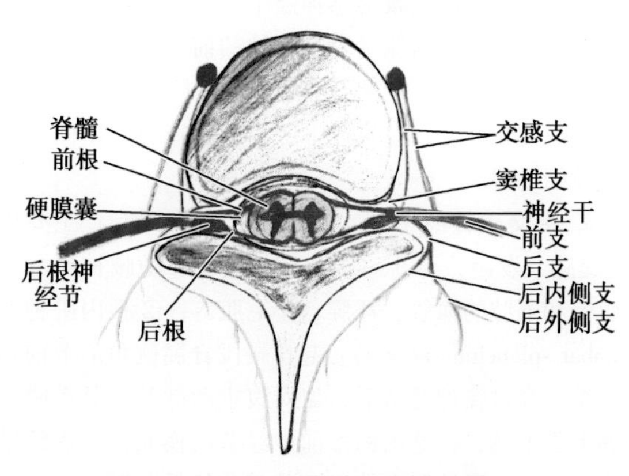

图 4-5-13　腰交感神经示意图

滞或切断 L_2 神经节常可以缓解。

（二）适应证

1. 治疗下肢血管疾病及所引起的疼痛　血栓闭塞性

脉管炎、下肢静脉栓塞、下肢难治性溃疡、下肢雷诺病、多汗症及肢端发绀症等。

2. 治疗外伤、手术后下肢疼痛　手术、外伤后下肢幻肢病、灼痛、神经炎、下肢水肿等。

3. 预测腰交感神经节切断术的治疗效果

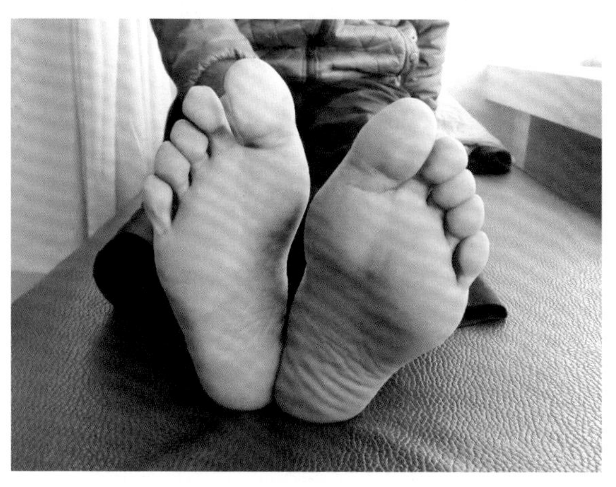

图 4-5-14　右足发凉患者的双足对比图片（右侧大脚趾明显呈白青色）

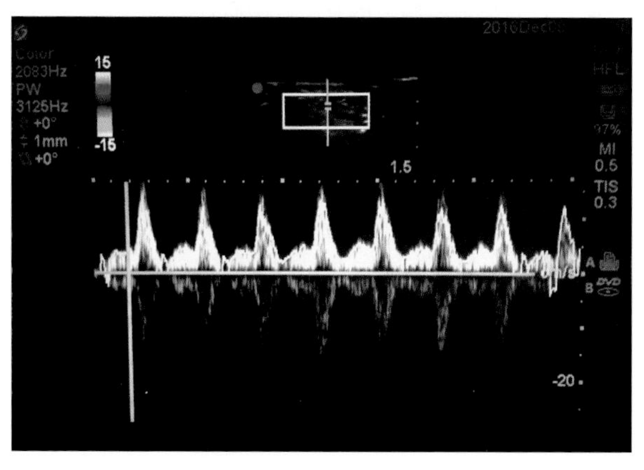

图 4-5-15　足部灼热患者：有足踝烧灼感一侧的足背动脉超声多普勒图像

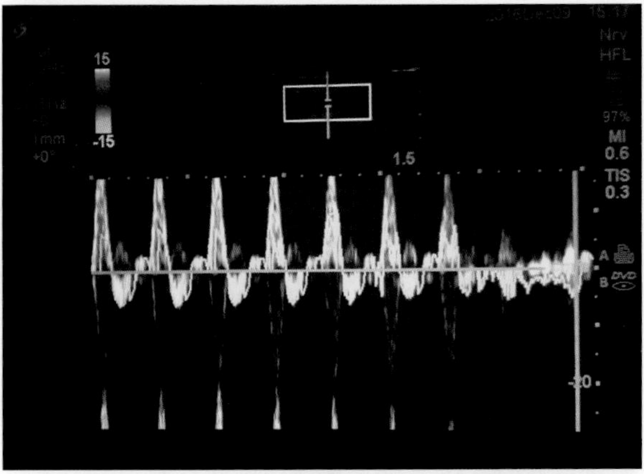

图 4-5-16 足部灼热患者：正常侧的足背动脉超声多普勒图像

（三）禁忌证

1. 肿瘤发生脊柱转移者。
2. 全身性严重感染或穿刺部位周围有感染者。
3. 全身状况差无法耐受阻滞者。
4. 精神病患者以及小儿不能合作者。
5. 严重凝血机制障碍有出血倾向者。

（四）操作方法

1. 准备

（1）体位：侧卧位；俯卧位下腹部垫枕。

（2）工具：10cm 长 7 号带标尺的穿刺针

2. 定位

影像学定位：先确定 S_1 及 L_5 椎体，然后向头端依次确定 L_4、L_3、L_2 椎体，并在体表投影点进行标记。取 L_2 或 L_3 棘突上缘外侧 3.5~5cm 处为穿刺点。

3. 穿刺

（1）常规皮肤消毒局麻。

（2）皮肤：用 10cm 长 7 号带标尺的穿刺针垂直皮肤刺入。

（3）横突：然后使针与皮肤呈 20°，向内侧推进寻找横突，一般进针 3.5~5cm 时触及横突。

（4）横突上缘：退针至皮下，稍偏内侧再进针，使针从横突上缘穿过。

（5）椎体的后外侧面：继续进针 2~2.5cm 到达椎体的后外侧面。

（6）椎体侧面：退针少许，将针尖斜面对准椎体侧面，针尖比刚才略偏外方向刺入，试探针尖已滑过椎体侧面。

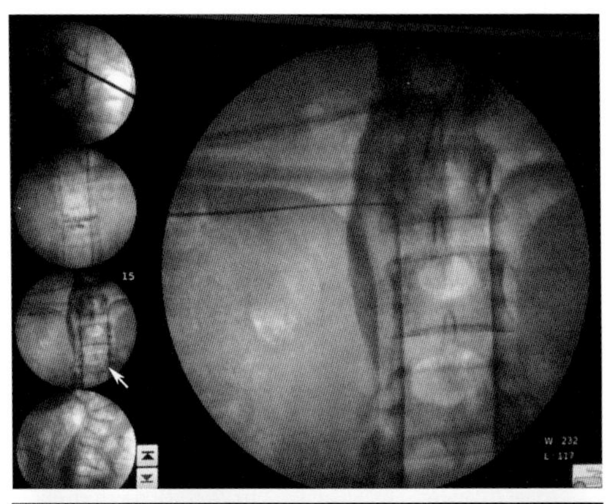

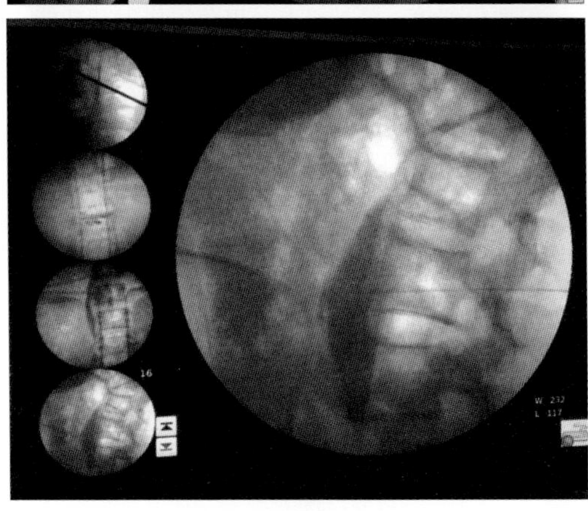

图 4-5-17　腰交感神经阻滞时造影剂分布情况（X 线正位及侧位片）

4. 阻滞　注射药物的种类及剂量、患者的阳性感觉。

（1）抽吸无血和脑脊液。

（2）注入试验量局麻药 3~5ml。

（3）阻滞成功标志：出现下肢皮温逐渐升高、皮肤潮红等血管扩张征象。

（4）注入消炎镇痛液 5~10ml。

（五）不良反应及注意事项

1. 局麻药毒性

2. 局部出血、血肿因腰交感神经节邻近大血管，穿刺过深有刺破大血管出血的危险。穿刺中，应注意寻找骨性标志，穿刺不宜过深，一旦出血，应注意观察生命体征的变化，一般不需特殊处理。

3. 蛛网膜下隙阻滞多因穿刺方向不准确药物注入蛛网膜下隙或药物通过损伤的神经根袖进入蛛网膜下隙所致。注药前一定要回吸，观察有无脑脊液，注药后观察 15~30 分钟，以防蛛网腰下隙阻滞。

4. 腰神经阻滞表现为单侧下肢暂时性麻痹，原因是由于药物注射到椎间孔附近而未注射到椎体前方所致。

5. 当下肢血管痉挛时，可手术切除腰交感干以缓解症状，但要保留第一腰神经节，以免损伤射精功能。

五、腰神经后支阻滞

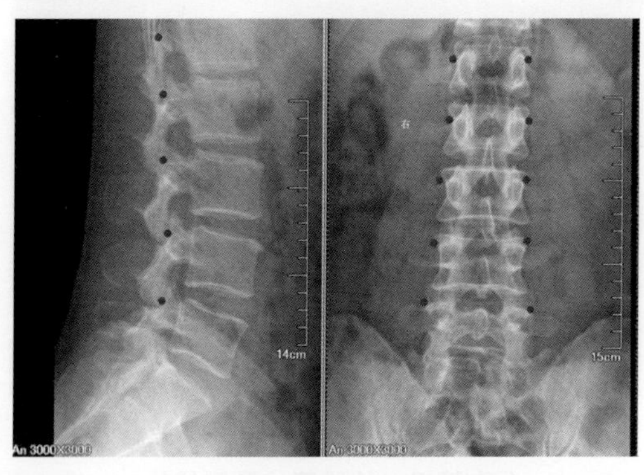

图 4-5-18　腰神经后支靶点

（一）应用解剖

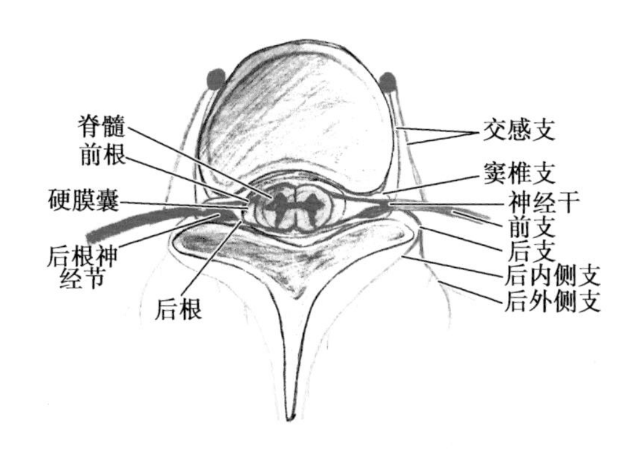

图 4-5-19　腰神经分支

1. 脊神经干　很短，出椎间孔后立即分四支，即前支，后支，脊膜支和交通支。

2. 腰神经后支　较细，在椎间孔处从脊神经节外侧发出，向后行经骨纤维孔，在下位椎体横突根部的上缘与上关节突的外侧之间向后下走行，至横突间肌内侧缘，分为后内侧支及后外侧支，两者都是混合神经，有血管伴行。

3. 腰神经后内侧支　腰神经后内侧支在下位椎骨横突后面，与来自腰动、静脉后支的血管伴行，向下行于横突及上关节突所形成的沟内，绕过上关节突的外侧缘，进入后内侧支骨纤维管。该支进入骨纤维管后，行程类似“S”形，先行向上外方，翻越骨嵴，转向内下，然后出骨纤维管，沿椎板继续向内下方斜行，重叠分布于关节连线内侧的关节囊、韧带及肌肉。

4. 腰神经后外侧支较粗，$L_{1\sim4}$后外侧支于距横突根部上缘约 3mm 处由后支发出，与血管伴行走向外下出后支骨纤维孔，沿横突背面向外下斜行，经骶棘肌穿腰背筋膜至皮下，沿途发出肌支和皮支。分支主要分布于椎间关节连线以外的结构，如横突间韧带、髂腰韧带、横突间肌、骶棘肌和腰背筋膜等。$L_{1\sim3}$的后外侧支较长，其本干穿过腰背筋膜至皮下，构成臀上皮神经，在股骨大转子与第三腰椎间连线交于髂嵴处平行穿出深筋膜，支配臀上部和外侧部皮肤。$L_{4\sim5}$的后外侧支短而分散，跨髂嵴经臀到骶后，构成臀中皮神经。

腰神经后外侧支的走行并非直出直入，各段之间均有转折角，此角既是神经固定点，又是迂曲回转处。后支全部走行有六个固定点，顺次称为出孔点、横突点、入肌点、出筋膜点及入臀点，其中出孔点、横突点和入臀点均较固定，这些部位如遭受损伤或牵拉，可产生局部或牵涉性腰腿痛。后外侧支经横突背面斜向下进入骶棘肌，在过横突时被纤维束固定于横突上，周围未见明显脂肪组织。

腰神经后支及其分出的内侧支和外侧支在各行程中，分别经过横突、关节突及韧带构成的骨纤维孔，及腰椎孔突与副突间的骨纤维管，或穿胸腰筋膜裂隙，正常情况下这些孔、管或裂隙对通行其内的血管、神经有保护作用，但若孔、管周围骨质增生或韧带硬化则造成对腰神经后支的压迫，这常是造成腰腿痛的重要原因。

5. 腰神经后支的影像学定位　根据$L_{1\sim4}$后内侧支的解剖，乳突和副突之间的“骨纤维管”是内侧支走行的固定部位，位于骨纤维管的后外侧，靠近副突。因此，理论上应将副突内侧作为后内侧支阻滞的靶点。但副突在X线图像上难以辨别，实际上无法作为后内侧支阻滞的靶点。因此，将上关节突与横突根部的交界处作为$L_{1\sim4}$脊神经后内侧支阻滞的靶点，这与Bogduk的观点是一致的，也是目前X线引导下$L_{1\sim4}$脊神经后内侧支阻滞的通行做法。如果在CT引导下实施后内侧支阻滞，则应以副突内侧为靶点，以提高阻滞的准确性。应该明确的是，X线引导下的阻滞靶点实际上位于腰脊神经后内侧支和后外侧支的分叉处附近。严格意义上讲，此处并不能选择性阻滞后内侧支，而是整个后支。另外，由于此处距椎间孔很近，故药液有进入椎间孔阻滞脊神经前支的危险，这在无水乙醇毁损时尤应注意。近期的解剖学研究则证实，后内侧支在骨纤维管走行时并不靠近乳突的外面，而是靠近副突的内面。

L_5 脊神经后支发出后在 S_1 上关节突与骶骨翼形成的凹槽底部向后走行，并发出两个分支。内侧支向内绕腰骶小关节的外侧面；外侧支则向下汇入 S_1 脊神经后支。L_5 脊神经后支在 S_1 上关节突与骶骨翼形成的凹槽底部的后半部分为内侧支和外侧支，此凹槽在 CT 和 X 线图像上辨认容易，可以作为 CT 或 X 线引导下腰脊神经后支阻滞的骨性标志，但此处同样不能选择性阻滞 L_5 脊神经后内侧支。

另外，由于每个小关节均受相应水平和上位水平脊神经后内侧支的双重支配，因此治疗时应同时阻滞相应水平和上位水平的脊神经后内侧支。

（二）适应证

1. 腰神经后支综合征。
2. 腰部肌筋膜疼痛综合征。

（三）禁忌证

1. 肿瘤发生腰椎转移者。
2. 全身性严重感染或穿刺部位周围有感染者。
3. 全身状况差无法耐受阻滞者。
4. 精神病患者以及小儿不能合作者。
5. 严重凝血机制障碍有出血倾向者。

（四）操作方法

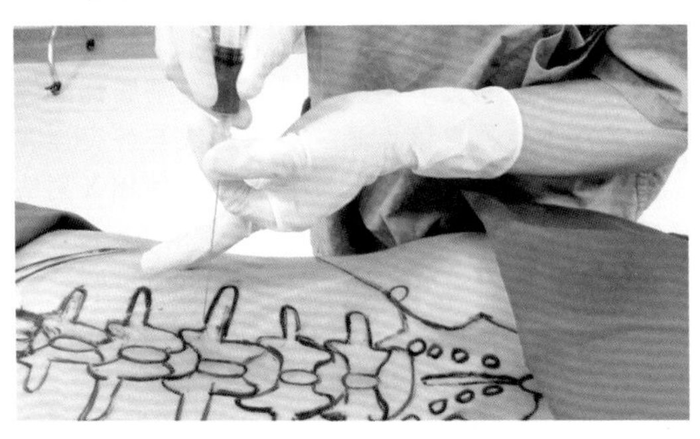

图 4-5-20　腰神经后支阻滞体表定位

1. 准备　患者取俯卧位，腹下垫枕。

2. 定位 治疗时要注意调整C臂尽可能使得椎体前后缘无双影，同时使得棘突两侧椎体显影大小均等。射频针垂直刺入横突上，遇到骨质即为横突基底部。针尖稍向头侧倾斜有落空感时证明针尖在横突上缘，针尖稍向内侧倾斜遇到骨质即为上关节突的外侧缘。过深易损伤脊神经前支，过浅就不能使得脊神经后支毁损。腰腿痛由多节段脊神经后支病变所致，所以需阻滞或射频两支以上脊神经后支。

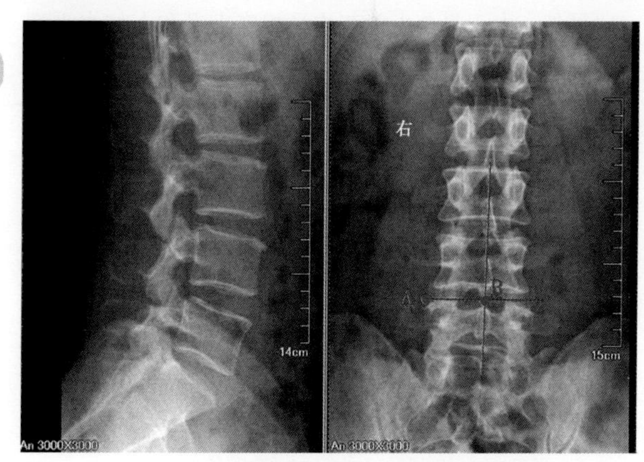

图 4-5-21 腰神经后支阻滞确定进针点

在患者近期腰椎正位X射线平片上找到构成病变椎间隙下位腰椎上关节突的外缘与横突基底部上缘的交点，定为A点，自该点画一条水平线与棘突连线相交，该交点定为B点，测量AB长度。若所用X射线片不是等比例片，则按比例换算成等比例的AB长度。在患者腰部准确标定出B点位置，自B点向患侧画棘突连线的垂直线，根据AB长度在该垂直线上标出A点，即为进针点。

3. 穿刺 常规皮肤消毒，经A点用7号长针垂直穿刺，遇骨质即为横突基底部。稍退针，再稍向头端倾斜进针，达原深度遇不到骨质，或有自骨面滑下的感觉，则证明针恰在横突上缘。稍退针，再压低针尾斜向内侧

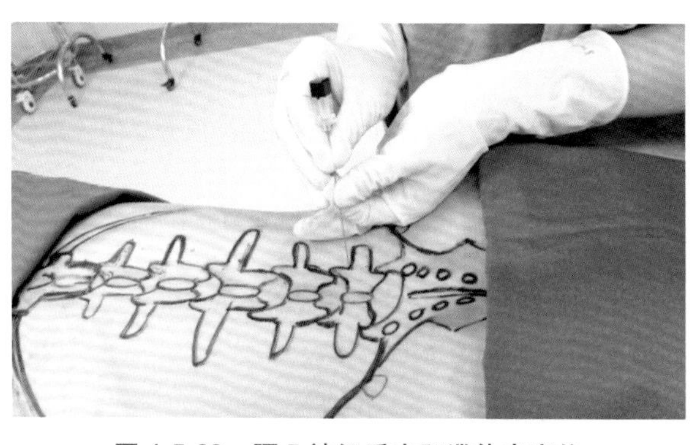

图 4-5-22　腰 5 神经后支阻滞体表定位

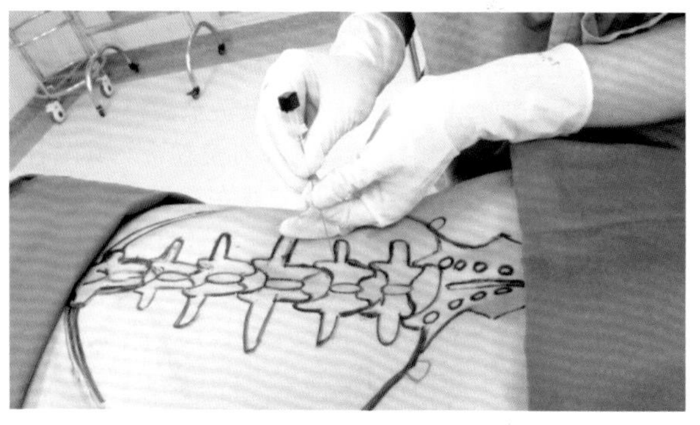

图 4-5-23　腰 4 神经后支阻滞体表定位

进针，遇到骨质，即为上关节突外缘。提插穿刺针并将针尖刺向上关节突外缘与横突上缘交界点，患者主诉该区有麻木感，证明针尖已准确触到脊神经后支出骨纤维孔处，回抽无血无液，注射局麻药液 3～5ml。

针尖理想位置是：正位片针尖在横突根部与上关节突交界处，关节柱 1 点/11 点位置；侧位片针尖在椎间孔下后缘，横突投影处；斜位片针尖在“苏格兰狗眼”眼皮处。

4. 阻滞　每点注入消炎镇痛液 3～5ml。每周一次，2～4 次为一个疗程。

（五）不良反应及注意事项

1. 椎管内麻醉很少发生，但如果针尖过于向内侧倾斜，仍可将局麻药注入椎间隙，产生类似旁正中入路的椎管内麻醉。

2. 交感神经阻滞由于穿刺过深直接阻滞交感神经节，引起下肢血管扩张，血压下降。

3. 局麻药毒性反应针尖误入血管，尤其进入腰椎前面的大血管，可发生局麻药中毒反应。

六、腰椎小关节阻滞

（一）应用解剖

上段腰椎间的关节面近矢状位，腰骶部则近冠状位，上关节从左右观呈凹面，从上下观则呈平面，下关节突从左右观呈凸面，上下观呈平面。其关节囊松弛，由纤维组织及滑膜层组成，关节囊前面有黄韧带与其融合，借以加强结构。上腰部关节囊附着线在关节突边缘的内侧 1~2mm 处，越向下越靠内。在腰骶部附着于关节突边缘内侧 13mm。在下腰部，关节囊下部有坚强纤维性结构至椎弓板，并部分为棘间韧带所代替。前部几乎全为黄韧带构成，在椎间孔上，可以出现上关节韧带。

（二）适应证

1. 腰椎管狭窄。

2. 腰椎间盘突出。

3. 腰椎滑脱。

4. 椎间关节变形性关节炎。

（三）禁忌证

1. 肿瘤发生腰椎转移者。

2. 全身性严重感染或穿刺部位周围有感染者。

3. 全身状况差无法耐受阻滞者。

4. 精神病患者以及小儿不能合作者。

5. 严重凝血机制障碍有出血倾向者。

（四）操作方法

1. 准备

（1）体位：侧卧位，屈髋屈膝。俯卧位，腹下垫一 8~10cm 高软枕。

（2）工具：一次性使用腰椎麻醉穿刺包。

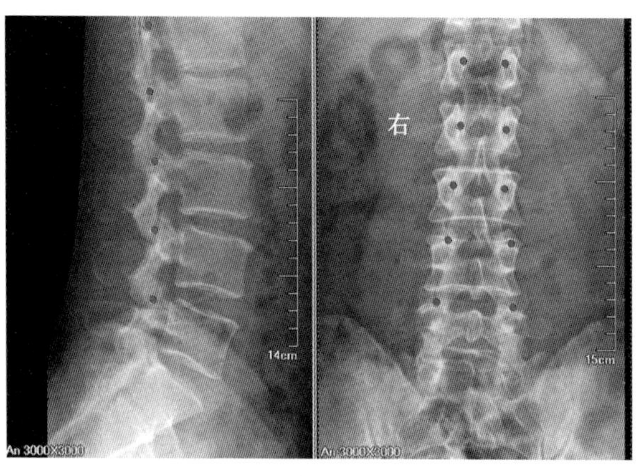

图 4-5-24　腰椎小关节阻滞靶点

2. 定位　患者俯卧位，患侧腹下垫枕抬高 30°，斜位透视，寻找并标记压痛点后于压痛点高点棘突旁开 4cm 处为穿刺点。

3. 穿刺　常规消毒局部浸润麻醉后透视下对准关节裂隙，穿刺针尖指向下关节突前端与上关节突基底之间，刺入关节囊时，有轻微的阻力增加和突破感，继而针尖抵住关节突活动受限，即可注入局麻药。

4. 阻滞　每点注入消炎镇痛液 3~5ml。每周一次，2~4 次为一个疗程。

（五）不良反应及注意事项

可引起蛛网膜下腔阻滞或硬膜外腔阻滞，神经根损伤，脊髓损伤等。

七、棘上韧带阻滞

（一）应用解剖

棘上韧带附着在第七颈椎至骶中嵴的棘突上，此韧

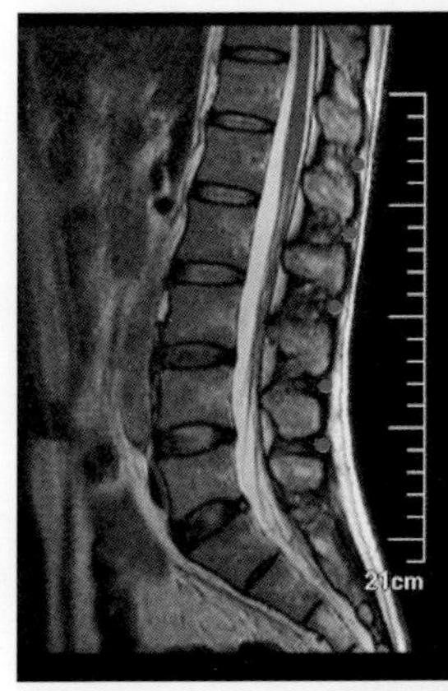

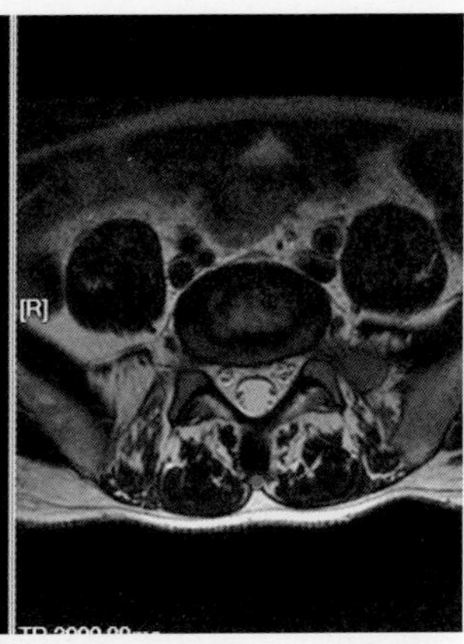

图 4-5-25　棘上韧带阻滞靶点

带的作用是限制脊柱过度前屈。人们在日常运动或劳动中，常因脊柱过度弯曲使其损伤。腰椎棘上韧带起于腰椎棘突，附于各棘突顶端而后向上移为项韧带连结于皮肤，它是索状胶原纤维组织，甚坚强而敏感，有协同稳定脊柱之作用。

（二）适应证

1. 棘突上滑囊炎。

2. 棘突炎、棘突周围炎。

3. 棘上韧带炎。

（三）禁忌证

1. 全身性严重感染或穿刺部位周围有感染者。

2. 全身状况差无法耐受阻滞者。

3. 精神病患者以及小儿不能合作者。

4. 严重凝血机制障碍有出血倾向者。

（四）操作方法

1. 准备

（1）患者俯卧位腹下垫枕。

（2）5 号球后针头连接 10ml 注射器。

2. 定位　标记患者棘上韧带压痛最明显处。

疼痛点常固定在 1~2 个棘突上，腰椎棘突表面有明

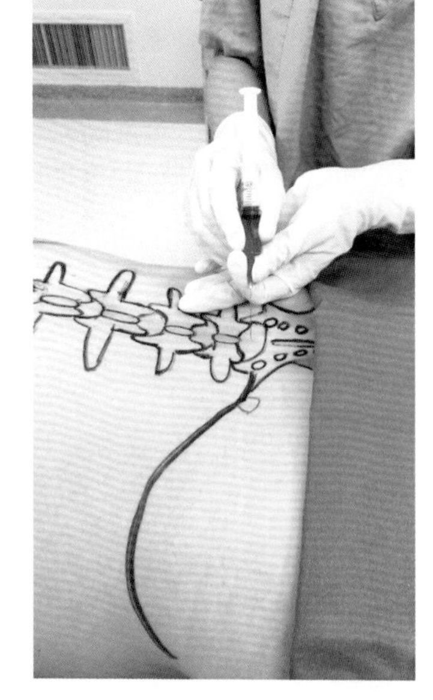

图 4-5-26　棘上韧带阻滞体表定位

显压痛，压痛局限而表浅，弯腰时疼痛加重。

3. 穿刺

（1）棘上韧带阻滞：取压痛最明显的棘突及其上、下各一个棘突为穿刺点。用 5 号穿刺针于进针点垂直刺入皮肤，边进针边回抽，刺入滑囊后，如有囊液吸出，则吸净囊液后再注射药液，后在滑囊周围进行浸润。

（2）棘上、棘间韧带联合阻滞：先垂直刺入直达黄韧带注入消炎镇痛液 1ml，再由深处向浅层提针在棘间韧带、棘上韧带处各注入 1ml，然后拔针至皮下，改变进针方向分别在上位棘突下缘、下位棘突上缘、双侧关节突关节囊内各注入 1ml，拔针贴敷贴。如此，一针下去，阻滞治疗了七个位置，即黄韧带、棘间韧带、棘上韧带、上位棘突下缘、下位棘突上缘、双侧关节突关节囊，疗效显著且不易复发。

4. 阻滞　每周一次，2~4 次为一疗程。

（五）注意事项

1. 严格执行无菌操作，预防感染。
2. 注射时反复多次回抽，避免药液误入血管。
3. 进针不可超过椎板外缘，避免造成气胸。
4. 操作过程中应密切过程患肢的反应和生命体征变化。

八、棘间韧带阻滞

（一）应用解剖

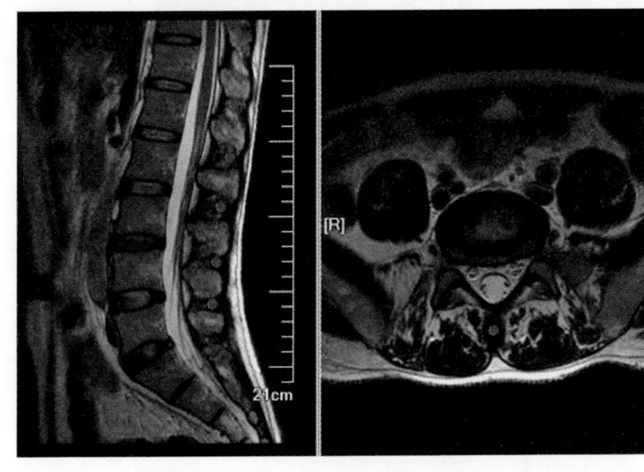

图 4-5-27　棘间韧带阻滞靶点

棘间韧带是一种致密的胶原结缔组织，它将相邻的棘突连在一起，靠其韧性来加强脊柱的稳定性，并帮助棘上韧带及黄韧带限制脊柱过度前屈。

（二）适应证

1. 棘突间韧带损伤。
2. 腰椎退行性关节炎。
3. 陈旧性脊柱骨折，腰腿痛。
4. 强直性脊柱炎。
5. 腰椎间盘变性。
6. 低头棘间硬膜囊牵张痛。

（三）禁忌证

1. 全身性严重感染或穿刺部位周围有感染者。

2. 全身状况差无法耐受阻滞者。

3. 精神病患者以及小儿不能合作者。

4. 严重凝血机制障碍有出血倾向者。

5. 腰椎结核

（四）操作方法

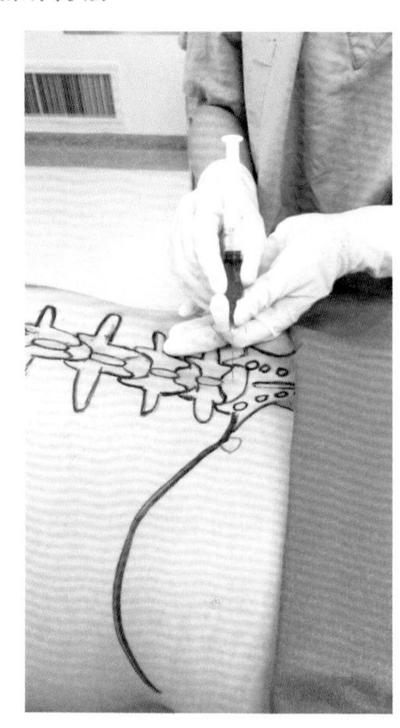

图 4-5-28　棘间韧带阻滞体表定位

1. 准备　患者俯卧位腹下垫枕。5 号球后针头连接 10ml 注射器。

2. 定位　标记患者棘间韧带压痛最明显处。

疼痛点在相邻两棘突间，有时可向骶部或臀部放射，位置较深，腰部屈伸时都可产生疼痛。

3. 穿刺

（1）棘间韧带阻滞：取压痛点最明显的棘突及棘间。于棘突间中央部位刺入皮肤，先浸润棘间上韧带，再逐渐做扇形浸润。深至黄韧带后方，由头侧向尾侧做棘间深部韧带注射，可边进针边回抽边注药，上下左右要充分浸润。最后做左右两侧关节突关节及椎板两侧肌内注射。

（2）棘上、棘间韧带联合阻滞：先垂直刺入直达黄韧带注入消炎镇痛液 1ml，再由深处向浅层提针在棘间韧带、棘上韧带处各注入 1ml，然后拔针至皮下，改变进针方向分别在上位棘突下缘、下位棘突上缘、双侧关节突关节囊内各注入 1ml，拔针贴敷贴。如此，一针下去，阻滞治疗了七个位置，即黄韧带、棘间韧带、棘上韧带、上位棘突下缘、下位棘突上缘、双侧关节突关节囊，疗效显著且不易复发。

4. 阻滞　每周一次，2~4 次为一疗程。

（五）注意事项

1. 严格执行无菌操作。

2. 棘间深部注射时，切勿进针过深刺破黄韧带而损伤脊髓。

3. 边进针边回抽，防止进针过深，避免误入蛛网膜下隙或血管。

4. 注射两个以上棘间韧带时要注意用药量。

九、腰三横突阻滞

（一）应用解剖

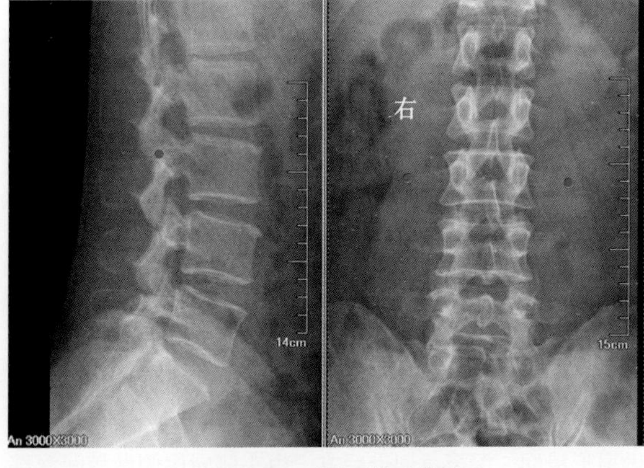

图 4-5-29　腰三横突靶点

1. 第三腰椎横突腰椎位于活动度很小的胸廓和固定于骨盆的骶骨之间，呈生理性前凸，第三腰椎位于其前凸顶点的中间位置，为5个腰椎的活动中心，是腰椎前屈、后伸及左右旋转活动的枢纽。第三腰椎横突缺少保护，且在其尖部有许多与躯干活动密切相关的肌肉和筋膜附着，是腰椎的活动中心。

2. 肌肉筋膜正常情况下，腰椎两侧横突所附着的肌肉筋膜在相互拮抗或协同的作用下，维持着人体重心相对的稳定，完成腰部各方向活动。若一侧腰背筋膜或肌肉出现紧张收缩，可使同侧或对侧止于横突尖部的肌筋膜撕裂损伤，继而出现局部组织渗出、出血、发生无菌性炎症，引起横突周围肌肉筋膜粘连、增厚、肌腱挛缩等病理变化，使穿过肌筋膜的神经血管受到炎性刺激和机械性挤压，产生一系列临床症状。患者可表现为腰部酸胀疼痛乏力，腰三横突尖部压痛。

3. 脊神经后外侧支这种机械性的压迫刺激同时可影响到脊神经后外侧支在髂嵴穿出骨纤维管处。出现臀上皮神经的刺激症，表现为臀肌筋膜的挛缩，影响臀大肌、臀中肌的血供，臀部胀痛非常明显。

当同根脊神经的后外侧支长期受到腰三横突尖部无菌性炎症的刺激后，则会反射性的引起同根前支闭孔神经和股神经的刺激症。患者表现为股前区弥漫疼痛、内收肌群紧张、“4”字试验阳性、大腿根部压痛、大腿前侧皮肤麻痹。同样，股外侧皮神经、生殖股神经、腰丛等也会受到不同程度的影响，出现相应支配区的神经刺激症。

4. 交感神经节交感神经节借交通支与脊神经前支相连，腰部的交感神经节与骶部交感神经节共同组成盆丛，分布于盆腔脏器。内收肌群和臀部软组织出现炎症，导致月经痛、性交痛及外阴阴道痛。

（二）适应证

1. 腰三横突综合征

2. 臀上皮神经炎

（三）禁忌证

1. 全身性严重感染或穿刺部位周围有感染者。

2. 全身状况差无法耐受阻滞者。

3. 精神病患者以及小儿不能合作者。

4. 严重凝血机制障碍有出血倾向者。

（四）操作方法

1. 准备　患者俯卧位，腹部垫一软枕。

2. 定位　在骶棘肌外缘第3腰椎横突尖端处有局限性压痛，有时可引起同侧臀部及下肢后外侧反射痛。局部触诊可摸到纤维性硬结，即肌肉痉挛性结节。

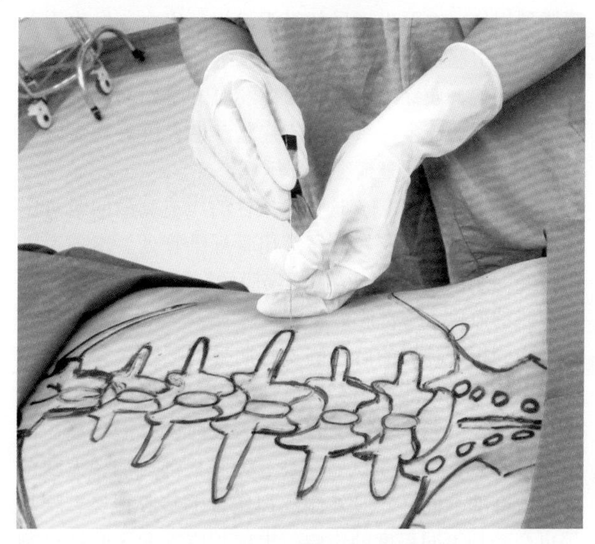

图 4-5-30　腰三横突阻滞体表定位

3. 穿刺

（1）以左手拇指触到横突尖为指示目标。

（2）右手持7号8cm长穿刺针沿拇指尖向横突方向刺入2~3cm。

（3）有骨性感觉，即证明刺中横突尖，回抽无血，注入消炎镇痛液3~5ml。

（4）然后分别向头端和尾端方向越过横突，各注入消炎镇痛液 3~5ml，拔针贴敷贴。

4. 阻滞　每点注入消炎镇痛液 3~5ml。每周一次，2~4 次为一个疗程。

（谢 平　徐堂文　唐玉茹）

第六节　骶部神经阻滞及局部注射治疗

一、骶后孔阻滞

（一）应用解剖

成人脊柱共有 26 节椎骨，即颈椎 7 节、胸椎 12 节、腰椎 5 节、骶骨 5 块、尾骨 1 块。骶骨前面是骨盆腔，左右有 4 对骶前孔。后面正壁稍隆起，形成骶中嵴，左右有 4 对骶后孔。S_5 一般无骶前孔，骶后孔则左右融合成为骶裂孔。有时成人 $S_{1,2}$ 未能融合，S_1 有移行为腰椎之趋势（骶椎腰化），则腰椎增为 6 节；若 L_5 一侧或双侧横突与 S_1 相连结，有移行为骶椎之趋势（腰椎骶化），则腰椎减为 4 节。这一解剖特点在临床椎管内治疗穿刺定位时应加以注意，必要时借助 X 射线检查辅助定位。

（二）适应证

髂后上棘至尾骨尖端的臀中皮神经痛。

（三）禁忌证

1. 局部感染。

2. 有出血倾向者。

（四）操作方法

1. 准备　体位：俯卧位，腹下垫薄枕。

2. 定位　双侧髂后上棘连线上方 1.5cm，中线旁开 2cm 处为 S_1 后支神经阻滞穿刺点。

3. 穿刺

（1）常规消毒铺巾。

（2）用带 5 号球后针头的注射器，经穿刺点垂直皮肤进针，出现落空感或异感，表示穿刺针进入骶后孔。

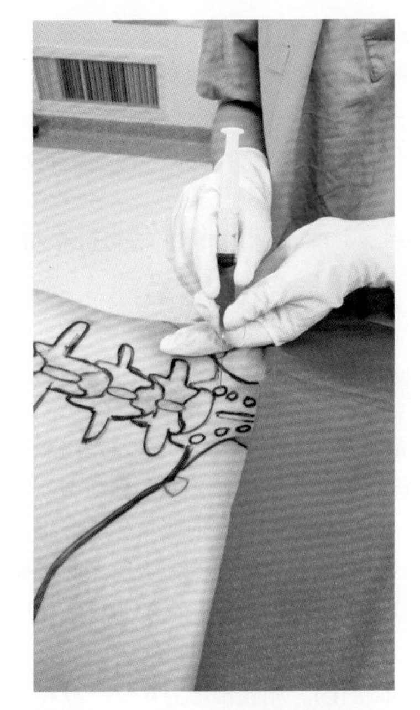

图 4-6-1　骶后孔阻滞体表定位 1

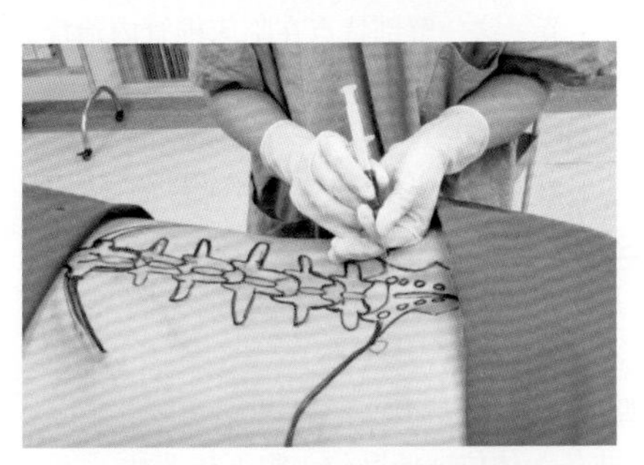

图 4-6-2　骶后孔阻滞体表定位 2

（3）进针约 2~3cm 可出现阻力消失，固定针头，回抽无血、无脑脊液，注入消炎镇痛液 5ml。

4. 阻滞　每孔可注入消炎镇痛液 2~3ml。总药量内含地塞米松 2.5~5mg（或等量同类药物），利多卡因浓度稀释至 0.25%~0.5%，混合适量原浓度 0.9% 的生理盐水。每周一次，2~4 次为一个疗程。

(五) 注意事项

1. 局麻药中毒　注药前未仔细回抽，局麻药误入血管。注药前反复回抽，避免局麻药误入血管。

2. 合理使用局麻药的浓度和容量。

3. 治疗结束后密切观察患者的反应及生命体征变化。

二、骶管裂孔注射

(一) 应用解剖

骶裂孔事实上是 S_5 椎体未融合而形成的孔道，它与左右髂后上棘成为一等边三角形。硬脊膜囊终止于 S_1 下 1/4 或 S_2 水平，相当于髂后上棘连线水平，做骶管注射时，不应超过此一平面，否则仍有穿破硬脊膜的可能。但是，事实上只有 45% 患者与此符合，其余人则是不同程度的高于或低于这一水平。骶管穿刺时要注意这些解剖变化。

(二) 适应证

1. 腰骶神经病变引起的骶尾部疼痛。

2. L_5S_1 腰椎间盘突出症。

3. L_5S_1 椎管狭窄症。

4. 下肢血管神经紊乱症。

(三) 禁忌证

1. 局部感染。

2. 有出血倾向者。

(四) 操作方法

1. 准备

(1) 体位：俯卧位，下腹部置枕，使头部及腿部放低并使骶部突出。

(2) 工具：7 号腰穿针。

2. 定位　用手触及尾骨尖，沿尾骨中线向上触摸，当触及一“U”形凹陷即为骶裂孔，其两侧方各有一豆状突出物即骶角，距尾骨顶端约 10mm。

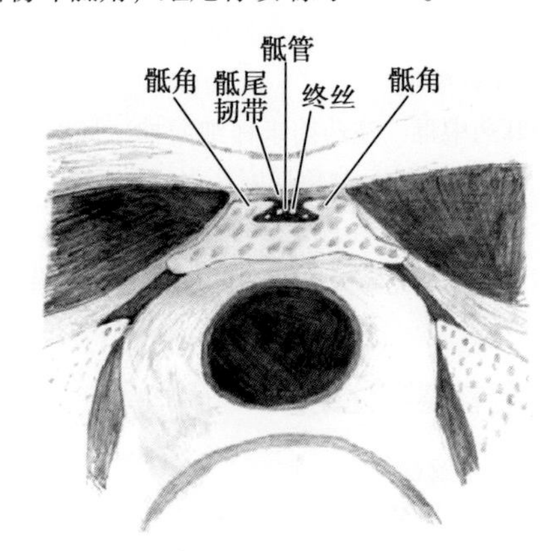

图 4-6-3　骶管裂孔注射

3. 穿刺

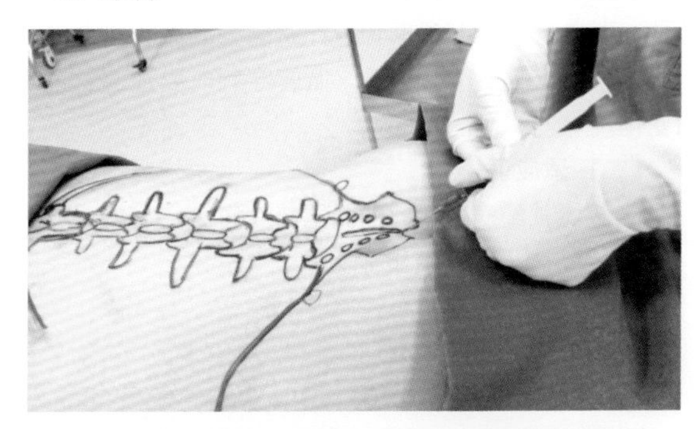

图 4-6-4　骶管裂孔注射体表定位

（1）常规皮肤消毒，铺洞巾，无菌操作。

（2）皮肤：局麻后用 7 号腰穿针于凹陷处，与皮肤呈 70°~80°穿刺进针。

（3）皮下组织：进皮后缓慢进针。

（4）骶尾韧带：继续进针到达骶尾韧带时所遇阻力较大，一旦刺破，减压甚为明显，因此有明显的落空感。

（5）骶管腔：一旦穿刺针突破骶尾韧带进入骶管，

则需减小角度，穿刺针与皮肤呈20°，使得穿刺引更加接近于骶骨平面，并继续向骶管内进针2~3cm。注气通畅且无皮下气囊感，说明针尖位于骶管腔内。

（6）注入局麻药试验量，证实针尖确实在骶管腔而非皮下或蛛网膜下隙。

4. 阻滞 注入消炎镇痛液20~30ml。总药量内含地塞米松2.5~5mg（或等量同类药物），利多卡因浓度稀释至0.25%~0.5%，混合适量原浓度0.9%的生理盐水。

硬脊膜外腔容积约100ml，其中骶腔占25~30ml。20~30ml的治疗液可以达到L_5S_1间隙，起到治疗作用。

（五）注意事项

1. 进行骶管穿刺时，要注意穿刺成功后，穿刺针沿着骶管纵轴不要穿入过深，就不会有穿入蛛网膜下腔而流出脑脊液之忧。硬膜囊通常截止于大约S_2水平，这一位置可通过触摸附近的髂后上棘来大致确定，因为髂后上棘与S_2处于同一水平。

2. 穿透硬脊膜可能引发硬膜穿刺后头痛。

3. 骶管注射时很少会直接损伤马尾神经或是椎间孔出口处的神经根。

4. 可能发生硬膜外腔出血或感染。

5. 硬膜外腔血肿或是脓肿可显著压迫马尾神经。

6. 对于正在接受抗凝治疗的患者，应尽量避免或延迟实施骶管注射术。

7. 若要置管，则需选用Touhy针，穿刺方法及步骤同单次注射，只是因针粗且尖端呈勺状，通过骶尾韧带时的阻力消失感更明显，穿刺相对容易。

8. 一旦刺入蛛网膜下腔，剂量已超过蛛网膜下腔用药量的4~10倍，会引起高位感觉麻痹及下肢运动功能的丧失，严重者呼吸功能也会受到抑制，要注意在这段时间内维持良好的呼吸功能，调整好血压变化，患者多不会产生任何后遗症或并发症。

三、尾神经节阻滞

（一）应用解剖

奇神经节又称尾神经节、Impar 神经节、Walther 神经节，是腰交感神经链的终端结合点。

奇神经节接受腰骶部交感及副交感神经纤维并提供盆腔及生殖器官的交感神经，支配会阴部、直肠末端、肛门、阴囊、阴道尾侧 1/3 的痛觉。

解剖位置大多位于骶尾椎联合部的前方，有时会在纵向稍有偏移。

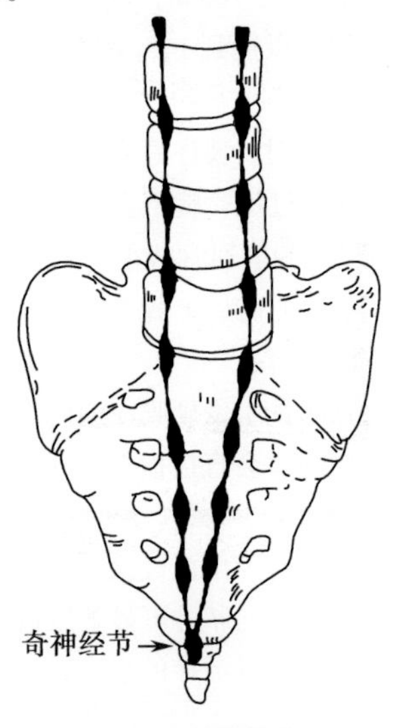

图 4-6-5　尾神经节

（二）适应证

1. 会阴痛。
2. 肛门痛。
3. 创伤后及特发性尾骨痛。
4. 各种盆腔疼痛综合征、严重痛经。
5. 会阴部多汗症。
6. 骶尾部带状疱疹后遗神经痛。

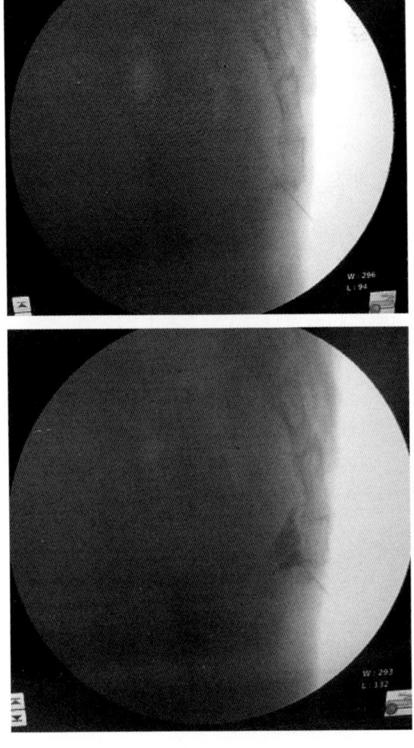

图 4-6-6　奇神经节穿刺及造影图

7. 严重外阴前庭炎。

8. 交感神经系统介导的生殖器痛（范围弥散并伴有灼烧感的疼痛）。

（三）禁忌证

1. 局部感染。

2. 有出血倾向者。

（四）操作方法

1. 准备　患者俯卧位。

2. 定位　骶骨联合部/第一尾骨关节体表水平。

3. 穿刺

（1）皮肤：经骶骨联合部/第一尾骨关节体表水平皮肤进针。

（2）骶尾部关节/第一尾骨关节的椎间盘。

（3）奇神经节：穿过椎间盘到达前方的奇神经节。

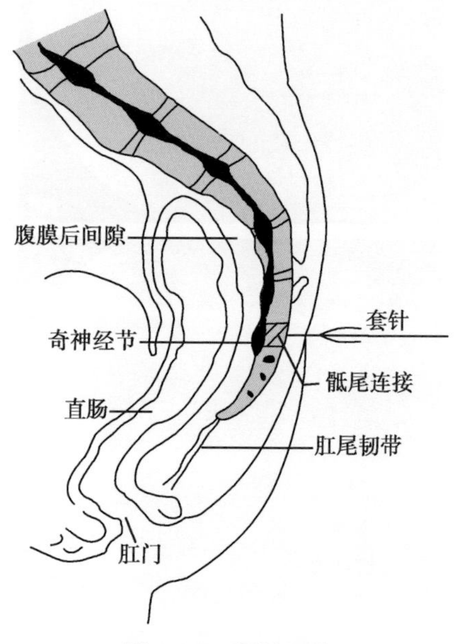

图 4-6-7　尾神经节

4. 阻滞　注入消炎镇痛液 5ml。总药量内含地塞米松 2.5～5mg（或等量同类药物），利多卡因浓度稀释至 0.25%～0.5%，混合适量原浓度 0.9%的生理盐水。每周一次，2～4 次为一个疗程。

（五）注意事项

1. 骶尾联部骨化或奇神经节存在解剖变异并不存在于骶尾联合部的正前方，会导致骶骨联合部穿刺失败。

2. 经骶尾联合部入路可能造成药业流向头侧，进而远离奇神经节，效果欠佳。

3. 骶尾关节融合率约为 50%，尾骨第一关节融合率约为 10%。

四、骶髂关节阻滞

（一）应用解剖

骶髂关节由骶骨和髂骨的耳状面相对构成，把脊柱、骨盆和下肢连接起来，是重要的承重结构。关节面凸凹不平，互相嵌合十分紧密，关节囊坚韧，并有坚强的韧带加固。骶骨和髂骨之间主要是致密的纤维软骨性连接而不是滑液关节。真性关节腔仅局限于骶髂连接的前面部分。只有一小部分的滑液关节腔扩延到骶髂关节相对合处的后下方。这就是骶髂关节腔注射的注射点。骶髂关节的感觉纤维主要来自前方的腰从和后方的骶神经后支（包括第1~4骶神经后支）。

（二）适应证

骶髂关节炎、强直性脊椎炎、莱特尔综合征（非淋病性关节炎、结膜炎、尿道炎）、肠道炎症等有关的脊椎关节炎。

（三）禁忌证

1. 局部感染。
2. 有出血倾向者。

（四）操作方法

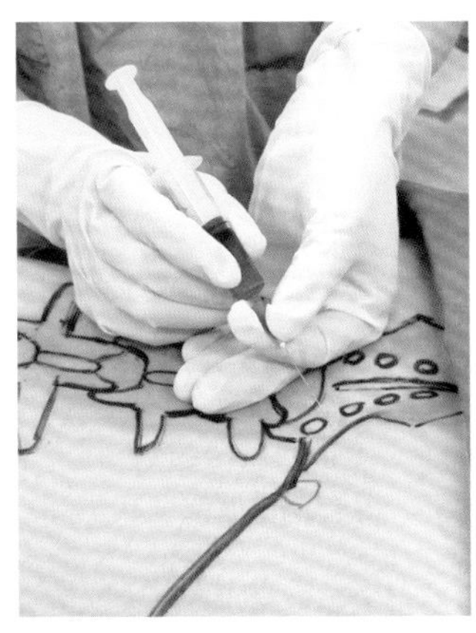

图 4-6-8 骶髂关节阻滞体表定位 1

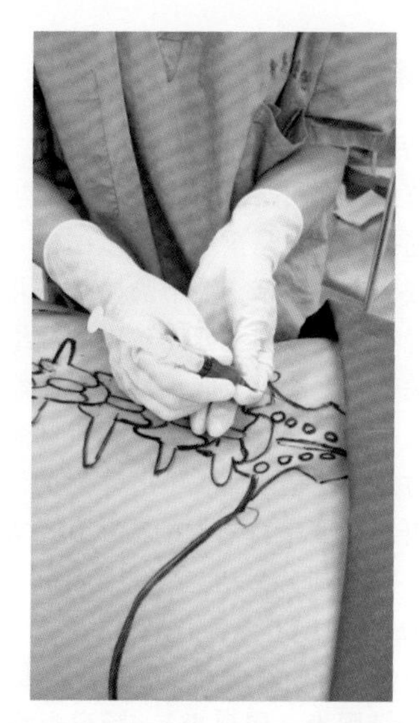

图 4-6-9　骶髂关节阻滞体表定位 2

1. 准备　患者取俯卧位，头偏向一侧。

2. 定位　骶髂关节相对合处的后下方。

3. 穿刺

（1）骶髂关节表面的皮肤。

（2）皮下组织。

（3）调整针尖使其对准关节下方，保持同轴或稍向头侧倾斜，向关节腔进针。

（4）关节腔表面。

（5）轻轻刺破关节腔后囊。

（6）针头进入关节腔，针尖通常沿髂骨表面略弯曲。

4. 阻滞　注入消炎镇痛液 3～5ml。总药量内含地塞米松 2.5～5mg（或等量同类药物），利多卡因浓度稀释至 0.25%～0.5%，混合适量原浓度 0.9%的生理盐水。

（五）注意事项

1. 对于老年患者和严重骨关节炎患者将很难甚至不可能穿刺入关节腔，对这些患者只能采取关节周围浸润注射。

2. 局麻药分解后由于注射使关节腔膨胀导致疼痛加剧。这种疼痛通常能够自行缓解。

五、臀上皮神经阻滞

（一）应用解剖

臀上皮神经是感觉神经，是由 $L_{1\sim3}$ 脊神经后支的外侧支所发出的一组皮神经。它们分别穿过很厚的腰部肌层和坚韧的腰背筋膜而达皮下，然后在皮下继续下行并跨过髂骨嵴，穿出臀筋膜到表层，分布于臀上外侧以及股骨大粗隆区的皮肤。

（二）适应证

臀上皮神经痛的诊断和治疗。

（三）禁忌证

1. 局部感染。

2. 有出血倾向者。

（四）操作方法

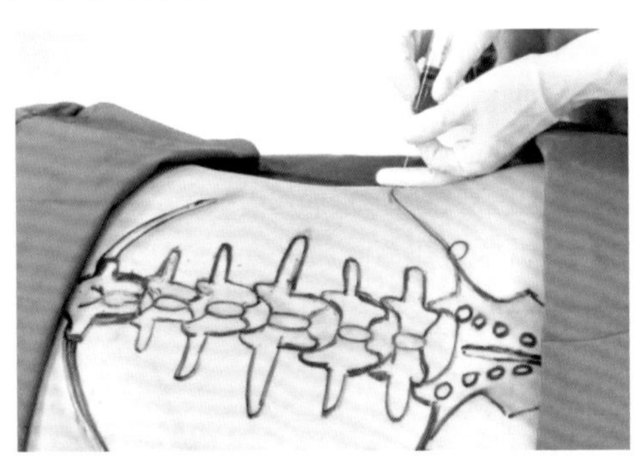

图 4-6-10　臀上皮神经阻滞体表定位 1

1. 准备

（1）体位：俯卧位，腹下垫薄枕。或者侧卧位，健侧在下，下肢自然伸直，患侧髋膝关节屈曲。

（2）工具：7 号 8cm 穿刺针

2. 定位　臀上皮神经的分支变异较大，故首先应找

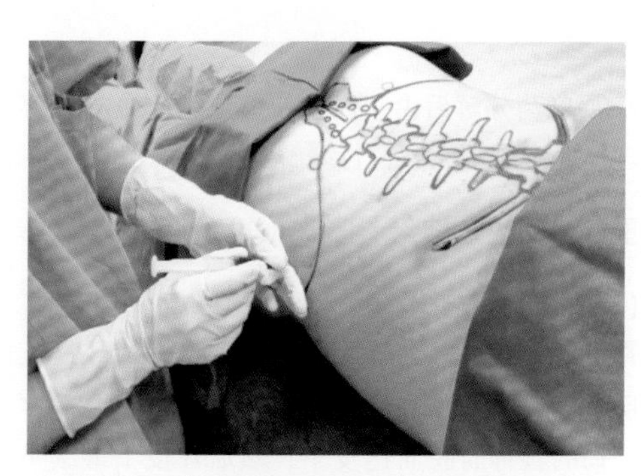

图 4-6-11 臀上皮神经阻滞体表定位 2

到臀上部明显压痛点。

此点多位于髂嵴中点下方 2~3cm 处，有时压痛点可能在髂骨嵴中点的上方。

3. 穿刺

（1）经穿刺点快速刺入皮肤。

（2）垂直骨面缓慢进针。

（3）边进针边询问患者局部是否出现放射性酸胀感，有时进针可深达髂骨翼板。

（4）如果压痛点在髂骨嵴下方，经皮丘垂直刺入，然后针尖朝上逐渐向髂骨嵴下缘斜刺，由浅入深向皮下及筋膜下肌肉浅层作扇形浸润注射。

（5）若压痛点在髂骨嵴上方，经皮丘垂直刺入皮肤，然后逐渐向上内方斜刺，向皮下及腰筋膜下浅肌层作扇形浸润。

4. 阻滞

（1）出现异感：向臀部后外侧、大腿后外侧放射感。

（2）停止进针，固定针头，回抽无血。

（3）注入消炎镇痛液每点 3~5ml。总药量内含地塞米松 2.5~5mg（或等量同类药物），利多卡因浓度稀释至 0.25%~0.5%，混合适量原浓度 0.9%的生理盐水。

（五）注意事项

1. 注药前做回抽，避免局麻药注入血管内。由于臀上皮神经分布较散且多变，注射时需作扇形充分浸润。

2. 臀上皮神经有血管伴行，如局麻药误入血管可发生局麻药中毒反应。

3. 穿刺点过高或进针方向朝向头侧，针尖滑过髂嵴进入盆腔，可能损伤盆腔脏器。

六、坐骨神经阻滞

（一）应用解剖

坐骨神经是全身最粗大的神经，是骶丛的主要终末支，经梨状肌下缘出骨盆，在臀大肌深面，股方肌浅面，经坐骨结节与股骨大粗隆之间至大腿后面，在股二头肌深面下降达腘窝。一般在腘窝的上角处分为胫神经和腓总神经。坐骨神经在股后侧发出肌支支配股后肌群，它的皮支支配大腿后部、膝以下小腿和足部的感觉。坐骨神经的纤维起自 $L_{3\sim4}$和 $S_{1\sim3}$节段。

1. 梨状肌　起于第 2、3、4 骶椎前面，分布于小骨盆的内面，经坐骨大孔入臀部，止于股骨大转子后面。髂内动脉在此分为臀上动脉和臀下动脉，分别经梨状肌上，下孔穿出至臀部，分支营养臀肌和髂关节。此肌因急、慢性损伤，或加上解剖上变异，致易发生损伤性炎性改变，刺激或压迫神经，而产生腰腿痛，称为梨状肌综合征。

2. 出入梨状肌上孔的结构

（1）臀上神经：梨状肌结构行程：发自骶丛，梨状肌上孔出盆后，行于臀中肌与臀小肌之间，与臀上动脉深支伴行，支配臀中肌、臀小肌和阔筋膜张肌。

（2）臀上动、静脉：臀上动脉发自髂内动脉，通过梨状肌上孔后，分浅、深两支，浅支行于臀大肌和臀中肌之间，深支行于臀中肌与臀小肌之间，供应邻近的结构。臀上静脉与臀上动脉伴行，经梨状肌上孔入盆腔。

3. 出入梨状肌下孔的结构

（1）坐骨神经：发自骶丛，是全身最大的神经，由梨状肌下孔出盆至臀部。在臀大肌深面下行，经坐骨结节与大转子之间稍内侧降至股后区。

（2）股后皮神经：发自骶丛，于臀大肌的掩盖下降至大腿后面。

（3）臀下动、静脉：发自髂内动脉，供应臀下部及股后上部的结构。臀下静脉与臀下动脉伴行，由梨状肌下孔穿入盆腔，汇入髂内静脉。

（4）臀下神经：发自骶丛，支配臀大肌。

（5）闭孔内肌神经：发自骶丛，出盆后，支配闭孔内肌。

（6）阴部内动、静脉：发自髂内动脉，出梨状肌下孔后绕过坐骨棘后面，经坐骨小孔进入坐骨直肠窝，分支供应会阴部及外生殖器。阴部内静脉与同名动脉伴行，入盆后汇入髂内静脉。

（7）阴部神经：发自骶丛，出盆后，与阴部内动、静脉伴行，分支分布于会阴部肌肉和皮肤。

（二）适应证

1. 梨状肌综合征。

2. 坐骨神经炎或其他原因所致的坐骨神经损害。

3. 下肢神经血管营养性疾病　由于坐骨神经含有感觉和交感神经纤维，因此可用于治疗足、小腿及大腿后侧的交感神经功能紊乱。

4. 外伤或手术后引起的坐骨神经痛。

（三）禁忌证

1. 局部感染。

2. 有出血倾向者。

（四）操作方法

1. 准备

（1）体位：俯卧位；侧卧位，患肢在上，屈髋、屈膝，健肢在下伸直位。

（2）工具：7号8cm长穿刺针

2. 定位　在髂后上棘与股骨大转子之间做一连线，经此线中点做一垂直线，线下3cm即为穿刺点。

3. 穿刺

（1）皮肤。

（2）皮下组织。

（3）臀肌筋膜。

（4）臀大肌深部　可感到阻力。

（5）梨状肌　有松弛感。

（6）坐骨神经出口　缓缓进针至出现放射性异感时说明到达坐骨神经出口处。

4. 阻滞

（1）出现异感：向小腿及足部放射的刺痛或电击感。提示针尖接近坐骨神经。

（2）回抽无血。

（3）注入10~20ml消炎镇痛液。总药量内含地塞米松2.5~5mg（或等量同类药物），利多卡因浓度稀释至0.25%~0.5%，混合适量原浓度0.9%的生理盐水。

（4）如无异感或第一次进针就穿过坐骨切迹时，应退针至皮下，略向内侧再穿刺，直到滑过骨质抵达坐骨切迹且出现明显异感，后退针数毫米，回抽无血后注药。

（五）注意事项

1. 穿刺部位位置深，应严格无菌操作，避免局部感染。

2. 注药前仔细回抽，避免药物误入血管致局麻药中毒。

3. 不要直接刺入神经内注药，以免损伤神经。

4. 坐骨神经解剖部位较深，采用短斜面穿刺针，穿刺过程中动作宜轻柔，忌粗暴、盲目进针损伤神经、血管及组织。

5. 一旦出现向下肢的放射性异感，立即停止进针，稍退针再注药，避免药物刺激神经致水肿、变性。

6. 治疗后卧床休息15分钟，离床活动时注意保护患者，避免因下肢无力摔伤。

（谢　平　刘慧松　路文卿　张济文）

第七节 腹部会阴神经阻滞及局部注射治疗

一、髂腹下神经阻滞

（一）应用解剖

髂腹下神经是腰丛的分支，起于 L_1 神经，T_{12} 神经前支的部分纤维也加入其中。出腰大肌外缘，经肾后面和腰方肌前面向外下，在髂嵴上方进入腹内斜肌和腹横肌之间，继而在腹内、外斜肌间前行，终支在腹股沟管浅环上方穿腹外斜肌腱膜至皮下。此神经的皮支分布于臀外侧、腹股沟区及下腹部皮肤，肌支支配腹壁肌。

（二）适应证

髂腹股沟区域疼痛综合征。

（三）禁忌证

穿刺点局部感染、严重出血倾向。

（四）操作方法

患者仰卧位，穿刺点位于髂前上棘内侧 0.5cm 处，作皮丘，用 7 号穿刺针垂直进针，穿过腹外、内斜肌筋膜有落空感，在腹内斜肌和腹横肌之间注射局麻药 5ml，然后退针至皮下，使针尖略向外下方倾斜重新刺入，在针头反复进退过程中注药，最后使针尖刺到髂骨内壁后稍退针 2~3mm 作扇形注射，局麻药总量约需 15~20ml。

（五）注意事项

注意进针方向，进入腹腔。

（六）并发症

除局麻药本身不良反应外，无严重并发症。

二、髂腹股沟神经阻滞

（一）应用解剖

髂腹股沟神经与髂腹下神经起源相同，在髂腹下神经的下方，走行方向与该神经略同，在腹壁肌之间前行，终支自皮下环浅出，分布于腹股沟部和阴囊前部（或大阴唇前部）皮肤，肌支支配腹壁肌。

（二）适应证

1. 髂腹股沟神经痛。
2. 髂腹部疼痛。
3. 耻骨上区疼痛。

（三）禁忌证

穿刺点局部感染、严重出血倾向。

（四）操作方法

患者取平卧位，穿刺点在髂前上棘内、上各2cm处。常规消毒铺巾，将7号穿刺针垂直皮肤刺入，依次穿过腹外斜肌、腹内斜肌、腹横肌寻找异感。若无异感，则可将穿刺针直刺至髂骨内侧壁，然后边退针边分层扇形注射药液共20~30ml，注意注药前回抽确定无血。

（五）注意事项

该神经较细小，较难寻找异感，可采用广泛浸润阻滞，且浸润面较宽以增加阻滞效果。

（六）并发症

除局麻药本身不良反应外，无严重并发症。

三、生殖股神经阻滞

（一）应用解剖

生殖股神经的神经纤维大部分来自L_2神经，小部分来自L_1神经。从腰大肌上部穿出后，沿其前面下降，在髂总动脉外侧分为股支和生殖支。股支即腰腹股沟神经，沿髂外动脉下降，经腹股沟韧带下方到达股部，分布于三角部的皮肤；生殖支即精索外神经，于髂外动脉的外侧下降，发分支至腰大肌，主干下降经腹股沟管腹环，绕腹壁下动脉外侧入腹股管，支配提睾肌，并分支至阴囊（或大阴唇）皮肤。

（二）适应证

主要用于阴囊或阴唇前侧皮肤镇痛。由于会阴神经和髂腹股沟神经也有分支至阴囊（或大阴唇）皮肤，必要时可用作鉴别诊断。

（三）禁忌证

穿刺点局部感染、严重出血倾向。

（四）操作方法

可以在椎旁阻滞 L_1、L_2 神经（见前面腰椎小关节阻滞部分）。亦可于腹环处阻滞其生殖支。用长针头，在腹壁下动脉的体表投影标志相当于腹股沟韧带中、内1/3与脐的连线的交点处作皮丘，针入腹环附近，取局麻药10ml 进行浸润，即可阻滞生殖股神经的生殖支。

（五）注意事项

避免刺入腹壁下动脉，注药前要常规回抽。针刺深度保持在腹内斜肌内外即可。

（六）并发症

除局麻药本身不良反应外，无严重并发症。

四、骶神经阻滞

（一）应用解剖

骶丛由腰骶干（L_4，L_5）及 $S_{1\sim3}$ 神经组成，并有 S_4 神经的升支加入。位于骶骨前面，其后面紧贴梨状肌，前方有髂血管、盆结肠、直肠和输尿管。骶骨呈楔形，后面两侧各有 4 个骶后孔，微向内、向下倾斜。骶后孔大致呈卵圆形，横径大约 1cm，骶神经后支由此穿出，分布于骶部软组织。骶骨前面较平滑，有与骶后孔相对的骶前孔，骶神经前支由此穿出。将局麻药从骶后孔注入骶骨孔管以阻滞骶神经，称为骶孔阻滞。也可将局麻药于骶骨前面在骶前孔阻滞，称为骶前阻滞。

（二）适应证

主要适用于骶神经病的治疗，如坐骨神经痛、股神经痛、股外侧皮神经痛及下肢血管性疾病等。还可用于诊断性阻滞，联合腰丛阻滞可提供下肢的镇痛。

（三）禁忌证

穿刺点局部感染、严重出血倾向。

(四) 操作方法

1. 骶横阻滞　第二骶后孔位于髂后上棘内、下各1cm处；骶角的上外侧为第四骶后孔；上述两孔连线中点为第三骶后孔，第一骶后孔在此连线上方1~2cm处。患者俯卧，髋关节下垫枕。依上述标志，先行第二骶孔神经阻滞，用8~10cm长穿刺针，经皮丘向骶骨后面并稍向内侧倾斜进针，直至骨膜后稍退针，调整方向使针尖进入骶骨孔管2cm，回抽无血、无脑脊液，注入局麻药5ml。按相同方法阻滞其他骶神经。

2. 骶前阻滞　患者取截石位或肘膝位。距尾骨尖旁约1.5~2cm处做皮丘，用12~15cm长穿刺针经皮丘刺入。术者左手示指宜伸入肛门内作指引，以免刺破直肠壁。针尖沿骶骨盆面并与正中矢状面平行徐徐进入，深入6~7cm即可抵达第二骶前孔附近而受阻。然后，边退针边注射低浓度局麻药30~40ml，以阻滞第2~5骶神经。

(五) 注意事项

由于穿刺部位邻近肛门及会阴区，应特别注意防止感染，注意皮肤消毒，严格无菌操作。防止穿刺针刺入盆腔，引起骶管内感染，因此伸入肛门做引导的手指在术中不能拔出。注药前要做回吸试验，避免注入蛛网膜下腔。

(六) 并发症

副交感神经阻滞，可引起肠、膀胱和肛门括约肌功能丧失。交感神经阻滞，可能引起血压的轻度下降。

五、闭孔神经阻滞

(一) 应用解剖

闭孔神经起自$L_{2\sim4}$，从腰丛发出后自腰大肌内侧缘穿出，贴小骨盆内侧壁前行，于闭孔血管伴行穿闭膜管出小骨盆，分前、后两支，分别经短收肌前、后面进入大腿区，分布于内收肌群。闭孔神经发肌支支配闭孔外肌，长、短，大收肌和股薄肌，也常发支分布耻骨肌，皮支分布大腿内侧面皮肤。闭孔神经也发细支分布髋、膝关节。也可出现副闭孔神经：沿腰大肌内侧缘下行，在耻骨肌后面跨过耻骨上支后分布于耻骨肌、髋关节，并与闭孔神经间有交通。

（二）适应证

1. 内收肌痉挛和疼痛　由于神经损伤引起的内收肌痉挛和疼痛，可用闭孔神经阻滞明确诊断和进行治疗。

2. 髋关节疼痛　各种原因引起的髋关节疼痛，可用闭孔神经阻滞治疗。对于骨关节炎引起的难治性髋关节疼痛，在进行神经切除以前，用闭孔神经阻滞术做进一步诊断和治疗。

（三）禁忌证

穿刺点局部感染、严重出血倾向。

（四）操作方法

患者取平卧位，阻滞侧大腿稍外展。耻骨结节下方及外侧各1~2cm处为穿刺点，用22G长穿刺针做皮丘，向内侧方向进针，直至触及耻骨水平支，记录好深度后稍退针，改为向头侧约45°方向再刺入以探测闭孔管的上部骨性边缘，然后向外、后及下缓缓刺入闭孔管2~3cm，仔细回抽，确定针尖不在闭孔动静脉后，方可注入局麻药10~15ml。

（五）注意事项

由于穿刺缺乏确切指征，有时会阻滞效果不佳。另外，不要盲目进针过深，以免损伤膀胱或阴道等器官。注药前常规回抽，避免注入血管内。

（六）并发症

局麻药误入血管内，可出现局麻药毒性反应。

六、股外侧皮神经阻滞

（一）应用解剖

股外侧皮神经起自$L_{2\sim3}$脊神经前支的后股。自腰大肌外缘伸出后，向下、向外斜行，穿过髂肌至髂前上棘，并在其内侧穿过腹股沟韧带下方而达股部。然后沿缝匠肌外侧下行，在阔筋膜之下，距髂前上棘 7～10cm 处穿出阔筋膜，并分出前后支。前支支配大腿至膝关节外侧皮肤，后支支配大转子至大腿中部以上的外侧皮肤。

（二）适应证

主要用于股外侧皮神经痛的诊断和治疗。股外侧皮神经痛是一种由多种原因引起的股外侧皮神经损害所产生的大腿前外侧皮肤感觉异常与疼痛综合征，采用局麻药与激素混合液阻滞治疗，常可收效。另外，股外侧皮神经阻滞可用于大腿外侧小块取皮的麻醉。

（三）禁忌证

穿刺点局部感染、严重出血倾向。

（四）操作方法

患者仰卧位，以患侧髂前上棘内侧及下方各 2cm 处作为穿刺点。作皮丘，用 22G 短斜面针头经皮丘向头侧与皮肤呈 60°角的方向刺入，穿过皮肤即可碰到阔筋膜，通过筋膜时会有落空感，如患者出现异感，注入局麻药 5～8ml。当无异感出现时，将针推出，向外、向上移动 0. 5cm 处另作皮丘，沿与腹股沟韧带平行方向反复穿刺寻找异感，若仍无异感，可由此平面作扇形注射。另一种改良方法是在髂前上棘内侧、腹股沟韧带上缘垂直刺入，直至髂骨后稍退针，向内侧作扇形注射局麻药 5～8ml，也能达到满意的阻滞效果。

（五）注意事项

采用短斜面的穿刺针，操作要轻巧，避免反复穿刺损伤神经。

（六）并发症

少数患者可出现短暂感觉迟钝。

七、阴部神经阻滞

（一）应用解剖

阴部神经丛由 $S_{2\sim4}$ 神经的前支组成，位于梨状肌下方，尾骨肌前侧，其前面有骶外侧血管纵向通过。该神经丛与骶丛、尾丛及腹下自主神经丛之间有广泛的吻合支，它所分出的神经主要分布于盆腔器官、外生殖器以及会阴部的肌肉和皮肤，其中有肌支至肛提肌和尾骨肌，直肠中神经至直肠和肛提肌，膀胱下神经至膀胱底，阴道神经至阴道上部，以及阴部神经等分支。阴部神经是阴部神经丛的最大分支，内含许多副交感神经纤维。由骶丛的下方主干发出，在梨状肌下方经过坐骨大孔离开骨盆，然后越过坐骨棘，横过骶棘韧带，在坐骨小孔与阴部内动脉并行进入骨盆，在坐骨结节内侧下方分成三支：①会阴神经，又分为深浅两支，深支分布于尿道括约肌和会阴前区的其他肌肉，浅支分布于阴囊后部的皮肤。②阴蒂（阴茎）背神经，分布于阴蒂周围或阴茎背面。③肛门神经，又称痔下神经或直肠下神经，分布于肛门周围。

（二）适应证

1. 阴部神经痛的鉴别诊断和治疗。

2. 肛门及会阴区顽固性奇痒症。

3. 会阴侧切助分娩及正常分娩时，第 2 产程会阴部止痛。

4. 会阴和直肠手术及术后止痛。

5. 外生殖器疼痛、会阴及肛门周围疼痛。

6. 直肠括约肌轻度功能障碍。

（三）禁忌证

穿刺点局部感染、严重出血倾向。

（四）操作方法

阴部神经阻滞根据进针部位可分为经会阴阻滞和经阴道阻滞法，下面介绍经会阴阻滞法。

患者取截石位，常规皮肤消毒，铺无菌洞巾。用 5ml 注射器在坐骨结节与肛门连线中点处，做皮内皮下阻滞，换用 20ml 注射器接 9 号长针头，从原针眼刺入皮下。以左手示指或示、中指插入直肠内作引导，触及坐骨结节及坐骨棘部位，以便引导长针头的进路。右手持注射器，针头向着坐骨结节，在左手指引导下，于坐骨棘的前外侧和结节的下方注入 5～10ml 局麻药液，以阻滞阴部下神经。将针头推进至坐骨棘的中间部分，注入局麻药液5~10ml，阻滞阴部神经各分支。然后利用在阴道或直肠内的示指引导，将穿刺针推进到坐骨棘下方，指尖可触到骶棘韧带，且手指引导针头刺穿骶棘韧带，回抽无血液，即可注入5~10ml局麻药液，以阻滞阴部神经在分支以前的部分。再退出针头至皮下，做大阴唇扇形浸润阻滞，从阴唇中间到阴阜，以便阻滞髂腹股沟神经、生殖股神经。用同样方法阻滞对侧。

（五）注意事项

1. 此处血管神经丛丰富，注药前要反复回抽，防止局麻药误入血管内；如果回抽见到血液，应改变进针位置，直至回抽无血液后再注药。

2. 为防止发生局麻药的毒性反应，应使用低浓度的局麻药，容量不超过30ml。

3. 阻滞时，针尖达坐骨棘附近时，应注意不要刺伤直肠，建议引导手指术中不要撤出。

（六）并发症

少见，如果局麻药吸收过快或误入血管内，可引起毒性反应。

（孙明洁　彭霄艳）

第八节　下肢神经阻滞及局部注射治疗

一、坐骨神经阻滞

（一）应用解剖

坐骨神经是全身最粗大的神经，是骶丛的主要终末支，经梨状肌下缘出骨盆，在臀大肌深面，股方肌浅面，经坐骨结节与股骨大粗隆之间至大腿后面，在股二头肌深面下降达腘窝。一般在腘窝的上角处分为胫神经和腓总神经。坐骨神经在股后侧发出肌支支配股后肌群，它的皮支支配大腿后部、膝以下小腿和足部的感觉。坐骨

神经的纤维起自 $L_{3\sim4}$ 和 $S_{1\sim3}$ 节段。

（二）适应证

1. 干性坐骨神经痛　如梨状肌综合征、坐骨神经炎或其他原因所致的坐骨神经损害等。

2. 下肢神经血管营养性疾病　由于坐骨神经含有感觉和交感神经纤维，因此可用于治疗足、小腿及大腿后侧的交感神经功能紊乱。

3. 神经分布范围的镇痛　因外伤或手术后引起的剧烈疼痛。

（三）禁忌证

穿刺点局部感染、严重出血倾向。

（四）操作方法

1. 后入阻滞法　患者取侧卧位，健侧腿在下并伸直，患腿向前屈曲，脚跟部置于健侧腿膝关节上。在髂后上棘与股骨大转子之间做一连线，经此线中点做一垂直线，线下 3cm 即为穿刺点。用 10~12cm 长穿刺针，经皮丘垂直进针，出现放射性异感时，回抽无血，即可注入 15~20ml 局麻药与激素的混合液。如无异感或第 1 次进针就穿过坐骨切迹时，应退针至皮下，略向内侧再穿刺，直到滑过骨质抵达坐骨切迹且出现明显异感，后退针数毫米，回抽无血后注药。

2. 前入阻滞法　患者取仰卧位，两腿伸直并拢。自髂前上棘与耻骨结节连线中内 1/3 做一垂直线，从大转子尖向内侧画一条与髂前上棘至耻骨结节连线的平行线，此线与垂直线交点即为穿刺点。用 10~12cm 长穿刺针，经皮丘垂直刺入，使针尖触及股骨内侧缘并记下深度，再进针约 4~6cm 可达股骨后方的坐骨神经间隙，寻找向足部放射的异感。回抽无血，注入局麻药 20~30ml（图 4-8-1）。

3. 仰卧屈髋阻滞法　患者仰卧位，患肢髋关节尽可能屈曲，由助手或器械支撑体位，使臀大肌展平，坐骨神经浅露。在股骨大转子与坐骨结节之间画一连线，连线中点下方即为穿刺点。用 10cm 长穿刺针做皮丘，与皮肤垂直方向进针，直至出现下肢异感，回抽无血，注

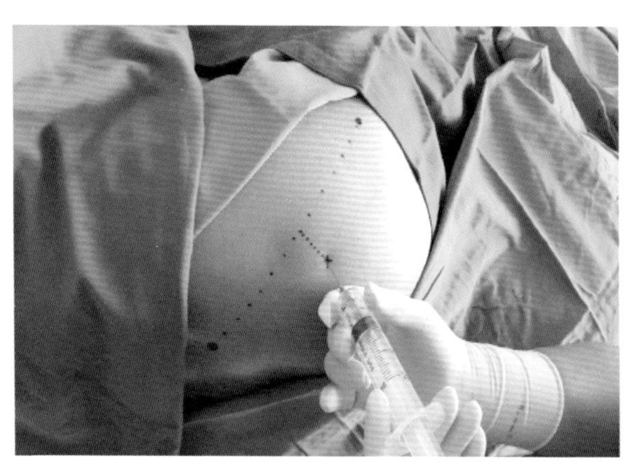

图 4-8-1　坐骨神经阻滞

入局麻药 15~20ml。

（五）注意事项

1. 注意回抽无血再注入局麻药。

2. 采用短斜面穿刺针，不要直接刺入神经内注药，以免损伤神经。

（六）并发症

1. 局麻药毒性反应。

2. 短暂感觉障碍　采用短斜面穿刺针，以避免神经损伤。

二、股神经阻滞

（一）应用解剖

股神经是腰丛最大的分支，自腰大肌外缘穿出，继而在腰大肌于髂肌之间下行，在腰大肌韧带中点稍外侧经腰大肌深面，股动脉外侧进入股三角区，随即分支为数支。①肌支：分布于髂肌、耻骨肌、股四头肌和缝匠肌；②皮支：有数条较短的皮支即股中间、股内侧皮神经。分布于大腿及膝关节前面的皮肤。最长的皮支为隐神经，伴随股动脉入内收肌管下行，穿出此管后至膝关节的内侧下行，于缝匠肌下段后渐出至皮下后，伴随大隐静脉沿小腿内侧面下行至足内侧缘，沿途分布于髌下、小腿内侧面及足内侧缘皮肤。另外，股神经也分布于膝关节和股动脉及其分支。

（二）适应证

适用于股神经支配区域的外伤或手术后疼痛的治疗，有时也用于控制股骨颈骨折引起的疼痛。

（三）禁忌证

穿刺点局部感染、严重出血倾向。

（四）操作方法

患者平卧，在髂前上棘与耻骨结节连线中点下 1cm 股动脉外侧作皮丘。左手示指触及股动脉，右手持 5cm 长针头连接装好局麻药的注射器，经皮丘沿左手示指外侧边缘垂直刺入，直至出现沿股神经分布的异感，回抽无血，即可注入局麻药 10～15ml。如果没有异感出现，用 22G 短斜面针头，凭针尖通过阔筋膜和髂腰筋膜时有两次的落空感，回抽无血后注入局麻药 15～20ml（图4-8-2）。

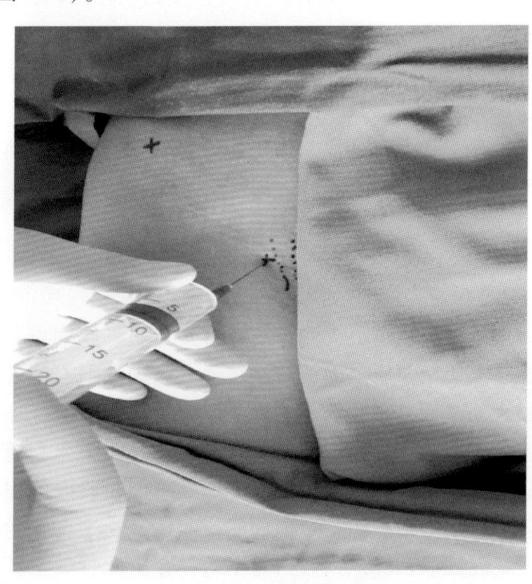

图 4-8-2　股神经阻滞

（五）注意事项

注药前一定要回抽，避免局麻药进入血管。少数人股神经在腹股沟韧带以上就分为数支，以致穿刺时不容易出现异感，因此当无异感时，可反复行两三次穿刺及分别注药。

（六）并发症

针尖过于偏向内侧，可将局麻药注入血管内；反复穿刺也可损伤神经出现短暂感觉障碍。

三、隐神经阻滞

（一）应用解剖

起自股神经，在股三角内伴股动脉外侧，下行入收肌管，在收肌管下端穿大收肌腱板，行于缝匠肌和股薄肌之间。在膝关节内侧穿深筋膜，伴大隐静脉下行，分支分布于髌骨下方、小腿内侧和足内侧缘的皮肤。

（二）适应证

1. 股内侧及小腿内侧感觉异常的诊断与治疗。
2. 膝关节内侧及髌下区的疼痛及感觉异常。
3. 内踝及足内侧缘、趾的疼痛及感觉异常。
4. 隐神经炎、股神经炎及血栓性大隐静脉炎所致的隐神经内踝痛等。

（三）禁忌证

穿刺点局部感染、严重出血倾向。

（四）操作方法

患者取仰卧位，患肢外旋，穿刺点位于大腿中下1/3处，确定股内侧肌及缝匠肌间隙，于此处手指用力向下按压可出现向小腿放射的异感，即为穿刺点。常规皮肤消毒，左手固定股内侧肌及缝匠肌以确定穿刺位置，右手持7号穿刺针垂直皮肤穿刺，进针深度约3~5cm时可出现向小腿内侧的放射性异感，回抽无血即可注入局麻药液10~15ml。

（五）注意事项

患有大隐静脉曲张及其并发症患者禁行隐神经阻滞

治疗。因为隐神经与股动脉、股静脉伴行，注射时必须常规回抽有无血液以确定是否有血管损伤。

（六）并发症

反复穿刺可导致神经血管损伤。

四、胫神经阻滞

（一）应用解剖

胫神经为坐骨神经本干的直接延续。在腘窝内与腘血管伴行，在小腿经比目鱼肌深面伴胫后动脉下降，经过内踝后方，在屈肌支持带深面分为足底内侧神经和足底外侧神经二终支入足底，肌支支配足底诸肌。胫神经在腘窝及小腿发出肌支支配小腿后群肌。胫神经发出皮支称腓肠内侧皮神经，伴小隐静脉下行，在小腿下部与腓肠外侧皮神经吻合成腓肠神经，分布于足背和小趾外侧缘的皮肤。在腘窝近中线处，由浅入深依次为胫神经、腘静脉和腘动脉。在成人，从皮肤至胫神经的平均距离为1.5~2.0cm。

（二）适应证

1. 小腿后群肌肉痉挛及疼痛。
2. 胫神经炎。
3. 胫神经痛。

（三）禁忌证

穿刺点局部感染、严重出血倾向。

（四）操作方法

患者取俯卧位，穿刺点位于腘窝中间或小腿后侧中线上，即腓肠肌两头之间。常规皮肤消毒，作皮丘，用5cm长穿刺针垂直皮肤进针稍偏向外侧，以免刺破腘动脉或胫后动脉，抵达骨膜后退针少许，回抽无血即可注入局麻药液10~15ml（图4-8-3）。

（五）注意事项

因腘窝有丰富的脂肪组织，注入药物易被扩散与吸收，使药效降低。因此，需要针尖尽可能靠近神经。但由于在腘窝内，神经与血管紧密伴行，故又要注意避免

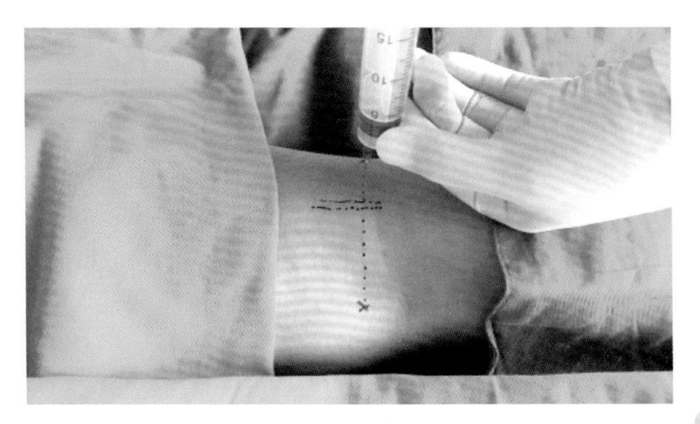

图 4-8-3　胫神经阻滞

将局麻药注入血管内。

（六）并发症

没有严重副作用和并发症，个别患者可出现短暂小腿皮肤感觉障碍。

五、腓总神经阻滞

（一）应用解剖

坐骨神经在腘窝上角附近分为胫神经和腓总神经两终支。腓总神经发出后沿股二头肌内侧缘走向外下，绕腓骨颈穿腓骨长肌达小腿前面，分为腓浅和腓深神经。腓总神经的分布范围是小腿前、外侧群肌和小腿外侧、足背和趾背的皮肤。

（二）适应证

1. 腓总神经炎。

2. 用于膝关节及膝部以下部位疼痛的定位诊断及其他原因引起疼痛的鉴别诊断。

3. 小腿外侧疼痛，外侧足背及足趾皮肤感觉异常。

（三）禁忌证

穿刺点局部感染、严重出血倾向。

（四）操作方法

患者仰卧或坐位，常规皮肤消毒，穿刺点在腓骨小头下方 1~1.5cm 的前外侧，7 号穿刺针垂直皮肤进针，有异感后，回抽无血并退针少许，注入局麻药液3~5ml。

（五）注意事项

注药时如患者出现放射感，应退针少许待放射感消失后再注药，以避免神经损伤。

（六）并发症

无严重副作用与并发症，个别患者可出现短暂小腿皮肤感觉障碍。

六、膝关节腔灌注治疗

（一）应用解剖

膝关节是人体最大且最复杂的关节。膝关节主要由股骨下端、胫骨上端、髌骨组成。而其辅助结构前、后十字韧带、内侧韧带、外侧韧带、关节囊及附着于关节附近的肌腱保证了关节稳定性。此外，关节中间内外侧各有一块半月板既可以吸收部分关节承受的负重，亦可增加关节的稳定性。

膝关节囊的滑膜层覆盖关节内除了关节软骨和半月板以外的所有结构。关节囊和软骨都可以分泌具有润滑作用的关节液。中等体形的成年人的膝关节具有120ml的潜在腔隙，正常情况腔隙内液体很少，一旦受伤可以有血性积液，时间较长变成黄色黏稠的液体；关节内伤病的往往有滑膜炎，活动多了就肿。积液多时浮髌试验阳性，即手指按髌骨有漂浮感并能感到髌骨与下方骨骼碰撞；滑膜有时会在关节缝隙处嵌塞引发疼痛，特点是关节负重时屈曲到某个角度疼痛，需要与髌骨软化症鉴别。

（二）适应证

1. 早、中期膝骨关节炎。
2. 膝关节滑膜疾病。
3. 髌骨软化症等。

（三）禁忌证

穿刺点局部感染、严重出血倾向。

（四）操作方法

膝关节腔灌注治疗有多种入路。

1. 髌骨外下缘（外侧膝眼）入路　患者取仰卧位，患侧下肢屈曲呈 90°，定位髌骨下缘、髌韧带外侧 1cm 处（外侧膝眼，可看到一小凹陷）为穿刺点。常规消毒、铺巾，7 号针头与胫骨平台平行，向内上 45°倾斜穿刺进入，回抽无血且推注药液无明显阻力时将药液注入关节腔内，必要时可抽液。

2. 髌骨上缘入路　患者坐位或仰卧位，膝关节伸直，髌骨上缘与髌骨内外侧缘的交点为两点，斜向髌股关节中心，以 45°穿刺，回抽无血且推注药液无明显阻力时将药液注入关节腔内。

3. 髌骨下缘入路　患者坐位或仰卧位，膝关节微屈 30°左右，从髌骨下方的髌韧带内侧或外侧关节间隙垂直进针，回抽无血且推注药液无明显阻力时将药液注入关节腔内。

4. 髌骨内侧缘入路　患者坐位或仰卧位，膝关节伸直，标记髌骨内缘中下 1/3 处为穿刺点，在髌骨下进针，针尖向外并略向上倾斜，回抽无血且推注药液无明显阻力时将药液注入关节腔内。

（五）注意事项

属于关节周围软组织疼痛时，没有必要实行关节腔内注射治疗，以防感染，致关节强直。对有明显积液者，应严格消毒后先抽出积液、积脓、积血，再行消炎镇痛及冲洗治疗。膝关节腔灌注治疗完成后患者应多次屈伸膝关节，以促进药物在关节腔内均匀分布。患者至少一周内要保证不必要的负重活动。

（六）并发症

注意无菌操作，防止关节腔内感染。

七、踝管注射治疗

（一）应用解剖

踝管位于内踝的后下方，由屈肌支持带（分裂韧带），内踝和跟骨围成。从屈肌支持带向深面发出三个纤维隔，形成四个骨纤维管，其排列次序自前向后是：1. 胫骨后肌腱及腱鞘，2. 趾长屈肌腱及腱鞘，3. 胫后动、静脉和胫神经，4. 长屈肌腱及腱鞘。踝管是小腿后区通向足底的重要路径，小腿和足底的感染，可经踝管相互蔓延。距小腿关节内后方的外伤出血也可压迫踝管内容物，引起踝管综合征。

（二）适应证

1. 内踝疼痛及跟骨疼痛。
2. 胫骨后肌腱鞘炎症。
3. 内踝及足底感觉异常。

（三）禁忌证

穿刺点局部感染、严重出血倾向。

（四）操作方法

患者取仰卧位，患肢外旋，膝关节屈曲，穿刺点位于患侧胫骨内踝顶部与跟骨尖部连线中点。常规皮肤消毒，用5号穿刺针自踝管后上方垂直皮肤进针，退针少许，回抽无血且无异感，即可注入局麻药液3～5ml。然后将针退出，在周围软组织行浸润阻滞。

（五）注意事项

既往有注药后跟腱断裂报道，尽管这种情况通常是由于反复大剂量推药及推药后过度不适当锻炼所致，但一定要避免将药液推注到跟腱上，在推药过程中遇到任何阻力都要退针重新穿刺。

（六）并发症

注意防止跟腱损伤。

八、膝周痛点阻滞

（一）应用解剖

膝关节是人体最大最复杂的关节，膝关节之所以能活动自如又不会发生脱位，主要是前、后十字韧带、内侧韧带、外侧韧带、关节囊及附着于关节附近的肌腱提供了关节稳定性。其中，前后交叉韧带位于关节腔内，分别附着于股骨内，侧髁与胫骨髁间隆起，作用是防止股骨和胫骨前后移位；腓侧副韧带：位于膝关节外侧稍后方，起于股骨外侧髁，止于腓骨小头，作用是从外侧加固和限制膝关节过伸；胫侧副韧带位于膝关节的内侧偏后方，起于股骨内侧髁，止于胫骨内侧髁，作用：从内侧加固和限制膝关节过伸；髌韧带位于膝关节的前方，为股四头肌腱延续部分，起于髌骨，止于胫骨粗隆，作用是从前方加固和限制膝关节过度屈；髌上囊和髌下深囊位于股四头肌腱与骨面之间，具有减少腱与骨面之间相互摩擦的作用。

（二）适应证

1. 膝关节周围疼痛。

2. 膝关节周围软组织炎症。

（三）禁忌证

穿刺点局部感染、严重出血倾向。

（四）操作方法

1. 上胫腓关节阻滞　患者取坐位或仰卧位，膝关节屈曲合适角度，标记腓骨头内侧关节线中点为进针点，常规消毒铺巾，7 号穿刺针针尖略向外倾斜穿透关节囊，回抽无血后注入药液。

2. 髌下滑囊阻滞　患者取坐位或仰卧位，腿伸直，膝部固定，标记髌韧带外缘，胫骨结节近端为穿刺点，常规消毒铺巾，7 号穿刺针水平刺入，回抽无血后注入药液。

3. 冠状韧带阻滞　患者取坐位或仰卧位，膝关节屈曲外旋，标记胫骨平台上的压痛点为穿刺点，常规消毒铺巾，7 号穿刺针垂直向下刺向胫骨平台，回抽无血后注入药液。

4. 内侧副韧带阻滞　患者取仰卧位，患者略外旋，膝关节轻度屈曲（可于膝下垫一薄枕），标记内侧关节缝与韧带压痛区中点为穿刺点，常规消毒铺巾，7 号穿刺针垂直皮肤刺入，注意不要刺穿关节囊，回抽无血后注入药液。

5. 髌韧带阻滞　患者取坐位或仰卧位，膝关节伸直固定，操作者一手压住髌骨上极使下极上翘，标记髌骨远端髌韧带起始处中点为穿刺点，常规消毒铺巾，7 号穿刺针在穿刺点呈 45°进针，回抽无血后注入药液。注射时应有一定阻力以确保药液没有注入关节腔内。

6. 股四头肌附着点阻滞　患者取坐位或仰卧位，标记髌骨内上缘的痛点为穿刺点，常规消毒铺巾，7 号穿刺针水平进针后触及髌骨，边进针边注射药液。

（五）注意事项

将皮质激素注入韧带内为绝对禁忌，因此行膝周韧带阻滞时应注意注药阻力变化，防止将药液注入韧带从而引起韧带的损伤。

（六）并发症

注意防止损伤肌腱及神经血管损伤。

九、足跟痛点阻滞

（一）应用解剖

跟骨是足部最大一块跗骨，是由一薄层骨皮质包绕丰富的松质骨组成的不规则长方形结构。跟骨形态不规则，有六面和四个关节面，其上方有三个关节面，即前距、中距、后距关节面。三者分别与距骨的前跟、中跟、后跟关节面相关节组成距下关节。中与后距下关节间有一向外侧开口较宽的沟，称跗骨窦。跟骨前方有一突起为跟骨前结节，分歧韧带起于该结节，止于骰骨和舟骨。跟骨前关节面呈鞍状与骰骨相关节。跟骨外侧皮下组织薄，骨面宽广平坦。前面有一结节为腓骨滑车，其后下方和前上方各有一斜沟分别为腓骨长、短肌腱通过。跟骨内侧面皮下软组织厚，骨面呈弧形凹陷。中 1/3 有一扁平突起，为载距突。其骨皮质厚而坚硬。载距突上有三角韧带，跟舟足底韧带（弹簧韧带）等附着。跟骨内侧有血管神经束通过。跟骨后部宽大，向下移行于跟骨结节，跟腱附着于跟骨结节。其跖侧面有两个突起，分别为内侧突和外侧突，是跖筋膜和足底小肌肉起点。疼痛主要发生在跟骨跖肌垫和跟骨跖骨腱膜附件等部位，常与劳累、慢性劳损、炎症刺激、骨质增生等有关。

（二）适应证

1. 特发性、劳累、不合适的鞋子等引起的足跟疼痛。

2. 晨起负重时足跟中央痛。

3. 跖腱膜于跟骨起始处中央压痛。

（三）禁忌证

穿刺点局部感染、严重出血倾向。

（四）操作方法

患者取俯卧位，足背伸位（或仰卧位，足外旋外翻位）。标记足跟痛点为穿刺点（通常为跟骨结节前缘中点），常规皮肤消毒，用7号穿刺针垂直皮肤进针刺向骨面，抵达骨膜后退针少许，回抽无血即可注入药液3~5ml，再稍退针，稍向内侧进针，穿刺至跟骨跖面内前方、跖筋膜附着处，回抽无血后行药物注射，然后将针退至皮下，向内踝尖与跟骨内结节连线中点处进针，回抽无血后注入药液，共注入药液10~15ml。

（五）注意事项

注意足跟处的皮肤清洁，严格无菌操作，防止感染。因为足跟痛往往是由慢性劳损引起，因此足跟痛点注射后应注意休息，尽量避免长期行走、站立，应穿软底且后跟部有软垫的鞋子，避免穿鞋底薄而软的鞋子。

（六）并发症

没有严重副作用与并发症。

（孙明洁　滕　娜）

第五章 超声技术在疼痛治疗中的应用

第一节 超声基础知识

一、超声的基本概念

（一）超声的发展史

医用超声波的发展主要在近 50 年。1942 年超声被首次用于医学，1954 年成功地实现了二维超声成像，1965 年生产出第一台实时超声成像设备，直至 20 世纪 80 年代医用超声诊断技术才被广泛地接受和使用。

（二）超声定义

超声波是一种机械波，振动频率在 20 000Hz/S 以上，是人耳所听不到的声波。超声检查是利用声波的物理特性与人体的器官组织声学特性相互作用后产生的信息，将其接收、放大、信息处理后形成图形。

（三）声能与电能的相互转化

此作用通过超声探头来实现。探头内有数个压电晶体片组成。它具有两种可逆的能量转变效应：

1. 逆压电效应　在交变电场的作用下使压电晶体片厚度交替改变产生声振动，即由电能转变为声能，成为超声的发生器。

2. 正压电效应　由声波的压力变化使压电晶体片两

端的电极随声波的压缩与弛张发生正负电位交替变化，即由声能转变为电能，成为回声的接收器。

（四）超声波的物理特性

由声源发生的声振动在介质中传播，具有频率（f）、波长（λ）和声速（c）三个物理参数。频率（f）是单位时间内质点振动的次数，每秒振动 1 次为 1Hz。声速（c）是单位时间波动传播的距离，常用单位为 m/s。波长（λ）是波动传播过程中相邻的两个周期中，相邻的两个波峰或波谷间的距离。其关系为：$c=f\times\lambda$。超声波频率低时，其波长长、穿透力强、分辨力差；频率高时，其波长短、穿透力弱、分辨力强。

1. 超声在组织中的传播速度　相同频率的超声波在不同的介质中传播，波速不同（表 5-1-1）。

表 5-1-1　不同介质的传播速度

介质	传播速度（m/sec）	介质	传播速度（m/sec）
空气（0℃）	332	肾脏	1560
石蜡油（33.5℃）	1420	肝脏	1570
海水（30℃）	1545	头颅骨	3360
生理盐水	1534	角膜	1550
血液	1570	房水	1532
水晶体	1641	巩膜	1604
脂肪	1440	软组织	1540

2. 超声波成像的物理学基础　声阻抗、声阻抗差与界面。

超声波在组织中的传播，声波可被吸收、反射、折射、散射、衍射、绕射，或者穿过组织。声阻抗反映介质对声波的吸收能力。声阻抗 Z【kg/（m^2·s）】=该

介质密度 ρ（kg/m^2）×超声在该介质中的传播速度 c（m/s）。不同组织声阻抗不同，超声波入射到两种不同声阻抗的组织中，两种组织的声阻抗差只要有 0.1%的差异就可产生反射。空气的声阻抗极低，对超声的反射能力很强，几乎呈全反射（表 5-1-2）。

表 5-1-2　不同组织的声阻抗

物质	声阻抗（MRayls10^{-6}）
空气	0.0001
水	1.5
软组织	1.7
血液	1.6
骨骼	8
不锈钢	47

界面：两种不同声阻抗物体的接触面称界面。界面两端介质声阻抗差大于 0.1%时，可产生反射。人体结构十分复杂，各种器官、组织之间产生不同的声阻抗差，可形成良好的界面，声像图上可显示出完整的周边回声，从而显示出器官的轮廓，判断器官的形态、大小和病变。

3. 人体组织的反射类型　经过测算，超声波在人体各组织中传播的平均速度为 1540m/sec，近似于超声波在正常人肝脏中传播的速度，所以将正常肝脏在超声下的回声定为基点，即为等回声，比肝脏回声高的定为高回声，回声低的定为低回声。

（1）等回声：整个组织声学特征相同，呈现均匀一致的灰度，即正常人的肝脏回声。

（2）无回声：无声阻抗，无衰减，超声可完全通过不发生反射，表现为黑点。血液、尿液及局麻药液等均表现为无回声。

（3）低回声：超声的反射较弱，呈现为灰点。皮下组织及大多数实质性器官都呈现低回声。

（4）高回声：对超声的反射强，呈现为白色亮度，如骨骼、包膜、筋膜等。

（5）强回声：声阻抗差太大，超声波完全不能通过，呈全反射，如气体、结石及穿刺针等（图 5-1-1）。

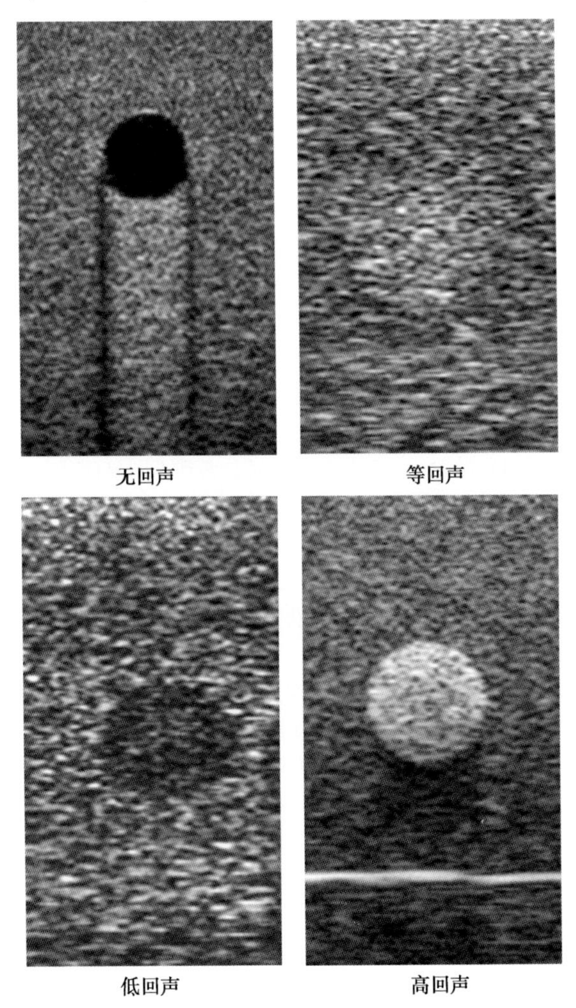

图 5-1-1　超声波回声图

4. 超声波传播的物理特性

（1）方向性：由于超声波的频率高、波长短，接近红外线的波长，因此和光线一样具有较强的方向性，形成超声波束，能沿一定的方向传播。

（2）反射：超声波在传播过程中遇到不同声阻抗的组织分界面，且界面厚度远大于波长时会发生反射。部分声能在界面后方继续传播产生透射。透射波遇到深层界面又可产生新的反射和透射波，如此到达深部。

（3）折射：当入射角不垂直界面，反射角等于入射角进行反射，并可产生折射。反射的声能不被探头所吸收，故监视器上无回波。其折射角的大小取决于入射角及两种介质的声束。超声的反射和折射使组织结构显示出来的位置与实际位置间有一定差异，因此在实际操作时要尽量使声束垂直于界面，避免入射角过大。囊肿的侧方声影、肾上下极的侧边声影都是折射造成的结果。

（4）散射：入射波在传播时，遇到不同界面（如红细胞）远远小于声波波长时，声能会向四面八方传播声波，这种现象称为散射。朝向探头方向的散射波-背向散射，也称后散射。多普勒就是利用血液中的红细胞在声场中有较强的散射，从而获得人体血流的多普勒频移信号。

（5）绕射：当超声波遇到障碍物直径小于或等于λ/2时，超声波将绕过该障碍物而继续向前传播，这称为绕射。超声波长越短（即频率越高），发现的障碍物越小，分辨率越高，超声图像越清晰。

5. 超声的衰减、声影、伪像　超声在介质传播过程中，声能随着传播距离的增加而减弱的现象称为衰减。不同组织衰减系数不同。空气的衰减系数最大，达到 7.5dB/MHz-cm，水的衰减系数最小，为 0.0022dB/MHz-cm，骨骼的衰减系数为 6.9dB/MHz-cm，衰减的程度取决于传播的距离和声波的频率。衰减受声波的反射、散射和吸收的影响，也是这三种声能耗费的总和。当一种物体使超声波完全反射或衰减，阻止其传播，就产生了声影。含气体的器官或骨组织的后方无回声透过，形成声影。而当超声扫描到含液体的器官，其深部产生声增强，呈高回声，形成伪像。在神经阻滞中，尤其是神经位于血管附近时，这种伪像可能干扰神经成像。

6. 多普勒效应（Doppler effect） 当声源与接受器之间出现相对运动时，接受的频率与声源发射的频率间有一定差异，这种频率的改变称为频移，此种现象称为多普勒现象。当界面位置固定不变，不产生多普勒效应。界面位置有移动时，出现多普勒效应，红色表示朝向探头，蓝色表示背离探头（图 5-1-2）。

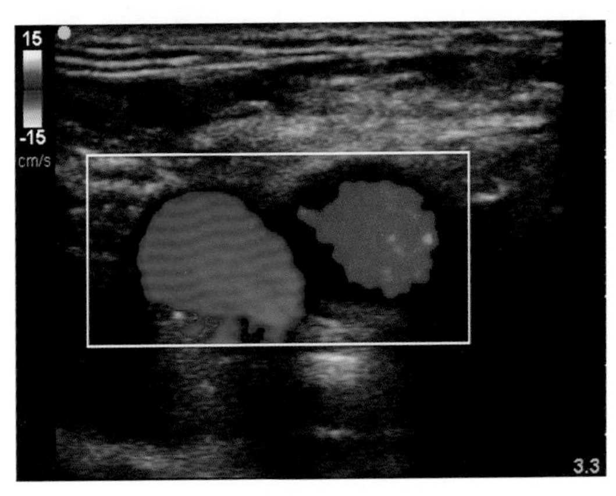

图 5-1-2 红色表示朝向探头，蓝色表示背离探头

二、图像特征

（一）分辨力

是指能够分辨有一定间距的界面的能力。横向分辨力是区分处于与声束轴线垂直平面两个物体的能力，与

声束的宽度有关。纵向分辨力是区别声束轴线上两个物体的距离，与超声频率有关。

（二）灰阶（对比分辨力）

是将声信号的幅度调制光点亮度，以一定的灰阶级来表示探测结果的显示方式。显示屏上最黑到最亮的灰度等级差，取决于信号的强度。灰阶级数越多，图像的层次越丰富，图像细节的表现能力越强（图 5-1-3）。

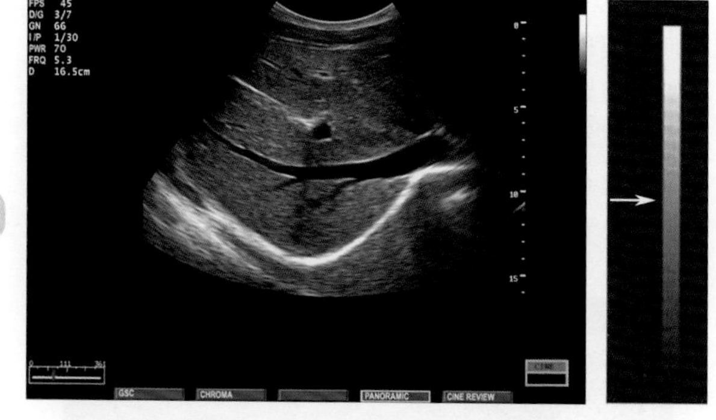

图 5-1-3 显示屏上的 256 灰阶

（三）增益调节

超声波在人体内传播时，其能量被人体组织吸收。随着探测深度的增加，超声波的能量将逐渐衰减。为使不同深度组织界面的回波信号强度相同，应将不同深度的回波信号进行不同程度的衰减放大，以实现声程补偿，也就是需要接收机的增益随扫描时间的增加而增加，以使不同深度的超声回波能够获得不同的放大倍数，从而起到补偿作用。常用的为深度时间增益补偿电路。目前使用的超声仪均可根据情况自行调节整个图像的增益，或分别调节表浅（近场）和深部（远场）增益。增加增益使图像变亮，减小增益使图像变暗。调节增益更有利于观察组织器官结构（图 5-1-4）。

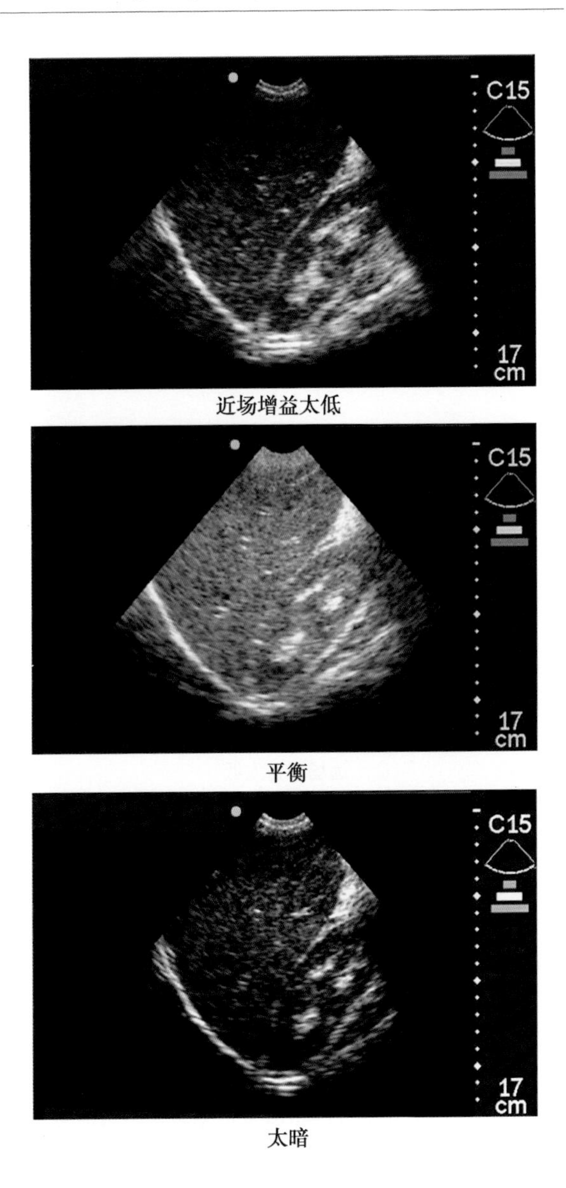

近场增益太低

平衡

太暗

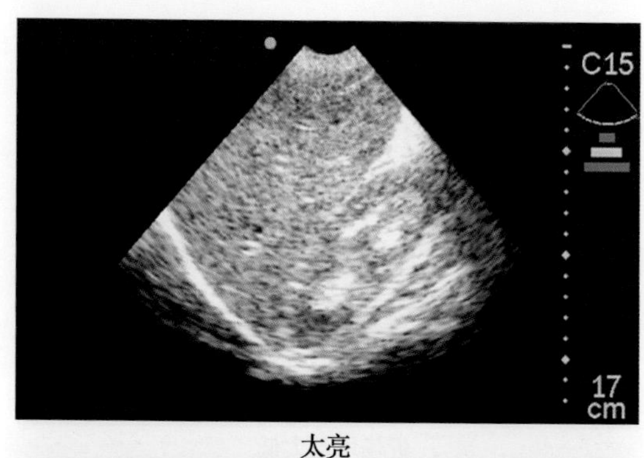

太亮

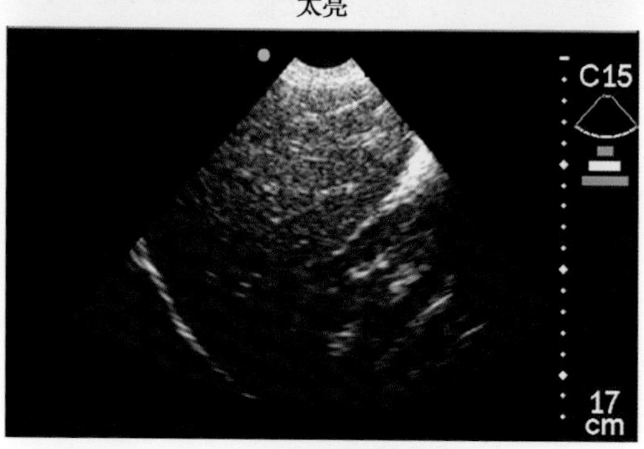

远场增益太低

图 5-1-4　增益调节图

三、人体各组织结构的超声影像特点

超声引导的神经阻滞技术和血管穿刺技术为可视化的发展提供了便利。在超声的帮助下，麻醉医师可清晰地分辨神经、肌腱、筋膜、血管等组织结构，甚至可观察椎管内的结构。使用超声还可发现一些解剖变异的结构，这就可以解释传统盲穿无法找到异感的原因。本节主要介绍超声引导下神经阻滞中常见组织结构的超声影像特点。

（一）皮肤和皮下组织

皮肤厚度大约 1~4mm，超声下为均一的高回声。皮下组织为低回声。

（二）外周神经

超声下的外周神经常为蜂窝状或束状结构，由低回声的神经纤维和高回声的神经内结缔组织构成。被低回声肌肉组织包绕的神经纤维边界较清晰，与被脂肪组织包绕的神经纤维相比，较易鉴别。一般在锁骨以上的外周神经呈低回声，锁骨以下的神经为高回声，如肌间沟的臂丛神经和腘窝上的胫神经、腓总神经影像（图 5-1-5）。可能与神经周围的脂肪含量和结缔组织含量有关。外周神经内部结构复杂，神经纤维被神经束膜多次分割包绕，在神经内部形成复杂的丛样结构，因此同一神经沿走行其神经纤维束分布可不同，其在超声下的影像也不同。如臀部坐骨神经和腘窝上坐骨神经（图 5-1-6）。

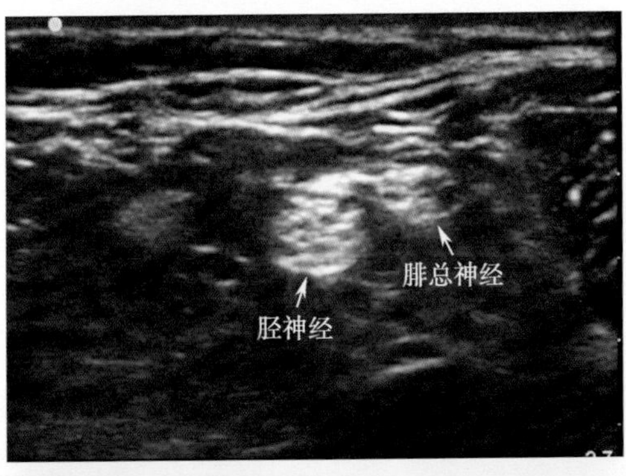

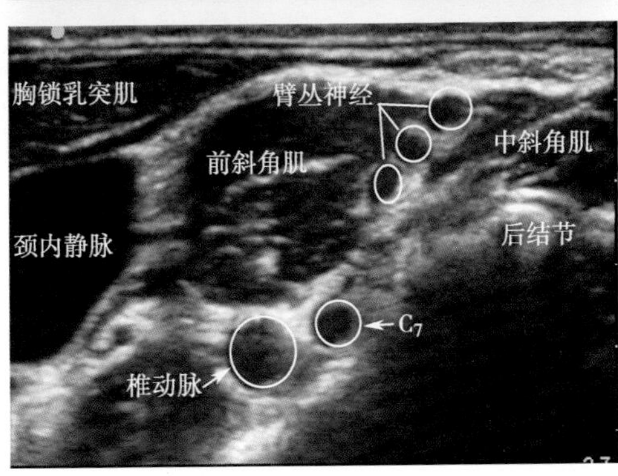

图 5-1-5　肌间沟臂丛神经，胫神经、腓总神经

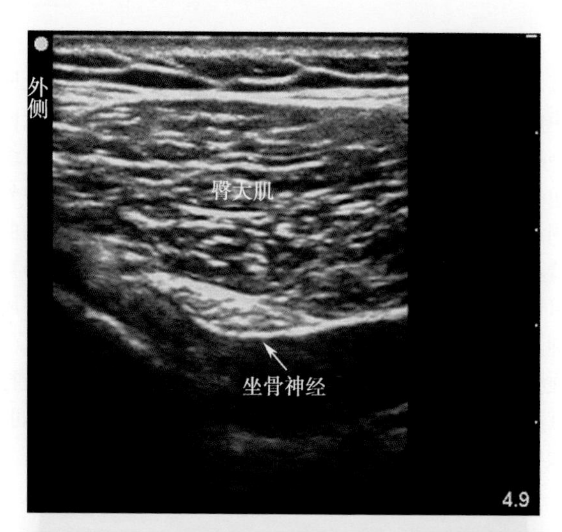

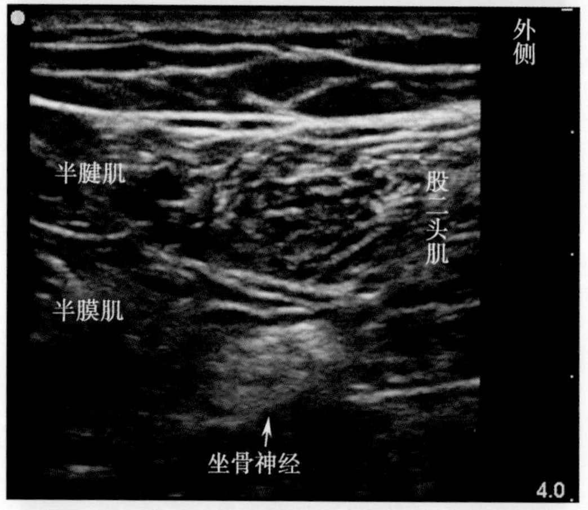

图 5-1-6　臀部坐骨神经，腘窝上坐骨神经

（三）肌腱和筋膜

肌腱是连接肌肉和骨骼的坚韧组织。超声下呈现为纤维状回声结构。肌腱和神经在超声下均可清晰显示，但某些特征有助于两者的区分（表 5-1-3）。

表 5-1-3　神经和肌腱在超声下的成像区别

特征	神经	肌腱
回声结构	束状	纤维状
组成结构	束（较粗，较厚，呈波浪状，数量较少）	纤维（较细，较直，数量较多）
内部结构	丛状（神经纤维合并而后分离）	平行排列的纤维
横截面	沿神经走行截面变化不大	肌肉两端的结构
形状	圆形、卵圆形或三角形，形状可沿神经走行发生变化	圆形，卵圆形或三角形，沿走行形状无明显变化
分支	有	无
邻近血管	常见	少见
边界	不明显	明显

肌腱内通常无血管，多普勒超声不会发现血流信号。肌腱内误注药物可能会引起肌腱断裂，操作时需仔细分辨清楚。

（四）动脉

动脉搏动明显，加压探头不易被压闭。这是鉴别动静脉最简单的方法。动脉管壁通常较厚，无瓣膜结构。也可用多普勒模式来区分动静脉（图 5-1-7）。

（五）静脉

无搏动，有时可随相邻动脉一起搏动，易被探头压闭。有时在管腔内可见到静脉瓣，静脉内血流呈非搏动性。

（六）骨骼

骨皮质表面覆盖着致密的骨膜。由于骨骼与软组织间的声阻抗差异非常大，所以在其界面的反射非常强，

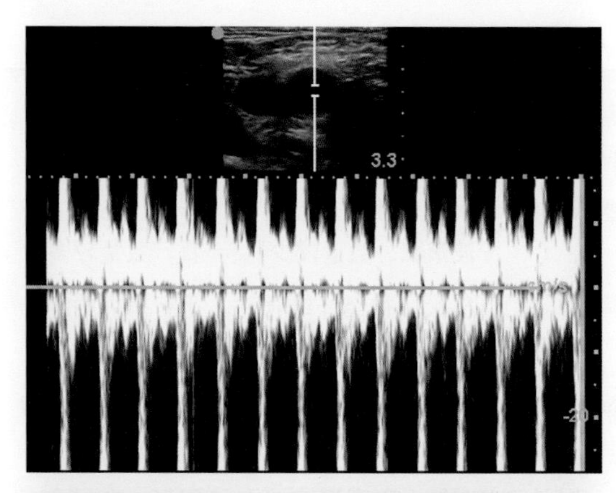

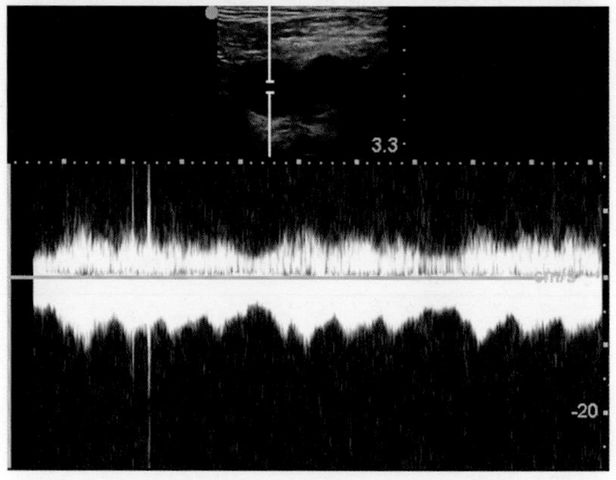

图 5-1-7　动静脉频谱图

超声下呈现为高回声的一条亮线。成熟的骨组织对声波具有很强的吸收能力，因此骨骼的后方由于声波的明显衰减而呈现为无回声声影。

（七）胸膜

胸膜反射超声的能力非常强，呈高回声亮线。彗星尾样现象常见于胸膜下方。在胸膜的深面，可见肺的上下运动，肺尖部不明显，肺底部明显。气胸时慧星尾现象和肺移动征象均会消失。

（八）腹膜

呈不连续的、细的、平滑的高回声线样结构，位于腹壁深面，与胸膜一样也可形成慧星尾样现象。腹膜深面可见肠管滑动，肠管积气可见高亮的肠管状高回声。

四、超声设备

（一）探头

1. 探头是由压电晶体组成的阵列，是超声探头的核心部分，在电信号的刺激下可发射高频声波。这些晶体可将电能和机械能相互转换，实现声波的发送和接收。分为高频线阵探头、低频凸阵探头、相控阵探头、腔内探头和术中探头等。超声引导下的各种神经和血管穿刺技术，主要使用高频线阵探头和低频凸阵探头。

（1）高频线阵探头：晶体呈线阵排列，晶体按一定顺序施加脉冲激励，线阵探头常用于血管或表浅组织成像。在区域麻醉中，深度小于 5cm 的神经阻滞和血管穿刺置管，一般可使用高频线阵探头完成。

（2）低频凸阵探头：接触面为凸状的线阵排列的探头，在近场和远场有较大的视野。在区域麻醉中，主要用于深度超过 5cm 的组织成像，引导穿刺。如超声引导下的椎管内麻醉、腰骶丛阻滞及肥胖患者等。

2. 超声波束　约厚 1mm，波束断层扫描形成二维图像（图 5-1-8）。

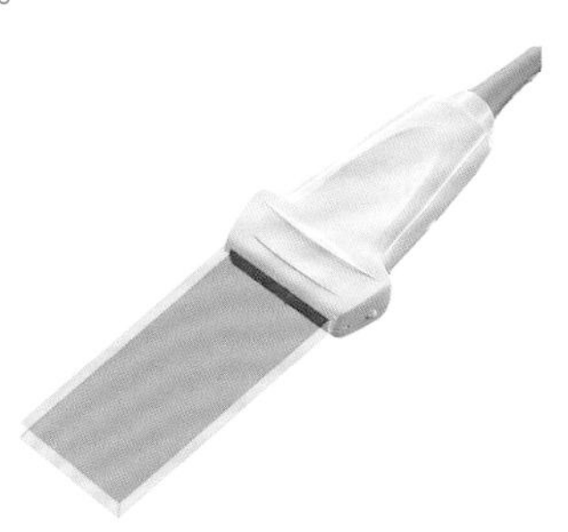

图 5-1-8　超声波束

（1）平面内技术：穿刺针在超声探头的蓝点或对侧进针，使穿刺针完全在约 1mm 厚的超声波束内移动，可显示针尖及整个针的实时动态图像（图 5-1-9），帮助操作者做出更准确的判断。然而，在实际操作过程中，难以维持针身和针尖两者同时位于狭窄的超声波束内。在区域麻醉中，主要应用该技术。

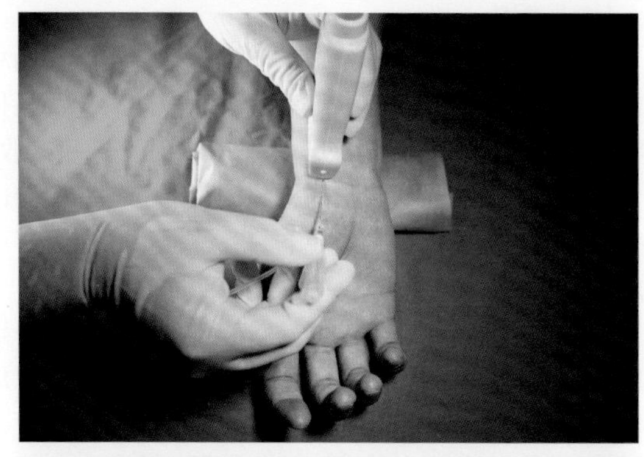

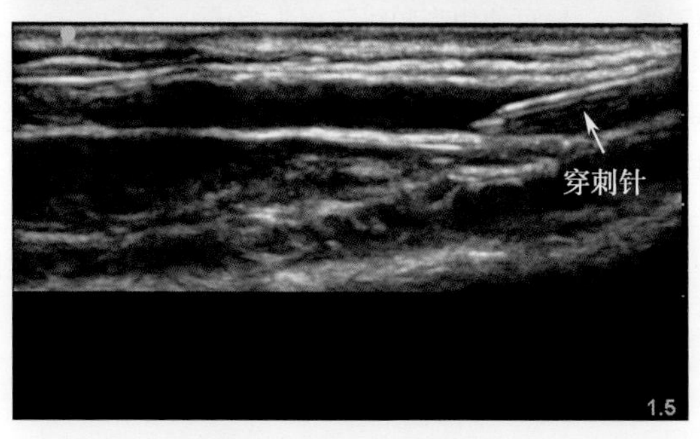

图 5-1-9　平面内技术

（2）平面外技术：穿刺针在超声波束的上方或下方进针，进针方向垂直于超声束平面，超声图像上可见穿刺针的横切面。平面外技术可使针以横断面的形式，在超声图像上显示为一个亮点（图 5-1-10）。实际操作中，很多时候不能确定针的横截面，但是针的运动轨迹可通过针周围组织的变形、位移及运动间接地观察。因此，操作者可合理地估计针尖的位置。也可通过注入少量局麻药、生理盐水或少量空气间接地确定针尖。实施区域麻醉前，需反复模拟穿刺才能掌握该技术。

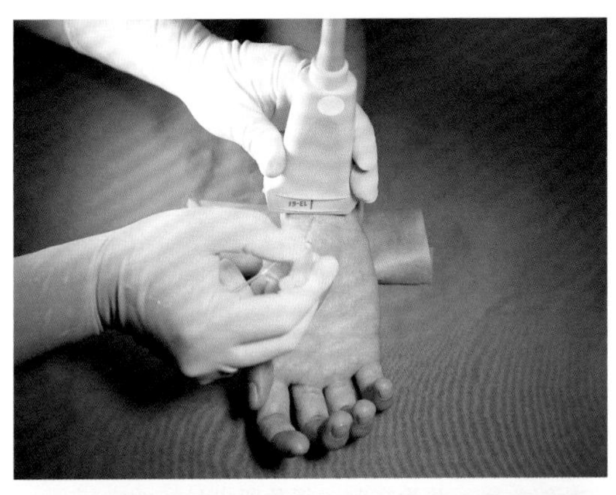

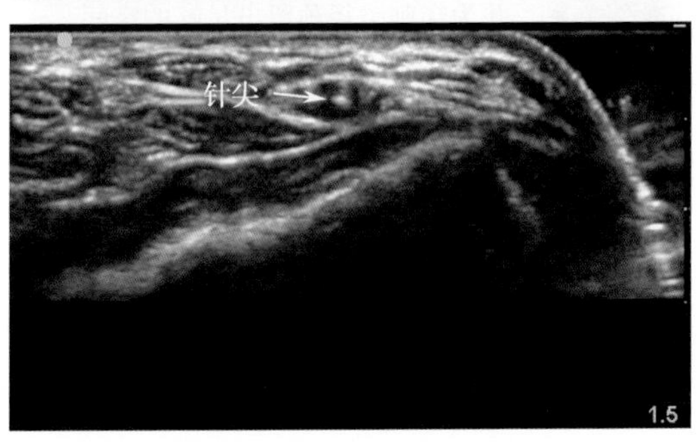

图 5-1-10　平面外技术

（二）主机

超声主机负责控制电脉冲激励换能器发射超声，同时接收超声探头获取的回波信号进行放大，检测处理后显示。

（三）显示器

由主机获取的图像信号最后采用标准电视光栅方式由显示器显示。

五、如何获得最佳的超声图像

（一）合适的探头

根据扫描部位及需扫描的深度选择合适的探头。一般小于5cm的深度选择高频探头，大于5cm的深度选择低频探头。

（二）增益设置

合理应用增益设置，将不同深度下的回波信号进行不同程度的衰减放大，以实现声程补偿，使得不同深度的超声回波能获得不同的放大倍数，起到补偿作用，从而使得图像层次更加清晰。

（三）深度设置

调整探头扫描的合适深度，使得目标组织器官处于屏幕的中央位置，能够清晰地显露该组织器官与周围组织的毗邻关系，并为穿刺路径预留出足够的空间。

（四）超声伪像

正确识别超声伪像并合理利用，如骨组织的声影、液体后方的回声增强、圆形组织结构折射形成的边缘声影等可作为定位标志，为操作起到提示作用。

（五）合适的探头位置

短轴切面不仅有利于辨认细小的神经，且可评估局麻药沿神经扩散的情况。欲获得神经长轴成像，需先行短轴成像，将神经定位到短轴切面探头的中央位置，然后旋转探头90°。

（六）对浅表神经纤维成像时，建议多使用一些耦合剂，使探头和皮肤间可保持一定距离，以便将浅部结构置于超声的中场，即屏幕中间位置。

六、超声引导区域阻滞的工作流程

（一）麻醉前访视

1. 与患者充分沟通，向患者介绍神经阻滞麻醉的利弊及可能的并发症等。

2. 检查拟穿刺部位的皮肤有无破损及感染。

3. 详细询问患者的抗凝药物史。

4. 了解患者是否有外周神经疾病史。

5. 询问患者的药物过敏史。

（二）物品准备

实施区域麻醉可在常规手术间或专门的区域麻醉间进行（图 5-1-11）。房间常规配备氧源、监护仪、麻醉机、麻醉急救车、吸引器、气道管理设备、常用麻醉药品等。患者需常规开放静脉通道，吸氧，生命体征监测。准备物品如下：

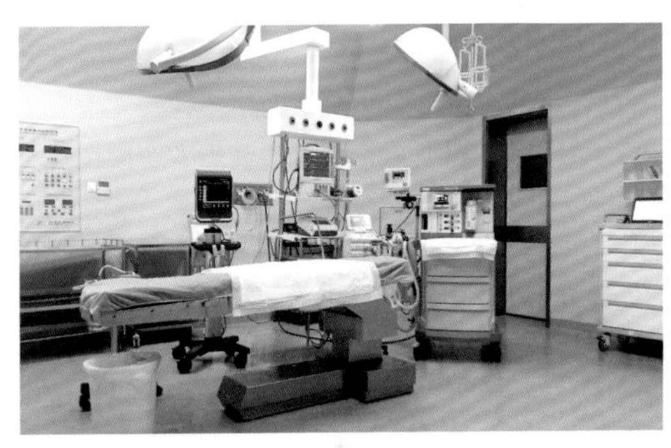

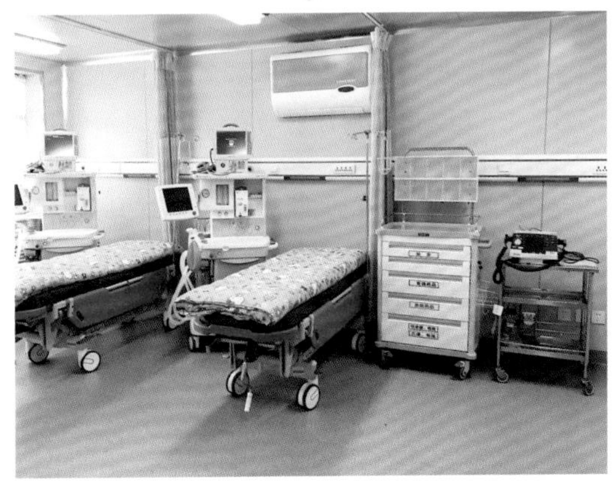

图 5-1-11　手术间，区域麻醉间

1. 超声仪、合适的探头、耦合剂、无菌耦合剂、无菌袖套。

2. 一次性使用麻醉包、合适的神经阻滞穿刺针、神经刺激仪。

3. 各种型号的注射器。

4. 气道急救设备，包括喉镜、气管导管、喉罩、口咽通气道等。

（三）药品准备

1. 麻醉药品　根据需要配制合适浓度的局麻药。

2. 急救药品

（1）常备20%脂肪乳剂以抢救局麻药中毒。

（2）心血管活性药物。

（四）镇静与镇痛

为减轻患者的焦虑和恐惧，提高患者在操作过程中的舒适感，可以适当使用镇静、镇痛药物。

1. 对于成年人，给予轻度的镇静镇痛即可。不建议在深度镇静下进行区域神经阻滞，这样可能掩盖在操作过程中出现的神经损伤症状。

2. 对于小儿患者，必须充分镇静镇痛，以保证区域麻醉的顺利实施，但应实时注意针尖与神经的关系，切勿损伤神经。

（五）注意事项

1. 避免在阻力较高时注射局麻药，这提示可能发生了神经内注射。

2. 在穿刺过程中，可间断注射小剂量的局麻药，以确定针尖的位置。

3. 注射局麻药之前应注意回抽，以避免注入到血管内，造成局麻药中毒。

4. 在进行多点注射时，先前的局麻药可能阻滞了部分神经，再次注射时，会增加神经损伤的风险。

（艾登斌　肖建民）

第二节 超声引导颈部神经阻滞

一、超声引导颈浅丛神经阻滞

（一）概述

颈神经丛分为浅丛及深丛。颈浅丛位于胸锁乳突肌后缘中点，支配头颈、胸肩上部皮肤。单纯阻滞颈浅丛可用于颈肩部表面手术及疼痛治疗。联合颈深丛阻滞可用于甲状腺手术、气管切开术及颈动脉内膜剥脱术等。颈浅丛神经阻滞传统定位依靠操作者感觉、患者解剖结构，属“盲探法”操作，穿刺成功与否主要取决于操作者经验、穿刺技术及患者的解剖结构。超声引导下颈浅丛神经阻滞，可清晰显示药液在筋膜间隙中的扩散，穿刺成功率明显提高。

（二）局部解剖

颈神经丛由 $C_{1\sim4}$ 前支组成，$C_{2\sim4}$ 脊神经为感觉神经，穿出椎间孔后，从后方横过椎动脉和椎静脉，嵌于横突凹面，固定于横突间肌之间，到达横突尖端时分为升支和降支，这些分支在胸锁乳突肌后缘中点形成神经丛，呈放射状分出四个主要分支，即向前为颈横神经，向下为锁骨下神经，向后为枕小神经，向后上为耳大神经，这些神经支配头颈及胸肩的上部，呈披肩状（图 5-2-1）。

（三）超声解剖

选择高频线阵探头，短轴位放置于胸锁乳突肌后缘中点（图 5-2-2），深度调节至 1.5～2.2cm。识别胸锁乳突肌、椎前筋膜。胸锁乳突肌筋膜表现为轮廓清晰的高回声线性结构。胸锁乳突肌表现为低回声结构，内部散在高回声。椎前筋膜覆盖于前、中斜角肌以及臂丛神经上方，表现为高回声线性结构，将臂丛神经与胸锁乳突肌分隔开。颈浅丛发出的分支表现为

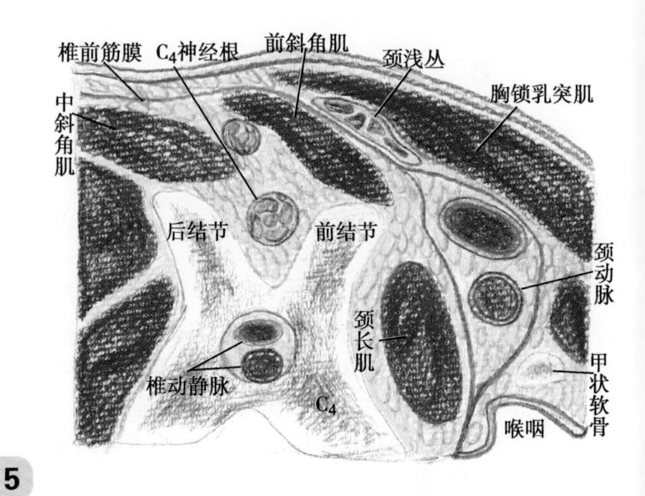

图 5-2-1　颈浅丛断层解剖图

一簇小的低回声或者无回声类圆形结构（图 5-2-3），位于胸锁乳突肌后缘深面及椎前筋膜之间。但这种表现往往不典型。

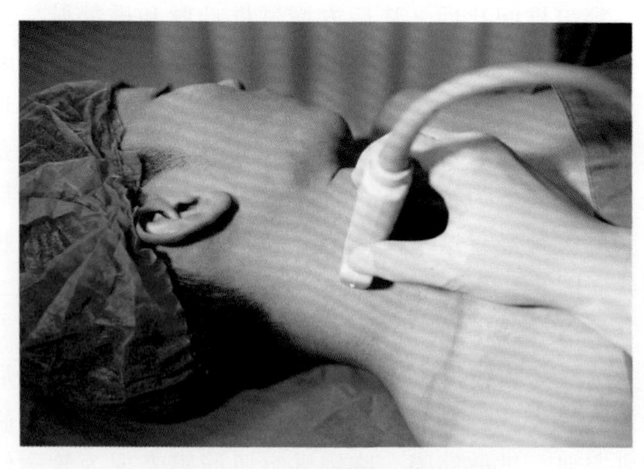

图 5-2-2　短轴位扫描示意图

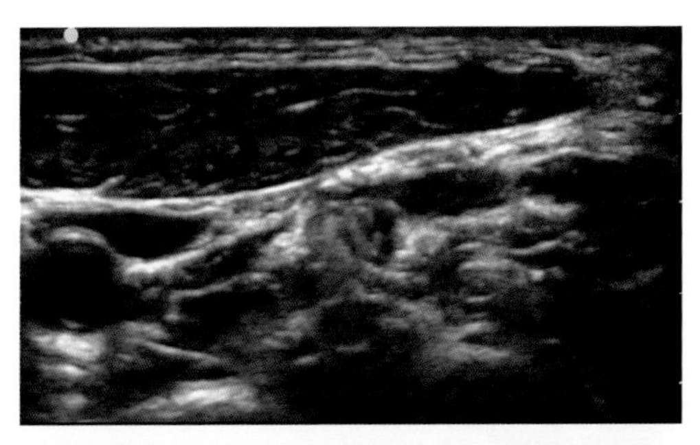

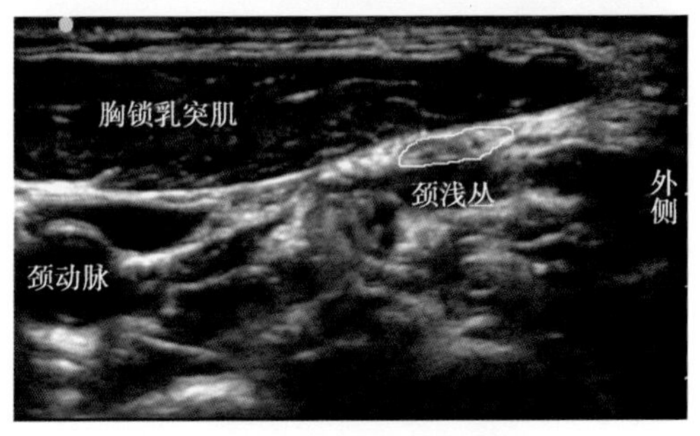

图 5-2-3　颈浅丛超声图

（四）操作方法

1. 体位　患者平卧位，头转向阻滞的对侧，操作者位于阻滞侧，超声仪放置于对侧。

2. 器材　高频线阵探头、无菌袖套及耦合剂、神经阻滞麻醉包、5cm 长度 21~22G 穿刺针一根。

3. 操作步骤　常规皮肤消毒，铺无菌巾。探头套无菌袖套，涂抹无菌耦合剂。短轴位放置于胸锁乳突肌后缘中点水平，识别胸锁乳突肌，向外侧纵向移动探头，逐渐显露变薄的胸锁乳突肌后缘，在此处寻找椎前筋膜，前、中斜角肌及臂丛神经。颈浅丛位于胸锁乳突肌深面与椎前筋膜之间，表现为一簇小的低回声或无回声类圆形状结构。采用平面内技术（图 5-2-4），于探头外侧进针，穿过皮肤、皮下组织及颈阔肌，针尖到达目标神经（图 5-2-5），回抽无血，注射 5ml 局麻药，可见神经被包绕（图 5-2-6）。如果神经显示不清，可将针尖穿刺至胸锁乳突肌下方与椎前筋膜之间，注射局麻药，可见无回声药液在肌肉深面扩散。如果药物扩散不理想，需调整针尖的位置，再注入局麻药。

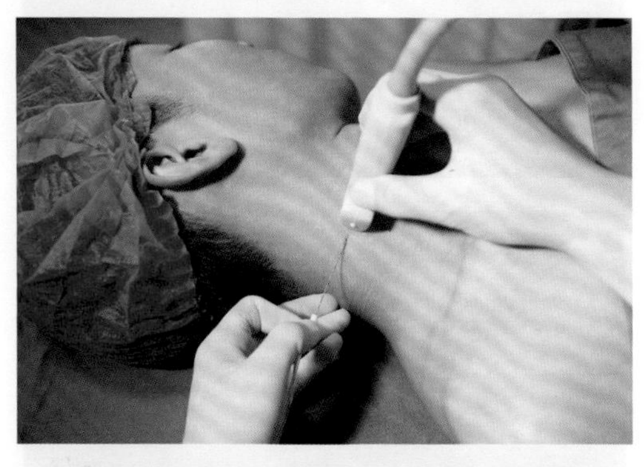

图 5-2-4　短轴位平面内技术穿刺示意图

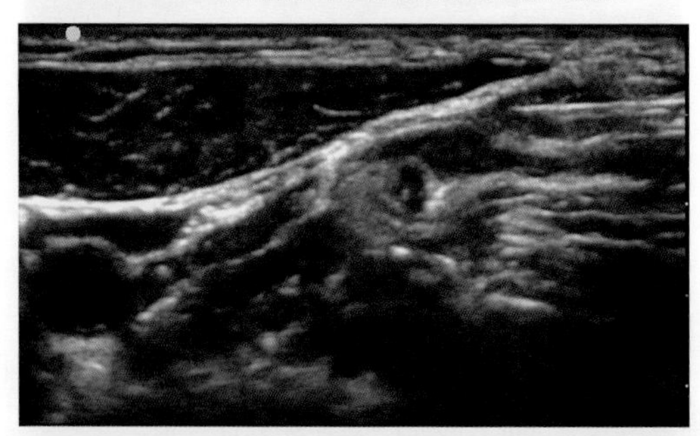

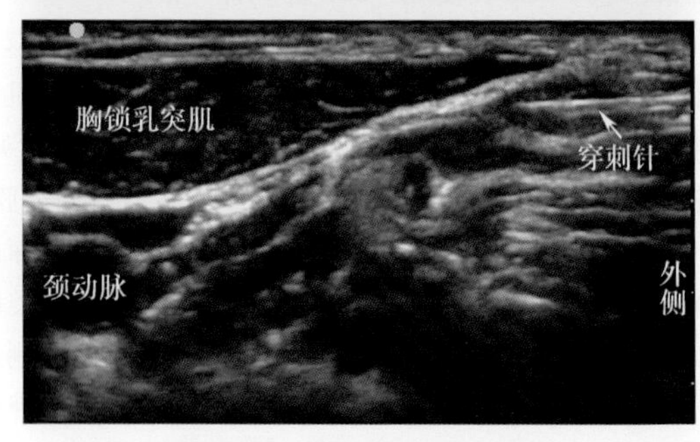

图 5-2-5　颈浅丛穿刺示意图

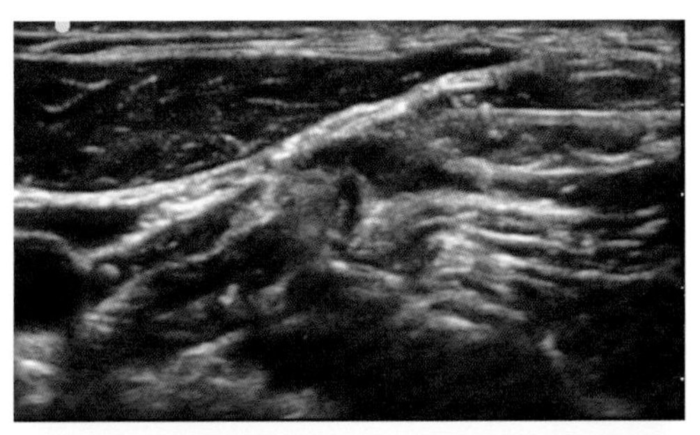

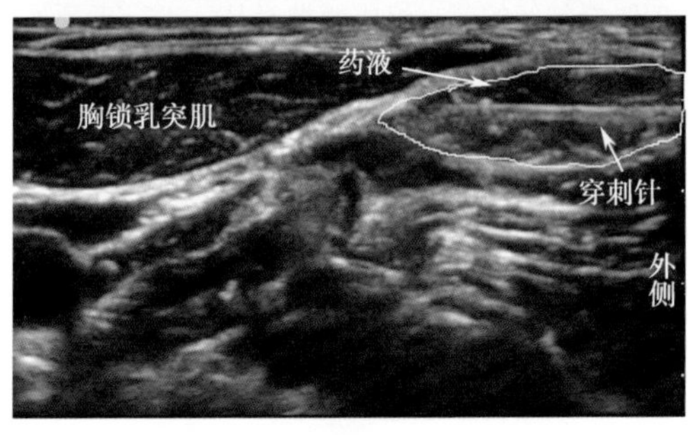

图 5-2-6　颈浅丛注药示意图

（五）注意事项

1. 颈浅丛位于胸锁乳突肌深面，椎前筋膜上方，椎前筋膜覆盖前、中斜角肌以及臂丛神经，可通过识别肌间沟臂丛神经来确定颈浅丛的位置。

2. 颈浅丛在超声上往往难以显示，可将药物注射到胸锁乳突肌深面与椎前筋膜之间，使二者分层可获得良好效果。

二、超声引导选择性颈神经根阻滞

（一）概述

传统的颈神经根阻滞依靠解剖定位，由于是盲探操作，常造成麻醉效果不理想。在神经阻滞过程中，对于未参与支配区域的神经应尽量避免阻滞。应用超声引导可辨识出每条神经根的形态，根据需阻滞范围选择性阻滞神经，减少不必要的神经阻滞，真正做到“精准化”。

（二）局部解剖

脊神经共31对，其中颈神经8对。脊神经前、后根合成一干后，第1颈神经穿行于枕骨与寰椎后弓之间，经椎动脉沟，在椎动脉的下侧穿出。第2~7颈神经，经相应椎骨上侧的椎间孔穿出，神经根穿出椎间孔后走行于相应椎体横突前结节与后结节组成的结节间沟。其中$C_{1\sim4}$脊神经前支在胸锁乳突肌后连续成一系列的环状神经，组成颈神经丛，主要支配颈部的皮肤感觉和肌肉。$C_{5\sim8}$和T_1脊神经的前支组成臂神经丛，走行于颈外侧及腋窝内，分布于整个上肢，支配整个手、臂运动和绝大部分手、臂感觉（图5-2-7，图5-2-8）。

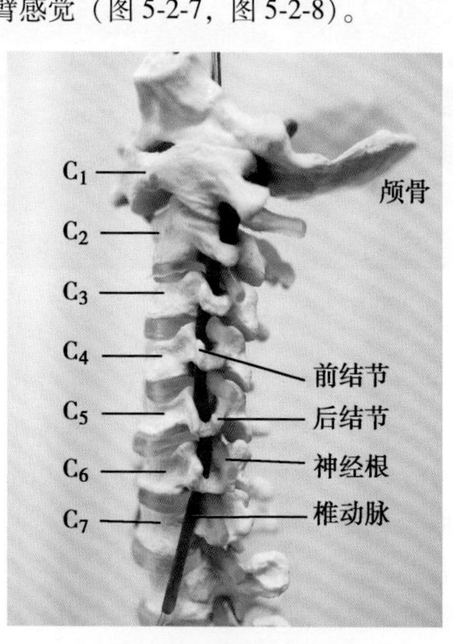

图5-2-7　颈椎解剖图

（三）超声解剖

选择高频线阵探头，短轴位放置于颈部不同位置，得到不同神经根图像（图5-2-9）。于锁骨上窝放置超声探头，显示锁骨下动脉超声影像，其外上方为臂丛神经。探及臂丛神经后，向头端倾斜探头，使探头向头端缓慢移动，依次可显示$C_{7\sim2}$神经根，它表现为圆形或椭圆形的低回声结构。C_7神经根内侧为椎动脉，横突无前结节

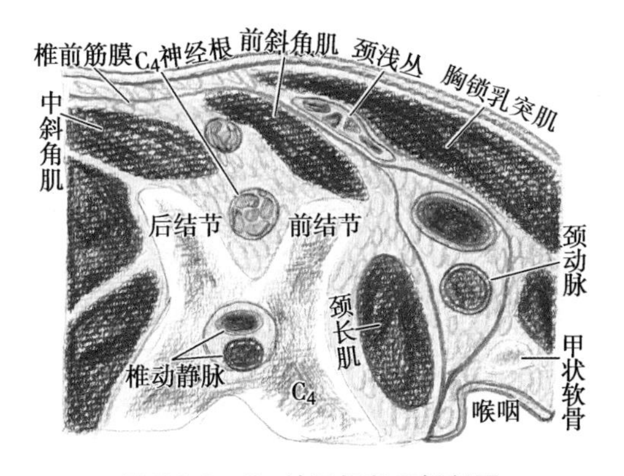

图 5-2-8　C_4 神经根断层解剖图

（图 5-2-10）。C_6 神经根所在结节间沟，前结节与后结节的距离较大，神经根位置比较深，犹如大写字母“U”（图 5-2-11）。C_5 神经根所在结节间沟，前结节与后结节的距离较 C_6 变小，神经根位置也较浅，犹如大写字母“L”（图 5-2-12）。C_4 神经根所在结节间沟，前结节与后结节的距离较 C_5、C_6 更小，神经根位置也更浅，犹如大写字母“V”（图 5-2-13）。C_3 神经根所在结节间沟，前结节与后结节距离很小，神经根似乎在前后结节上方（图 5-2-14）。C_2 神经根往往难以显示，前结节与后结节之间为一条裂缝，犹如骨皮质中间断裂一样。

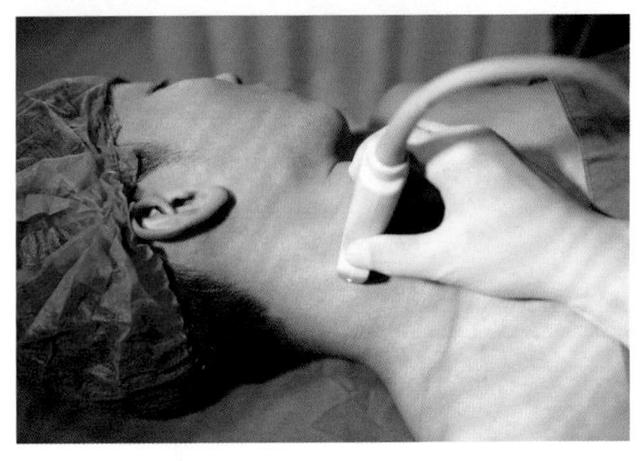

图 5-2-9　短轴位扫描示意图

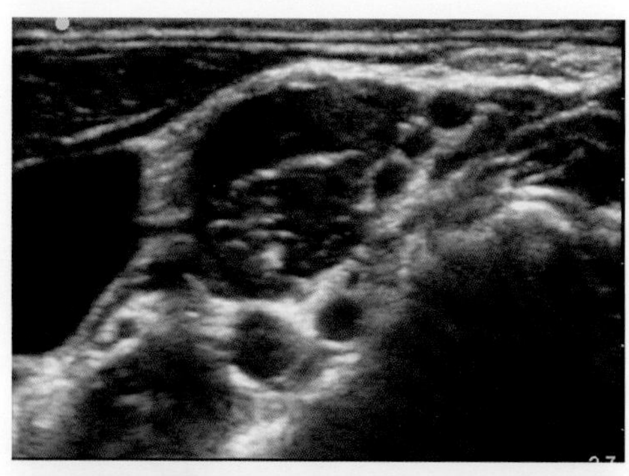

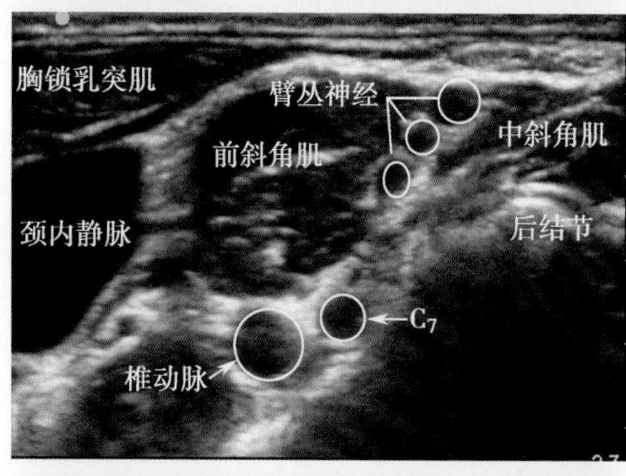

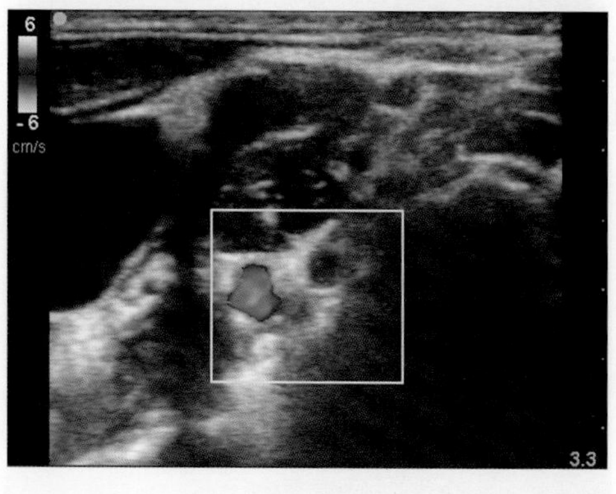

5

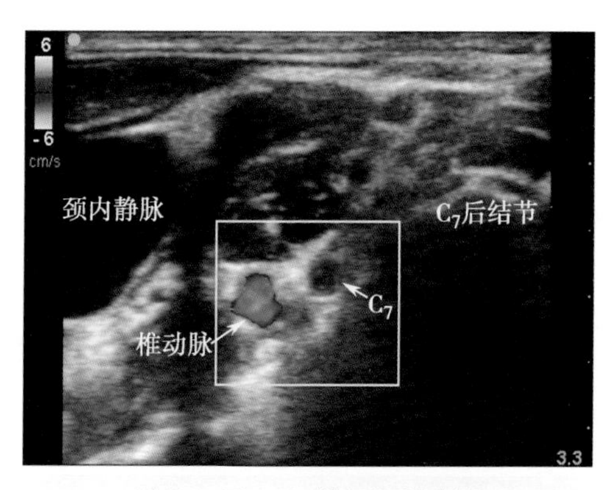

图 5-2-10　C_7 神经根超声图

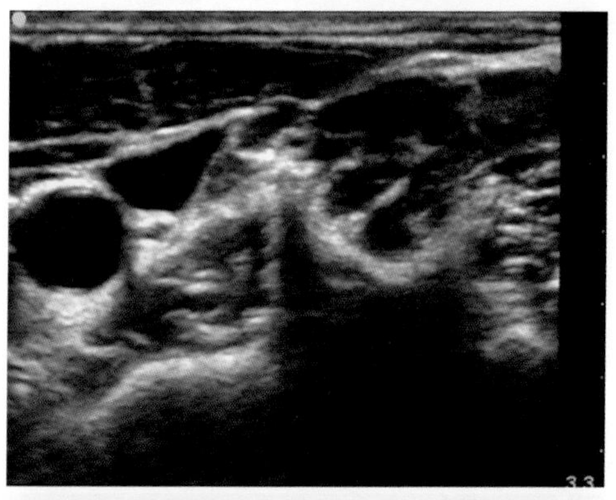

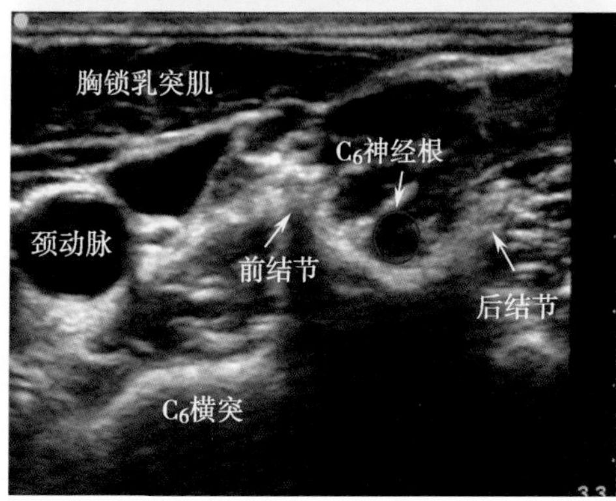

图 5-2-11　C_6 神经根超声图

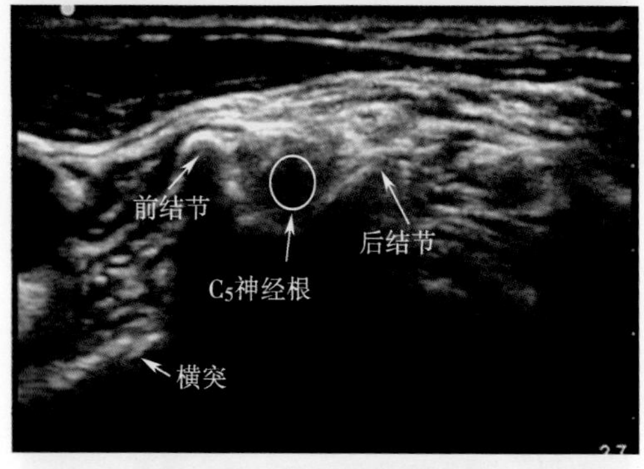

图 5-2-12　C_5 神经根超声图

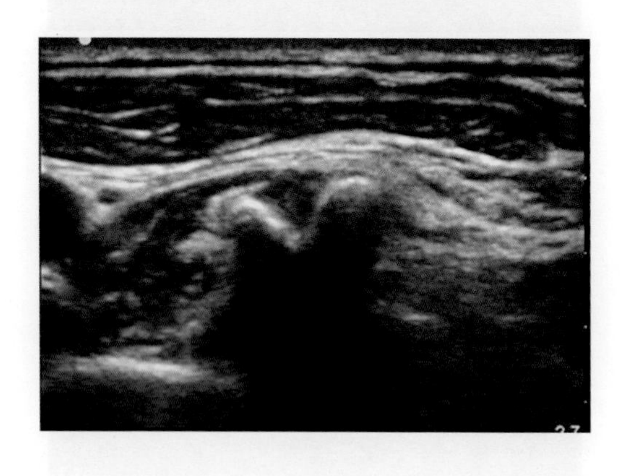

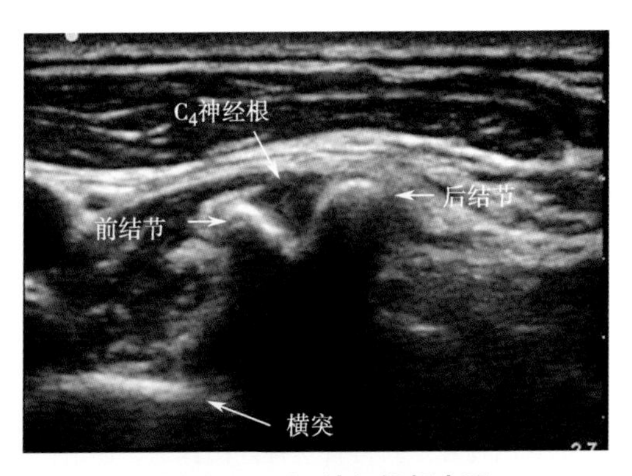

图 5-2-13　C_4 神经根超声图

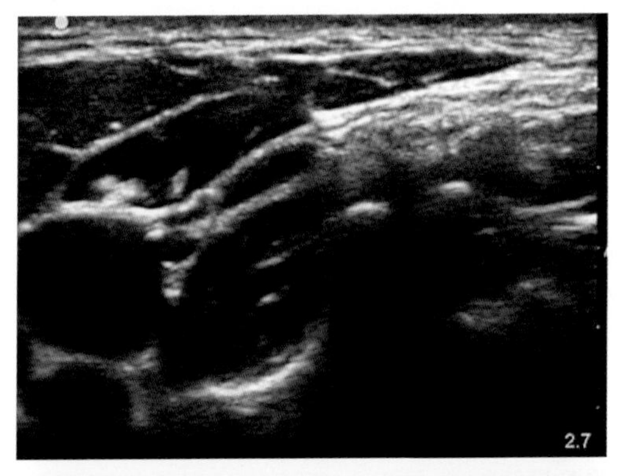

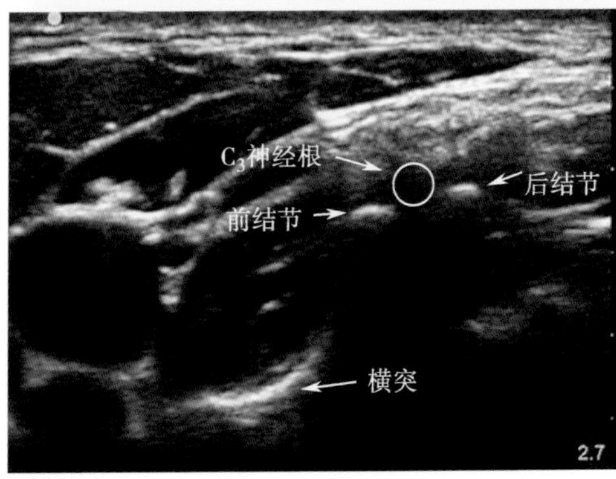

图 5-2-14　C_3 神经根超声图

（四）操作方法

1. 体位　患者平卧位，头转向阻滞的对侧，操作者位于阻滞侧，超声仪放置于对侧。

2. 器材　高频线阵探头、无菌袖套及耦合剂、神经阻滞麻醉包、5cm 长度 21～22G 短斜面绝缘针一根。

3. 操作步骤　常规皮肤消毒，铺无菌巾。探头套无菌袖套，涂抹无菌耦合剂。探头放置于锁骨上窝，可显示锁骨下动脉的短轴图像。在锁骨下动脉的外上方，为蜂巢状的臂丛神经。获得臂丛神经图像后，逐渐向头端倾斜探头，同时向头端缓慢移动探头，可见 C_7 神经根影像。开启彩色多普勒模式，识别椎动脉。椎动脉位于 C_7 神经根内侧，神经根外侧为 C_7 横突后结节。采用平面内技术，穿刺针在探头外侧进针（图 5-2-15），平行于探头，保持穿刺针在超声扫描平面内，观察针尖及针的全长，当针尖到达神经根附近（图 5-2-16），回抽无血，注入局麻药 3～5ml，可见神经根漂浮在药液中。继续向头端移动探头，可见 C_6 神经根出现在横突前后结节之间，采用平面内技术，穿刺针在探头外侧进针，越过后结节，到达神经根的外侧或底部（图 5-2-17），回抽无血，注入局麻药 3～5ml。根据需要依次可阻滞 $C_{5\sim3}$ 神经根（视频 5-1）。

视频 5-1　超声引导
颈神经根阻滞

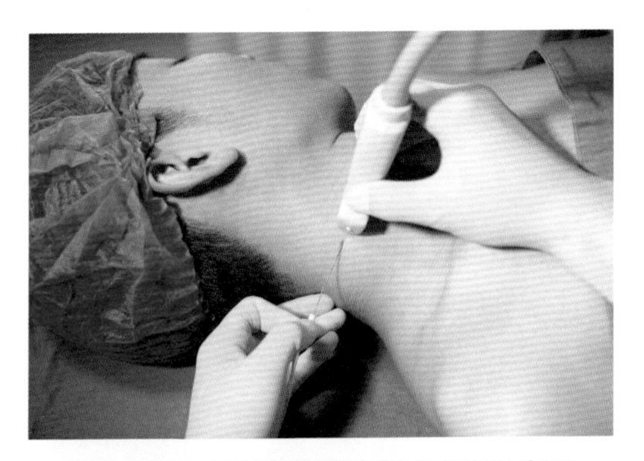

图 5-2-15　短轴位平面内技术穿刺示意图

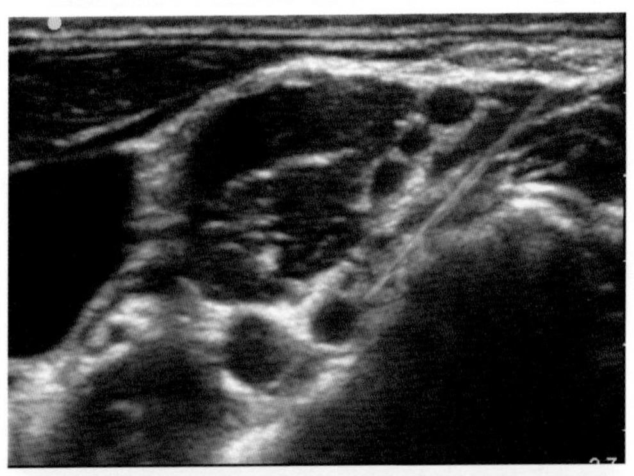

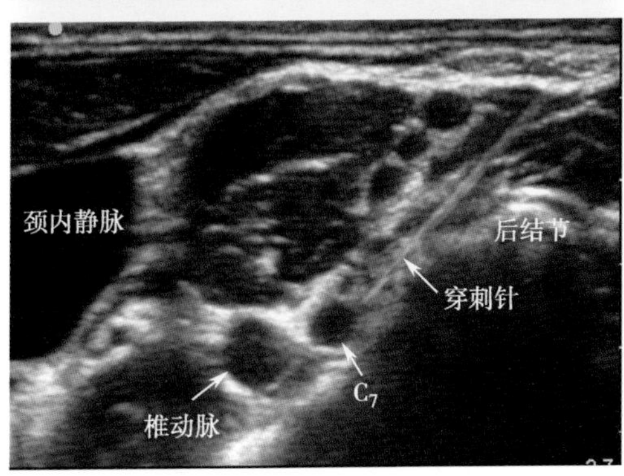

图 5-2-16　C_7 神经根穿刺示意图

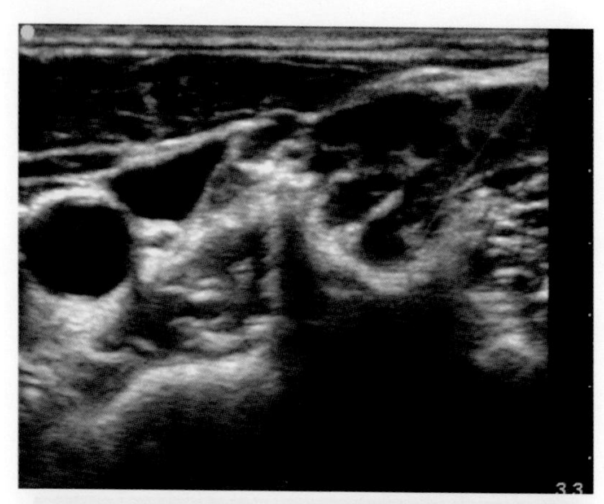

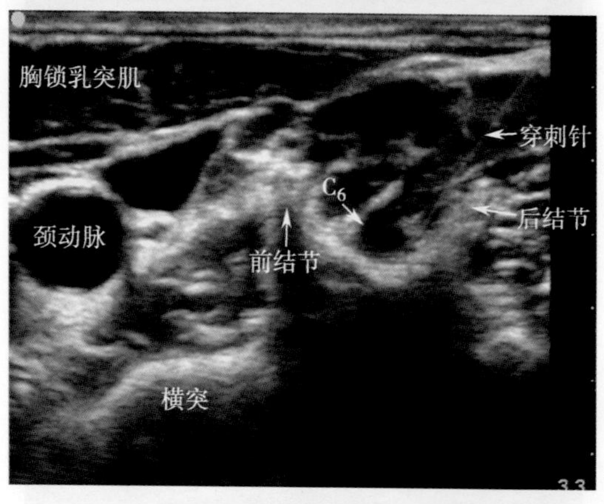

图 5-2-17　C_6 神经根穿刺示意图

（五）注意事项

1. 识别神经根有一定难度，C_7 神经根内侧为椎动脉，横突只有后结节而无前结节，最易识别。通常先定位 C_7 神经根，向上追溯其他神经根。

2. 行 C_7 神经根阻滞时，需开启彩色多普勒模式，识别椎动脉，避免将椎动脉误认为神经根进行阻滞。

3. 神经根阻滞时，穿刺针于探头后方进针，越过后结节到达神经根外侧或底部注药时，需避免损伤神经根。

三、超声引导肌间沟臂丛阻滞

（一）概述

传统的肌间沟臂丛神经阻滞，定位需依靠解剖标志及寻找异感，遇有肥胖及解剖变异的患者，失败率较高。超声引导下的肌间沟臂丛神经阻滞，可清晰显示臂丛神经及穿刺针，并实时监测局麻药的扩散。也可进行多点注射，减少了局麻药用量，阻滞效果更加确切。

（二）局部解剖

臂神经丛由 $C_{5\sim8}$ 以及 T_1 脊神经的前支组成，脊神经穿出椎间孔后，在前、中斜角肌之间形成上、中、下三干。上干由 $C_{5\sim6}$ 脊神经前支组成，中干由 C_7 脊神经的前支组成，下干由 C_8-T_1 脊神经的前支组成。三条神经干同锁骨下动脉穿过前、中斜角肌间隙，从下缘穿出，向前、外、下方向伸展。至锁骨后第 1 肋骨中点外缘，每个神经干分成前后两股，通过第一肋和锁骨中点，经腋窝顶部进入腋窝。在肌间沟水平，膈神经在前斜角肌表面由后外侧向前内侧走行，与臂丛神经接近，因此在肌间沟阻滞臂丛神经时易阻滞膈神经（图 5-2-18）。

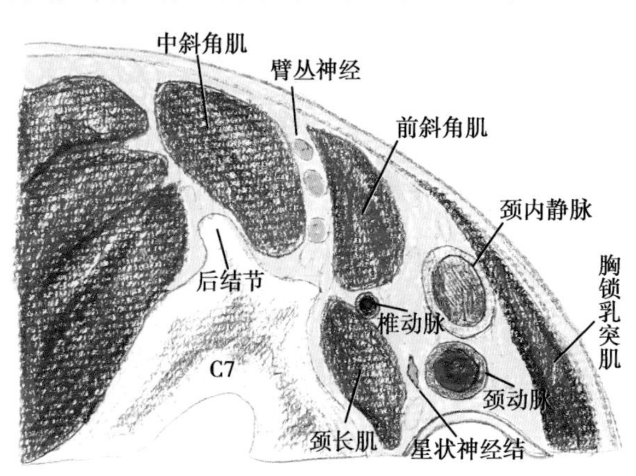

图 5-2-18　肌间沟臂丛神经断层解剖图

（三）超声解剖

选择高频线阵探头，有两种方法显示臂丛神经。

1. 短轴位放置于胸锁乳突肌上方平环状软骨水平（图 5-2-19），显示颈总动脉及颈内静脉短轴切面图像，向后外侧移动探头，识别前斜角肌、中斜角肌。在前、中斜角肌之间，可见数个被高回声包绕呈葡萄样排列的低回声圆形结构，即为臂丛神经（图 5-2-20）。此处显示的超声图像可以是神经根，也可以是神经干，甚至是神经干分出的股，因此表现为数量不等的低回声圆形结构（图 5-2-21）。

2. 短轴位放置于锁骨上窝（图 5-2-22），识别锁骨下动脉，锁骨下动脉表现为搏动的圆形无回声结构。在锁骨下动脉的外侧，锁骨上臂丛神经表现为一团蜂巢状的高低回声相间结构（图 5-2-23）。将探头慢慢向头端倾斜并移动，向头端追踪臂丛神经走行，逐渐显示前、中斜角肌之间的臂丛神经。神经根位置可存在解剖变异，如位于前斜角肌内，或位于前斜角肌与颈内静脉之间（图 5-2-24）。

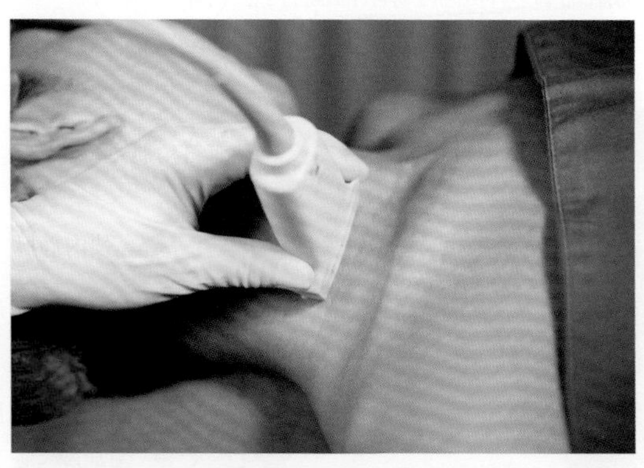

图 5-2-19　短轴位扫描示意图

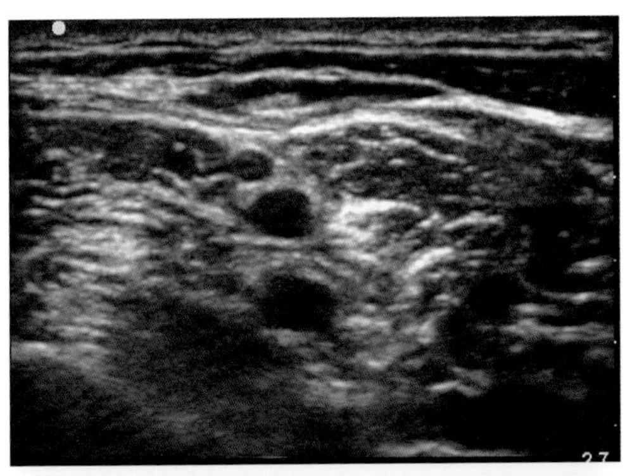

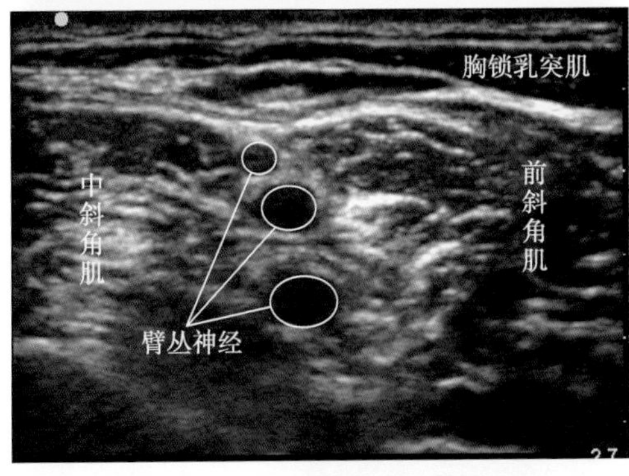

图 5-2-20　肌间沟臂丛神经超声图 1

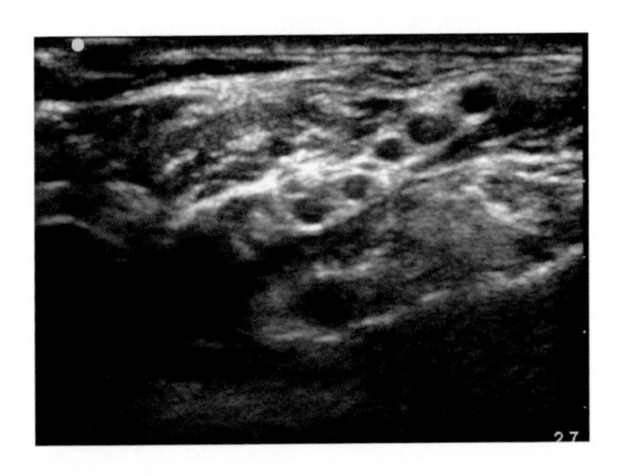

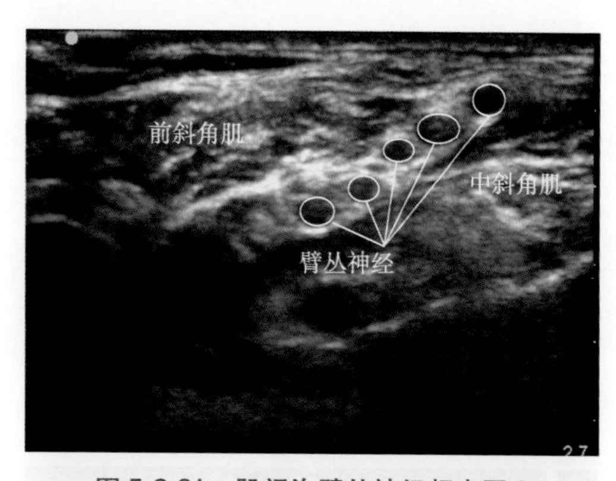

图 5-2-21　肌间沟臂丛神经超声图 2

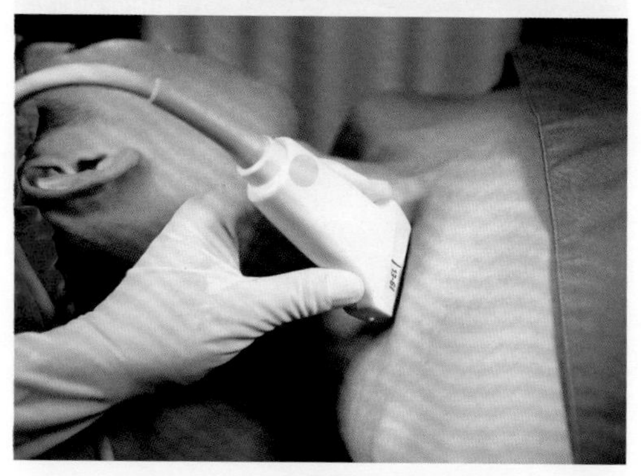

图 5-2-22　短轴位扫描示意图

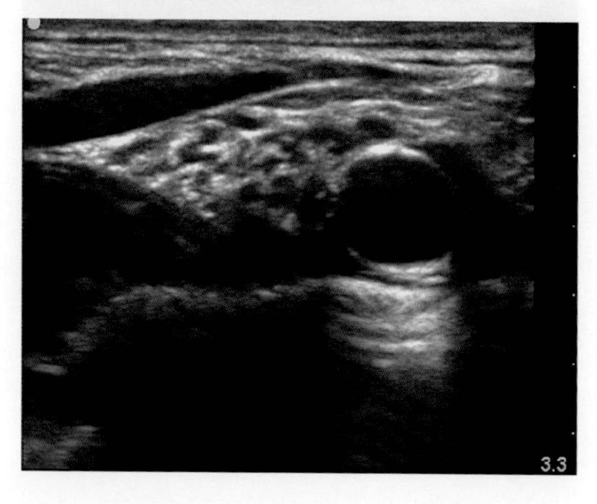

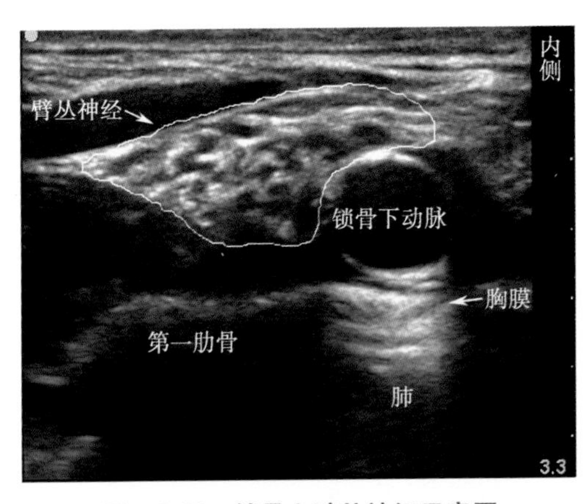

图 5-2-23 锁骨上臂丛神经示意图

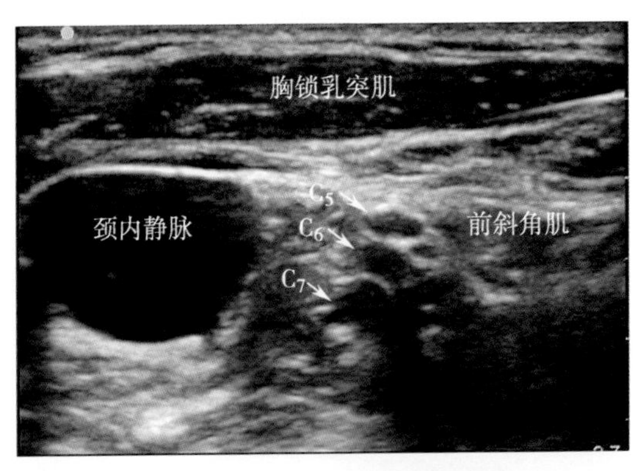

图 5-2-24 臂丛神经变异超声图

（四）操作方法

1. 体位 患者平卧位，头转向阻滞对侧。操作者位于阻滞侧，超声仪放置于对侧。

2. 器材 高频线阵探头、无菌袖套及耦合剂、神经阻滞麻醉包、5cm 长度 21~22G 短斜面绝缘针一根。

3. 操作步骤 常规皮肤消毒，铺无菌巾。探头套无菌袖套，涂抹无菌耦合剂。采用上述两种方法之一，显示臂丛神经。臂丛神经位于前、中斜角肌之间，表现为葡萄状排列表面高回声内部低回声的圆形结构。轻轻旋转、倾斜探头使神经根清晰显示在屏幕中央。开启彩色多普勒模式，扫描神经周围血流状况，避免将椎动脉误认为神经根。采用平面内技术（图 5-2-25），于探头外侧进针，针尖穿刺至最下方神经根深面，回抽无血，注入局麻药 5ml，可见神经根上移漂浮在药液中，退针调整进针方向（图 5-2-26），使针尖到达神经根的上方以及侧方各注入局麻药 5ml，目视神经根周围被药液包绕（视频 5-2）。

视频 5-2　超声引导肌间沟臂丛神经阻滞

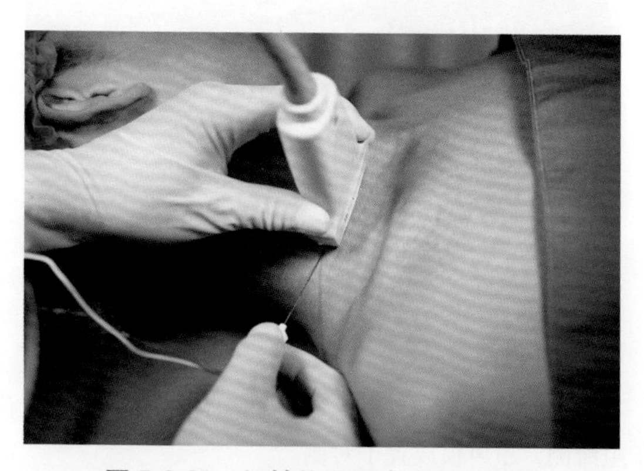

图 5-2-25　短轴位平面内穿刺示意图

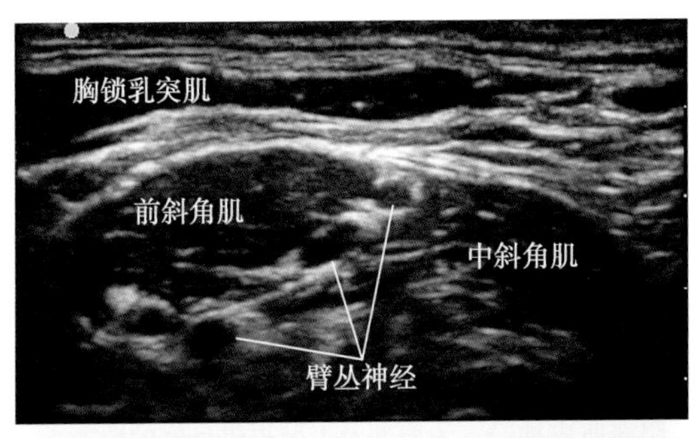

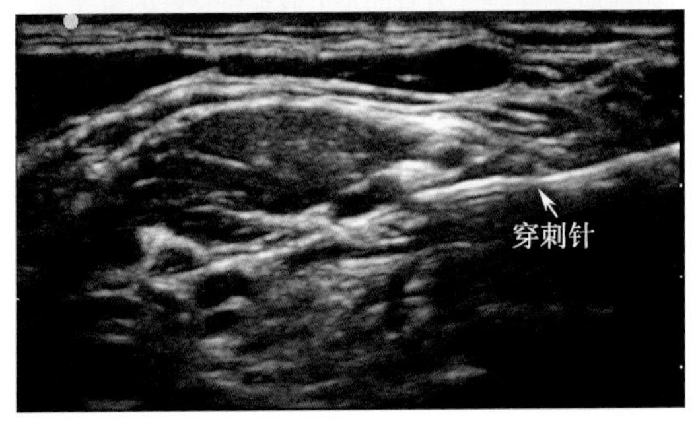

图 5-2-26　肌间沟臂丛神经穿刺示意图

5

（五）注意事项

1. 肌间沟臂丛最佳显示的位置往往低于环状软骨水平，需移动探头位置以获得最佳超声图像。

2. 颈部血管丰富，穿刺前须使用彩色多普勒模式，识别阻滞区域血管，避免将药物注入血管内。

3. 穿刺过程中，为避免损伤神经，须始终监测穿刺针的运行轨迹及针尖与神经的接触关系，避免针尖穿刺到神经或与神经接触太近。在没有注射局麻药时，患者会有异感，但随着局麻药的持续注入，部分神经可能已被阻滞，这时，即使穿刺到神经，患者也可能没有异感，而导致神经损伤。这适用于大部分超声引导下的神经阻滞技术。

4. 在肌间沟水平很难显示 C_8 及 T_1 神经根，故肌间沟臂丛神经阻滞，尺神经效果不佳。

四、超声引导锁骨上臂丛阻滞

（一）概述

传统的锁骨上臂丛神经阻滞采用“盲法”穿刺，其损伤锁骨下动脉、胸膜和肺的几率较高。超声可视化技术的发展，提高了穿刺的安全性。锁骨下动脉、臂丛神经、第一肋骨、胸膜及肺可清晰地显示在图像上，有效避免了动脉、胸膜及肺的损伤。该处臂丛神经纤维比较集中，可有效阻滞肌皮神经，为肩部及上肢提供良好的镇痛。

（二）局部解剖

组成臂丛的神经根穿出椎间孔后，在前、中斜角肌之间合并成上、中、下三干，各神经干经颈横血管深面下行，在第一肋外侧缘，每干又分成前后两股。经锁骨中点下方越过第一肋进入腋窝顶。锁骨中 1/3 区域有锁骨下动脉、静脉及臂丛神经，由上至下依次为神经、动脉、静脉，表面有椎前筋膜包裹，称为锁骨下血管周围鞘，其内有隔膜将鞘分成各室，鞘与血管之间称锁骨下血管旁间隙。臂丛神经位于锁骨下动脉外上方，下方为第一肋骨、胸膜及肺。此处神经表面仅覆盖皮肤、颈阔肌及深筋膜，比较表浅且较为集中。故此处神经阻滞注射较少容量局麻药，即可获得良好效果（图 5-2-27）。

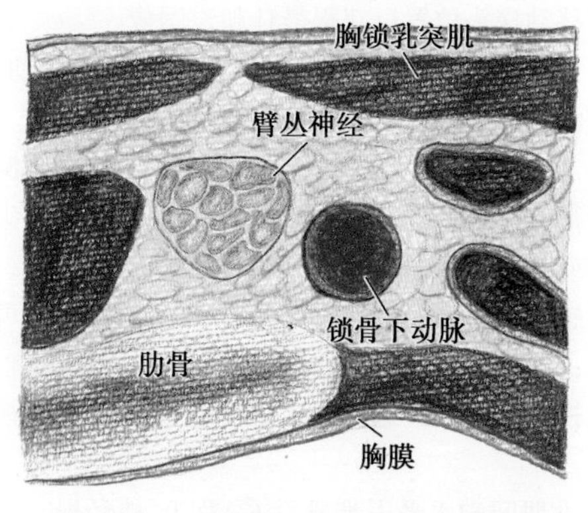

图 5-2-27 锁骨上臂丛神经断层解剖图

（三）超声解剖

采用高频线阵探头，置于锁骨上窝（图 5-2-28）。扫查锁骨下动脉，其表现为搏动的圆形无回声结构，血管壁为高回声结构。在锁骨下动脉的深面，可见强回声亮线样的第一肋骨，其深面为无回声声影。靠近第一肋的另一条强回声亮线为胸膜，其深面为高回声的肺脏，随呼吸可见胸膜滑动征象。锁骨下动脉的外上方，可见被鞘膜包绕着的臂丛神经，呈蜂窝状或筛底状，外面为高回声的椎前筋膜，内部为低回声的神经纤维（图 5-2-29）。

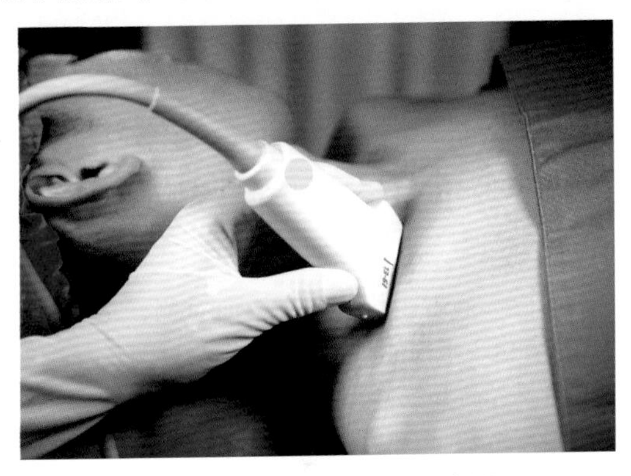

图 5-2-28　短轴位扫描示意图

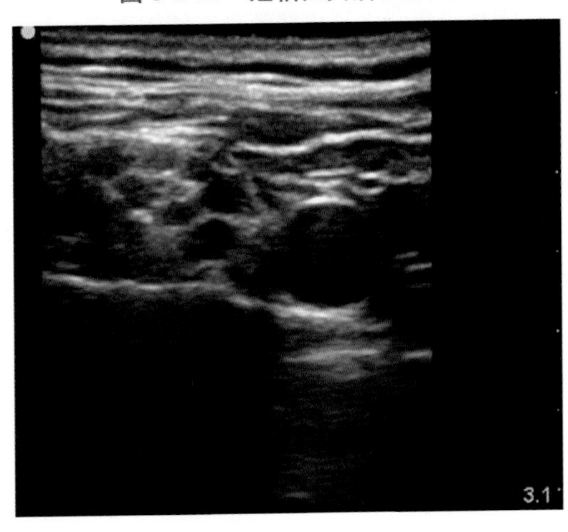

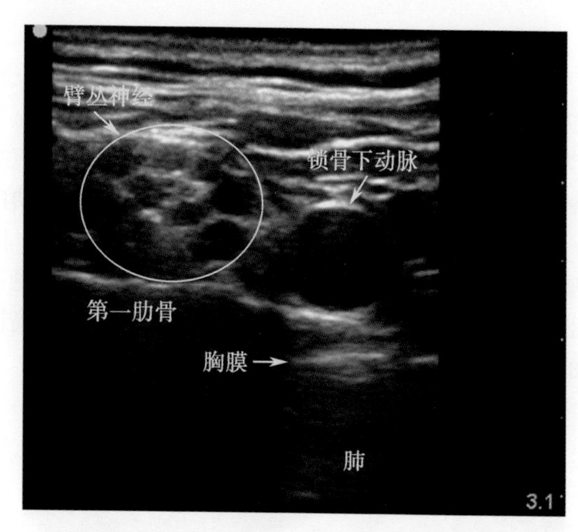

图 5-2-29　锁骨上臂丛神经超声图

（四）操作方法

1. 体位　患者平卧位，头转向对侧，充分显露颈部。操作者位于阻滞侧，超声仪放置于对侧。

2. 器材　高频线阵探头、无菌袖套及耦合剂、神经阻滞麻醉包、5cm 长度 21～22G 短斜面绝缘针一根。

3. 操作步骤　常规皮肤消毒，铺无菌巾。探头套无菌袖套，涂抹无菌耦合剂。探头置于锁骨上窝，扫查搏动的、圆形无回声结构的锁骨下动脉。锁骨下动脉的外上方，为呈蜂窝状或筛底状结构的臂丛神经。臂丛神经深面，可见第一肋骨及胸膜。采用平面内技术，于探头外侧进针（图 5-2-30），穿刺过程中实时显示针尖及针的全长，针尖先到达臂丛神经深面与第一肋骨之间（图 5-2-31），回抽无血，注入 5～10ml 局麻药，可见神经漂浮上移。退针调整针尖方向，到达臂丛神经上方，回抽无血，注入局麻药 5～10ml，利用药液将神经与筋膜分离，使药液包绕整个神经丛。通常使用 15～20ml 局麻药，便可获得良好的阻滞效果（视频 5-3）。

视频 5-3　超声引导锁骨上臂丛神经阻滞

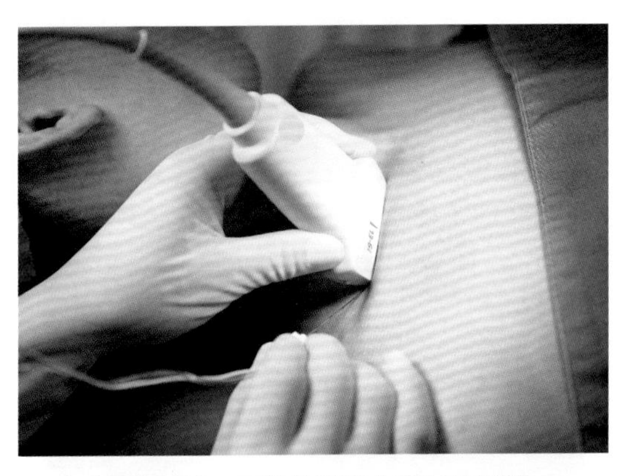

图 5-2-30　短轴位平面内穿刺示意图

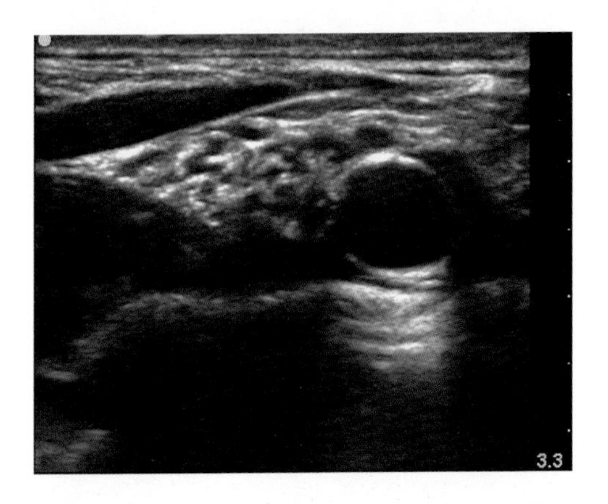

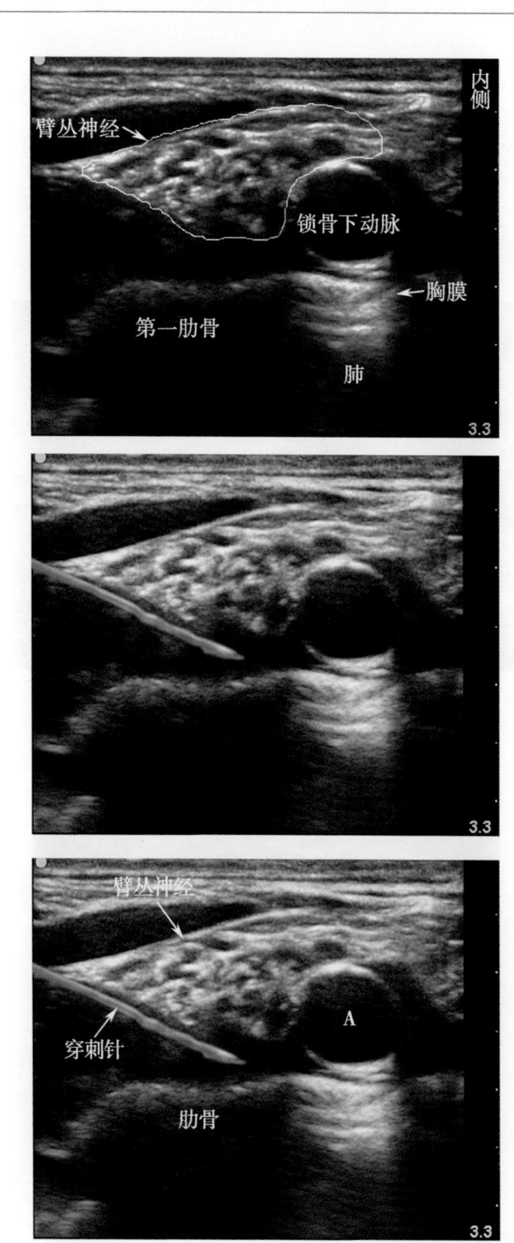

图 5-2-31　锁骨上臂丛神经穿刺示意图

（五）注意事项

1. 锁骨上臂丛神经周围血管丰富，进行阻滞前需开启彩色多普勒模式，区分血管神经，避免血管内注射。

2. 实行多点注射，可减少麻醉药用量，使阻滞效果更确切，但可能会增加神经损伤的风险。

3. 避免高阻力注射，当注药时感觉阻力增大，应停止注药，回退穿刺针，避免神经损伤。

（肖建民　雷高锋）

第三节　超声引导上肢神经阻滞

一、超声引导正中神经阻滞

（一）概述

正中神经阻滞，对于腕管综合征及腕部软组织损伤或病变的疼痛，有着显著的治疗效果。若臂丛神经阻滞不完善，也可阻滞单根神经，起到对臂丛阻滞的补充作用。正中神经位置较表浅，且常与动脉及肌腱伴行，超声下较易识别。应用超声引导还可避免损伤血管，减少局麻药用量。

（二）局部解剖

正中神经主要来自颈6~胸1脊神经根纤维，于胸小肌下缘处由臂丛内侧束和外侧束分出，两根夹持腋动脉，在腋动脉外侧合成正中神经。支配手掌桡侧半及桡侧三个半手指的皮肤（图5-3-1）。

（三）超声解剖

采用高频线阵探头，短轴位放置于前臂正中（图5-3-2），识别桡侧腕屈肌、指浅屈肌及指深屈肌。正中神经位于指浅屈肌与指深屈肌之间，表现为一高回声椭圆形结构，呈蜂巢或筛底状（图5-3-3）。上下滑动探头，可追踪到正中神经走行。

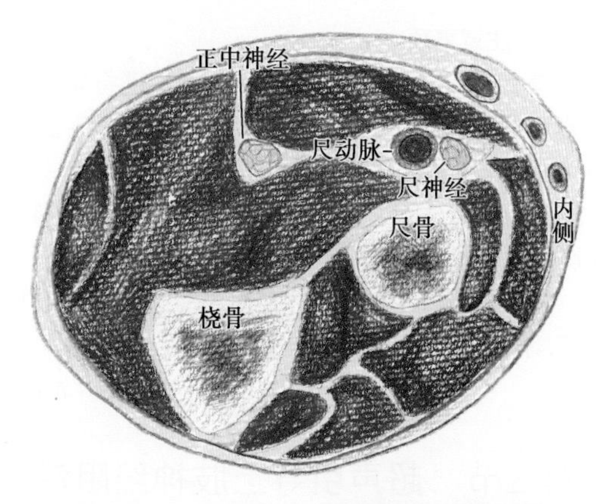

图 5-3-1　正中神经、尺神经断层解剖图

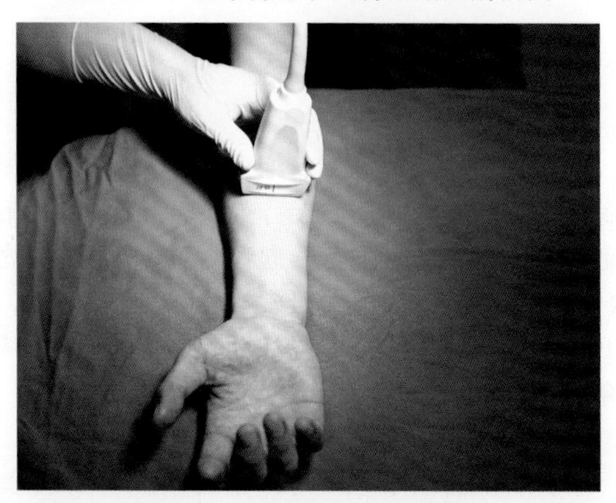

图 5-3-2　短轴位扫描示意图

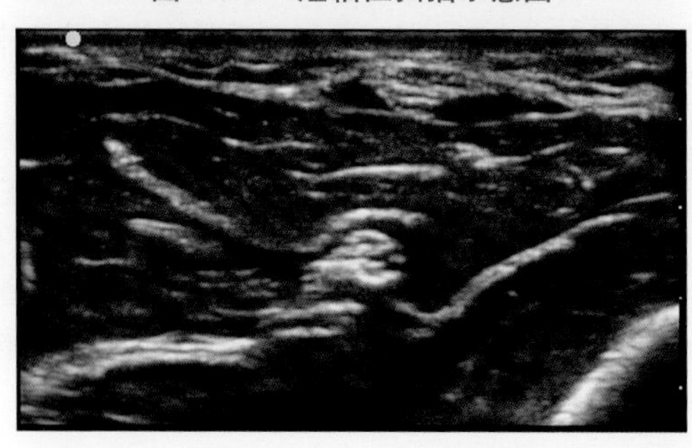

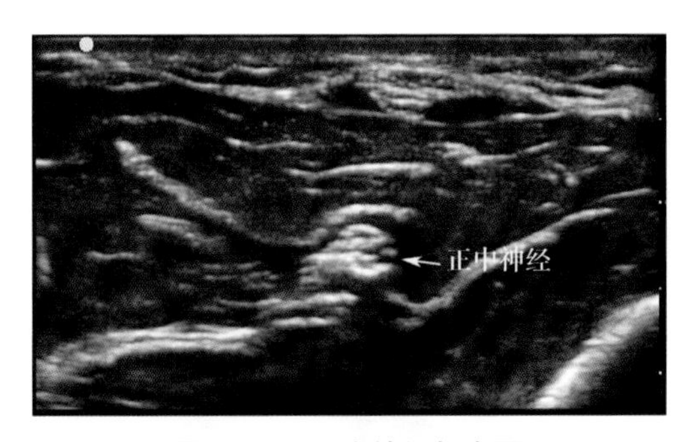

图 5-3-3　正中神经超声图

（四）操作方法

1. 体位　患者平卧位，上肢外展。

2. 器材　高频线阵探头、无菌袖套及耦合剂、神经阻滞麻醉包、5cm 长度 21～22G 短斜面绝缘针一根。

3. 操作步骤　常规皮肤消毒，铺无菌巾。探头套无菌袖套，涂抹无菌耦合剂。探头短轴位置于前臂正中，识别桡侧腕屈肌、指浅屈肌及拇长屈肌，正中神经位于肌肉间隙，表现为高回声椭圆形结构。若不易识别，可将超声探头置于前臂桡侧识别桡动脉，正中神经位于桡动脉内侧。采用平面内技术（图 5-3-4），于超声探头内侧或外侧进针均可，穿过肌肉到达正中神经下方，注入局麻药 2～3ml，调整穿刺针到达正中神经上方，再次注入局麻药 2～3ml，使神经被药液包绕（图 5-3-5，图 5-3-6）（视频 5-4）。

视频 5-4　超声引导正中神经阻滞

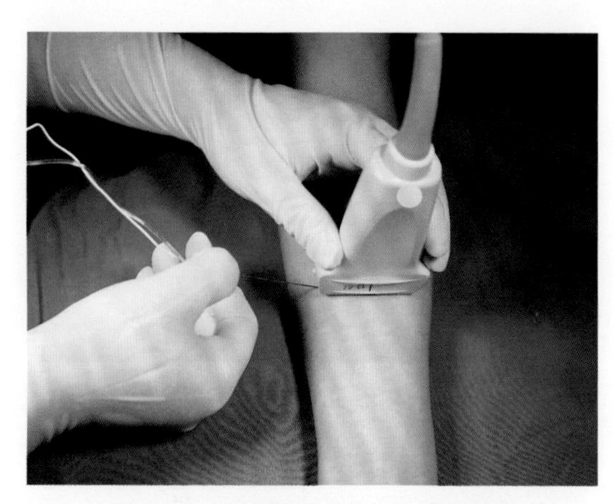

图 5-3-4　短轴位平面内穿刺示意图

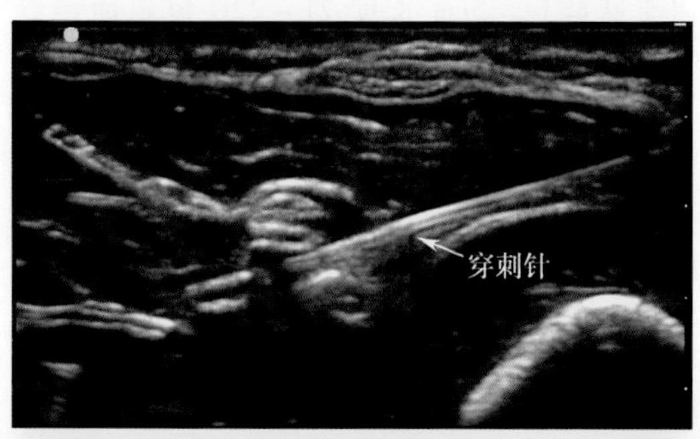

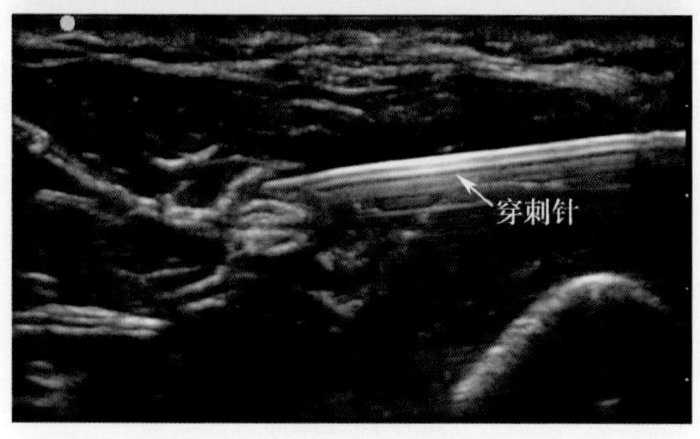

图 5-3-5　正中神经穿刺示意图

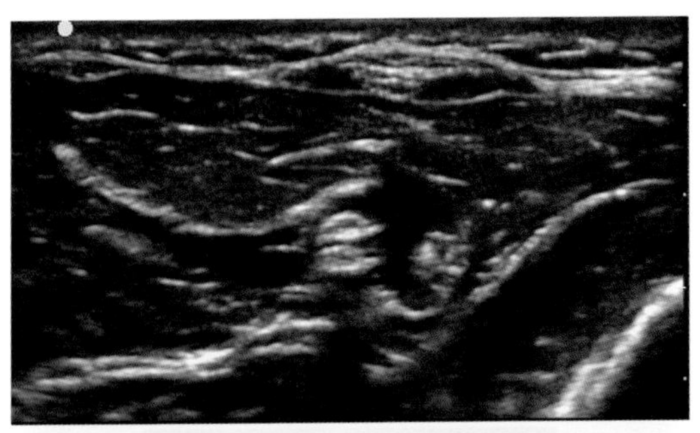

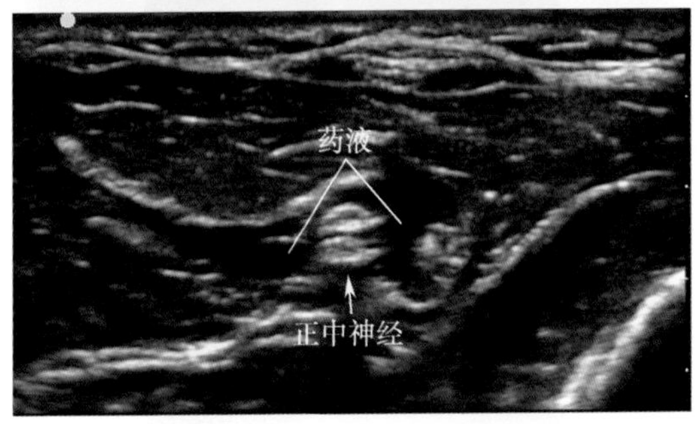

图 5-3-6 正中神经注药示意图

（五）注意事项

正中神经在前臂位于肌肉之间，有时难以识别。在肘部位于肱动脉内侧易识别，可由此向远端追踪。

二、超声引导尺神经阻滞

（一）概述

尺神经阻滞，主要用于肘管综合征及尺神经麻痹等疾病的治疗。若臂丛神经阻滞不完善，也可阻滞单根神经，起到对臂丛阻滞的补充作用。尺神经位置较表浅，且常与动脉及肌腱伴行，超声下较易识别。应用超声引导还可避免损伤血管，减少局麻药用量。

（二）局部解剖

尺神经起源于臂丛内侧束，主要由颈 8~胸 1 脊神经纤维组成。尺神经沿上臂内侧肱二头肌与肱三头肌间隔下行。支配手掌尺侧半及尺侧一个半手指掌侧面皮肤(图 5-3-1)。

（三）超声解剖

采用高频线阵探头，短轴位放置于前臂正中偏尺侧(图 5-3-7)，可见尺动脉搏动，尺神经位于尺动脉内侧，尺侧腕屈肌与指深屈肌之间，表现为高回声的椭圆形或者三角形结构（图 5-3-8)。探头自远端向近端移动，尺神经逐渐远离尺动脉。

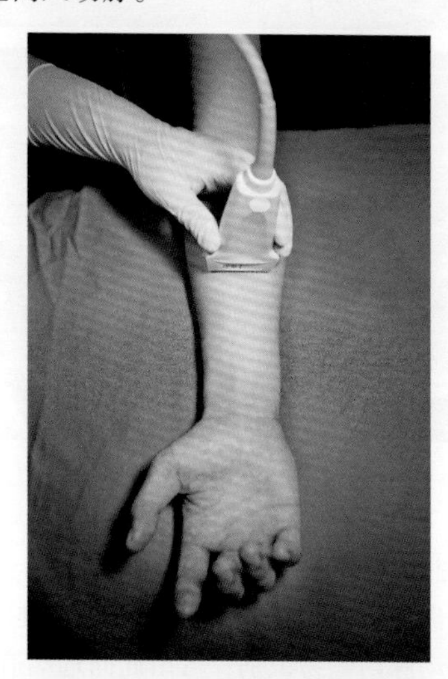

图 5-3-7　短轴位扫描示意图

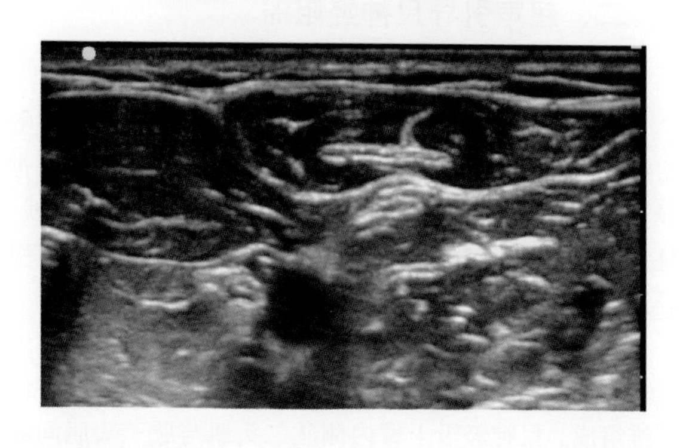

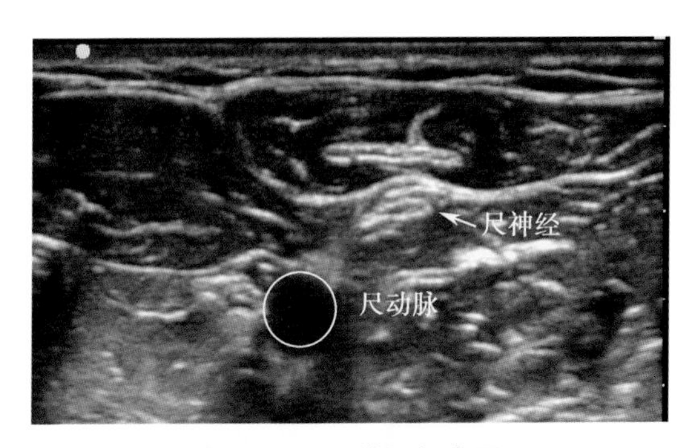

图 5-3-8　尺神经超声图

（四）操作方法

1. 体位　患者平卧位，上肢外展。

2. 器材　高频线阵探头、无菌袖套及耦合剂、神经阻滞麻醉包、5cm 长度 21 ~ 22G 短斜面绝缘针一根。

3. 操作步骤　常规皮肤消毒，铺无菌巾。探头套无菌袖套，涂抹无菌耦合剂。探头短轴位置于前臂尺侧，可见尺动脉搏动。尺神经位于尺动脉内侧，表现为高回声椭圆形或者三角形结构。调整探头至合适的位置。采用平面内技术，于探头内侧进针（图 5-3-9），到达尺神经底部注入局麻药 3~5ml（图 5-3-10），若药物扩散不理想，调整穿刺针至神经上方注入局麻药 3 ~ 5ml（图 5-3-11）（视频 5-5）。

视频 5-5　超声引导
尺神经阻滞

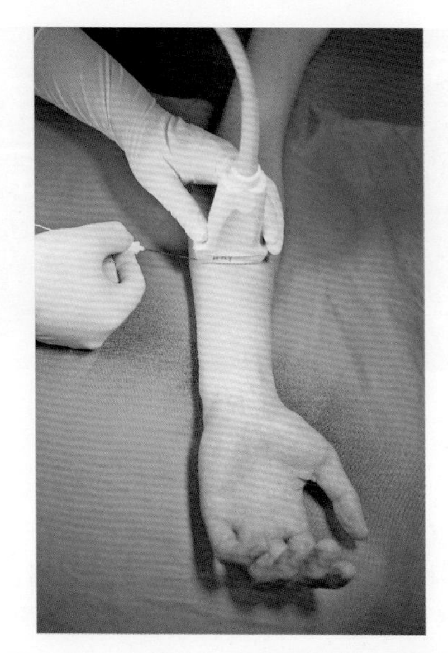

图 5-3-9　短轴位平面内技术穿刺示意图

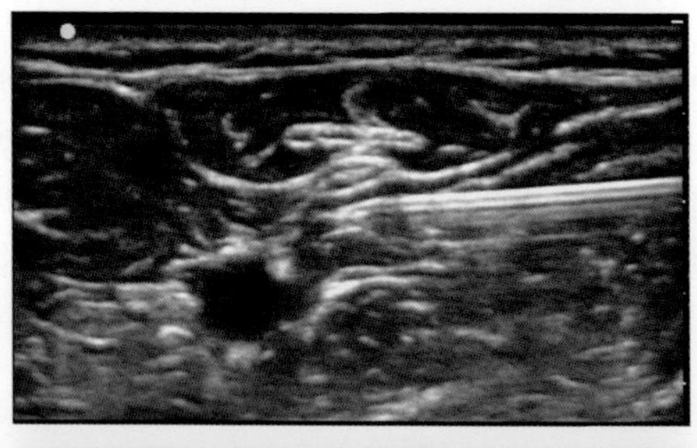

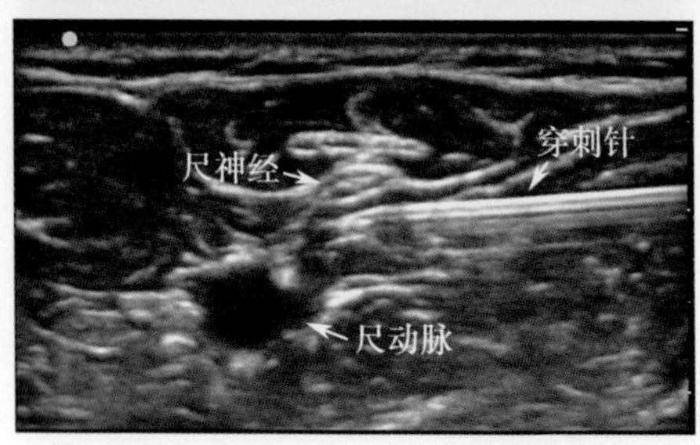

图 5-3-10　尺神经穿刺示意图

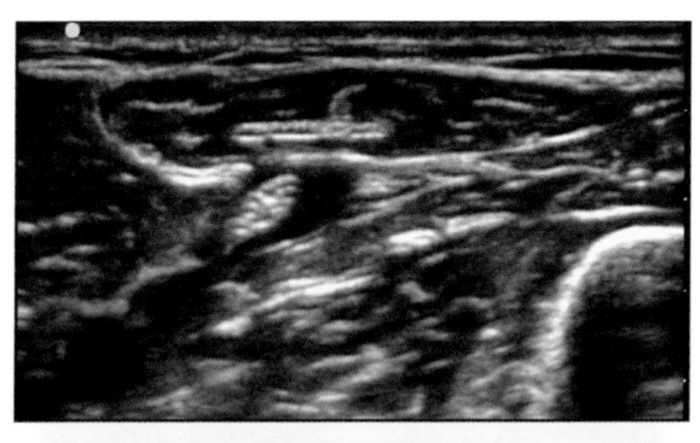

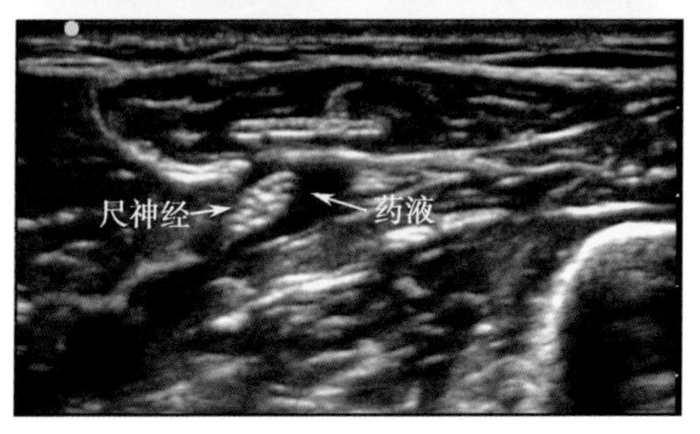

图 5-3-11　尺神经注药示意图

（五）注意事项

在尺神经沟进行尺神经阻滞，可造成神经压力伤，一般不作为首选。

三、超声引导桡神经阻滞

（一）概述

桡神经阻滞，常用于桡神经麻痹、肘以下骨及软组织的疼痛治疗。若臂丛神经阻滞不完善，也可阻滞单根神经，起到对臂丛阻滞的补充作用。桡神经位置较表浅，且常与动脉及肌腱伴行，超声下较易识别。应用超声引导还可避免损伤血管及神经。

（二）局部解剖

桡神经发自臂丛神经后束，缘于颈 5~8 及胸 1 脊神经。桡神经在腋窝内位于腋动脉后方，折向下后外方，走入肱骨桡神经沟内，于肱骨外上髁上方约 10cm 处，绕肱骨走向前方，至肘关节前方分为深浅两支。桡神经在手部分布于腕背、手背桡侧皮肤及桡侧三个半手指背面的皮肤（图 5-3-12）。

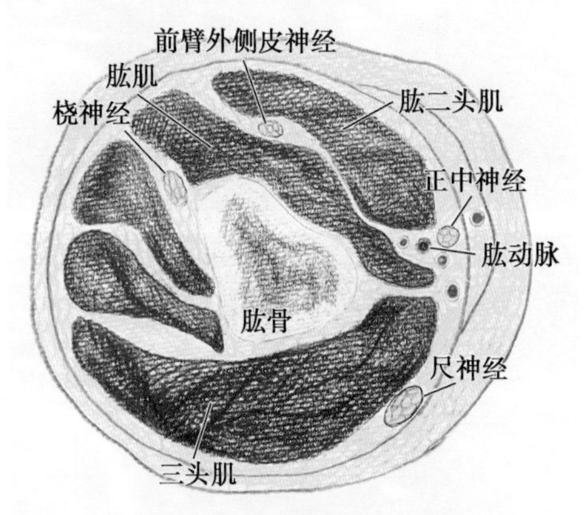

图 5-3-12　桡神经断层解剖图

（三）超声解剖

采用高频线阵探头，短轴位放置于肘部（图 5-3-13），肘关节腔表现为线型低回声结构，肱肌及肱桡肌位于关节腔外上方。在肱肌以及肱桡肌之间，桡神经表现为一条索状高回声结构（图 5-3-14），其深面为搏动的桡侧返动脉。

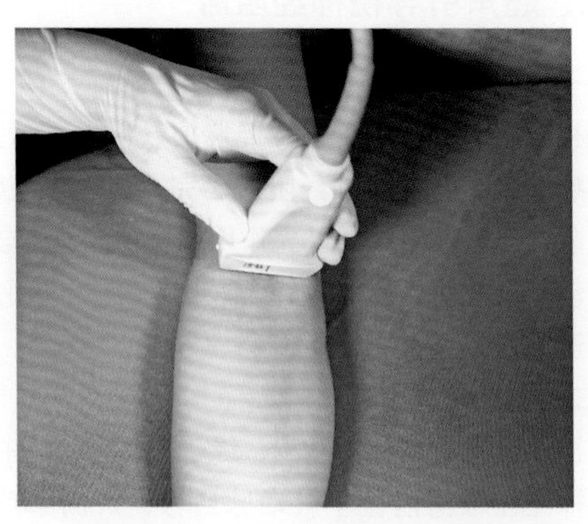

图 5-3-13　短轴位扫描示意图

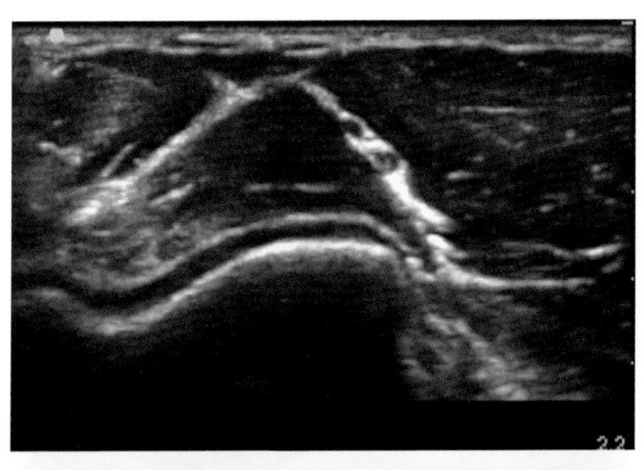

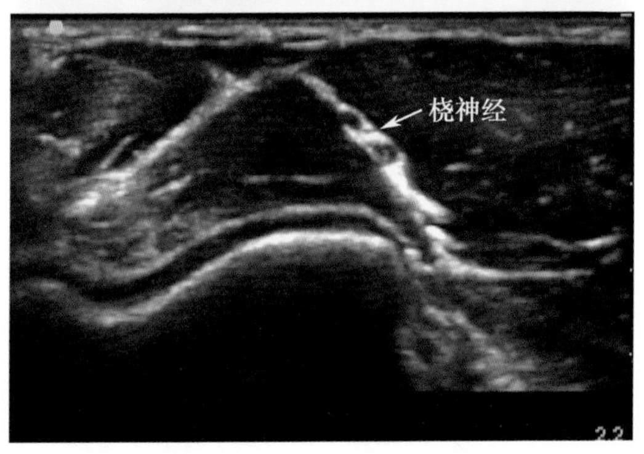

图 5-3-14　桡神经超声图

（四）操作方法

1. 体位　患者平卧位，上肢外展。

2. 器材　高频线阵探头、无菌袖套及耦合剂、神经阻滞麻醉包、5cm 长度 21~22G 短斜面绝缘针一根。

3. 操作步骤　常规常规皮肤消毒，铺无菌巾。探头套无菌袖套，涂抹无菌耦合剂。探头短轴位置于肘部，识别肘关节腔，其表现为线型低回声结构。桡神经位于肘关节腔外上方肱肌及肱桡肌之间，表现为条索状高回声结构。采用平面内技术，于探头外侧进针（图 5-3-15），将穿刺针尖置于神经下方（图 5-3-16），避开桡侧返动脉，注入局麻药 3ml，调整穿刺针至桡神经上方，再次注入局麻药 2～3ml，使神经被药液包绕（视频 5-6）。

视频 5-6 超声引导桡神经阻滞

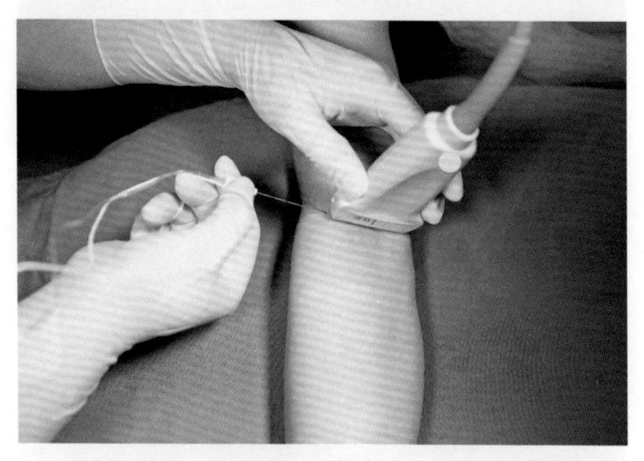

图 5-3-15 短轴位平面内技术穿刺示意图

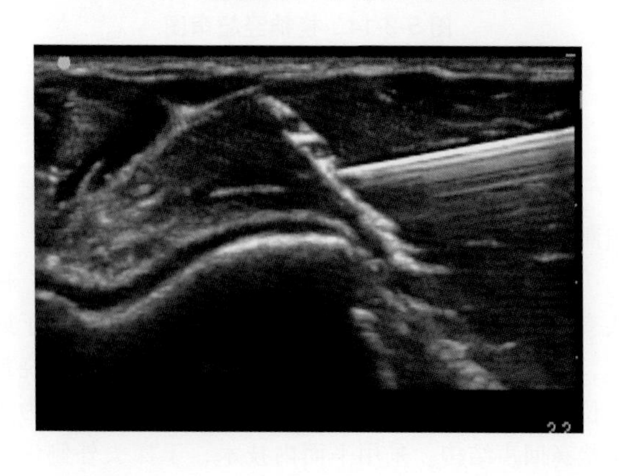

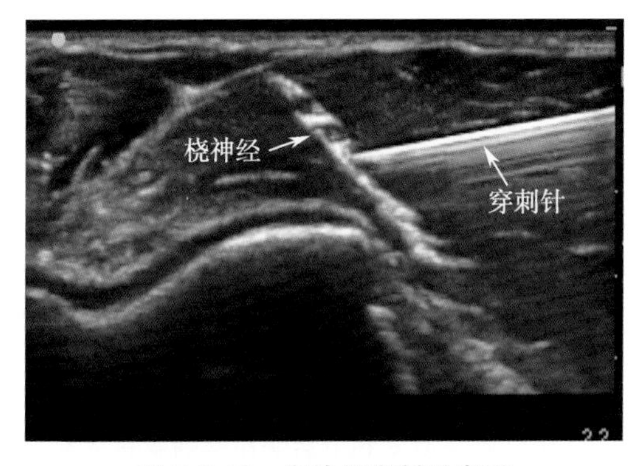

图 5-3-16　桡神经穿刺示意图

（五）注意事项

桡神经在肘部以下分为深、浅两支，所以，桡神经阻滞应选择在肘部及肘上。

（肖建民　刘 远）

第四节　超声引导胸腹部神经阻滞

一、超声引导胸椎椎旁阻滞

（一）概述

胸椎椎旁间隙为肋骨头部及颈部之间的楔形区域。在胸椎椎旁位置注射局麻药，可阻滞单侧胸神经根，对于胸部手术患者的围术期镇痛、肋骨骨折的疼痛管理及带状疱疹的治疗，是行之有效的技术之一。传统的方法，采用阻力消失法判断进针位置，因肋横突上韧带比黄韧带的穿透阻力小很多，所以穿刺成功率往往不尽如人意。超声引导技术可帮助确认胸椎椎旁间隙、穿刺位置及监测局麻药的扩散情况，同时避免损伤胸膜及肺脏。目前，此项技术越来越多的应用于临床。

（二）局部解剖

胸椎旁间隙成楔形位于脊柱两侧。前侧壁为壁层胸膜；内侧壁为椎体、椎间盘、椎间孔；后壁为横突和肋横突上韧带。在壁层胸膜和肋横突上韧带之间是一纤维弹性组织，为胸内筋膜。胸内筋膜内侧与椎体骨膜相连。一层疏松的结缔组织称作浆膜下筋膜，位于壁层胸膜和胸内筋膜之间。胸椎旁间隙内，神经根从椎间孔穿出并分为背侧和腹侧支。当神经穿过椎旁间隙时，不像其远端那样被筋膜紧密包裹，这种解剖特点很可能增加局麻药与神经根的接触，使注入该腔隙的小容量局麻药即可引起深度神经阻滞。此外，腹侧支的交感纤维通过该间隙内的节前白质交通支和节后灰质交通支进入交感干。由于多种神经结构被限制在这一狭小的空间内，在此注入局麻药能产生单侧运动、感觉和交感神经阻滞。胸椎椎旁间隙向内与硬膜外间隙相通，向外与肋间隙相通（图 5-4-1）。

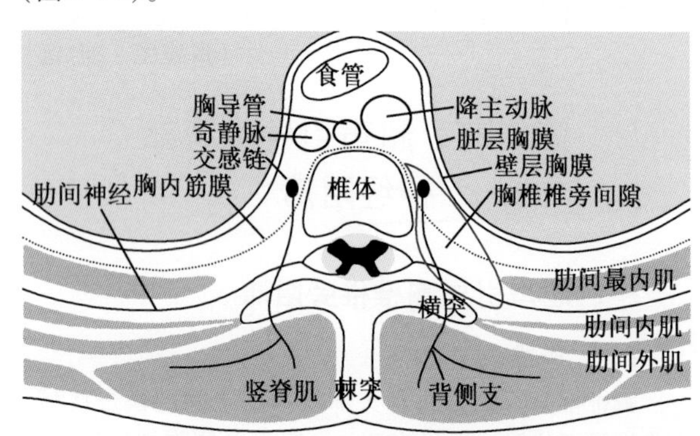

图 5-4-1　胸椎椎旁间隙解剖图

（三）超声解剖

成人根据体型的胖瘦及扫描的深度，选择高频线阵探头或低频凸阵探头。根据探头与脊柱的方向，探头与脊柱平行放置称纵向扫描，探头与脊柱垂直放置称横向扫描。

1. 纵向扫描下的解剖　探头长轴位放置于脊柱中线一侧约 5~10cm 处（图 5-4-2），可见椭圆形结构的肋骨及深面的胸膜。向中线移动探头，椭圆形结构的肋骨逐渐演变为方形或矩形结构的横突，再向中线移动，横突消失被椎板的影像所取代。将探头稍微向外侧移动，即可识别横突。横突表现为方形或矩形结构，其表面为高回声，深面为无回声声影。横突之间深面可见高回声线性结构的胸膜，胸膜深面为肺脏，可见滑动征。横突之间有时可见高回声线性结构的横突间韧带。横突间韧带与胸膜之间即为胸椎椎旁位置（图 5-4-3）。

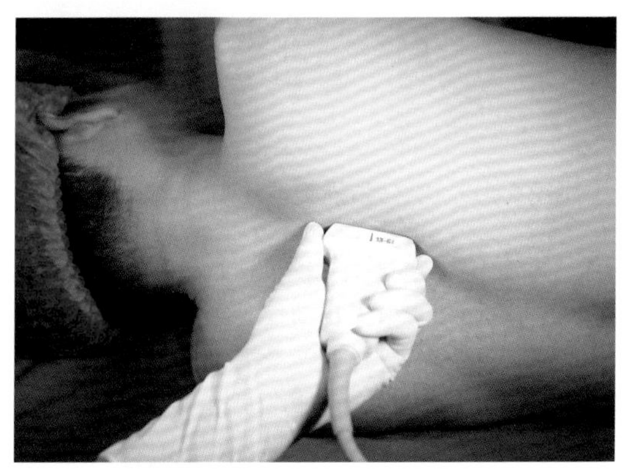

图 5-4-2　纵向扫描示意图

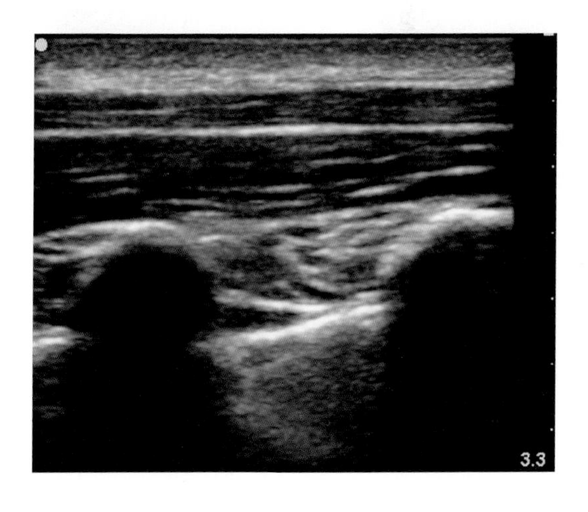

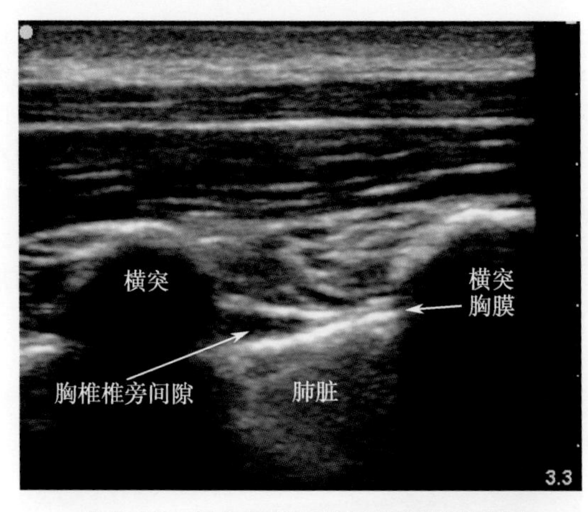

图 5-4-3　纵向扫描胸椎椎旁间隙超声图

2. 横向扫描下的解剖　探头短轴位放置于目标胸椎棘突位置进行扫描，上下移动探头，寻找棘突、关节突关节、椎板及横突的骨性影像，辨识横突后，将探头向阻滞侧移动（图 5-4-4），可清晰观察到横突及其深面高回声线性结构的胸膜。横突和胸膜之间的区域即为胸椎椎旁间隙（图 5-4-5）。

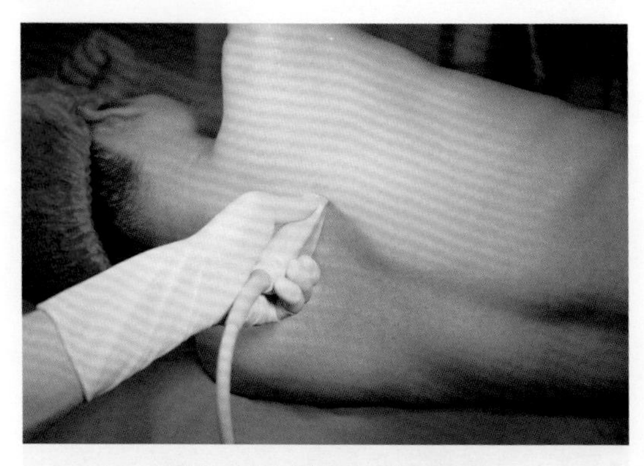

图 5-4-4　横向扫描示意图

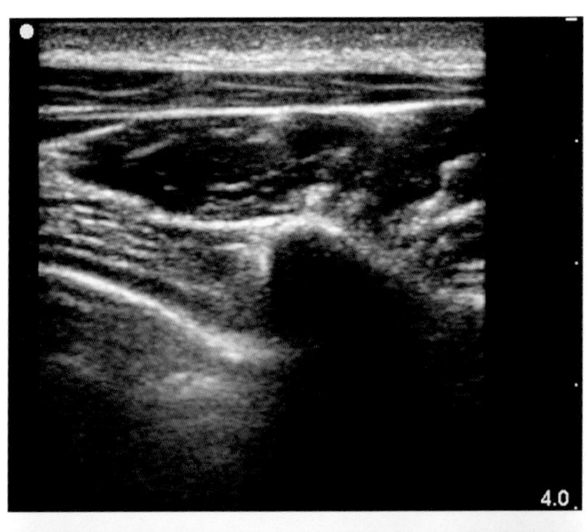

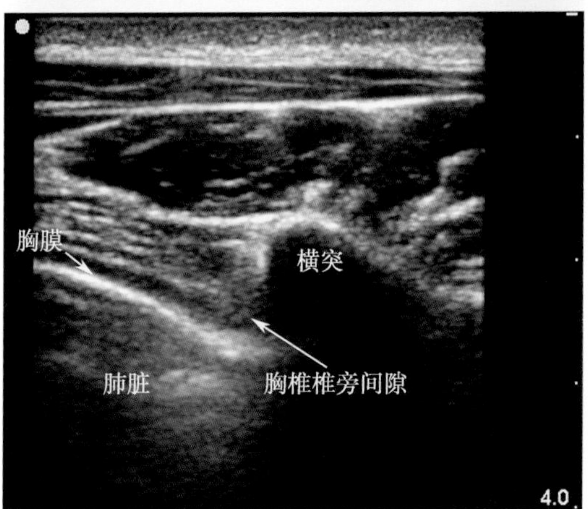

图 5-4-5　横向扫描胸椎椎旁间隙超声图

（四）操作方法

1. 体位　患者侧卧位，阻滞侧位于上方。

2. 器材　高频线阵探头或低频凸阵探头、无菌袖套及耦合剂、神经阻滞麻醉包、10cm 长度 21 ~ 22G 针一根。

3. 操作步骤　分纵向扫描平面外技术和横向扫描平

面内技术。

（1）纵向扫描平面外技术：常规皮肤消毒，铺无菌巾。探头套无菌袖套，涂抹无菌耦合剂。短轴位放置于需阻滞胸椎序列的横突部位，显示横突、胸膜，针尖目标为横突之间的胸膜外侧。测量胸膜至皮肤的深度，设计进针路径。使用平面外技术缓慢进针（图 5-4-6），此时穿刺针在超声图像上仅显示为一个高回声的亮点，起初显示在屏幕上的亮点（图 5-4-7），被认为是穿刺针针

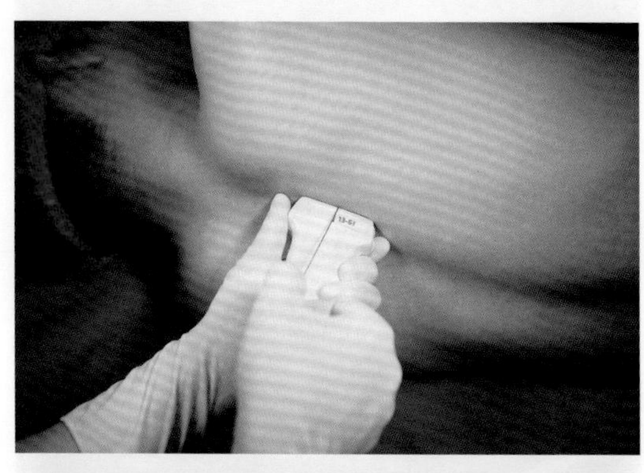

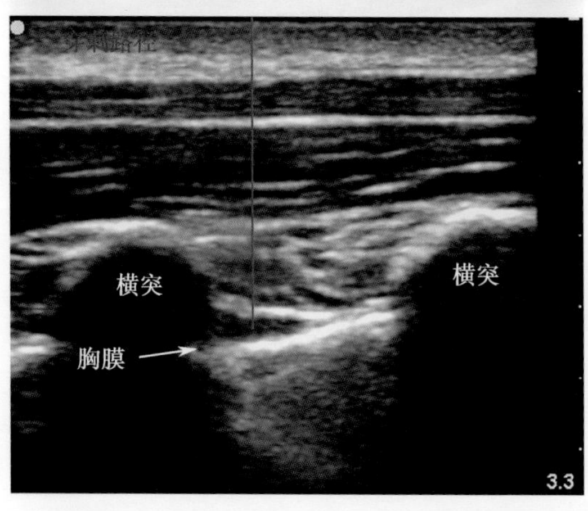

图 5-4-6　纵向扫描平面外技术穿刺示意图

尖，继续进针的同时需微调探头，持续追踪针尖。如果穿刺针显示不清晰，可快速、小幅度抖动穿刺针或注射少量生理盐水，判断针尖位置。当针尖到达胸膜外侧后，回抽无血及气体，缓慢注入局麻药 10~15ml，超声图像可见低回声的局麻药在胸椎旁间隙扩散，胸膜向深面下移（图 5-4-8）。

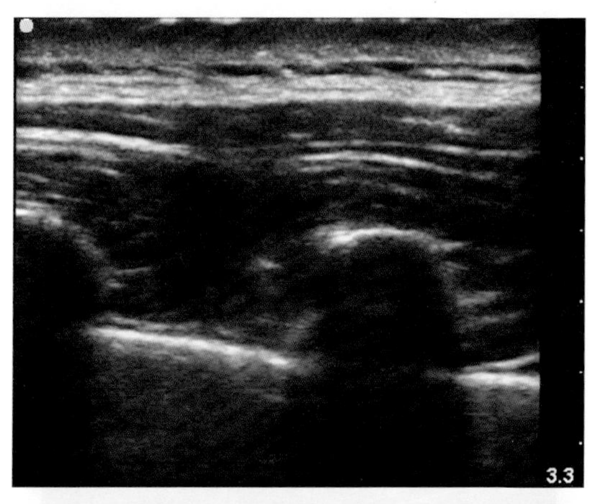

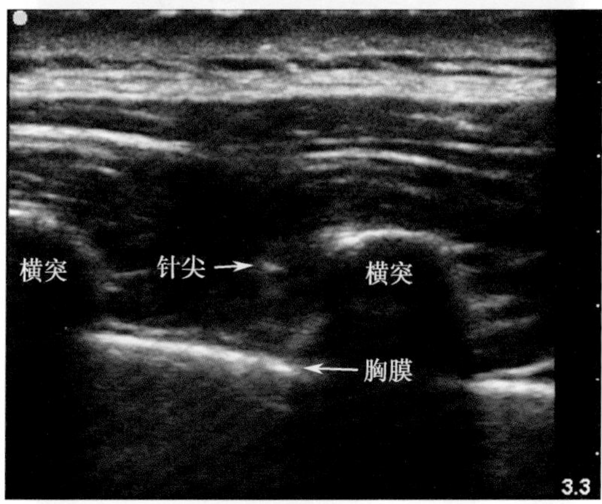

图 5-4-7　胸椎椎旁间隙穿刺示意图

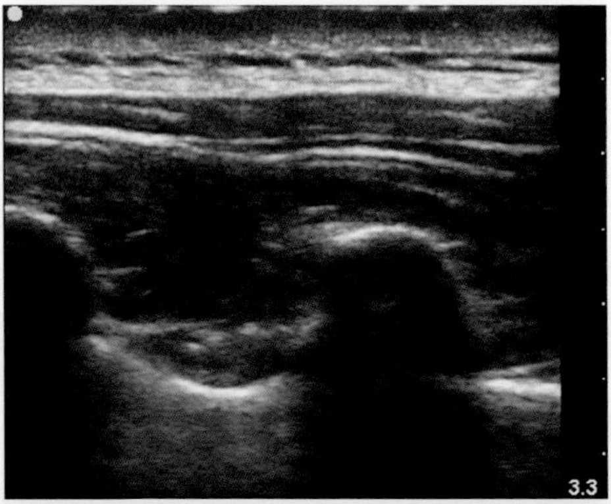

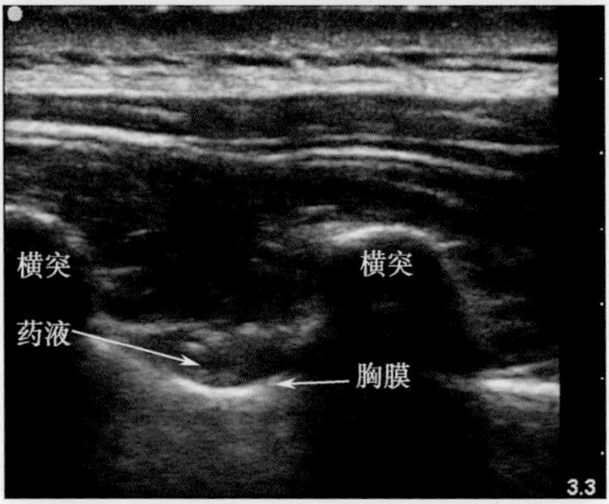

5

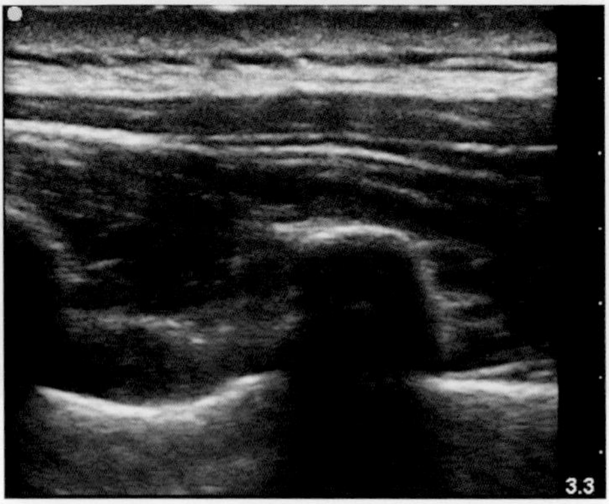

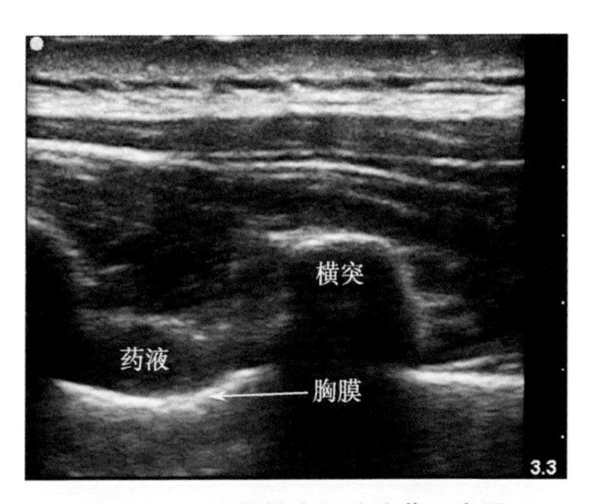

图 5-4-8　胸椎椎旁间隙注药示意图

（2）横向扫描平面内技术：常规皮肤消毒，铺无菌巾。探头套无菌袖套，涂抹无菌耦合剂。短轴位放置于需阻滞胸椎序列的横突部位，显露横突及下方高回声线性结构的胸膜，针尖目标是横突和胸膜之间的区域（图 5-4-9）。测量目标距离皮肤的深度，设计进针路径，避开血管，使用平面内技术进针，当针尖到达胸椎椎旁区域后（图 5-4-10），回抽无血及气体，缓慢注入局麻药 10~15ml，超声图像可见胸膜向深面下移及局麻药液扩散的影像（视频 5-7）。

视频 5-7　超声引导胸椎椎旁阻滞

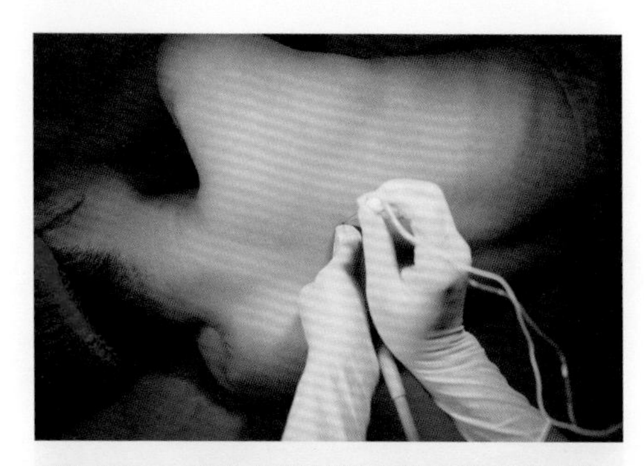

图 5-4-9　横向扫描平面内技术穿刺示意图

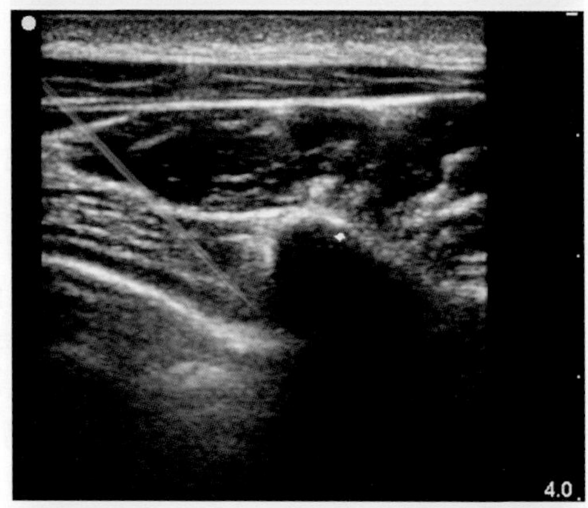

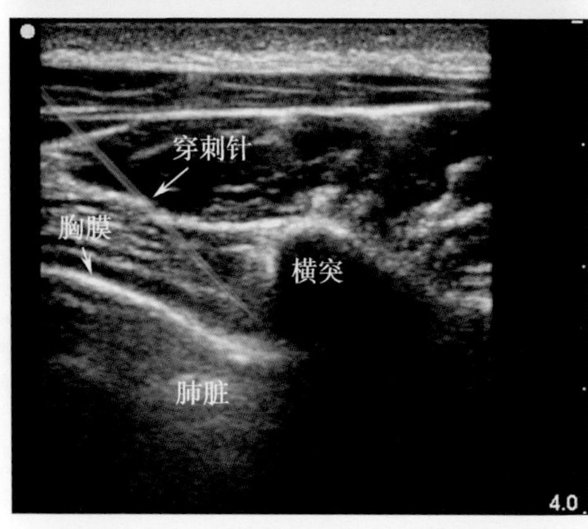

图 5-4-10　胸椎椎旁间隙穿刺示意图

（五）注意事项

1. 无论是纵向扫描平面外技术或横向扫描平面内技术，最重要的是显示针尖的位置，既要尽量与胸膜贴近，又不能损伤胸膜。

2. 虽然超声引导下的操作实现了可视化，但是，胸椎椎旁阻滞仍然属于难度较高的操作之一。对于初学者或经验不足者，往往存在对于针尖控制能力的不足，快速、小幅度抖动穿刺针或快速注射少量生理盐水，可帮助确定针尖的位置。

3. 纵向扫描平面外穿刺时，如果针尖不能被确认，可先将穿刺针穿刺到横突，记录穿刺针深度，沿横突下滑 1~1.5cm，注射药物即可。

4. 使用横向扫描平面内技术时，需注意针尖与中线的距离，避免进针过深损伤神经根或脊髓。

二、超声引导肋间神经阻滞

（一）概述

肋间神经支配胸部和腹部大部分皮肤和肌肉组织。肋间神经阻滞对于带状疱疹、胸膜炎等疾病引起的疼痛，具有良好的镇痛效果。超声引导肋间神经阻滞实现了可视化，操作安全，效果确切。

（二）局部解剖

胸神经的前支有 12 对，前 11 对都走行于肋间，称肋间神经。第 12 对走行于第 12 肋的下侧，称为肋下神经。在肋间隙后部（即肋角内侧）肋间神经位于壁层胸膜和肋间内韧带之间，由于肋沟消失，肋间血管和神经位于肋间隙中间，其排列次序不定。在肋角处，肋间神经和血管穿过肋间内肌，在肋间内肌和肋间外肌之间紧贴肋沟下缘前行，其排列次序自上而下依次为静脉、动脉、神经。在肋角至腋前线之间，血管被肋沟保护，但神经一直沿肋沟下缘前行，在腋前线之前又重新位于肋间隙中间。肋间神经在腋中线处发出外侧皮神经，该神经分为前支和后支，支配胸腹外侧及背外侧部皮肤的感觉。上5对肋间神经的终支在穿出肋间外肌和胸大肌后成为前皮支，分布于乳腺和胸前内侧部的皮肤，下6对肋间神经和肋下神经在到达肋缘后进入腹内斜肌和腹横肌之间，前行到腹直肌后部，然后穿过腹直肌鞘，在腹白线附近浅出，分布于腹正中部皮肤。肋间神经除支配胸腹部皮肤的感觉外，还支配胸腹部肌肉的运动。

胸神经的特点是不形成神经丛，但有如下变异。第1胸神经前支部分纤维与 C_8 神经纤维组成臂丛下干，其余部分纤维沿肋间行走，不发出皮支，除第1肋骨手术外全无阻滞的必要。第2、3胸神经部分纤维组成肋间臂神经，达腋部和上臂内侧皮肤，腋部和上臂内侧疼痛，除行臂丛阻滞外，还需作第2、3胸椎旁神经根阻滞或肋间神经阻滞。肋下神经的一些纤维与第1腰神经部分纤维组成髂腹下神经和髂腹股沟神经，分布于阴囊和大腿上部皮肤。

相邻肋间神经的分布是相互重叠的，在行肋间神经阻滞时，除相应肋间外，还应同时阻滞相邻的上下两根肋间神经。在正中线左右各2~3cm区域内，左右肋间神经的前皮支末梢相互重叠，此区疼痛需要双侧阻滞（图5-4-11）。

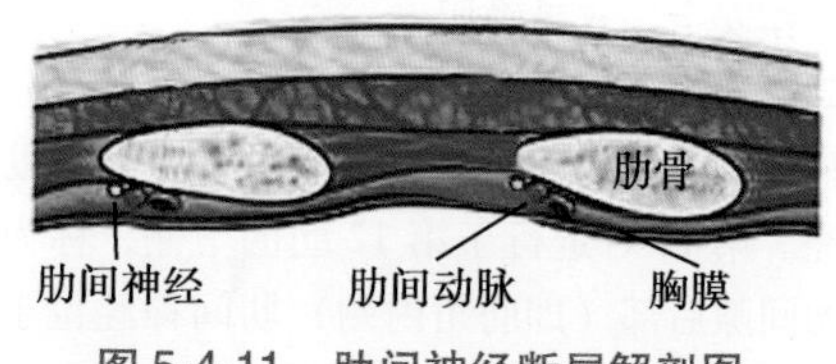

图5-4-11　肋间神经断层解剖图

（三）超声解剖

选择高频线阵探头，垂直于肋间隙放置（图5-4-12）。肋骨为椭圆形影像，表面高回声，深面为无回声声影。肋间隙之间，由外向内为肋间外肌、肋间内肌和肋间最内肌。肌肉下方为高回声的胸膜，可见呼吸时肺脏的滑动征像。上位肋骨的下缘与胸膜的成角处即为肋间神经位置（图 5-4-13）。在超声上肋间血管较难显示。

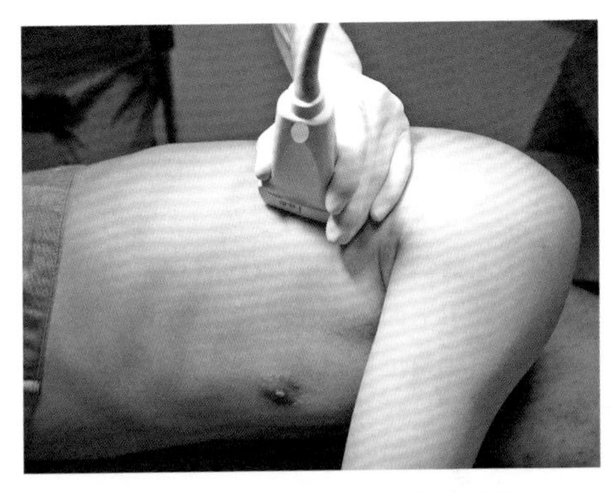

图 5-4-12　肋间神经扫描示意图

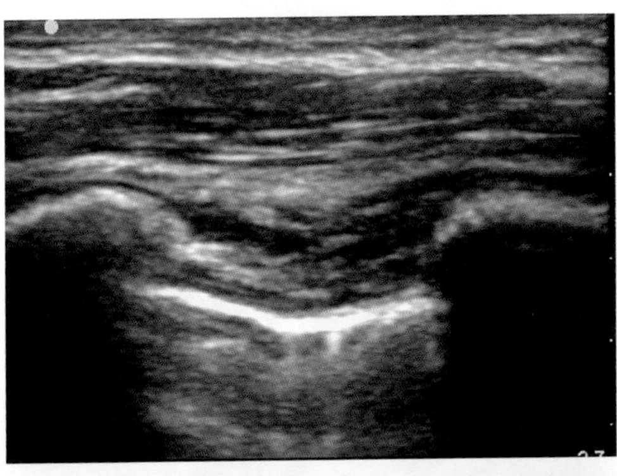

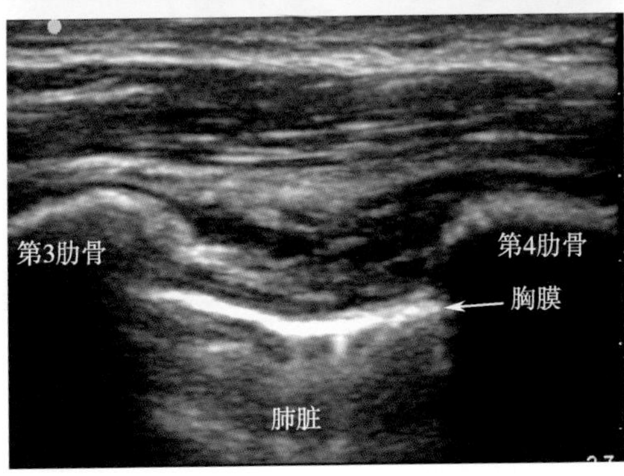

图 5-4-13　肋间神经超声图

（四）操作方法

1. 体位　患者侧卧位，双臂抱于胸前。选择切口近端的位置阻滞，临床上使用较多的是腋后线入路。

2. 器材　高频线阵探头、无菌袖套及耦合剂、神经阻滞麻醉包、5cm 长度 21~22G 短斜面绝缘针一根。

3. 操作步骤　常规皮肤消毒，铺无菌巾。探头套无菌袖套，涂抹无菌耦合剂。短轴位放置于肋间隙，扫描肋骨及胸膜，采用平面内技术进针（图 1-4-14），到达肋骨下缘和胸膜的成角位置（图 5-4-15），回抽无血，缓慢注射局麻药 3~5ml，注药过程中可见胸膜逐渐下移（图 5-4-16）（视频 5-8）。

视频 5-8　超声引导肋间神经阻滞

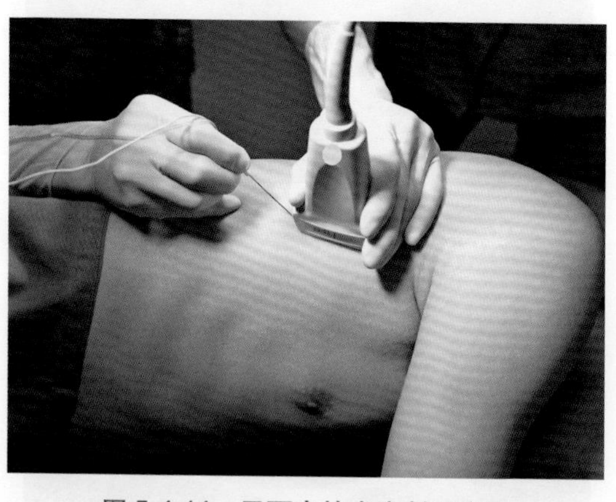

图 5-4-14　平面内技术穿刺示意图

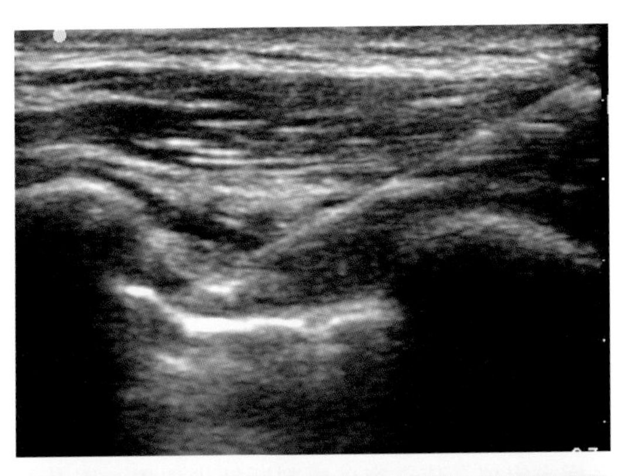

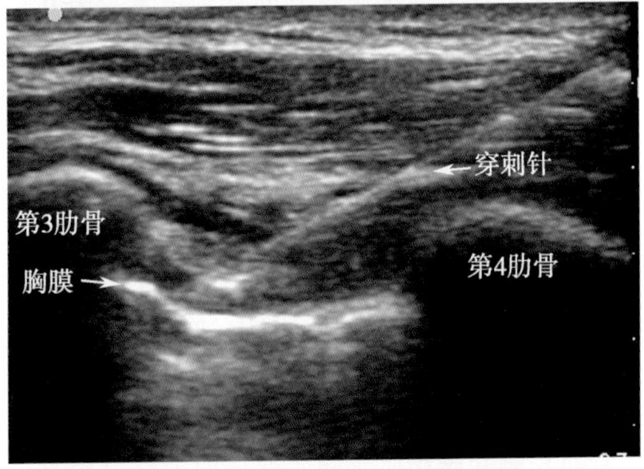

图 5-4-15　肋间神经穿刺示意图

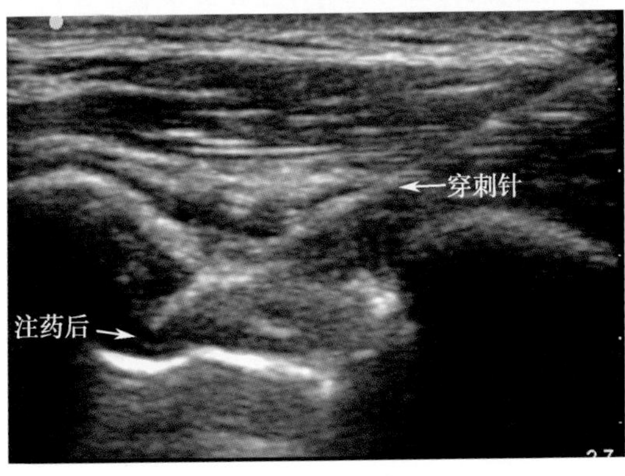

图 5-4-16　肋间神经注药示意图

（五）注意事项

由于肋间隙较窄，可轻度旋转探头，以增加肋间隙的间距，使进针路径显示更清晰。

三、超声引导腹横肌平面阻滞

（一）概述

下胸段和第一腰神经的前支走行于侧腹壁腹内斜肌与腹横肌之间的平面，被称为腹横肌平面。在腹横肌平面内，向腹横肌神经丛注射局麻药，可阻滞同侧腹壁皮肤、肌肉及壁层腹膜。传统的阻滞方法是利用体表标志定位，依靠突破感判断针尖位置，因其是盲法操作，故难以保证安全性及有效性。超声引导腹横肌平面阻滞实现了可视化，进针和药物扩散清晰可见、效果确切、操作简单安全，尤其适用于腹部手术的术后镇痛。

（二）局部解剖

腹壁前侧的皮肤、肌肉和部分腹膜由 T_7～T_{12} 脊神经的前支和 L_1 脊神经的前支支配。T_6-T_{11} 分出肋间神经，T_{12} 分出肋下神经，L_1 分出髂腹下和髂腹股沟神经。T_7 和 T_8 走向剑突，在腹直肌下离开肋间，走行于腹直肌后鞘和腹横肌之间，然后向前穿过腹直肌后鞘，进入腹直肌。T_9 到 T_{12} 神经在腹横肌平面内的走行距离一般较长。T_9 一般呈横向走行。T_{10} 和 T_{11} 斜向下走行，支配脐周区域。T_{12} 在第十二肋末端进入腹横肌平面。每支胸神经都有一支外侧支，外侧支在肋角处分出，与内侧支并行一段距离后，在腋中线水平穿过表面覆盖的肌肉浅出，外侧支多半不进入腹横肌平面（图 5-4-17）。

（三）超声解剖

选择高频线阵探头，深度调节至 3～5cm，短轴位放置于腋前线和腋中线之间的侧腹壁区域，开始扫描（图 5-4-18）。通过平移、滑动探头，可见三层肌肉被高回声的筋膜分开，由外向内分别为腹外斜肌、腹内斜

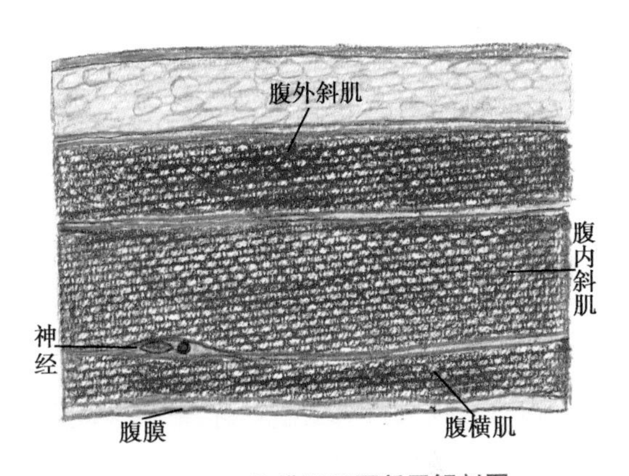

图 5-4-17　腹横肌平面断层解剖图

肌和腹横肌（图 5-4-19）。腹横筋膜紧贴腹横肌下方，其深面为腹膜及腹腔脏器，可见肠管的蠕动。腹内斜肌和腹横肌之间的筋膜即为腹横肌平面。腹壁的神经并不能总是清晰显示，而且完成神经阻滞也无需清晰的显示神经。

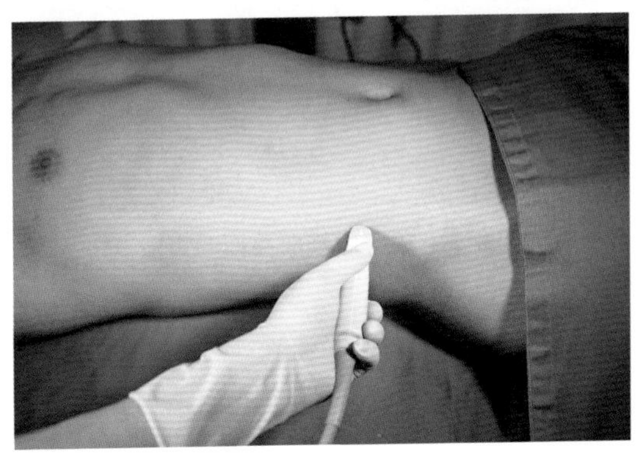

图 5-4-18　短轴位扫描示意图

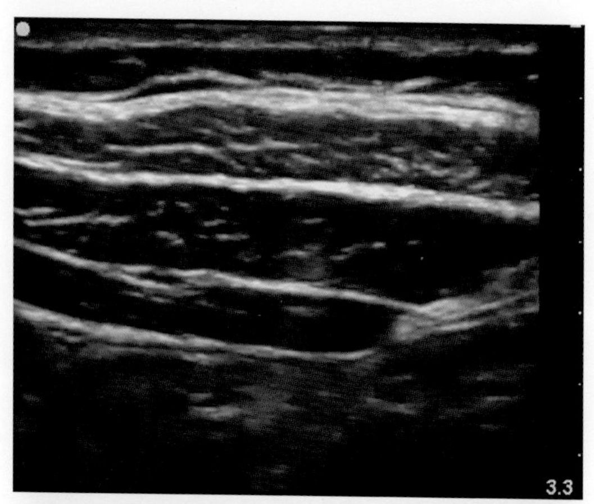

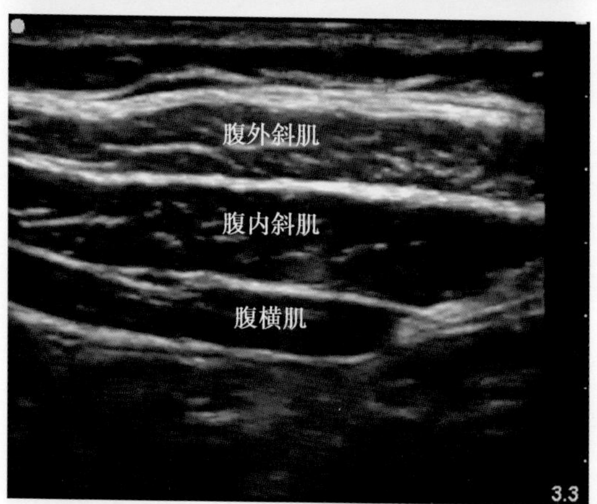

图 5-4-19　腹横肌平面超声图

（四）操作方法

1. 体位　患者仰卧位，操作者位于患侧，超声仪放置于健侧。

2. 器材　高频线阵探头、无菌袖套及耦合剂、神经阻滞麻醉包、10cm 长度 21~22G 针一根。

3. 操作步骤　常规皮肤消毒，铺无菌巾。探头套无菌袖套，涂抹无菌耦合剂。短轴位放置于腋前线和腋中线之间的侧腹壁区域，显示三层肌肉，识别腹横肌平面。采用平面内技术，测量腹横肌平面至皮肤的距离，设计穿刺路径，穿刺针尽量与探头平行（图 5-4-20）。在探头内侧 2~5cm 处进针，当穿刺针达到腹横肌平面（图 5-4-21），回抽无血，缓慢注入局麻药，可见局麻药将腹横肌平面撑开，确认针尖到达目标平面，继续注入局麻药至 15~20ml。由于腹横肌较薄，随着局麻药容量的增加，腹膜会被推向深面（图 5-4-22）（视频 5-9）。

视频 5-9　超声引导腹横肌平面阻滞

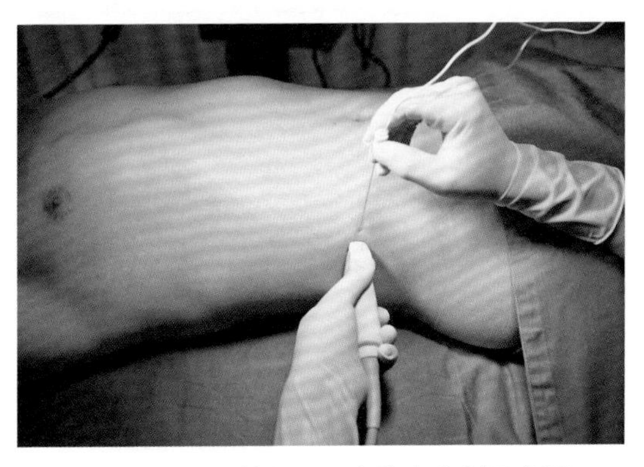

图 5-4-20　短轴位平面内技术穿刺示意图

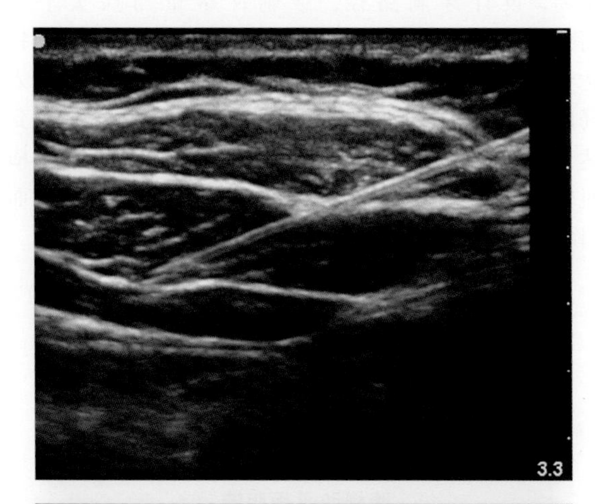

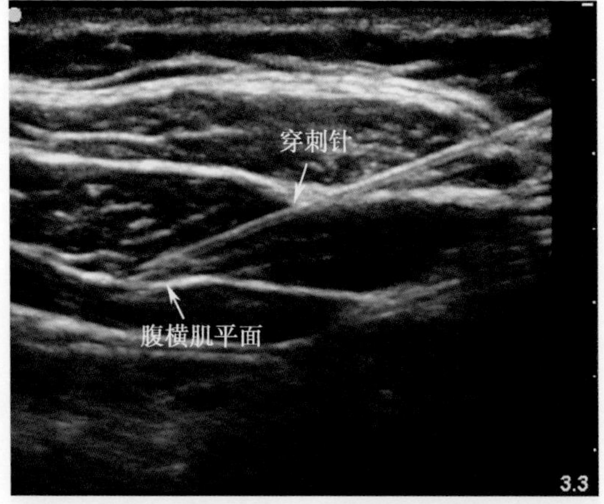

图 5-4-21　腹横肌平面穿刺示意图

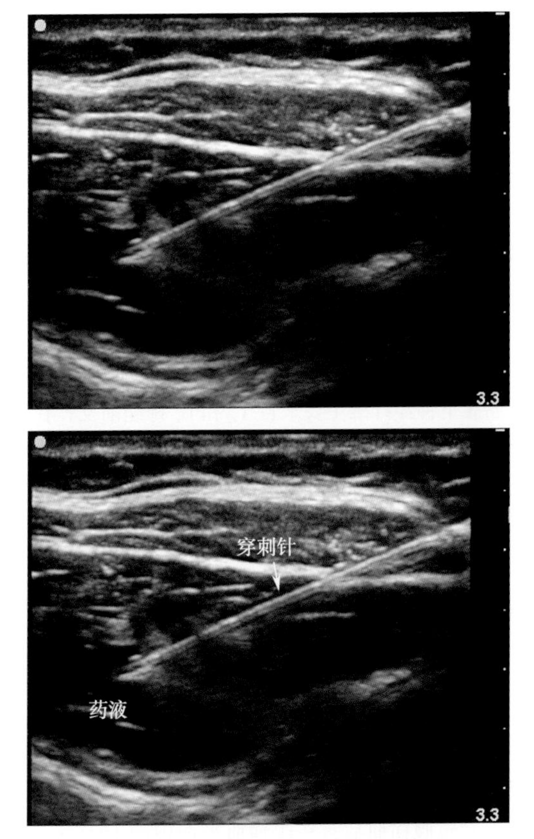

图 5-4-22　腹横肌平面注药示意图

（五）注意事项

设计穿刺路径非常重要。根据实际情况，在探头内侧几厘米处进针，尽量与探头平行，可较大增加穿刺针的可视化，避免了腹腔脏器的损伤。

四、超声引导髂腹下神经和髂腹股沟神经阻滞

（一）概述

髂腹下神经和髂腹股沟神经在髂嵴上部走行于腹内

斜肌与腹横肌之间的平面，成功的阻滞髂腹下神经和髂腹股沟神经，对于腹股沟疝修补手术和术后镇痛，是一种非常有效且重要的方法。传统的阻滞方法是利用体表标志定位，依靠突破感判断针尖位置。因其是盲法操作，故难以保证安全性及有效性。超声引导技术，可以清晰的识别腹内斜肌与腹横肌之间的神经结构，进针和药物扩散清晰可见，效果确切、操作简单安全，在疝修补手术及镇痛的应用越来越广泛。

（二）局部解剖

髂腹下神经和髂腹股沟神经与其他胸神经的走行不同。髂腹下神经纤维主要来自 T_{12} 和 L_1 神经前支，在髂嵴前上方穿过腹横肌，进入腹横肌与腹内斜肌之间的腹横肌平面，在髂嵴上方分为外侧皮支和前侧皮支。前侧皮支在腹横肌平面内继续向前内下方向走行，之后在腹股沟管皮下环上方穿过腹内斜肌和腹外斜肌腱膜浅出，分布于下腹部皮肤。髂腹股沟神经纤维主要来自 L_1 神经前支，在髂嵴的前部穿过腹横肌，进入腹横肌与腹内斜肌之间的腹横肌平面。在腹横肌平面内髂腹下神经前侧皮支位于髂腹股沟神经的内上方，两支神经在腹横肌平面内的距离一般为 10mm 左右。髂腹下神经前侧皮支和髂腹股沟神经在腹横肌平面内并行走行。旋髂深动脉是髂外动脉的分支，其向上穿过腹横肌后，在腹横肌平面内向上走行，与髂腹下和髂腹股沟神经伴行一段距离（图 5-4-23）。

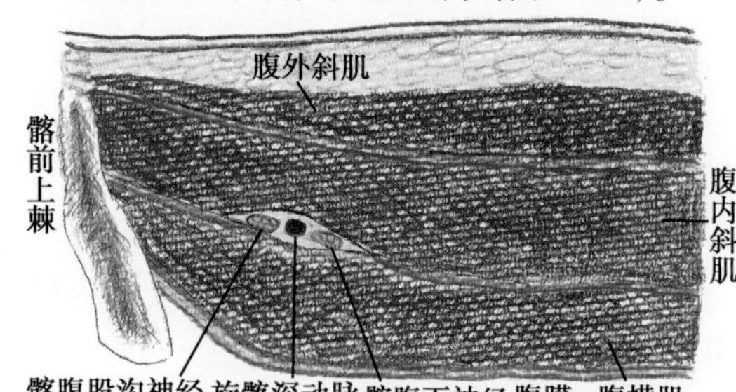

图 5-4-23　髂腹下、髂腹股沟神经断层解剖图

（三）超声解剖

选择高频线阵探头，深度调节至 3～5cm，探头一端放置于髂前上棘上方，另一端指向脐部，开始扫描（图 5-4-24）。髂棘的骨皮质表现为高回声结构，其深面为无回声声影，与之相邻的是三层肌肉结构，由外向内依次为腹外斜肌、腹内斜肌和腹横肌。紧贴腹横肌下方的是腹横筋膜及腹膜，其深面可观察到肠管蠕动。探头可向头端或尾端移动，以获得最佳图像。一旦辨认清楚肌肉层，即可在腹内斜肌和腹横肌间的筋膜裂隙处扫查到髂腹下神经和髂腹股沟神经。两神经解剖位置相邻，其表现为低回声的椭圆形结构，并行排列或一个位于另一个上方几毫米的位置（图 5-4-25）。开启彩色多普勒模式，可扫查到与两神经相邻的旋髂深动脉。

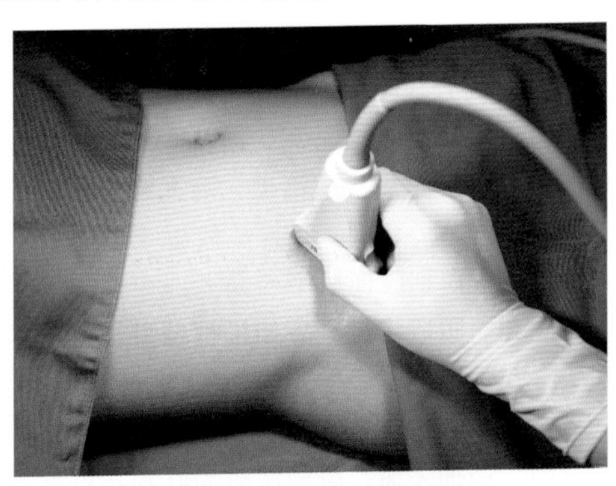

图 5-4-24　扫描示意图

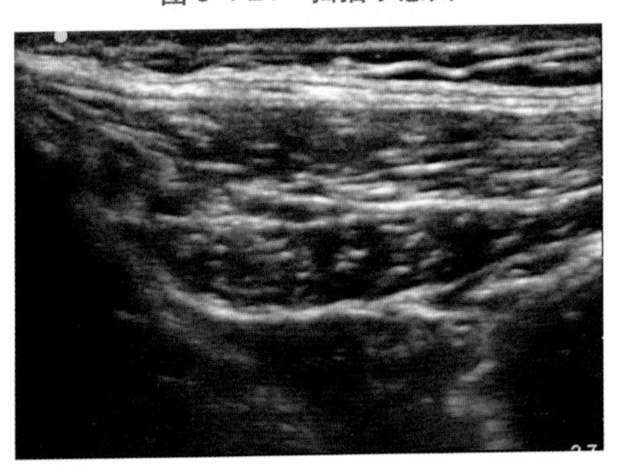

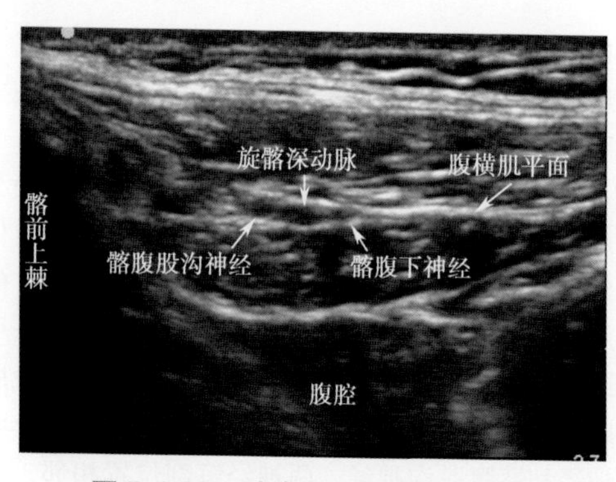

图 5-4-25 髂腹下、髂腹股沟神经

（四）操作方法

1. 体位　患者仰卧位，操作者位于患侧，超声仪放置于健侧。

2. 器材　高频线阵探头、无菌袖套及耦合剂、神经阻滞麻醉包、10cm 长度 21~22G 穿刺针一根。

3. 操作步骤　常规皮肤消毒，铺无菌巾，探头套无菌袖套，涂抹无菌耦合剂，将探头放置于髂前上棘与脐之间的连线上，识别腹横肌平面及低回声椭圆形结构的髂腹下神经和髂腹股沟神经。如果神经显示不清晰，可移动探头寻找神经。一般采用平面内技术，于探头内侧进针（图 5-4-26），当穿刺针到达腹横肌平面的神经旁（图 5-4-27），回抽无血，缓慢注射局麻药，可见局麻药将腹横肌平面撑开（图 5-4-28），表示针尖位置正确，继续注射局麻药至 10~15ml（视频 5-10）。

视频 5-10　超声引导髂腹下神经和髂腹股沟神经阻滞

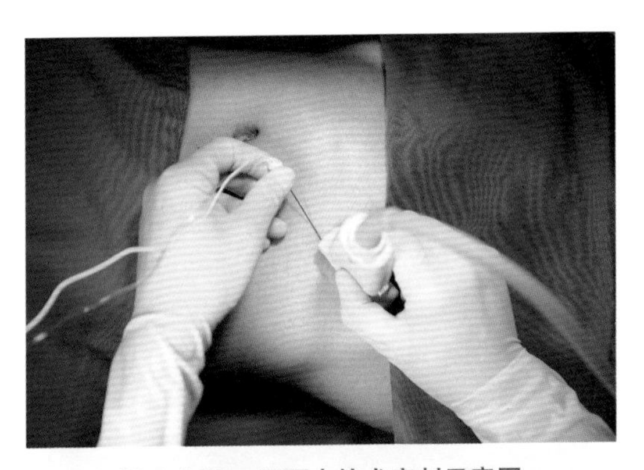

图 5-4-26　平面内技术穿刺示意图

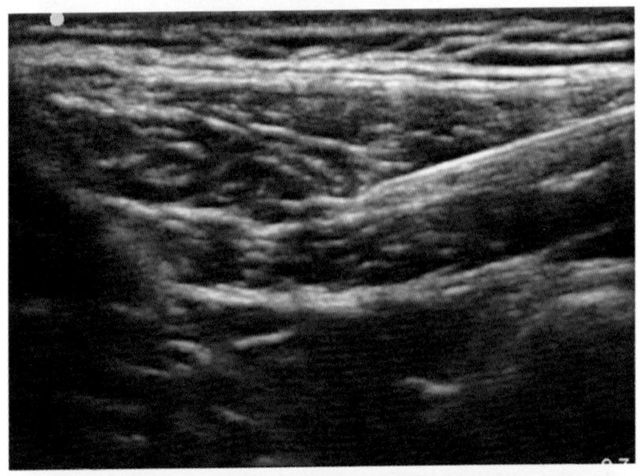

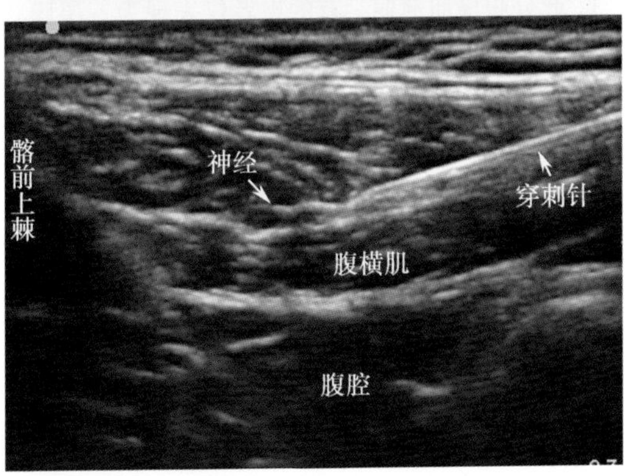

图 5-4-27　髂腹下、髂腹股沟神经穿刺示意图

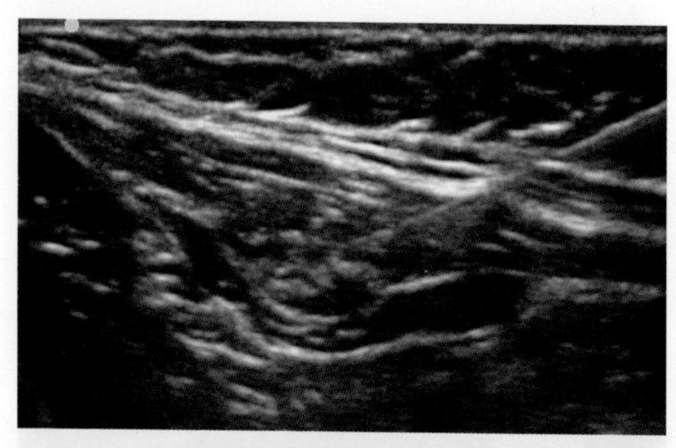

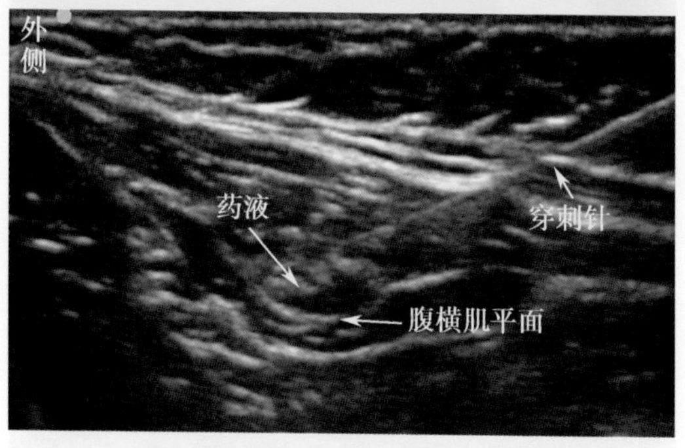

图 5-4-28　髂腹下、髂腹股沟神经注药示意图

（五）注意事项

1. 此处腹横肌薄弱，有的患者仅表现为一层膜状结构，与腹膜关系密切，患者的呼吸活动也会对穿刺造成影响，为避免穿刺针损伤腹腔脏器，穿刺过程中需实时显示针尖的位置。

2. 旋髂深动脉与髂腹下神经和髂腹股沟神经伴行，穿刺过程中注意回抽，以免损伤动脉和局麻药中毒。

（肖建民　王亚丽）

第五节　超声引导腰骶部神经阻滞

一、超声引导腰丛神经阻滞

（一）概述

腰丛神经阻滞，也称腰大肌间沟阻滞，是指经腰大肌后方筋膜层注入局麻药，阻滞腰丛全部主要神经——股神经、股外侧皮神经和闭孔神经。与前路股神经阻滞或血管旁“三合一”阻滞相比，腰丛神经阻滞麻醉和镇痛效果更为持续和肯定。其联合骶丛神经阻滞，可完全阻滞髋关节及全下肢，适用于髋关节、大腿、膝关节和小腿的手术。腰丛神经阻滞是一种高级神经阻滞技术。其主要困难在于腰丛位置深、神经丛范围大，成功阻滞需要大剂量的局麻药。虽然计算机断层扫描或X线检查可以提高准确性，但是考虑到手术室繁忙的工作环境、费用的增加以及放射线暴露等因素，这些技术都不具有现实意义。超声仪器的发展及图像质量的提高，引起了人们对于超声引导下的腰丛神经阻滞的兴趣，临床实践观察证实，这种阻滞方式尤其适用于老年、虚弱、肥胖患者下肢手术的麻醉。

（二）局部解剖

熟悉腰丛神经的解剖，对于掌握超声引导下的腰丛神经阻滞非常重要。腰丛神经走行于腰大肌间隙内，由T_{12}神经前支的一部分、$L_{1\sim3}$神经前支、L_4神经前支的大部分组成，有时L_5神经前支的小部分也会加入。这些神经组合在一起，形成肋下神经、髂腹下神经（$T_{12}\sim L_1$或L_1前支）、髂腹股沟神经（$T_{12}\sim L_1$或L_1前支）、股外侧皮神经（$L_{1\sim2}$或$L_{2\sim3}$前支）、股神经（$L_{1\sim4}$或$L_{2\sim4}$前支）、生殖股神经（$L_{1\sim2}$前支）、闭孔神经（$L_{2\sim4}$前支）。腰大肌间隙的前壁是腰大肌；后壁是$L_{1\sim5}$横突、横突间肌和横突间韧带；外侧为起自全部腰椎横突上的腰大肌纤维和腰方肌；内侧是$L_{1\sim5}$椎体、腰椎间盘外侧面及起自椎

5

体的腰大肌纤维。腰部的脊神经从椎间孔穿出后，在相应的两个横突中间（冠状面上）且在横突连线的前方1.5～2cm处走行。腰丛阻滞一般在$L_{2\sim3}$或$L_{3\sim4}$横突之间进行。对于了解腰丛，腰大肌、腰方肌和竖脊肌是重要的肌肉标志；棘突、关节突和横突是重要的骨性标志（图5-5-1，图5-5-2）。

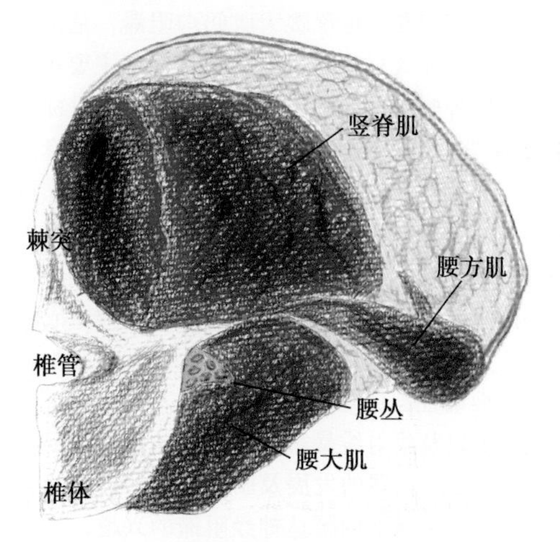

图 5-5-1　腰丛断层解剖图

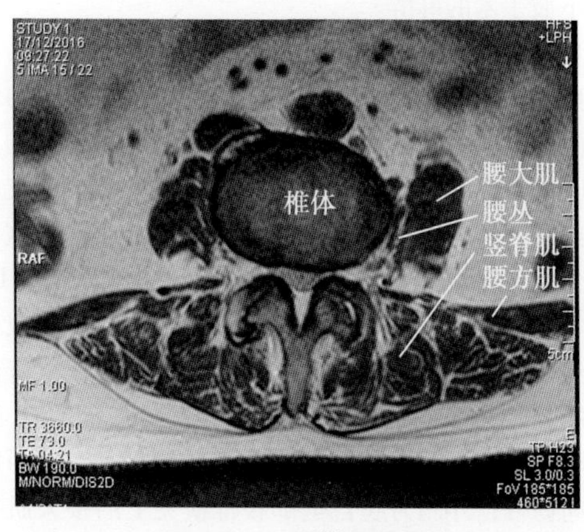

图 5-5-2　腰椎 MR 图

（三）超声解剖

成人选用低频凸阵探头，深度调节至 7～12cm。儿童可选用高频线阵探头，深度调节至 3～6cm。腰丛神经位置较深，部分成年人及老年人，分辨不清腰丛神经，此时可根据周围骨性结构和肌肉图像确认腰丛神经的位置。根据探头与脊柱的方向，探头与脊柱平行放置称纵向扫描，探头与脊柱垂直放置称横向扫描。

1. 纵向扫描下的解剖　探头放置于脊柱中线，识别 L_5～S_1 间隙。沿中线向头端纵向移动探头（图 5-5-3），依次出现的连续性中断骨性标志，为 $L_{4\sim5}$、$L_{3\sim4}$ 间隙（图 5-5-4）。于 $L_{3\sim4}$间隙向阻滞侧横向移动探头，由内向外显示的骨性标志分别为椎板间隙、关节突关节、横突根部（图 5-5-5，图 5-5-6）。继续横向移动探头，显露 $L_{3\sim4}$横突间隙，横突的骨皮质表现为高回声，深面为无回声的声影，其特征性表现为“三叉戟标志”。透过横突间的声窗，在其深面可见腰大肌，表现为高回声条纹伴典型低回声的肌肉影像。横突前方 1～2cm 处，可见高回声线性结构的腰丛神经影像，排除横突深面的无回声影像阻挡，可发现其高回声线性声影是连续的（图 5-5-7，图 5-5-8）。有些患者腰大肌肌肉组织比较致密，也会表现为高亮回声，可能会影响判断。当探头继续向头端移动，某些患者的 $L_{2\sim4}$水平常会发现肾脏下极，其特征性表现是随呼吸摆动（图 5-5-9）。

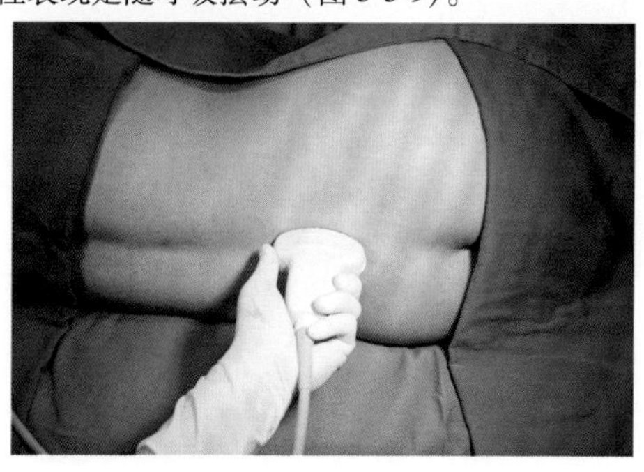

图 5-5-3　纵向扫描示意图

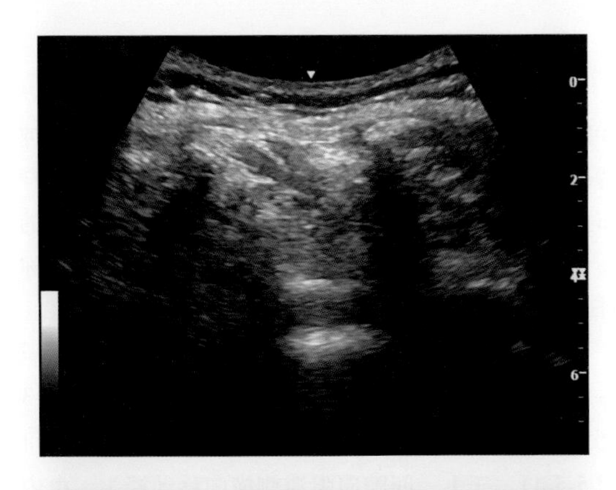

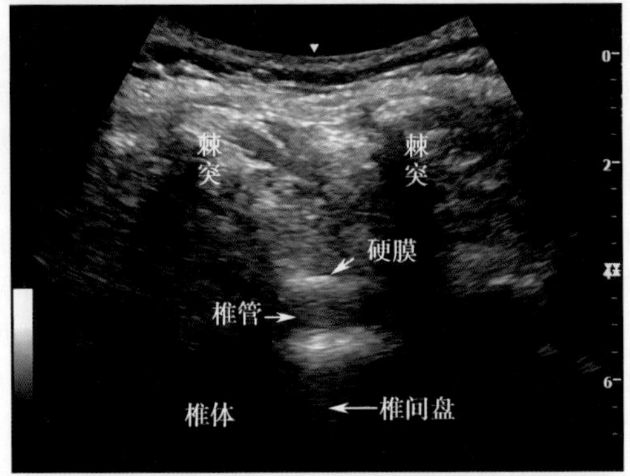

图 5-5-4　$L_{3\sim4}$间隙超声图

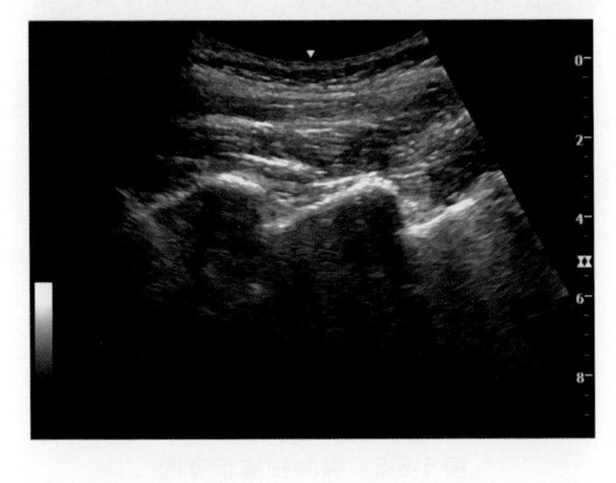

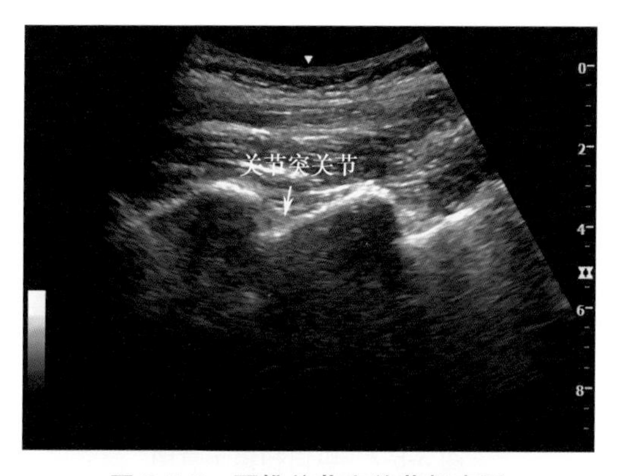

图 5-5-5　腰椎关节突关节超声图

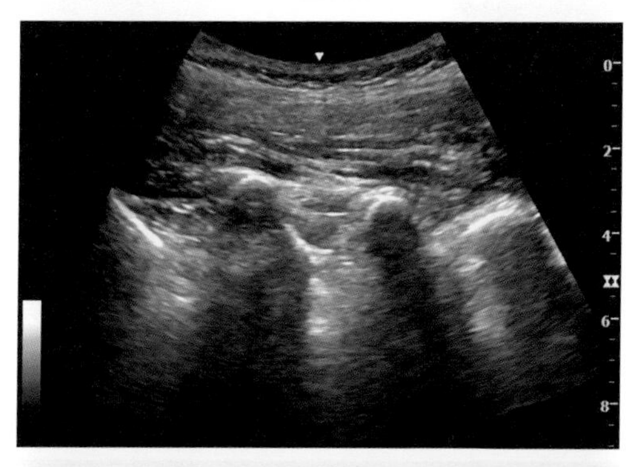

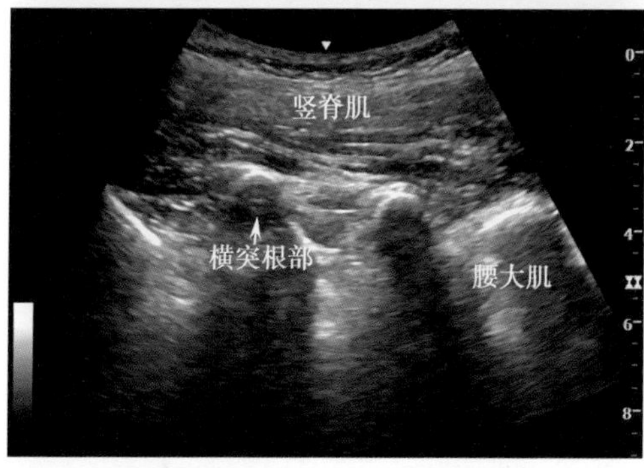

图 5-5-6　腰椎横突根部超声图

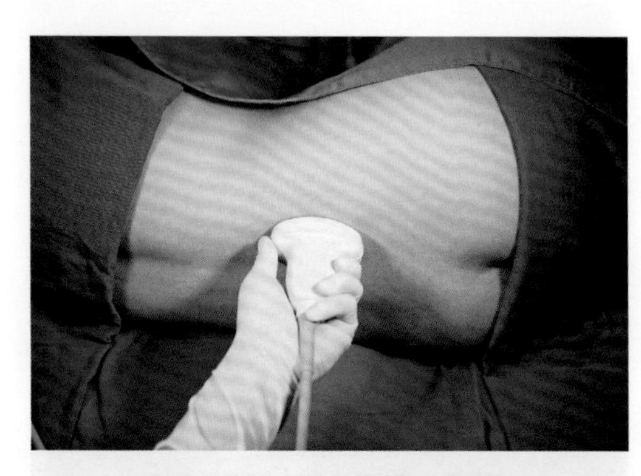

图 5-5-7　纵向扫描示意图

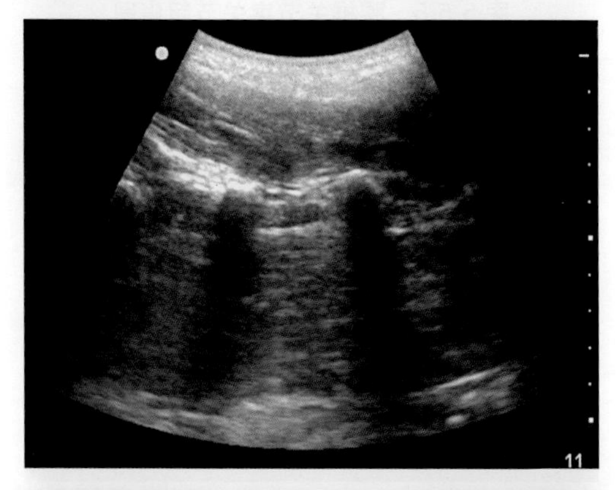

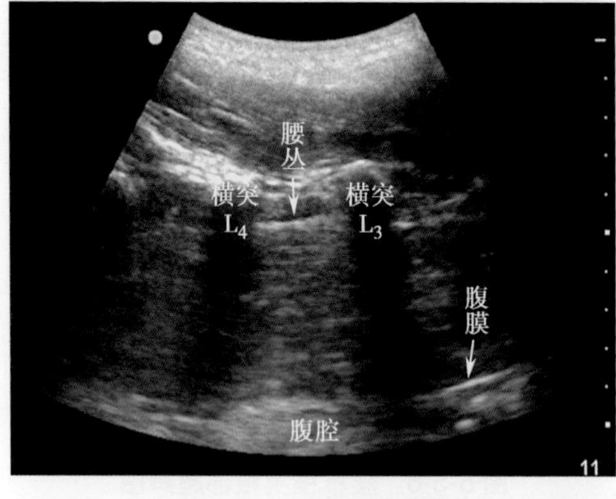

图 5-5-8　腰丛超声图

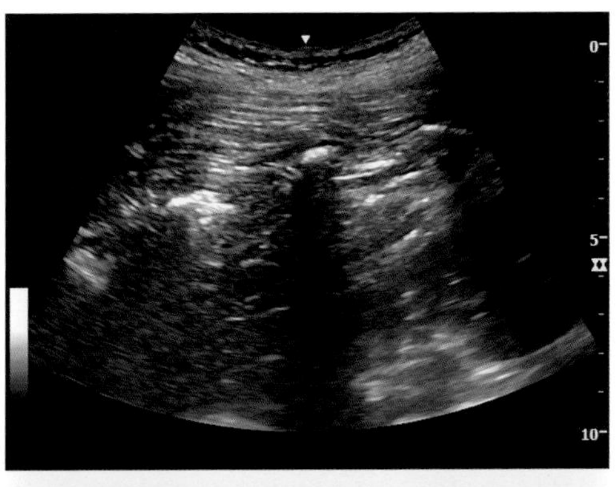

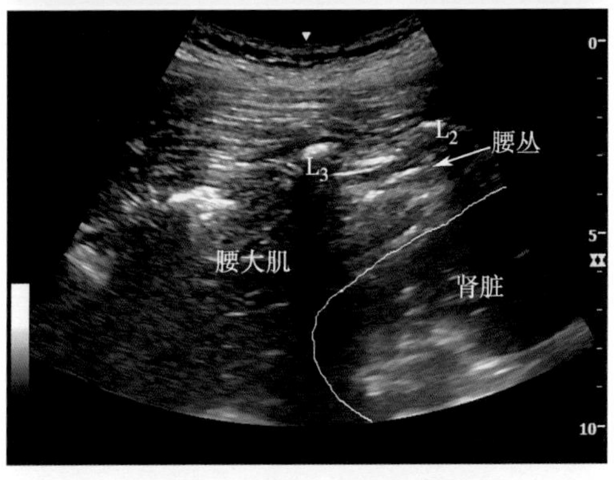

图 5-5-9　腰丛与肾脏超声图

2. 横向扫描下的解剖　选择低频凸阵探头，短轴位放置于 $L_{2\sim3}$ 或 $L_{3\sim4}$ 位置扫描，可见棘突、关节突关节、椎板及横突的骨性影像（图 5-5-10），探头向阻滞侧移动（图 5-5-11），可见竖脊肌、腰方肌和腰大肌的肌肉影像及横突、椎体的骨性影像。调节至合适的扫描深度，左侧可见腹主动脉影像，右侧可见下腔静脉影像。这些标志，为定位腰丛神经提供了丰富的信息。向头侧或足侧缓慢移动探头，可见横突影像消失，此时扫描区域在两个横突之间，可清晰显示腰大肌、椎体及腰丛神经。腰丛神经表现为类三角形高回声结构（图 5-5-12）。

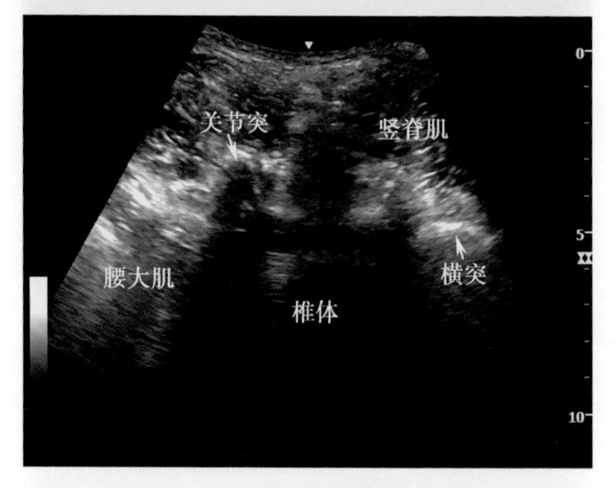

图 5-5-10　横向扫描腰椎超声图

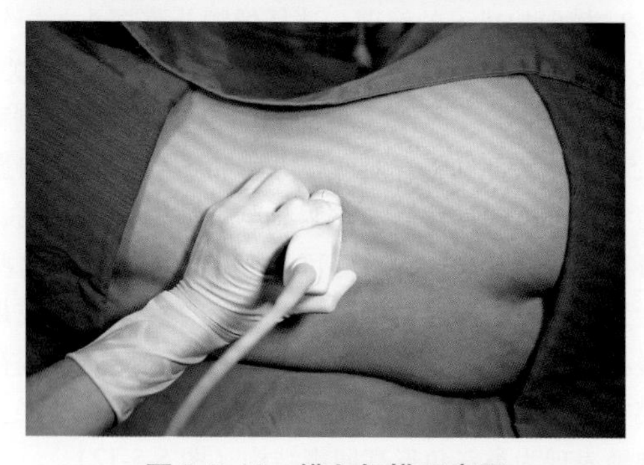

图 5-5-11　横向扫描示意图

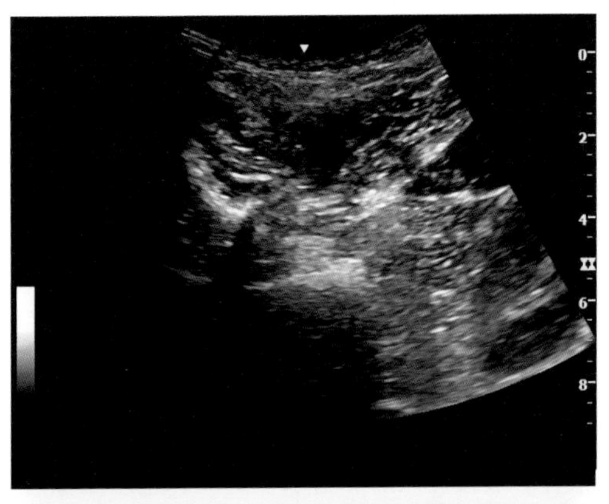

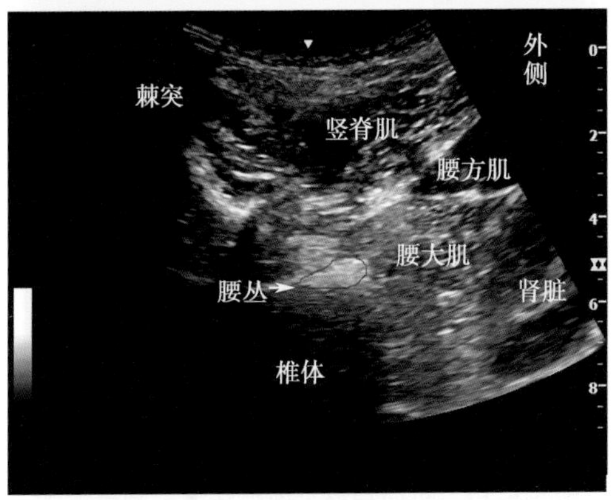

图 5-5-12　横向扫描腰丛超声图

（四）操作方法

1. 体位　患者侧卧位，屈膝屈髋，阻滞侧位于上方。

2. 器材　低频凸阵探头、无菌袖套及耦合剂、神经阻滞麻醉包、10cm 长度 21~22G 短斜面绝缘针一根、周围神经刺激仪（选用）。

3. 操作步骤　分纵向扫描平面外技术和横向扫描平面内技术。它们各有特点，临床操作宜根据具体情况，取长补短，灵活应用。

（1）纵向扫描平面外技术：常规皮肤消毒，铺无菌巾。探头套无菌袖套，涂抹无菌耦合剂，长轴位放置于 $L_{2\sim3}$ 或 $L_{3\sim4}$ 横突位置，辨识高回声线性结构的腰丛神经、血管及肾脏。识别腰丛神经后，固定探头，测量腰丛神经至皮肤的深度，设计进针路径，注意避开血管和肾脏。穿刺部位局麻，使用平面外技术缓慢进针（图 5-5-13），此时穿刺针在超声图像上仅显示为一个高回声的亮点，起初显示在屏幕的亮点，被认为是穿刺针针尖，继续进针的同时需微调探头，持续追踪针尖，同时又不会丢失腰丛神经影像。当针尖到达腰丛神经后（图 5-5-14），回抽无血及液体，缓慢注入局麻药 15～20ml，超声图像可见低回声的局麻药液向两端扩散（图 5-5-15）。

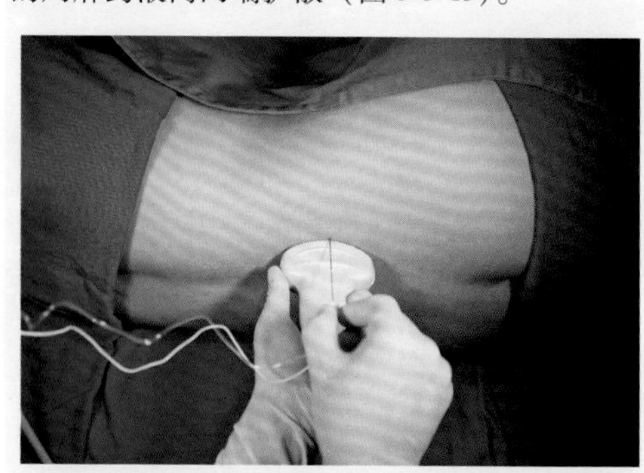

图 5-5-13　纵向扫描平面外技术穿刺示意图

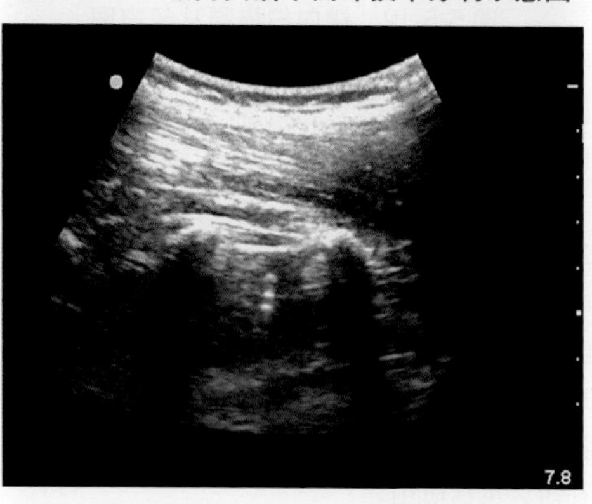

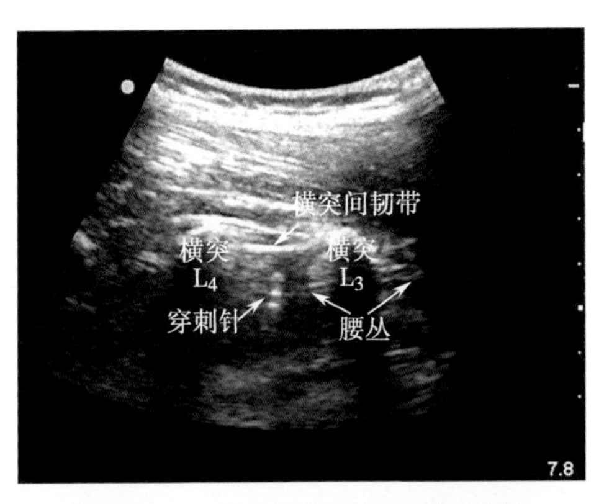

图 5-5-14　纵向扫描腰丛穿刺示意图

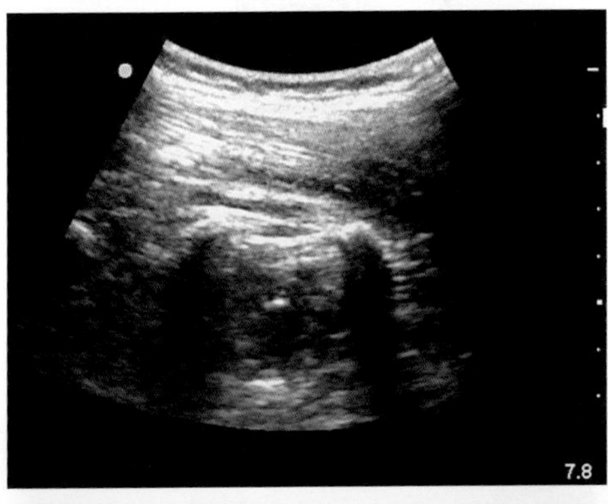

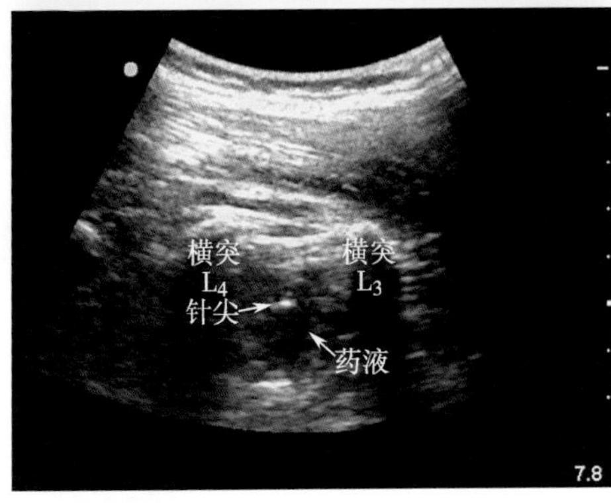

图 5-5-15　腰丛注药后示意图

（2）横向扫描平面内技术：常规皮肤消毒，铺无菌巾。探头套无菌袖套，涂抹无菌耦合剂，短轴位放置于$L_{2\sim3}$或$L_{3\sim4}$位置扫描，缓慢向患侧纵向移动探头，依次辨识竖脊肌、腰方肌、腰大肌、关节突关节及椎体。识别腰丛神经后，固定探头，测量腰丛神经距离皮肤的深度，设计进针路径，注意避开血管和脏器。穿刺部位局麻，使用平面内技术进针（图 5-5-16），当针尖到达腰丛神经后（图 5-5-17），回抽无血及液体，缓慢注入局麻药 15～20ml，超声图像可见低回声的局麻药液扩散（视频 5-11）。

5

视频 5-11　超声引导腰丛神经阻滞

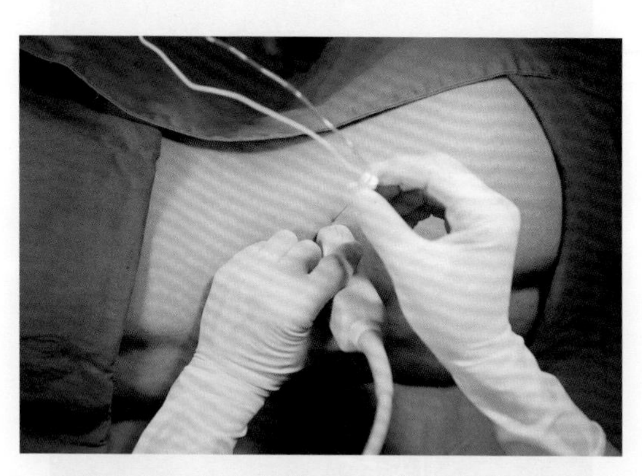

图 5-5-16　横向扫描平面内技术穿刺示意图

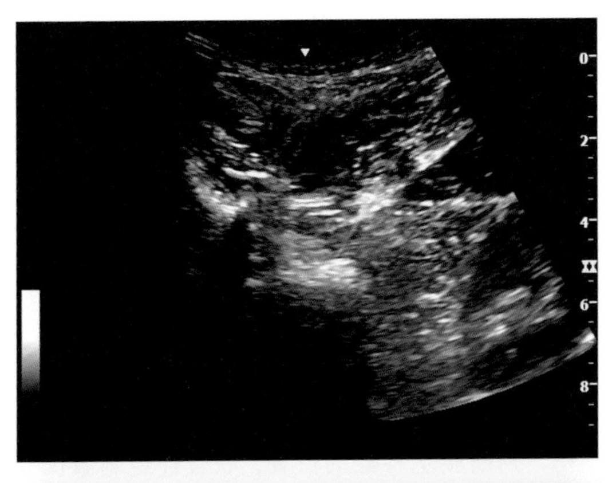

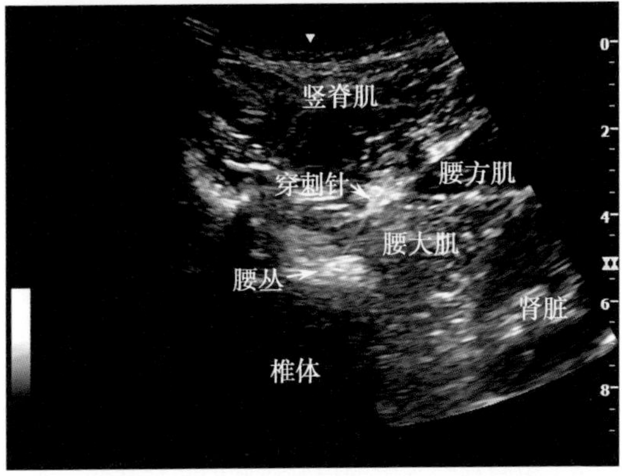

图 5-5-17　横向扫描腰丛穿刺示意图

（五）注意事项

1. 腰丛神经位置较深，确定针尖影像位置非常重要。平面外技术只能观察针的横截面，在超声图像上表现为一个亮点。小幅度抖动穿刺针或将探头向穿刺针方向倾斜，以确认针尖的位置，进一步验证可注射少量生理盐水。平面内技术理论上可观察到针的全长，但有时与探头夹角较大，并不能清晰显示。通过加强模拟穿刺训练，设计合适的进针路径，更利于穿刺针的显影。

2. 腰椎旁区域血管丰富，使用超声辨识腰丛神经时常发现周围有搏动的血管影像，为避免血肿和血管内注射，需开启彩色多普勒模式扫描，并记录血流位置。设计穿刺路径时需避开血管，减少反复穿刺，避免快速加压注射药物。

3. 扫描腰丛神经时，常可见肾脏下极，其表现为随呼吸摆动的椭圆形结构。设计穿刺路径时，应避免损伤肾脏。

4. 当超声图像不能良好的显示神经时，可采用横向扫描与纵向扫描相结合的方式，根据腰丛神经周围的解剖结构，判断腰丛神经的位置，联合神经刺激仪完成阻滞。

5. 腰丛神经阻滞技术要求较高，建议由有经验的医师实施，单次注射时使用局麻药量较大，易引起局麻药中毒反应，须备好急救措施。

二、超声引导骶丛神经阻滞

（一）概述

骶丛神经阻滞在下肢的手术和疼痛管理方面有广泛的临床应用。与传统操作不同，超声引导下的骶丛阻滞相对简单容易，有较高的成功率。它可提供膝关节以下腿部除了由隐神经支配的内侧皮肤的完全麻醉，适用于膝、小腿、踝和足部的手术。联合腰丛神经阻滞，可实现髋关节及全下肢的阻滞。

（二）局部解剖

骶丛由 $L_{4\sim5}$ 脊神经的前支及 $S_{1\sim3}$ 脊神经组成。骶丛位于盆腔内，在骶骨及梨状肌前面，髂内动脉的后方。骶丛分支分布于盆壁、臀部、会阴部、股后部、小腿及足部皮肤，除直接发出肌支支配梨状肌、闭孔内肌、股方肌外，还发出下列分支：坐骨神经（$L_{4\sim5}$，$S_{1\sim3}$）、臀上神经（$L_4\sim S_1$）、臀下神经（L_5，$S_{1\sim2}$）、阴部神经（$S_{2\sim4}$）、股后皮神经（$S_{1\sim3}$）等（图 5-5-18）。

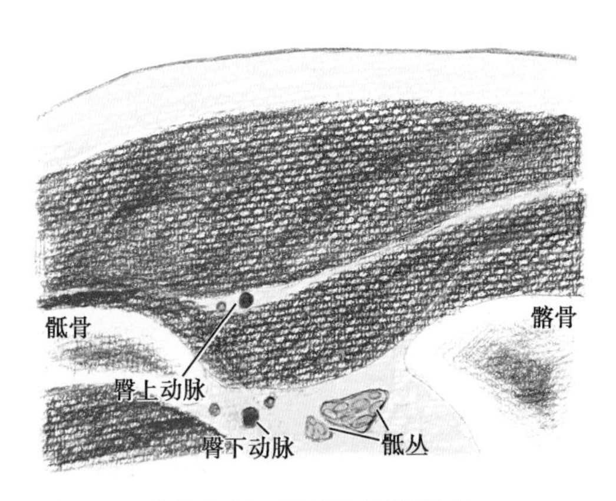

图 5-5-18　骶丛断层解剖图

（三）超声解剖

成人选用低频凸阵探头，深度调节至 8～12cm。儿童可选用高频线阵探头，深度调节至 3～6cm。在患侧髂后上棘与股骨大转子之间作一连线，探头放置于连线内 1/2 位置（图 5-5-19），超声图像上显示为一高回声连续的线性结构，深面为无回声声影，此为髂骨（图 5-5-20）。缓慢向足侧平移探头（图 5-5-21），可见高回声连续的线性结构逐渐分离，其内侧为骶骨，外侧为髂骨，两块骨骼之间，可见高回声团状结构的骶丛神经（图 5-5-22），其上覆盖梨状肌，表现为梭形高低回声相间的肌肉结构。

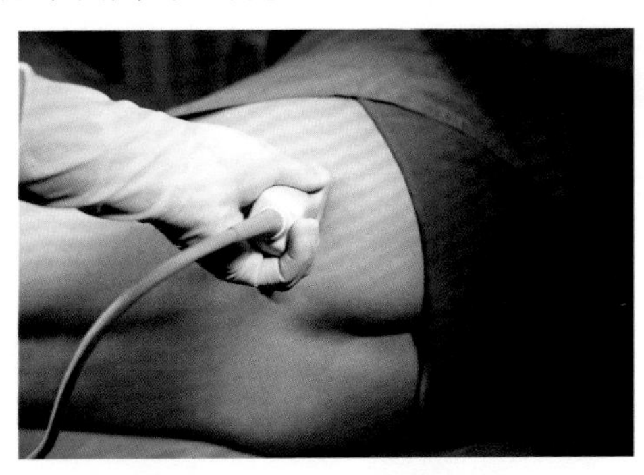

图 5-5-19　骶丛扫描示意图

骶丛神经周围血运丰富，开启多普勒模式扫描，可清晰观察到臀上动脉、臀下动脉的血流影像（图 5-5-23）。

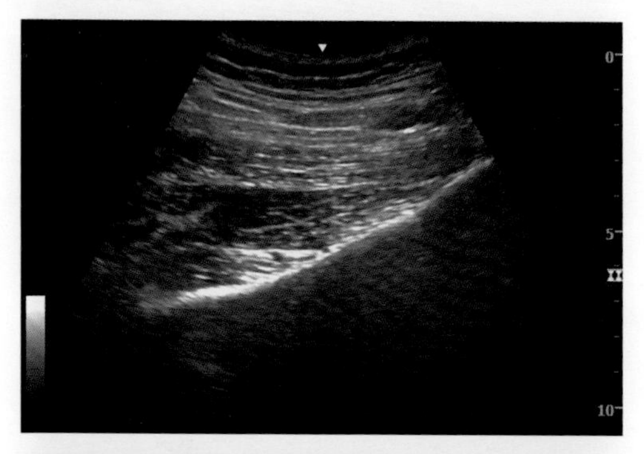

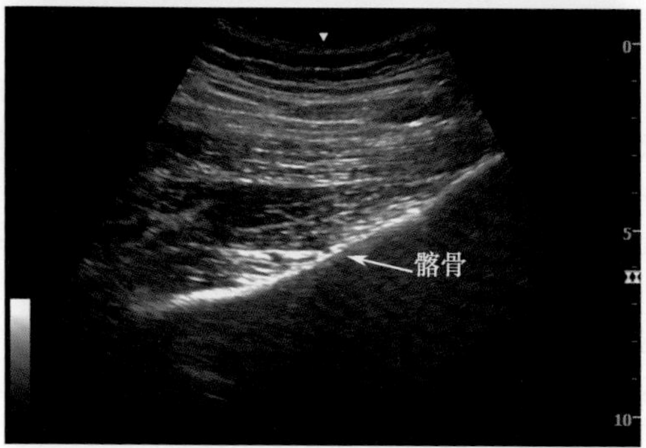

图 5-5-20　髂骨超声图

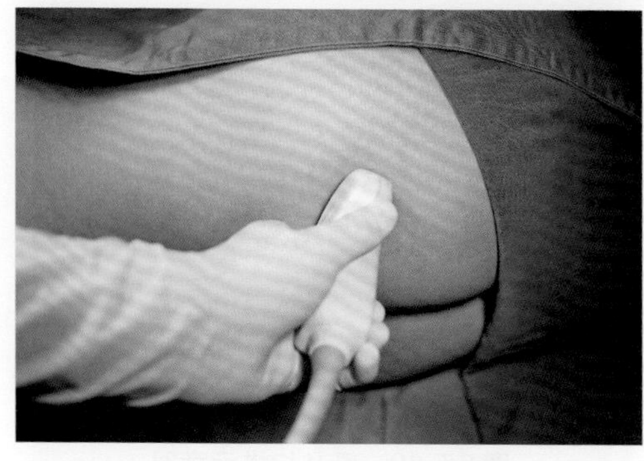

图 5-5-21　骶丛扫描示意图

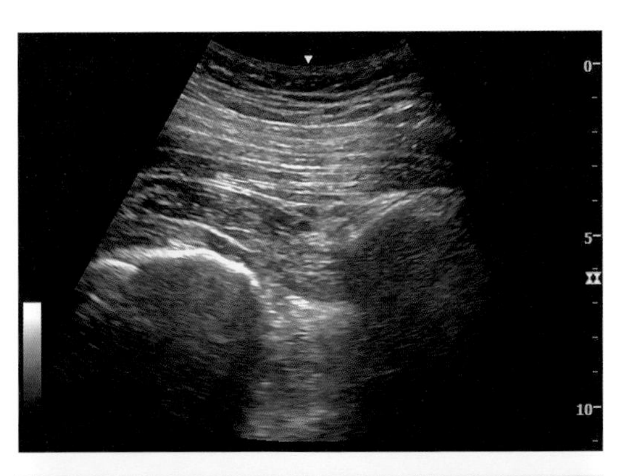

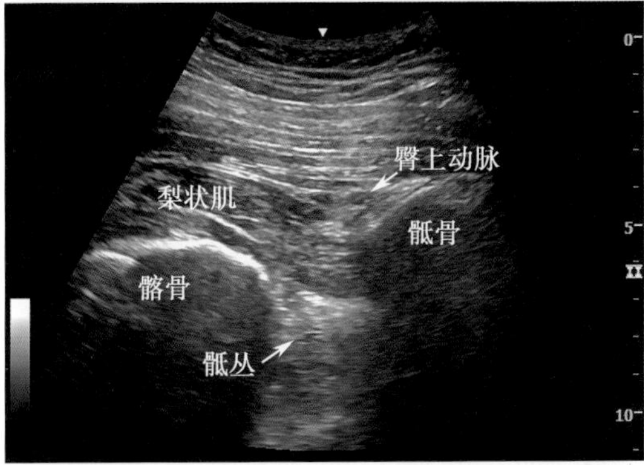

图 5-5-22　骶丛超声图

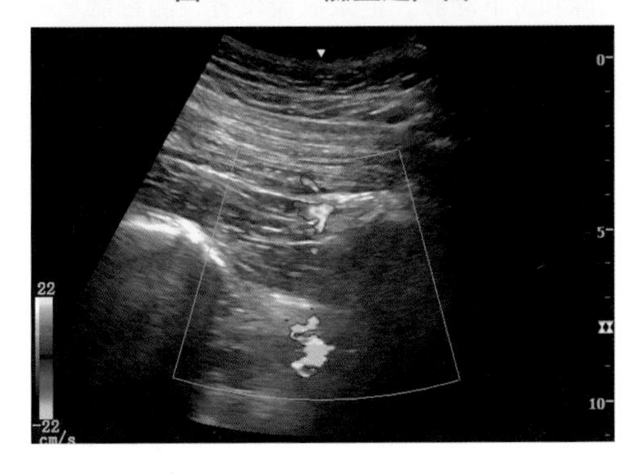

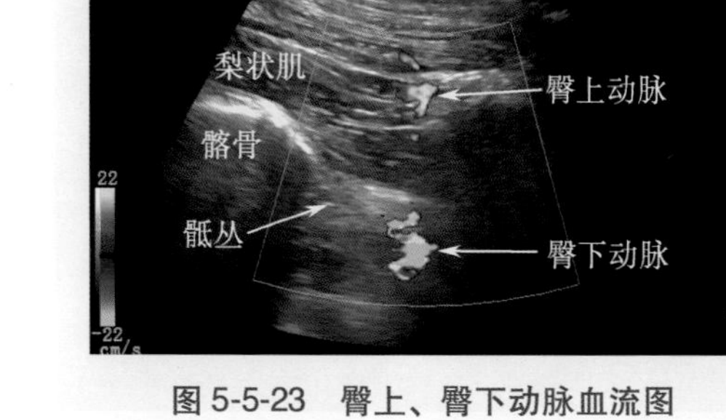

图 5-5-23　臀上、臀下动脉血流图

（四）操作方法

1. 体位　患者侧卧位，屈膝屈髋，阻滞侧位于上方。

2. 器材　低频凸阵探头、无菌袖套及耦合剂、神经阻滞麻醉包、10cm 长度 21~22G 短斜面绝缘针一根、周围神经刺激仪（选用）。

3. 操作步骤　常规皮肤消毒，铺无菌巾。探头套无菌袖套，涂抹无菌耦合剂，短轴位放置于髂后上棘和股骨大转子连线内 1/2 位置，可见一高回声的连续的线性结构，缓慢向足侧平移探头，寻找表现为高回声团状结构的骶丛神经。开启彩色多普勒模式，扫描神经内侧的臀上动脉和臀下动脉，记录血流位置，测量骶丛神经至皮肤的距离，设计穿刺路径。一般采用平面内技术，于探头外侧进针（图 5-5-24），为避免损伤动脉，尽量加大穿刺针与探头的角度，针尖沿髂骨内侧下滑，突破梨状肌后，即可见到达骶丛神经（图 5-5-25），回抽无血后，缓慢注入局麻药 10~15ml（视频 5-12）。

视频 5-12　超声引导
骶丛神经阻滞

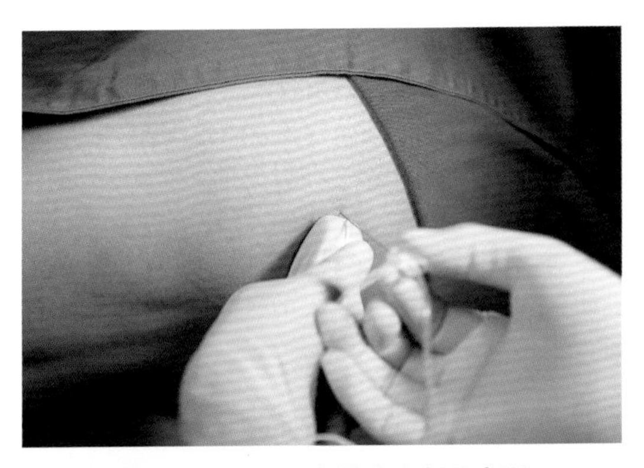

图 5-5-24　平面内技术穿刺示意图

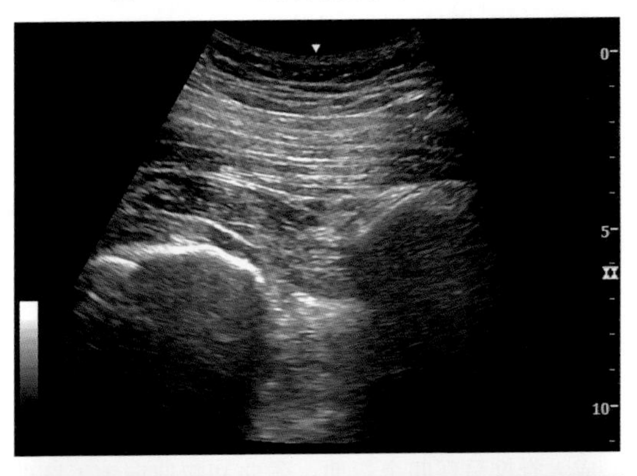

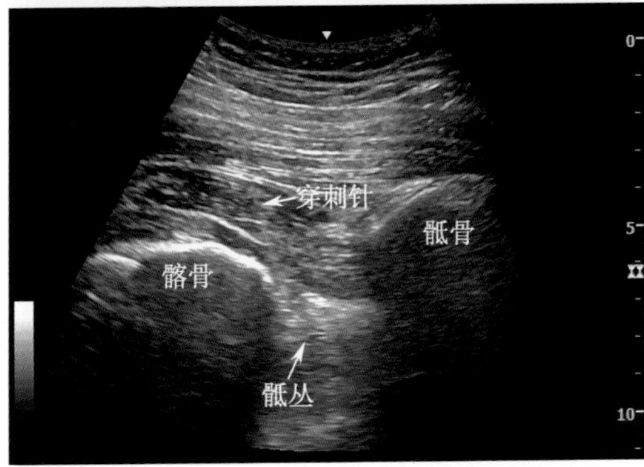

图 5-5-25　骶丛穿刺示意图

（五）注意事项

1. 因穿刺针与探头夹角较大，穿刺针不能清晰显影，可先穿刺至髂骨，记录深度，然后稍微回退穿刺针，调整角度沿髂骨内侧下滑，注射少量生理盐水以验证针尖位置。

2. 臀下动脉位于骶丛神经内侧，为避免损伤动脉，需设计合适的进针路径，针尖的目标是骶丛神经与髂骨之间。

三、超声引导腰-硬联合阻滞

（一）概述

传统的腰-硬联合麻醉以髂嵴连线和椎间隙为骨性标志，采用盲穿的手法凭经验逐层穿刺。对于某些肥胖、脊柱畸形、背部手术史等患者，往往需要重复穿刺或改用其他麻醉方法。超声引导下的腰-硬联合麻醉技术实现了椎管内麻醉的可视化，它可以快速确定中线，准确定位椎间隙；容许操作者预先观察椎管解剖、识别有无畸形、预测靶目标深度、确定进针的最佳位置和进针轨迹；大幅度提高穿刺的一次成功率，减少反复穿刺或者多个位置穿刺的概率；提高了患者的舒适度。

（二）局部解剖

成人脊椎呈现四个弯曲，颈曲和腰曲向前，胸曲和骶曲向后。典型椎骨包括椎体及椎弓两个主要部分。椎体的功能是承重，两侧椎弓从外侧向后围成椎孔，起保护脊髓的作用。每一椎板有 7 个突起。椎弓根上下有切迹，相邻的切迹围成椎间孔，供脊神经通过。位于上、下两棘突之间的间隙是椎管内麻醉的穿刺位置。

相邻两节椎骨的椎弓由三条韧带相互连接，从外向内的顺序是：棘上韧带、棘间韧带及黄韧带。黄韧带的宽度约等于椎管后壁的 1/2，腰部最坚韧厚实。棘间韧带是比较薄弱的韧带，连接上下两棘突。棘上韧带连接自第 7 颈椎到骶骨棘突，腰部最宽。老年钙化使棘上韧带坚硬如骨，甚至无法经正中线穿刺。脊髓上端自枕骨大孔开始，成人终止于第 1、2 腰椎之间，平均长度为 42～45cm。因此，成人在第 2 腰椎以下的蛛网膜下腔只有脊神经根，即马尾神经。所以，行脊麻时多选择第 2 腰椎以下的间隙，以免损伤脊髓。

（三）超声解剖

成人选用低频凸阵探头，深度调节至 7～12cm。儿童可选用高频线阵探头，深度调节至 3～6cm。采用与脊柱平行放置的纵向扫描方式（图 5-5-26）。将探头放置于脊柱中线骶骨位置，骶骨表现为高回声结构，其深面为无回声声影。向头端纵向移动探头，在骶椎和 L_5 棘突之间，可见骨性结构连续性中断影像，即为 L_5～S_1 间隙（图 5-5-27）。继续向头端纵向移动探头，可见 L_5～L_3 棘突及棘突间隙。棘突表现为月牙状高回声结构，深面为无回声声影。两棘突之间即为棘突间隙。根据计数定位 $L_{3\sim4}$棘突间隙。透过棘突间隙，可观察到深面强回声线性结构的硬膜及无回声结构的椎管（图 5-5-28），有时可发现椎管内的马尾神经，其表现为搏动的强回声结构。黄韧带在硬膜的浅面，表现为一高回声的线性结构，高回声的黄韧带与强回声的硬膜之间的低回声区域为硬膜外腔。在椎管的深面，可见一粗大的强回声结构，为前方硬膜和后纵韧带的复合体影像。临床实

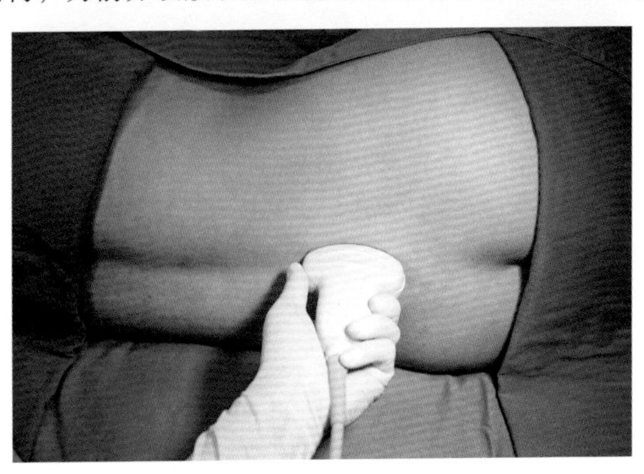

图 5-5-26　纵向扫描示意图

践证实，其为辨识椎管的重要标志（图 5-5-29）。向任意一侧横向移动探头，由内向外显示的骨性标志依次为椎板间隙、关节突、横突根部（图 5-5-30）。关节突表现为一个连续的、强回声的波浪线，中间没有间隙（图 5-5-31）。在此位置将探头稍微向中线倾斜，可得到椎管的影像，这种方式称旁正中倾斜纵向扫描（图 5-5-32）。与正中纵向扫描方式相比较可发现，椎管显露更清晰，其上方覆盖的骨性结构更少，对于设计穿刺路径更容易。

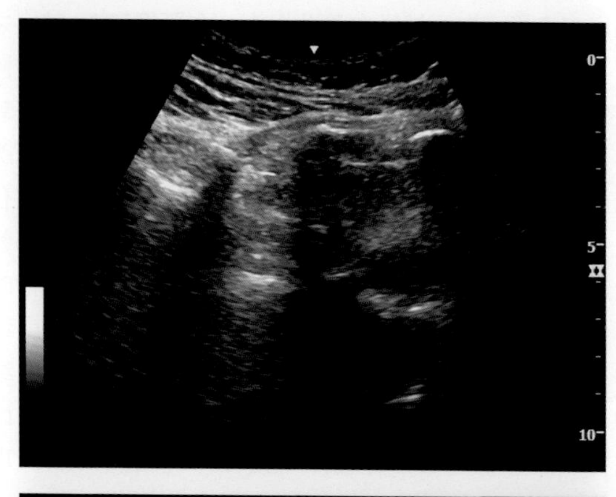

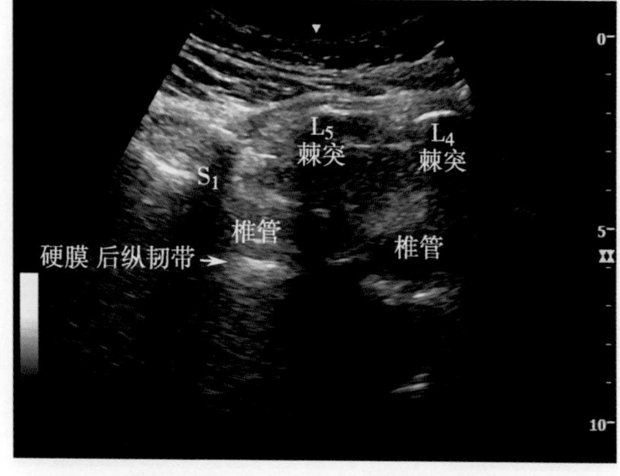

图 5-5-27 $L_5 \sim S_1$ 间隙超声图

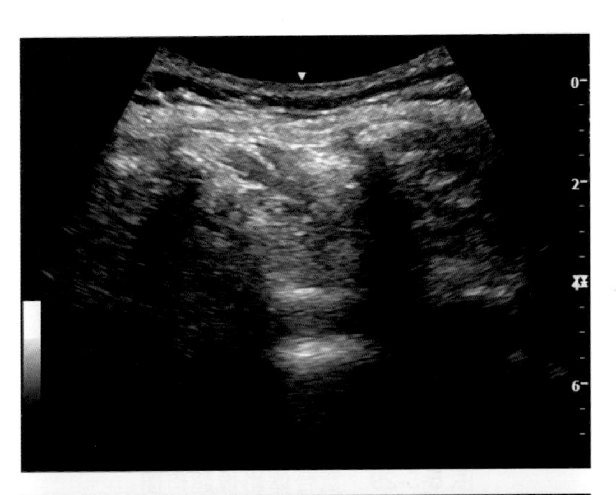

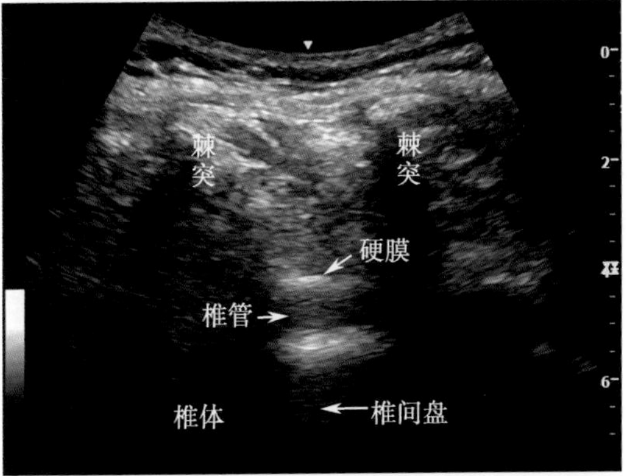

图 5-5-28　腰椎椎管超声图

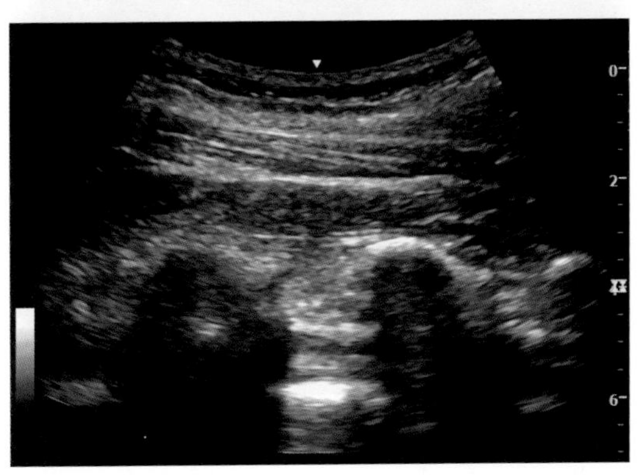

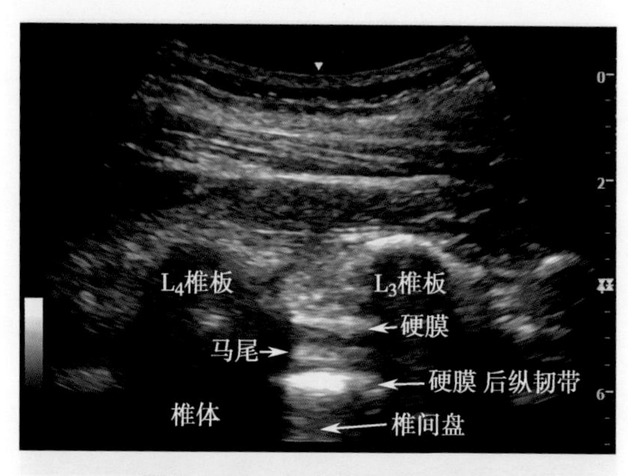

图 5-5-29　复合体影像超声图

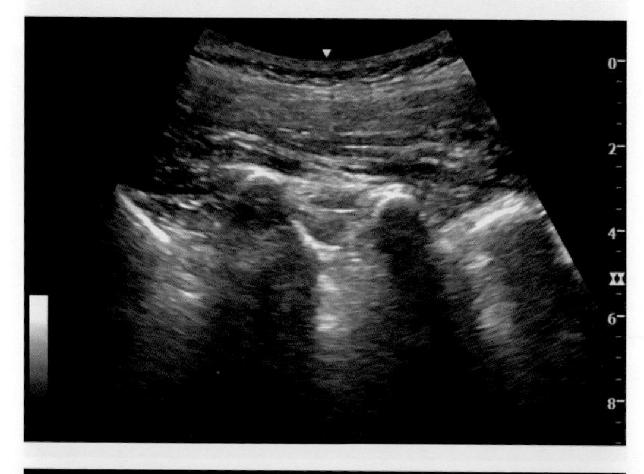

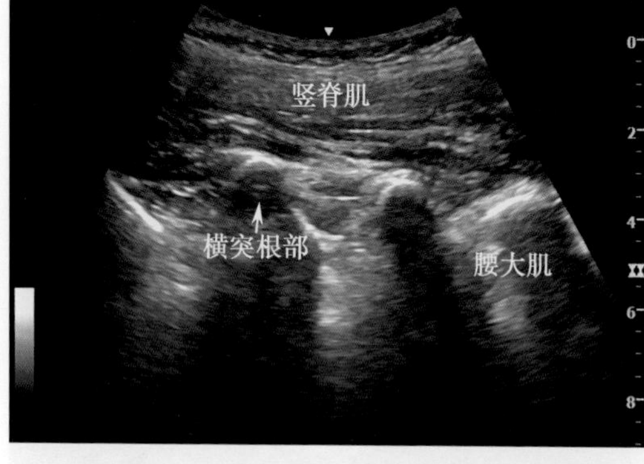

图 5-5-30　纵向扫描腰椎横突根部超声图

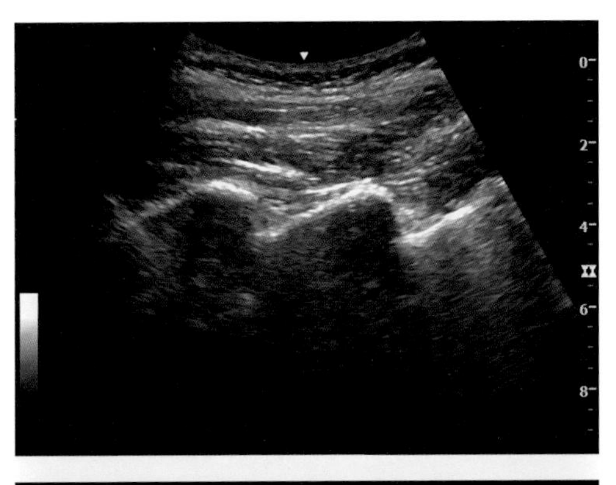

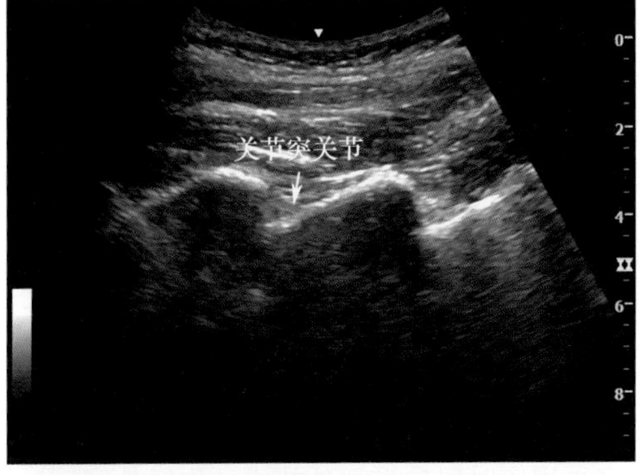

图 5-5-31　纵向扫描腰椎关节突关节超声图

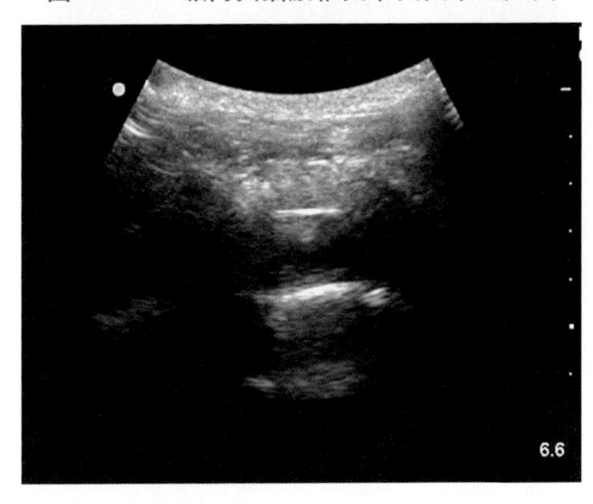

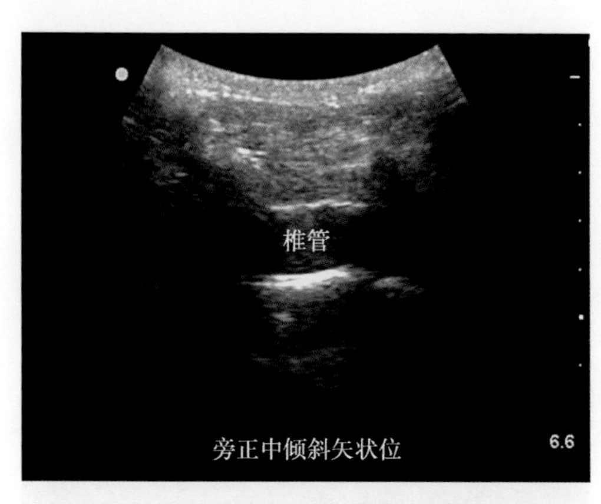

图 5-5-32　旁正中倾斜扫描腰椎椎管示意图

（四）操作方法

1. 体位　患者侧卧位，低头屈膝屈髋，大腿尽量贴近腹壁，使腰背部弓成弧形。

2. 器材　画线笔、低频凸阵探头、无菌袖套及耦合剂、腰-硬联合麻醉包。

3. 操作步骤　分纵向扫描实时引导平面外技术和纵向扫描定位非引导穿刺技术。大多数情况下，实施腰麻多采用实时引导平面外技术。硬膜外穿刺时，在进针过程中，需一手控制探头，一手持针操作，对于操作者来讲，难度较大，控制穿刺针的能力会大幅度降低，所以，在临床应用中，建议采用超声定位非引导穿刺技术。

（1）纵向扫描实时引导平面外技术：将探头放置于脊柱中线骶骨位置，显示高回声结构的骶骨，向头端纵向移动探头，识别 $L_5 \sim S_1$ 间隙。继续向头端纵向移动探头，定位 $L_{3\sim4}$ 棘突间隙。透过棘突间隙，观察黄韧带、硬膜及椎管的结构。将探头向下位横向移动，识别椎板、关节突，然后探头稍微向中线倾斜，观察黄韧带、硬膜及椎管的结构。操作者根据预先观察到的椎管解剖，比较正中和旁正中两种扫描图像的清晰度，确定进针的最佳位置和进针轨迹，使用画线笔标记探头位置。常规皮肤消毒，铺无菌巾。探头套无菌袖套，涂抹无菌耦合剂。将探头放置于标记位置，显露硬膜外腔及椎管。采用平面外技术（图 5-5-33），穿刺点局麻，使用 20G 穿刺针作为笔尖式腰麻穿刺针的引导针进行穿刺，超声实时追踪引导针的运行轨迹。此时穿刺针在超声图像上显示为一个高回声的亮点，起初显示在屏幕的亮点，被认为是穿刺针针尖，继续进针的过程中需持续追踪针尖，当接近黄韧带后，将笔尖式腰麻针从引导针的针芯中导入继续穿刺，实时追踪穿刺针，突破黄韧带及硬膜，可在椎管内观察到穿刺针针尖（图 5-5-34）。拔出穿刺针针芯，可见脑脊液流出，缓慢注入局麻药（视频 5-13）。

视频 5-13　超声引导蛛网膜下隙阻滞

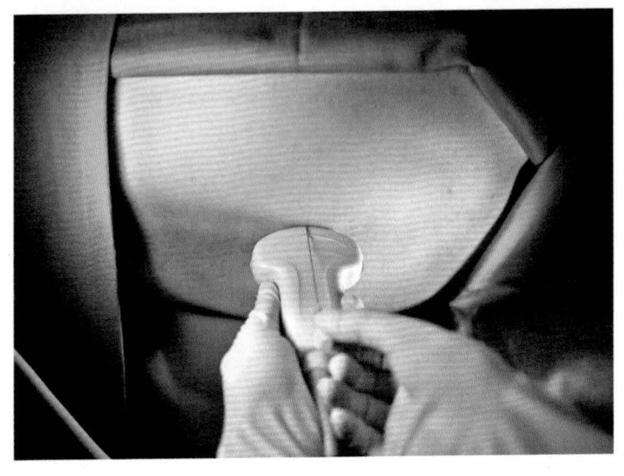

图 5-5-33　纵向平面外技术穿刺示意图

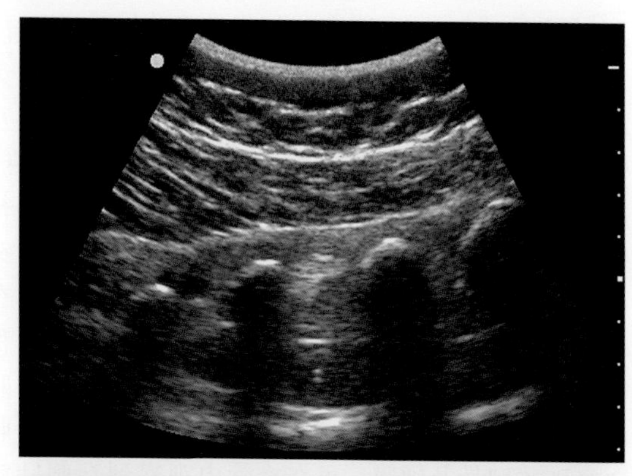

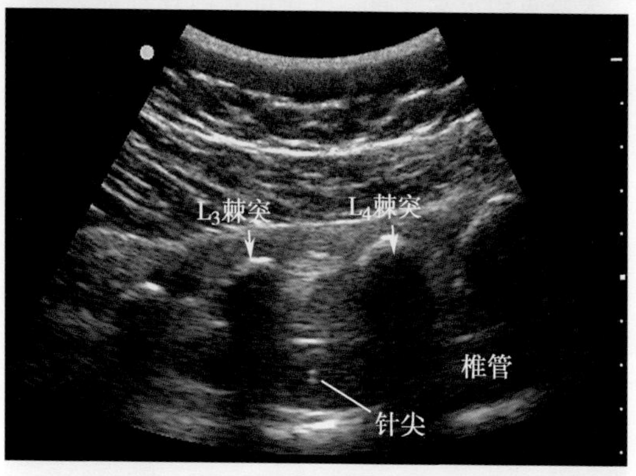

图 5-5-34　$L_{3\sim4}$椎管内穿刺针示意图

（注：该患者女性，体重 130kg）

（2）纵向扫描定位非引导穿刺技术：扫描方法同纵向扫描实时引导平面外技术。当显示清楚黄韧带及椎管的最佳图像后，将图像放置于显示屏正中位置，使用画线笔标记探头位置：标记探头的长轴和短轴的中点，用画线笔分别连接长轴和短轴的两点为线，两条连线的交叉点即为穿刺点（图 5-5-35）。穿刺过程同传统方法。

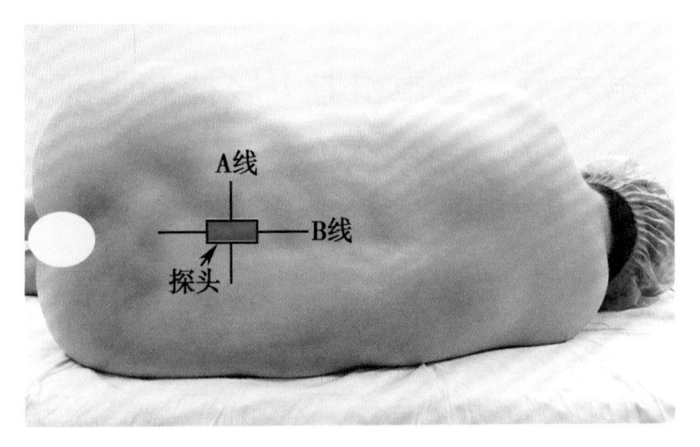

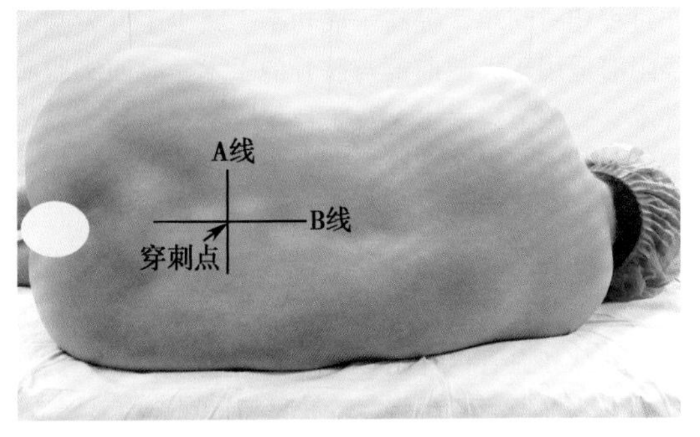

图 5-5-35　超声定位示意图

5

（五）注意事项

1. 超声引导下的椎管内麻醉实现了可视化。成功的操作需要高度的手巧、手眼协调能力及将二维信息转换成 3D 图像的构思能力，同时，了解超声的基础知识，熟悉断层解剖也非常重要。

2. 纵向扫描定位非引导穿刺技术时，扫描确认穿刺位置后，患者须保持体位，因为小的体位变动都会导致穿刺点的改变。

（肖建民　张 静）

第六节　超声引导下肢神经阻滞

一、超声引导股神经阻滞

（一）概述

股神经阻滞对于下肢手术的麻醉及术后镇痛有着重要的临床意义。因该神经分布和位置不定，盲穿有一定的失败率。使用超声引导行股神经阻滞，可达到可视化，操作过程相对简单，提高了成功率，减少了并发症。股神经阻滞适用于大腿前部与髌骨的手术、股四头肌肌腱修补术、膝关节镜手术，及髌骨与股骨术后镇痛。与盲穿不同，其不需以股动脉搏动点为标志；可较清晰地观察股神经及其周围的解剖结构；穿刺过程中可实时显露穿刺针，尤其是针尖与神经的接触关系；实时监测局麻药的扩散情况；实时监测穿刺针与股动脉的距离，防止损伤股动脉和血管内注射。对于需留置导管的病例，超声引导下股神经、股动脉、髂筋膜等解剖结构显露清晰，穿刺针和导管的路径可实时监测，对于选择穿刺部位、调整导管与股神经的位置、局麻药的扩散状况等，均提供了良好的保障。

（二）局部解剖

股神经是腰丛最大的分支。自腰大肌外缘穿出，继而在腰大肌与髂肌之间下行，在腰大肌韧带中点稍外侧经腰大肌深面，股动脉外侧进入股三角区，随即分为数支，即①肌支：分布于髂肌、耻骨肌、股四头肌和缝匠肌；②皮支：有数条较短的皮支即股中间、股内侧皮神经，分布于大腿及膝关节前面的皮肤。最长的皮支为隐神经，伴随股动脉入内收肌管下行，穿出此管后至膝关节内侧下行，于缝匠肌下段渐出至皮下后，伴随大隐静脉沿小腿内侧面下行至足内侧缘，沿途分布于髌下、小腿内侧面及足内侧缘皮肤。另外，股神经也分布于膝关节和股动脉及其分支。在腹股沟韧带处，股神经于股动脉外侧下行，与股动脉之间有髂耻筋膜相隔，其下方为髂腰肌，其上覆盖有髂筋膜（图 5-6-1）。

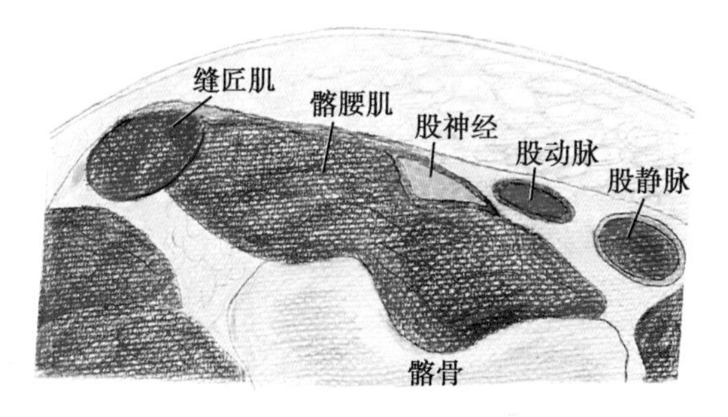

图 5-6-1　股神经断层解剖图

（三）超声解剖

选择高频线阵探头，深度调节至 2～4cm。探头平行于腹股沟韧带短轴位放置（图 5-6-2，图 5-6-3），扫查股动脉，其表现为搏动的圆形无回声结构。在股动脉外侧，髂腰肌凹陷处，可见表现为三角形或梭形高回声结构的股神经，与外侧和下方的髂腰肌影像明显不同。其上方覆盖有髂筋膜，表现为清晰的水平线性高回声结构（图 5-6-4）。

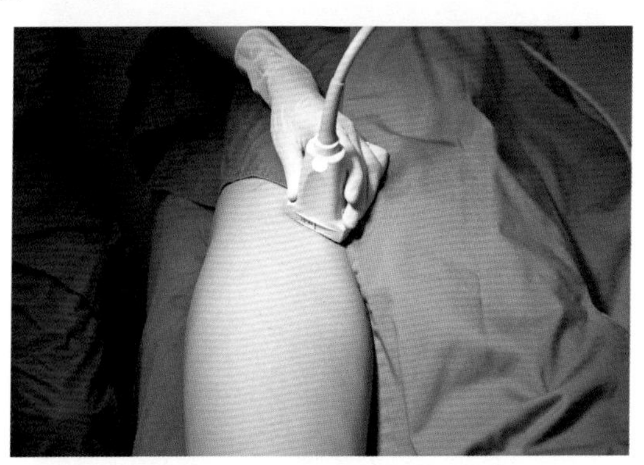

图 5-6-2　短轴位扫描示意图 1

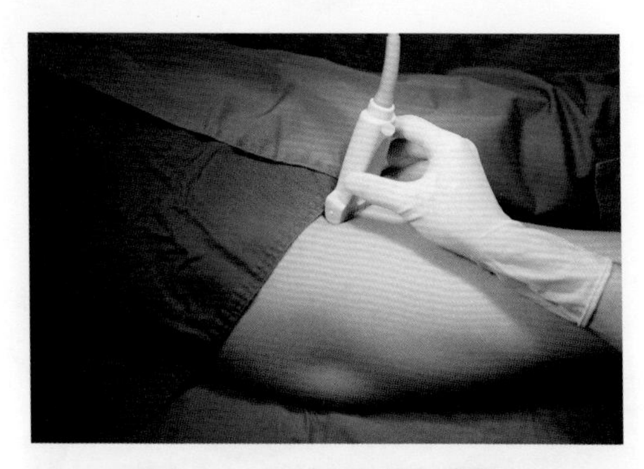

图 5-6-3 短轴位扫描示意图 2

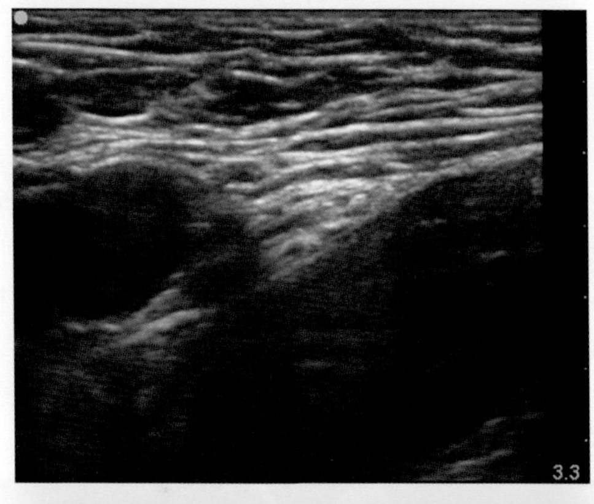

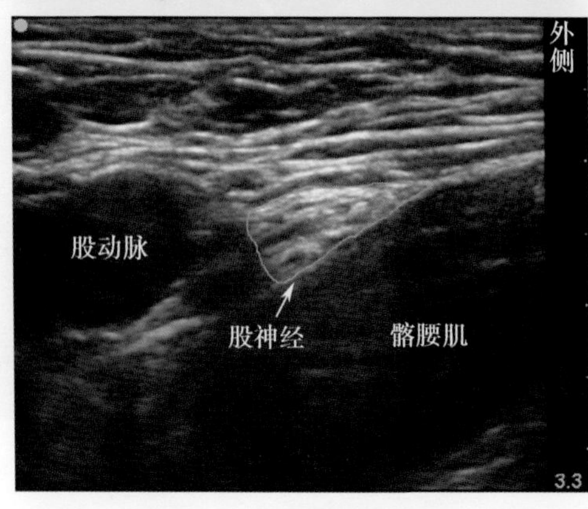

图 5-6-4 股神经超声图

（四）操作方法

1. 体位　患者平卧位，患肢略外展外旋。操作者位于患侧，超声仪放置于健侧。

2. 器材　高频线阵探头、无菌袖套及耦合剂、神经阻滞麻醉包、5-10cm 长度 21～22G 短斜面绝缘针一根、周围神经刺激仪（选用）。

3. 股神经阻滞操作步骤　常规皮肤消毒，铺无菌巾。探头套无菌袖套，涂抹无菌耦合剂。短轴位放置于腹股沟韧带位置，依次识别股动脉、股神经、髂腰肌、髂筋膜。在股动脉外侧，髂腰肌凹陷处，股神经表现为高回声三角形或梭形结构（图 5-6-5）。采用平面内技术穿刺，于探头外侧进针（图 5-6-6，图 5-6-7）。髂筋膜为致密的高回声结构，穿刺针与探头夹角过大时，不易显露针体，设计穿刺路径时，尽量平行于探头，以利于穿刺针的可视化。目视穿刺针突破髂筋膜，接近股神经，回抽无血，注入适量局麻药，使髂筋膜与股神经分离。针尖指向股神经上方，边进针边注药，当确认股神经上方被局麻药包裹后（图 5-6-8），稍退针抬高针尾，针尖指向股神经下方，继续边进针边注药（图 5-6-9），超声仪上可显示股神经被低回声药液包裹后的影像。局麻药总量为 15～20ml。当局麻药围绕股神经扩散，会达到迅速有效的阻滞，这种征象被描述成“炸面圈”征。也可采用平面外技术，目标是股神经外侧，进针过程中注射少量局麻药或生理盐水，因液体表现为无回声，可起到对比作用。当确认针尖到达股神经外侧后，回抽无血，注入局麻药，观察药液扩散的影像（视频 5-14）。

视频 5-14　超声引导股神经阻滞

4. 股神经置管术操作步骤　采用平面内技术，观察髂筋膜及股神经，目标是将导管放置于髂筋膜下方的股神经附近。设计穿刺路径，进针突破髂筋膜后，边进针边注射 10~20ml 生理盐水，分离髂筋膜、股神经及髂腰肌，目视无回声的生理盐水将髂筋膜和股神经充分分离，将导管置入到目标区域，超声仪可清晰显示导管的位置影像。通过导管注入生理盐水，根据需要适当调整导管位置。导管由无菌透明贴膜妥善覆盖。

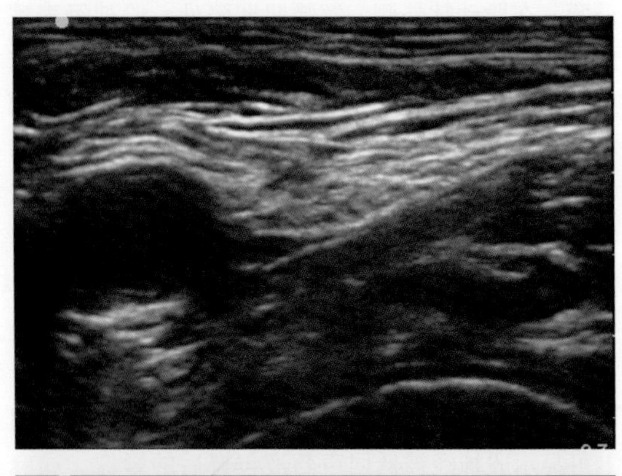

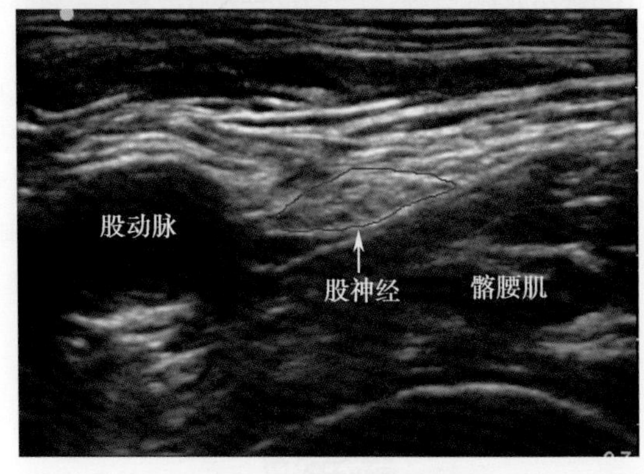

图 5-6-5　股神经超声图

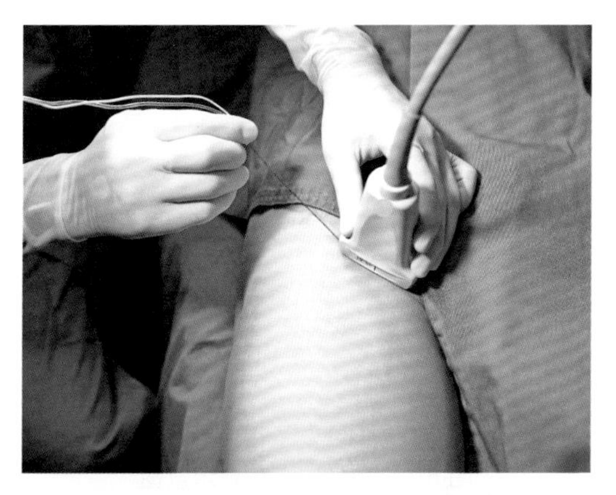

图 5-6-6　短轴位平面内技术穿刺示意图 1

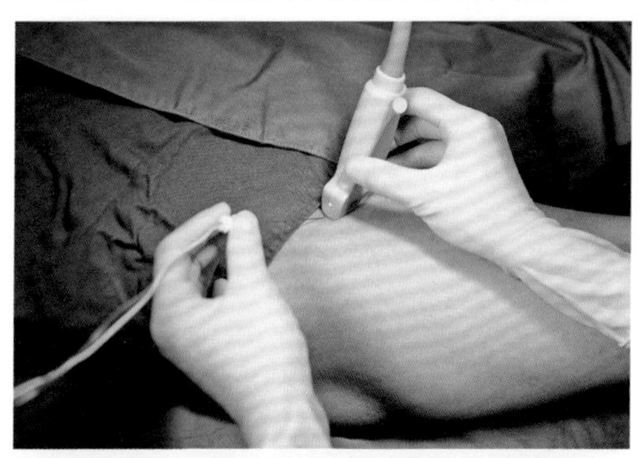

图 5-6-7　短轴位平面内技术穿刺示意图 2

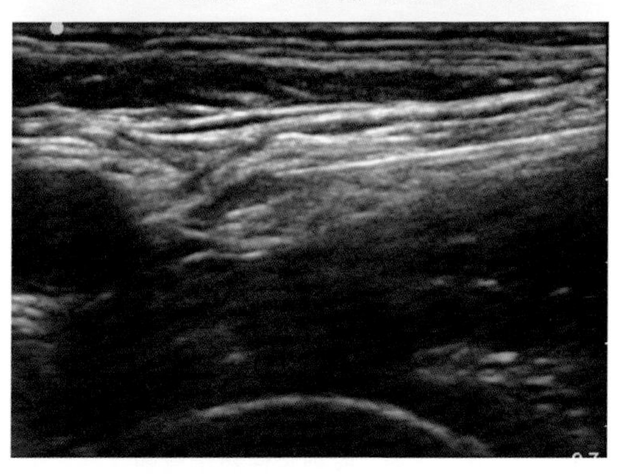

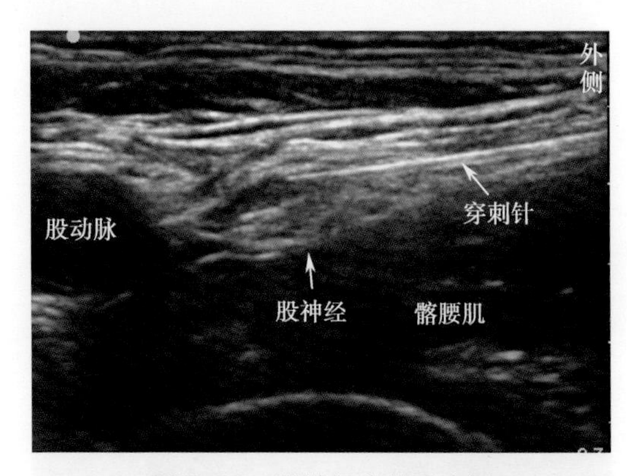

图 5-6-8　股神经穿刺示意图

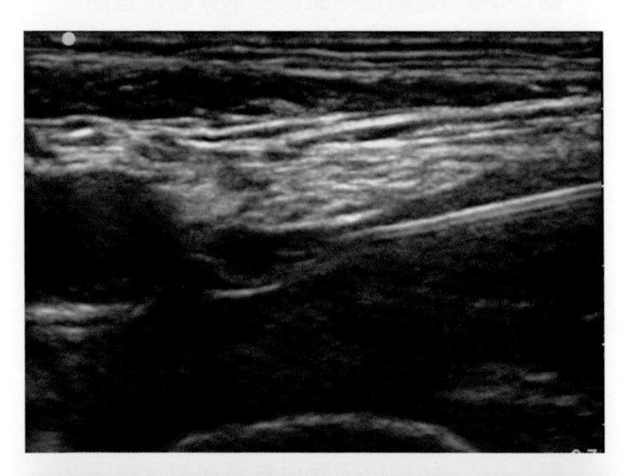

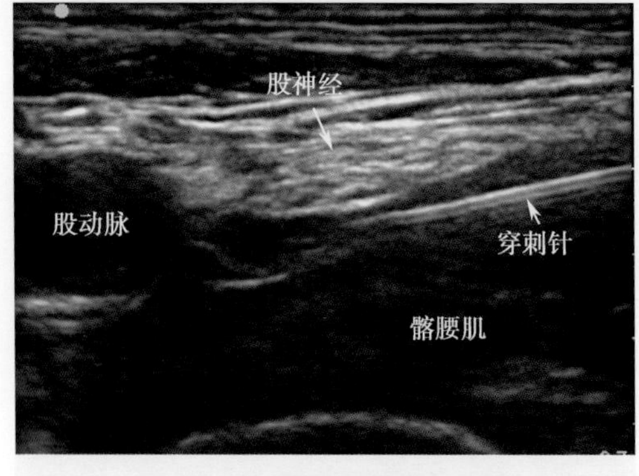

图 5-6-9　股神经注药示意图

（五）注意事项

1. 股神经显露清晰与否，取决于探头的位置及角度。选择腹股沟韧带正上方，避免探头靠近腹腔或足侧。如果显示不清，稍微向头端或足端倾斜探头，同时适度加压和旋转，大多数情况下，可清晰显露股神经。

2. 股神经位于髂腰肌凹陷处，如果显示不清，可沿髂腰肌平面，在肌肉曲线的“下坡”位置仔细扫查，一般可清晰识别股神经。

3. 穿刺针先放置于股神经上方，贴近神经注射药物时，应避免神经内注射。根据成像的包裹效果，及时调整至股神经下方，继续给药，并随时调整针尖位置，一般可达到股神经漂浮的效果。

4. 股神经阻滞时，局麻药扩散并非必须包绕神经，局麻药在髂筋膜下、股动脉外侧扩散即可。

5. 穿刺过程中，实时观察穿刺针运行轨迹，避免神经损伤。建议使用低阻力注射器。高阻力注射可能会造成压力性损伤和化学性损伤。

二、超声引导股外侧皮神经阻滞

（一）概述

股外侧皮神经支配大腿外侧大部分皮肤，阻滞后可满足大腿外侧浅层手术的需要，例如皮肤移植术。联合股神经等阻滞可实现互相补充，提供下肢手术的麻醉并缓解止血带引发的疼痛。它还被作为一种诊断方法，用于诊断感觉异常性股痛或股外侧皮神经的神经痛。传统的股外侧皮神经阻滞属于“盲法”操作，依靠穿刺针的突破感判断神经位置，失败率较高。超声引导下的股外侧皮神经阻滞，可清晰地观察神经影像及阔筋膜，成功率有了较大提高。

（二）局部解剖

股外侧皮神经起自 $L_{2\sim3}$ 脊神经前支的后股，是腰丛的分支。自腰大肌外缘伸出后，向下、向外斜行，穿过髂肌至髂前上棘，在其内侧穿过腹股沟韧带下方到达股部。然后沿缝匠肌外侧下行，在阔筋膜之下，距髂前上棘 7~10cm 处穿出阔筋膜，并分出前后支。前支支配大腿至膝关节外侧皮肤，后支支配大转子至大腿中部以上的外侧皮肤。在腹股沟褶皱处，股外侧皮神经位于阔筋膜与髂筋膜之间，恰好位于缝匠肌的上方。继续在阔筋膜下方下行，股外侧皮神经逐渐向外侧走行于缝匠肌和阔筋膜张肌之间（图 5-6-10）。

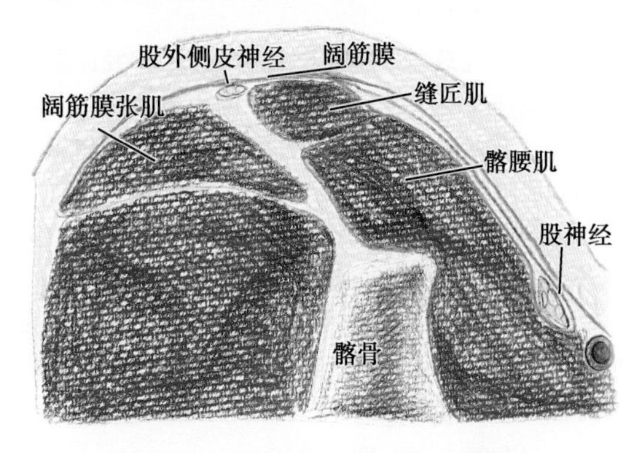

图 5-6-10 股外侧皮神经断层解剖图

（三）超声解剖

选择高频线阵探头，深度调节至 1.5~3cm。股外侧皮神经通常位于髂前上棘下方 2~5cm，阔筋膜张肌和缝匠肌之间，发出 2~5 个分支。先将探头短轴位放置于髂前上棘，其骨皮质表现为高回声结构，深面为无回声声影。向足端缓慢移动探头，可见缝匠肌的起始部，其表现为一小的三角形肌肉影像，继续移动探头（图 5-6-11），可见缝匠肌外侧的肌肉影像，此为阔筋膜张肌，其上覆盖有阔筋膜，表现为高回声的线性结构。在阔筋膜张肌和缝匠肌之间，阔筋膜下方扫查股外侧皮神经。超声图像上股外侧皮神经的横断面表现不一，有时为几个或一簇低回声细小的类圆形结构，有时为高回声的类圆形结构（图 5-6-12），有时呈蜂窝状，有些患者很难找到神经的影像。

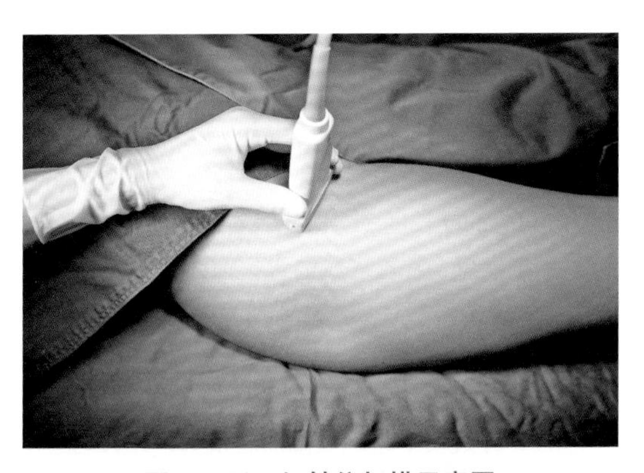

图 5-6-11　短轴位扫描示意图

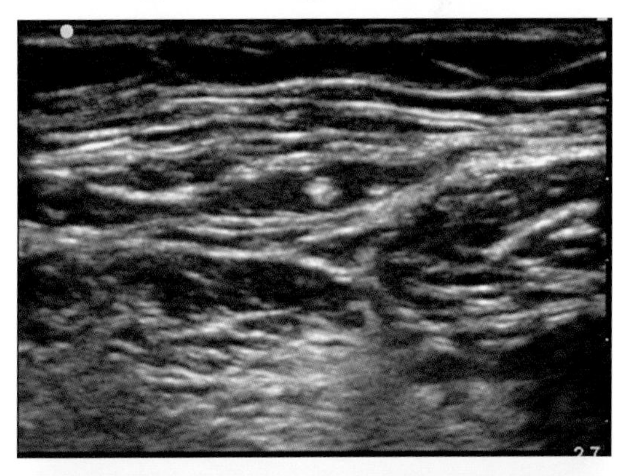

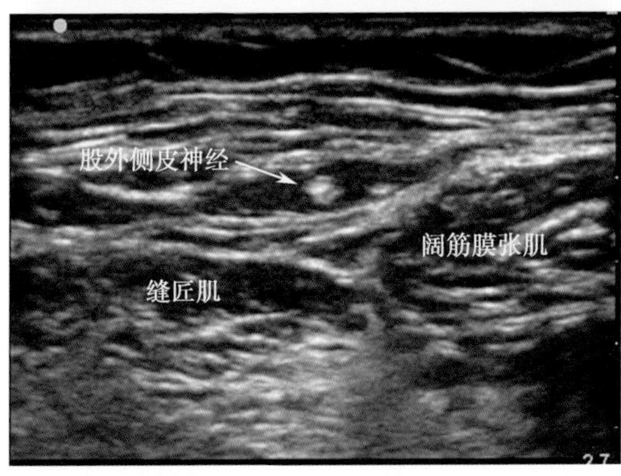

图 5-6-12　股外侧皮神经超声图

（四）操作方法

1. 体位　患者平卧位，操作者位于患侧，超声仪放置于健侧。

2. 器材　高频线阵探头、无菌袖套及耦合剂、神经阻滞麻醉包、5cm 长度 21~22G 短斜面绝缘针一根。

3. 操作步骤　常规皮肤消毒，铺无菌巾。探头套无菌袖套，涂抹无菌耦合剂。短轴位放置于髂前上棘，显露髂前上棘影像，向足端缓慢移动探头，显露股外侧皮神经。采用平面内技术，于探头外侧进针（图 5-6-13，图 5-6-14），穿过皮下组织及阔筋膜张肌，针尖到达阔筋膜张肌与缝匠肌之间时可能会有突破感，超声下可清晰显示针尖位于缝匠肌、阔筋膜张肌和阔筋膜形成的三角形区域（图 5-6-15）。回抽无血，注射 5~10ml 局麻药，可见三角形区域膨胀隆起。如果无法显示神经，将局麻药注射在三角形区域内即可（图 5-6-16）（视频 5-15）。

视频 5-15　超声引导股外侧皮神经阻滞

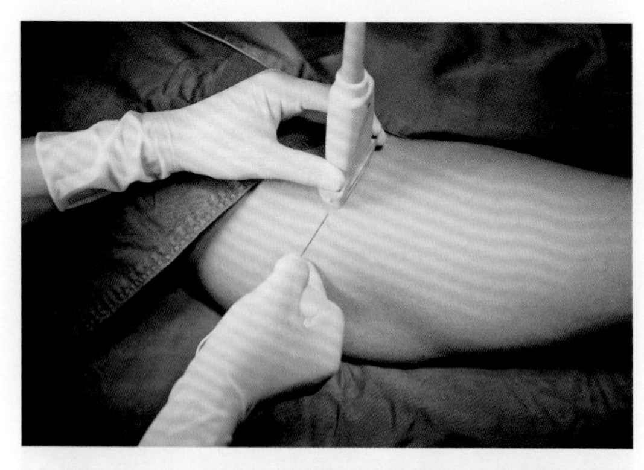

图 5-6-13　短轴位平面内技术穿刺示意图 1

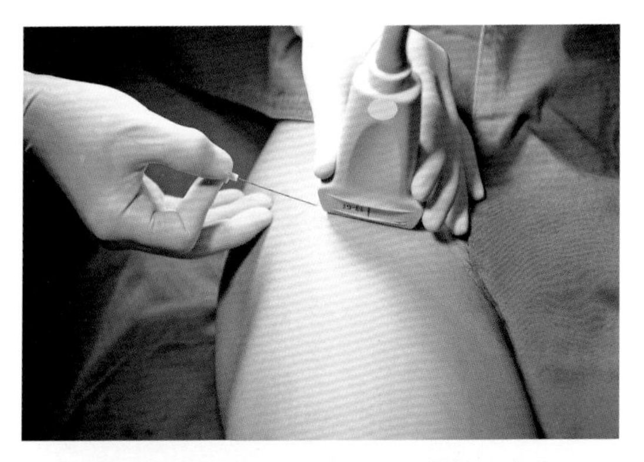

图 5-6-14　短轴位平面内技术穿刺示意图 2

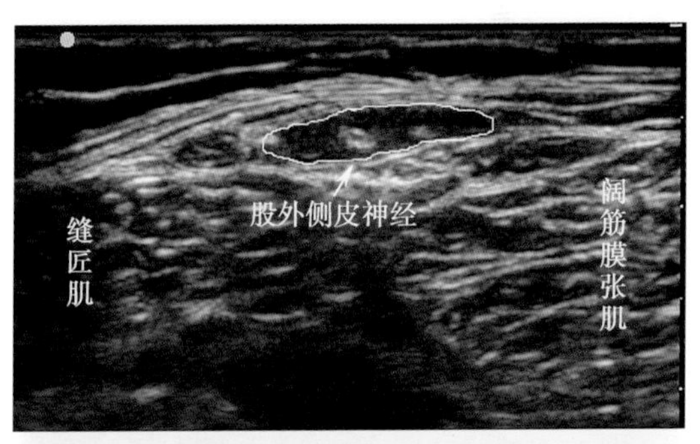

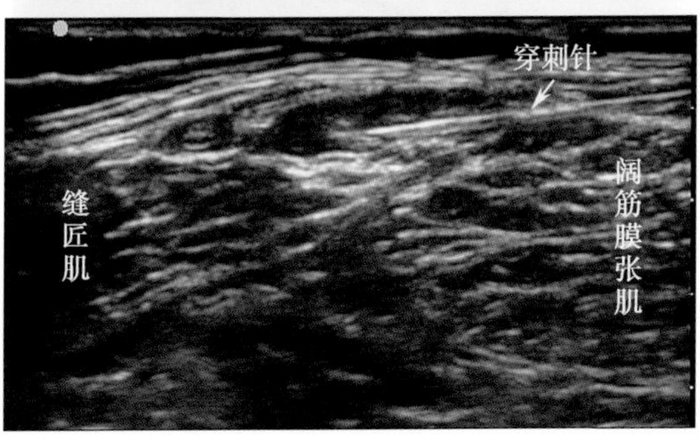

图 5-6-15　股外侧皮神经穿刺示意图

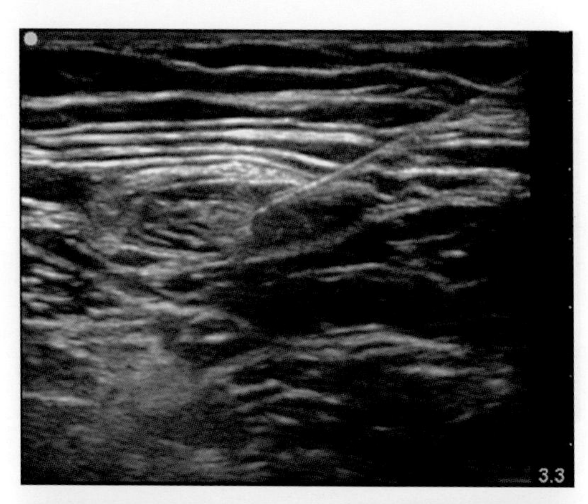

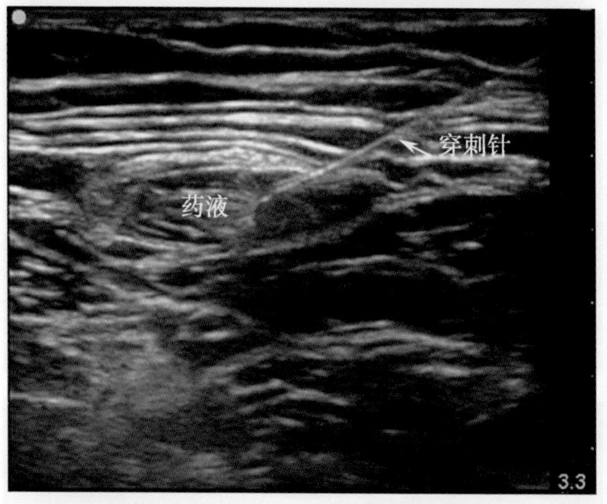

图 5-6-16 股外侧皮神经注药示意图

（五）注意事项

1. 确认针尖位于股外侧皮神经鞘膜内，是成功的关键。如果针尖在阔筋膜张肌或缝匠肌的肌肉内，注射局麻药会影响阻滞效果。仔细观察超声仪上针尖的位置，当针尖位于肌肉内时，针尖回退或继续进针，注射少量局麻药，调整针尖的位置。重复该动作直到针尖到达正确的位置，目视局麻药在阔筋膜张肌和缝匠肌之间扩散。

2. 也可使用平面外技术，但由于操作过程中难以辨识针尖，进针过程中，需注射少量生理盐水以确认正确的针尖位置。

三、超声引导闭孔神经阻滞

（一）概述

传统的腰丛或“三合一”阻滞技术很难有效的阻滞闭孔神经。随着超声技术在区域麻醉的广泛应用，闭孔神经阻滞越来越受到重视。它被广泛用于下肢的手术和镇痛以及经尿道膀胱肿瘤电切术。超声技术的可视、精准，使得超声引导下的闭孔神经阻滞操作简单，效果可靠。其主要有两种方法。第一种方法：识别闭孔神经的前支和后支，分别阻滞；第二种方法：将局麻药注射到包含闭孔神经分支的肌肉筋膜间隙内。

（二）局部解剖

闭孔神经起自 $L_{2\sim4}$，从腰丛发出后自腰大肌内侧缘穿出，贴小骨盆内侧壁前行，与闭孔血管伴行穿闭膜管出小骨盆，分前、后两支，分别经短收肌前、后面进入大腿区，分布于内收肌群。闭孔神经发肌支支配闭孔外肌，长、短、大收肌和股薄肌，也常发分支分布耻骨肌，皮支分布大腿内侧面皮肤。闭孔神经也发细支分布髋、膝关节。也可出现副闭孔神经：沿腰大肌内侧缘下行，在耻骨肌后面跨过耻骨上支后分布于耻骨肌、髋关节，并与闭孔神经间有交通（图 5-6-17）。

（三）超声解剖

选择高频线阵探头，深度调节至 3～5cm。闭孔神经的前后分支分别位于长收肌和短收肌之间以及短收肌和大收肌之间。探头短轴位放置于腹股沟韧带下方2～4cm，向头端倾斜（图 5-6-18），显露股静脉，接着探头向大腿内侧平移，可见自上而下的三条肌肉影像，分别是长收肌、短收肌、大收肌，肌肉之间的筋膜为高回声线性结构。调整探头位置，扫查肌肉筋膜间闭孔神经的前支和后支。神经常表现为筋膜间的强回声结构，内部散在低回声（图 5-6-19）。

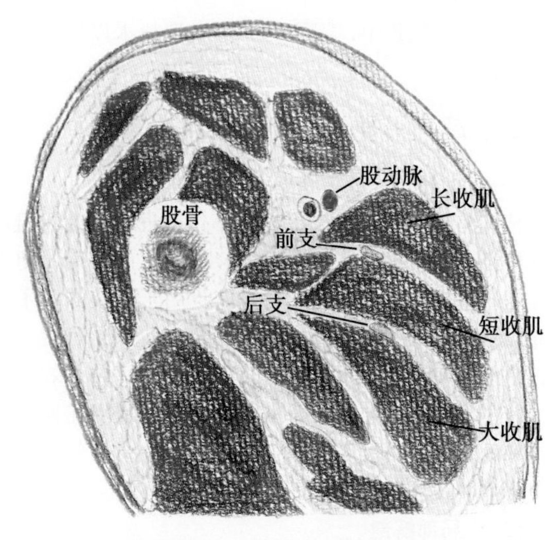

图 5-6-17　闭孔神经断层解剖图

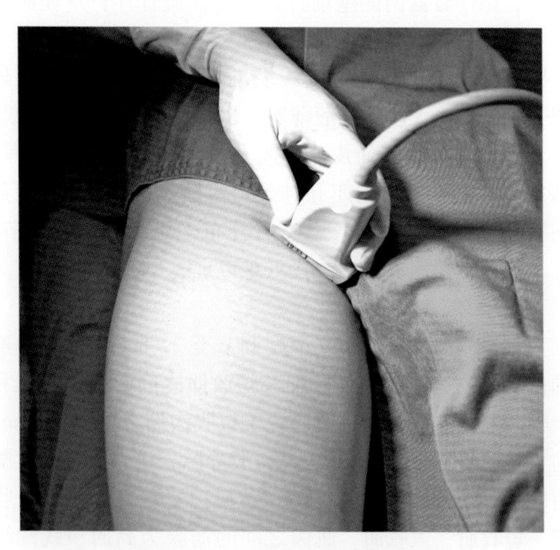

图 5-6-18　短轴位扫描示意图

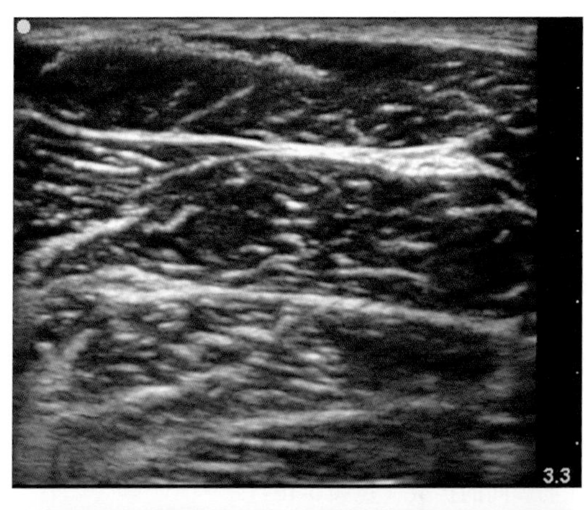

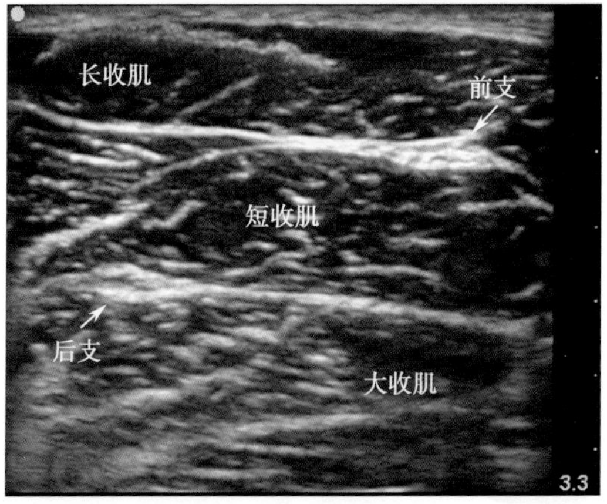

图 5-6-19　闭孔神经超声图

（四）操作方法

1. 体位　患者平卧位，患肢略外展外旋。操作者位于患侧，超声仪放置于健侧。

2. 器材　高频线阵探头、无菌袖套及耦合剂、神经阻滞麻醉包、10cm 长度 21～22G 短斜面绝缘针一根、周围神经刺激仪（选用）。

3. 操作步骤　常规皮肤消毒，铺无菌巾。探头套无菌袖套，涂抹无菌耦合剂。短轴位放置于腹股沟韧带下方，通过平移、倾斜等手法调整探头位置。很多时候，闭孔神经的前、后支不在同一个切面内显示，需分别识别。采用平面内技术，根据情况选择穿刺点，于探头内侧和外侧穿刺均可（图 5-6-20），测量皮肤与神经的距离，设计穿刺路径。针尖先穿刺到达长收肌与短收肌之间的前支（图 5-6-21），回抽无血，注射少量局麻药确定针尖的位置，缓慢注入 5～7ml 局麻药（图 5-6-22）。调整针尖方向，继续进针至短收肌与大收肌之间的后支位置（图 5-6-23），回抽无血，注射少量局麻药确定针尖的位置，缓慢注入 5～7ml 局麻药（图 5-6-24）。可见局麻药在筋膜间的扩散（视频 5-16）。

视频 5-16　超声引导闭孔神经阻滞

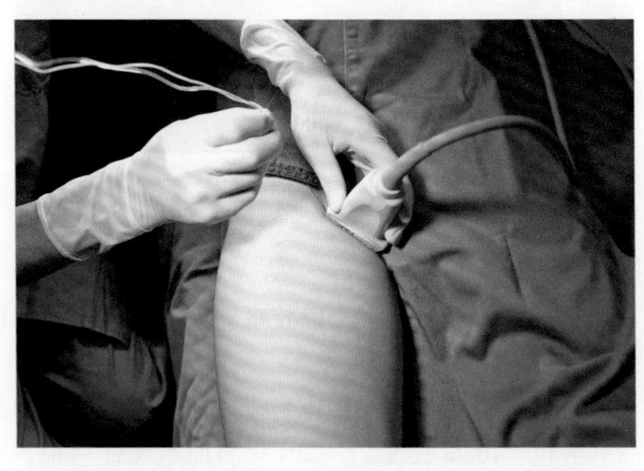

图 5-6-20　短轴位平面内技术穿刺示意图

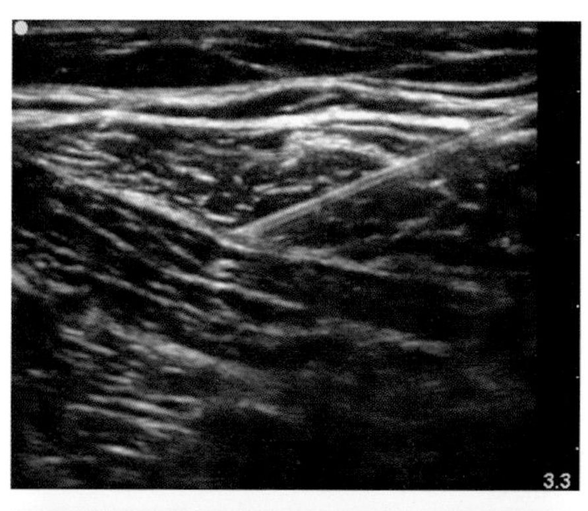

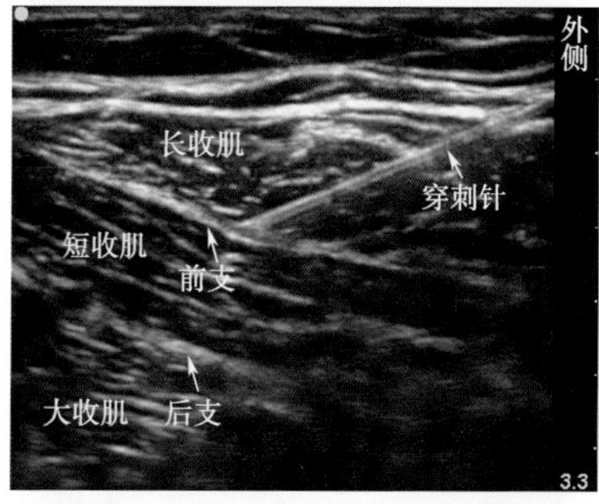

图 5-6-21　闭孔神经前支穿刺示意图

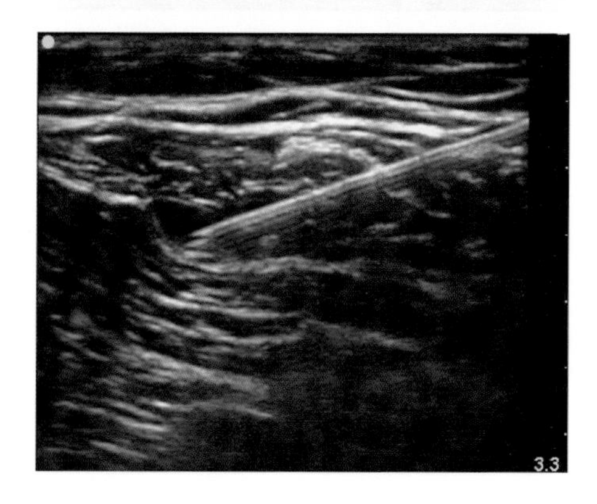

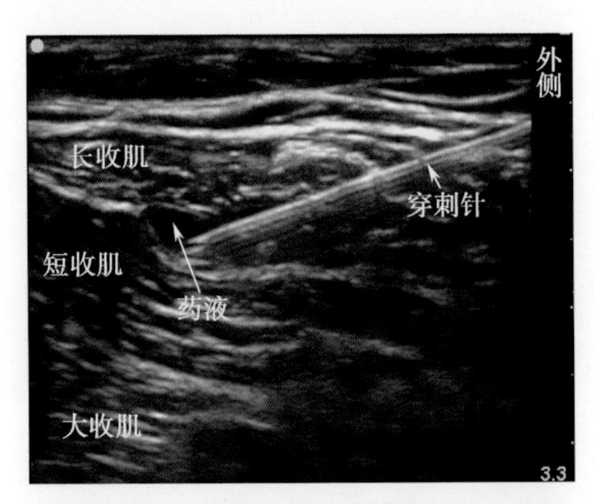

图 5-6-22　闭孔神经前支注药后示意图

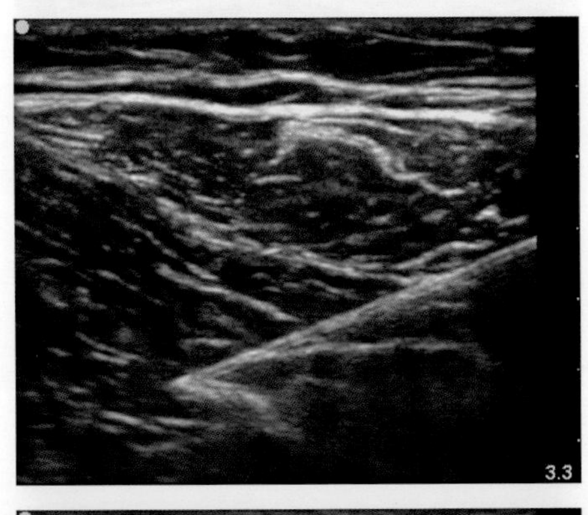

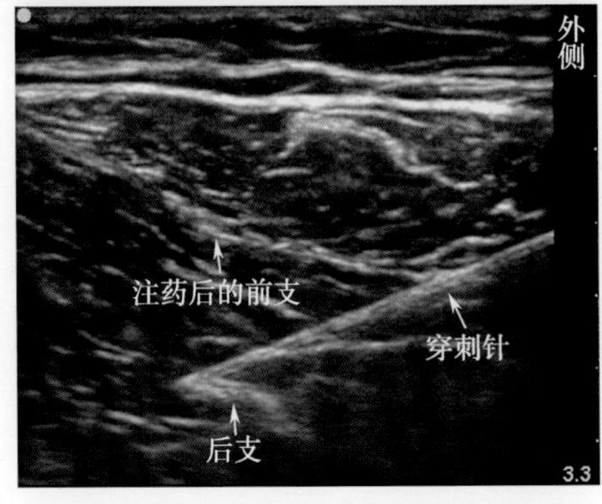

图 5-6-23　闭孔神经后支穿刺示意图

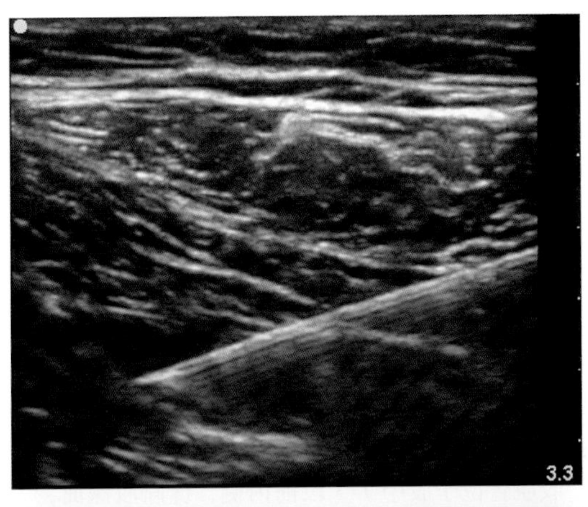

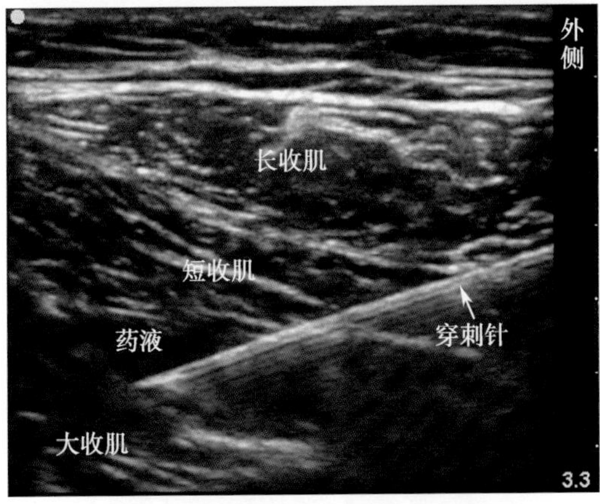

图 5-6-24 闭孔神经后支注药后示意图

（五）注意事项

1. 部分患者存在副闭孔神经，即使前支、后支完全阻滞，也不能完全阻滞下肢收肌。

2. 闭孔神经前、后支显示不清时，将局麻药分别注射到长收肌和短收肌之间以及短收肌和大收肌之间的筋膜内即可。

四、超声引导隐神经阻滞

（一）概述

隐神经是全身最长的皮神经，为股神经后支的分支，属于终末感觉神经。其联合坐骨神经阻滞，可实施小腿、踝、足的所有手术。近来研究表明，隐神经阻滞在膝关节置换术患者的术后镇痛及功能锻炼中，具有其他方法不可替代的优势。超声引导下的隐神经阻滞，简单、快速且可重复阻滞。隐神经的穿刺路径较多，本节仅介绍收肌管阻滞。

（二）局部解剖

收肌管位于股中 1/3 段前内侧，缝匠肌深面，大收肌和股内侧肌之间。由缝匠肌、股内侧肌、长收肌和大收肌围成。收肌管断面呈三角形。前壁为股内侧肌与大收肌间的收肌腱板，浅面覆以缝匠肌，外侧壁为股内侧肌，后壁为长收肌和大收肌，上口与股三角尖相通，下口为收肌腱裂孔，通腘窝上角，所以，收肌管又称股腘管。收肌管内包裹股神经的股内侧肌支、隐神经、股动脉和股静脉。隐神经一般位于股动脉的外侧或上方（图 5-6-25）。

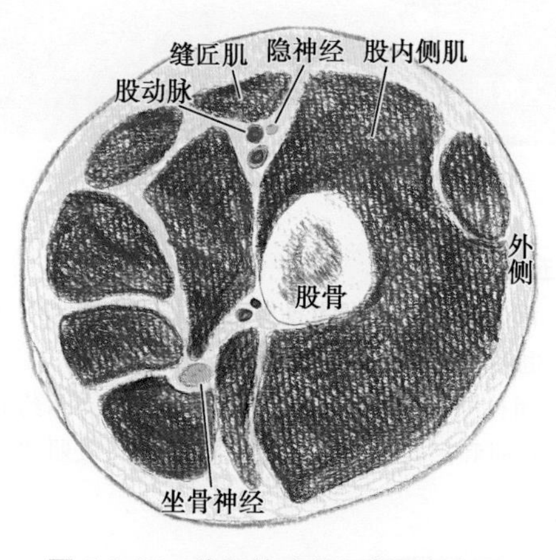

图 5-6-25　收肌管隐神经断层解剖图

（三）超声解剖

选择高频线阵探头，深度调节至 3～5cm。探头短轴位放置于大腿中上 1/3 位置、缝匠肌投影部位的上方（图 5-6-26）。可见缝匠肌横断面图像，其下方为圆形无回声结构的股动脉和股静脉，探头加压可使股静脉压陷。缝匠肌内侧的肌肉回声为长收肌和大收肌，外侧的肌肉回声为股内侧肌。在股动脉外侧或上方，隐神经表现为高回声的梭形或三角形结构（图 5-6-27）。

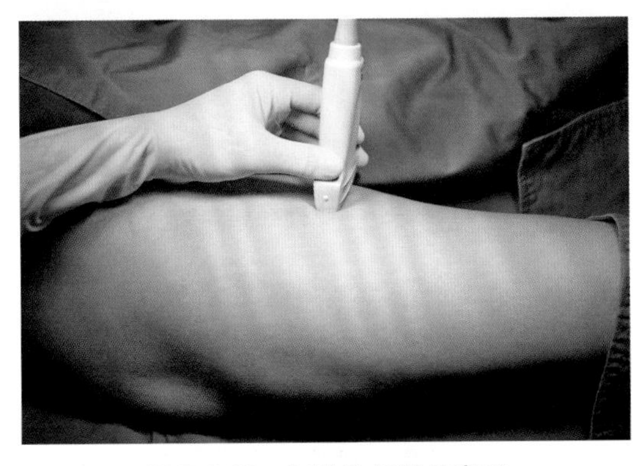

图 5-6-26　短轴位扫描示意图

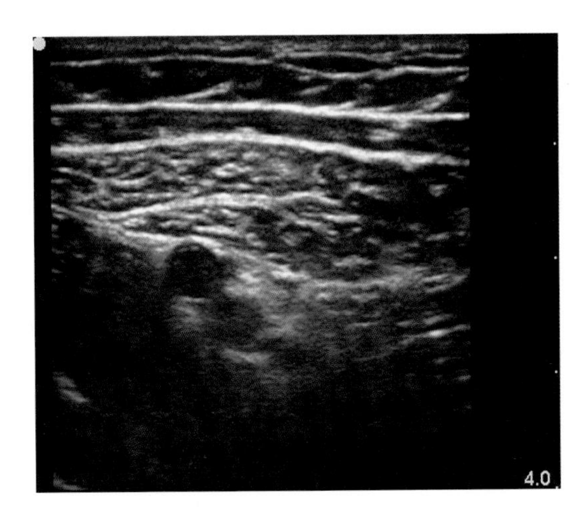

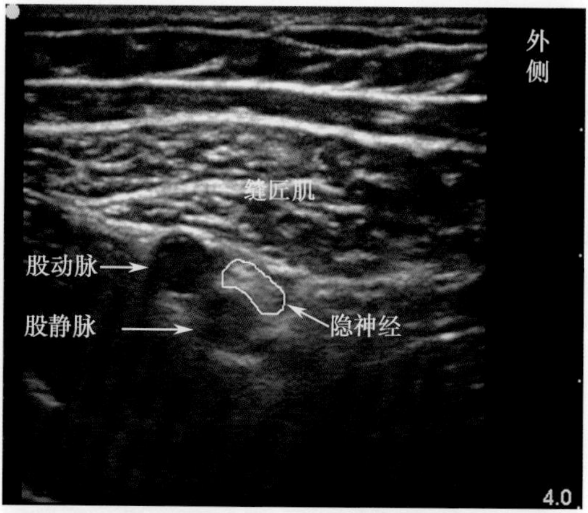

图 5-6-27 隐神经超声图

（四）操作方法

1. 体位 患者仰卧位，操作者位于患侧，超声仪放置于健侧。

2. 器材 高频线阵探头、无菌袖套及耦合剂、神经阻滞麻醉包、10cm 长度 21～22G 短斜面绝缘针一根。

3. 操作步骤 常规皮肤消毒，铺无菌巾。探头套无菌袖套，涂抹无菌耦合剂。探头短轴位放置于大腿中上 1/3 位置、缝匠肌投影部位的上方，识别缝匠肌、股动脉及隐神经。测量神经至皮肤的距离，设计穿刺路径。采用平面内技术，于探头外侧由外向内进针（图 5-6-28，图 5-6-29），穿过皮下组织及股内侧肌，针尖到达收肌管内时，部分患者会有隐神经支配区的异感。此时，针尖紧贴股动脉外侧或距离股动脉很近，需实时显露针尖，避免损伤血管（图 5-6-30）。回抽无血，缓慢注射少量局麻药，确认针尖位置后，再次回抽无血，缓慢注入局麻药 10～15ml。注药过程中需实时监测局麻药的扩散（图 5-6-31）（视频 5-17）。

视频 5-17　超声引导
隐神经阻滞

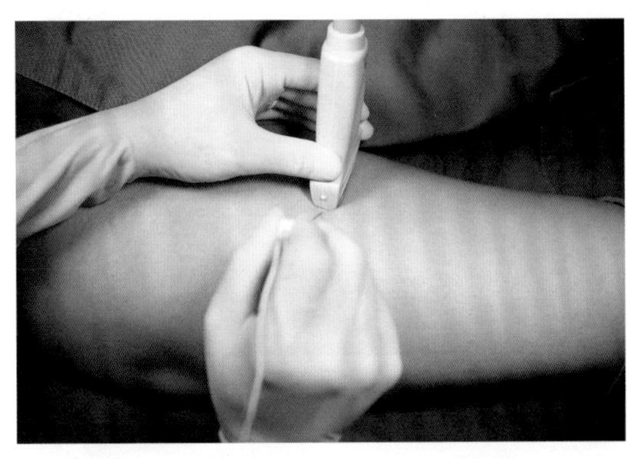

图 5-6-28　短轴位平面内技术穿刺示意图 1

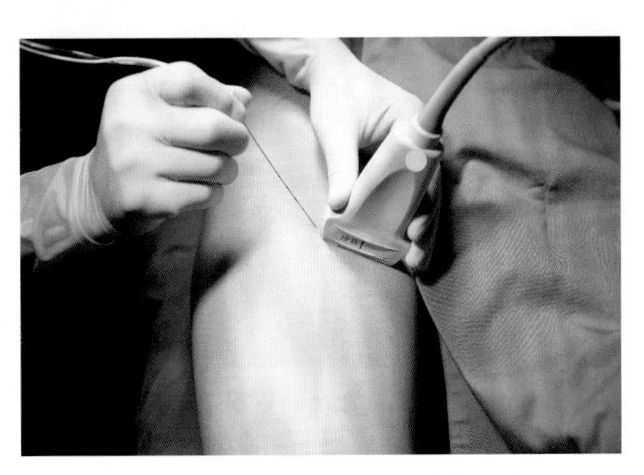

图 5-6-29　短轴位平面内技术穿刺示意图 2

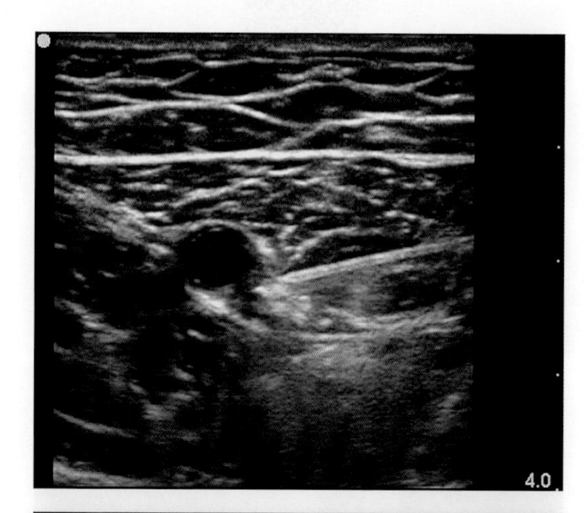

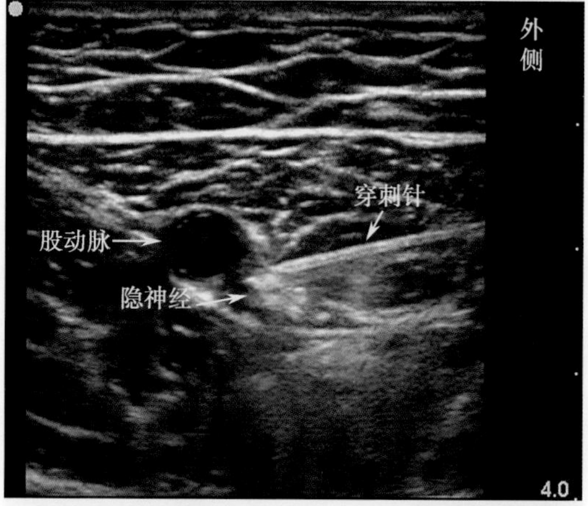

图 5-6-30　隐神经穿刺示意图

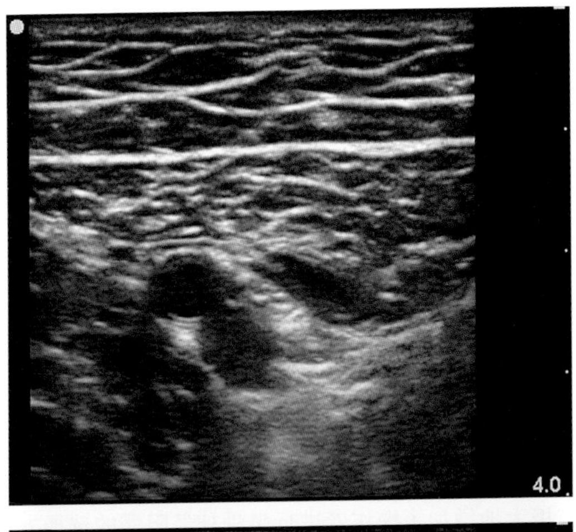

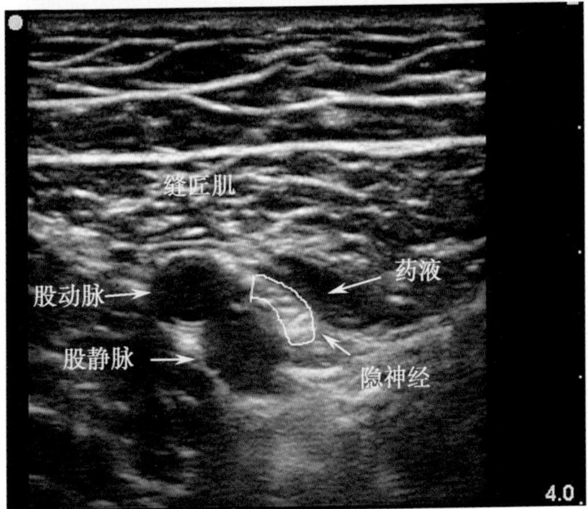

图 5-6-31　隐神经注药示意图

（五）注意事项

1. 部分患者隐神经位置较深。穿刺时针与探头夹角较大，不能清晰显示针尖，增加了操作者的心理压力。建议在设计进针路径时，针尖与探头保持适当距离，尽量与探头平行进针；也可让助手有意识的挤压大腿内外侧，缩短穿刺位置的大腿直径，平行于探头穿刺。

2. 隐神经仅为感觉神经，阻滞时不需高浓度的局麻药。

3. 膝关节置换术患者，使用隐神经阻滞是非常有效的方法之一，但因单次注射局麻药维持时间较短，需反复实施隐神经阻滞。实施收肌管置管技术可起到更好的效果。

五、超声引导坐骨神经阻滞

（一）前路法

1. 概述　应用超声引导可使坐骨神经在多个水平成像，极大地增加了操作者进行坐骨神经阻滞的选择方法。经前路坐骨神经阻滞适用于因疼痛、创伤、外固定装置干扰或其他原因不能侧卧的患者。应用超声引导技术，不需通过触摸股动脉搏动或利用几何结构判断体表进针点。

2. 局部解剖　坐骨神经是人体最粗大的神经。起始于腰骶部脊髓，途经骨盆，从坐骨大孔穿出，抵达臀部，然后沿大腿后面下行到足。从前面看，坐骨神经位于股骨内侧深面，走行于大收肌下方，股二头肌、半腱肌和半膜肌的浅面。在坐骨神经内侧比较表浅的部位，缝匠肌下方为股血管和神经。有些患者，在长收肌的深面，短收肌和大收肌之间可见闭孔动脉和神经（图 5-6-32）。

3. 超声解剖　前路坐骨神经位置较深，需选择低频凸阵探头，深度调节至 8～12cm。探头短轴位放置于大腿近端内侧（图 5-6-33），可见缝匠肌及其下方的股动脉。股动脉下方的高回声结构为股骨，深面为无回声声影。在股骨内侧大收肌的下方，坐骨神经表现为高回声扁平的卵圆形或三角形结构，其与股动脉、股骨的横截面构成一个三角形（图 5-6-34）。

4. 操作方法

（1）体位：患者平卧位，大腿外旋，操作者位于患

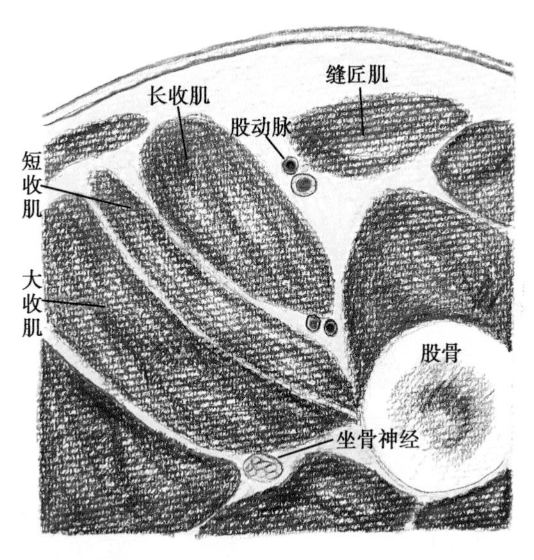

图 5-6-32 前路坐骨神经断层解剖图

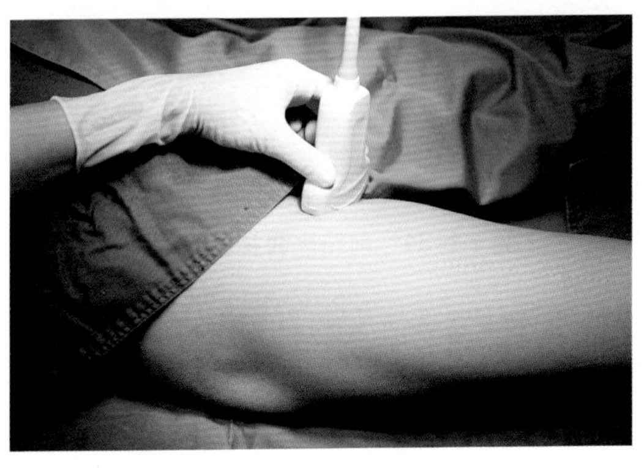

图 5-6-33 短轴位扫描示意图

侧，超声仪放置于健侧。

（2）器材：低频凸阵探头、无菌袖套及耦合剂、神经阻滞麻醉包、10cm 长度 21～22G 短斜面绝缘针一根、周围神经刺激仪（选用）。

（3）操作步骤：常规皮肤消毒，铺无菌巾。探头套

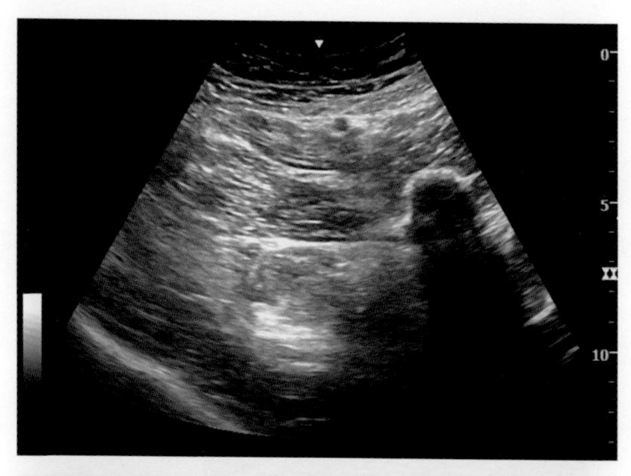

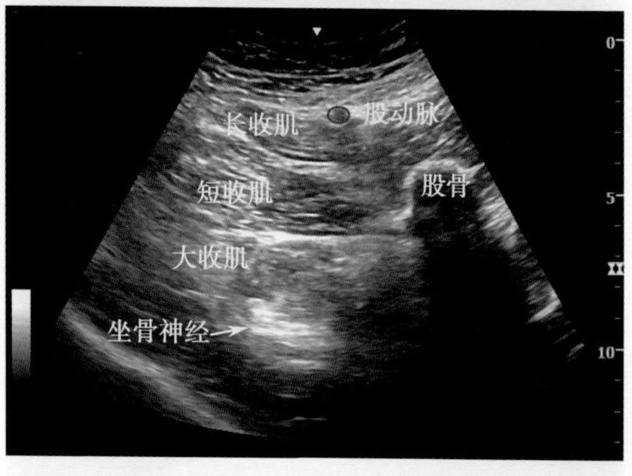

图 5-6-34　前路坐骨神经超声图

无菌袖套，涂抹无菌耦合剂。短轴位放置于大腿近端内侧，识别股动脉、股骨、大收肌，确认高回声扁平的卵圆形或三角形影像的坐骨神经。如果坐骨神经不能清晰显示，向近端或远端滑动并倾斜探头，常能将坐骨神经从背景肌肉中突显出来。开启彩色多普勒模式，扫描神经周围的血流状况，测量坐骨神经至皮肤的距离，设计穿刺路径。一般采用平面内技术，于探头外侧或内侧进针均可（图 5-6-35，图 5-6-36），尽量平行于探头穿刺，当针尖接近坐骨神经时（图 5-6-37），回抽无血，缓慢注射 15~20ml局麻药并使局麻药在神经周围扩散（视频 5-18）。

视频 5-18　超声引导前路坐骨神经阻滞

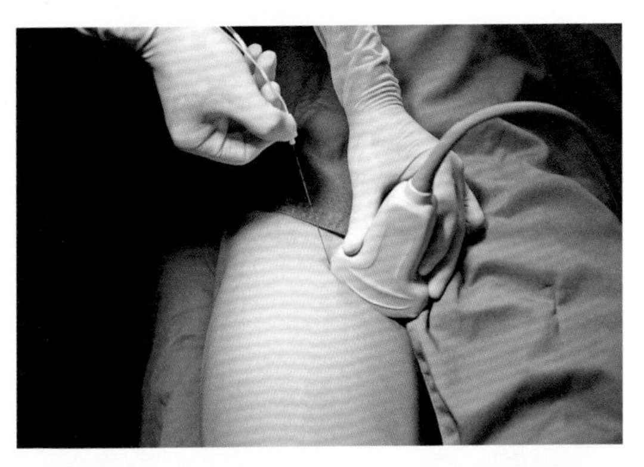

图 5-6-35　短轴位平面内技术穿刺示意图 1

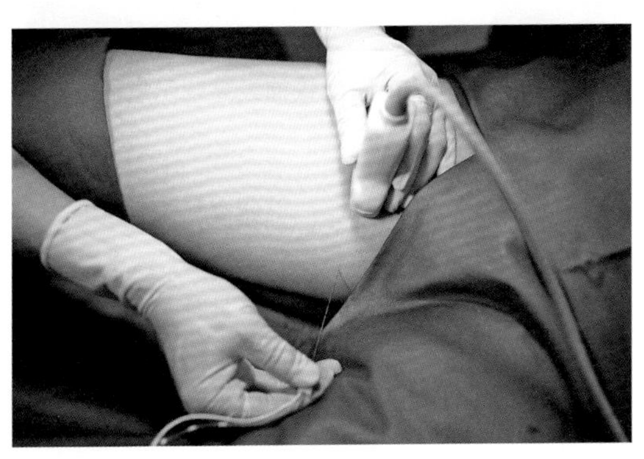

图 5-6-36　短轴位平面内技术穿刺示意图 2

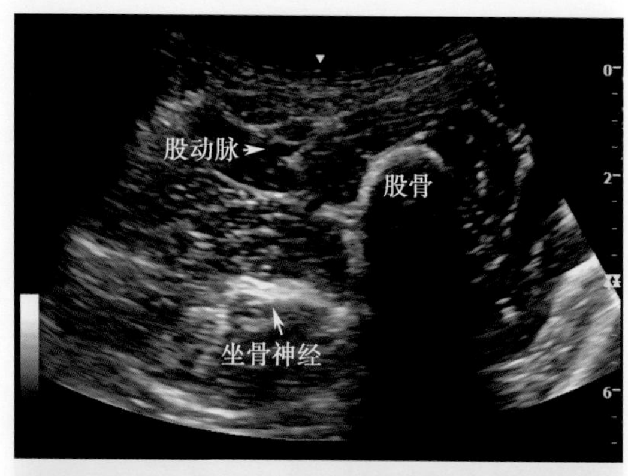

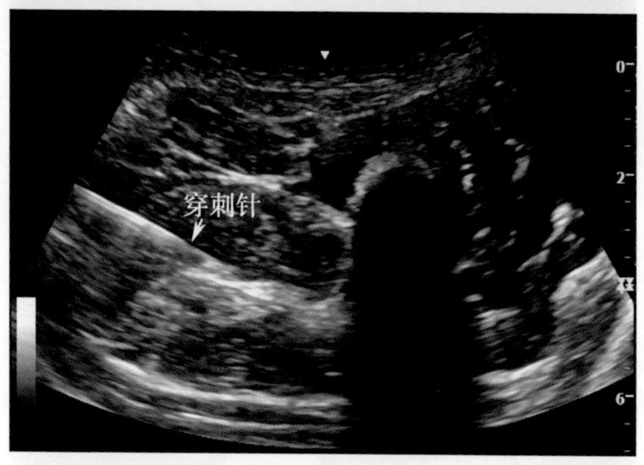

图 5-6-37　前路坐骨神经穿刺示意图

5. 注意事项

（1）前路坐骨神经阻滞位置较深，疼痛较明显，需要适度镇静镇痛。

（2）适度的大腿外旋有利于坐骨神经的显露，对外伤及制动患者非常有利。

（3）尽量设计与探头相平行的进针路径，可清晰显示穿刺针。

（二）经臀肌入路

1. 概述　经臀肌入路也称结节转子间入路。坐骨神经在臀后，走行于股骨大转子与坐骨结节之间。超声可视化技术，使得股骨大转子和坐骨结节这两个骨性结构较好辨认，在两者之间，边界清楚的肌肉下方，可较清晰分辨出坐骨神经。与传统方法比较，操作技术的安全性、精准性均有了较大提高。

2. 局部解剖　坐骨神经经梨状肌下孔出骨盆到臀部，在臀大肌深面下行，依次横过闭孔内肌，上孖肌、下孖肌及股方肌的后方，支配这些肌肉，并沿大收肌下面，半腱肌、半膜肌、股二头肌之间下降，途中发出肌支至大腿的屈肌，坐骨神经到达腘窝以后，分胫神经和腓总神经，支配小腿及足的全部肌肉及除隐神经支配区以外的小腿与足的皮肤感觉（图 5-6-38）。

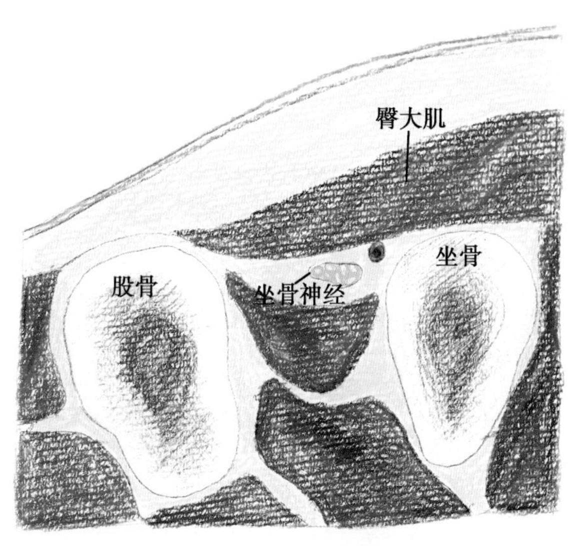

图 5-6-38　臀上坐骨神经断层解剖图

3. 超声解剖　根据坐骨神经的深度，选择高频线阵探头或低频凸阵探头，深度调节至 5~10cm。探头短轴位横向放置于股骨大转子与坐骨结节之间（图 5-6-39），可见两者的骨性结构影像，在坐骨结节内侧、臀大肌下方，坐骨神经表现为比周围组织回声高的扁平状或梭形结构（图 5-6-40）。在坐骨神经内上方，可见臀下动脉的搏动。

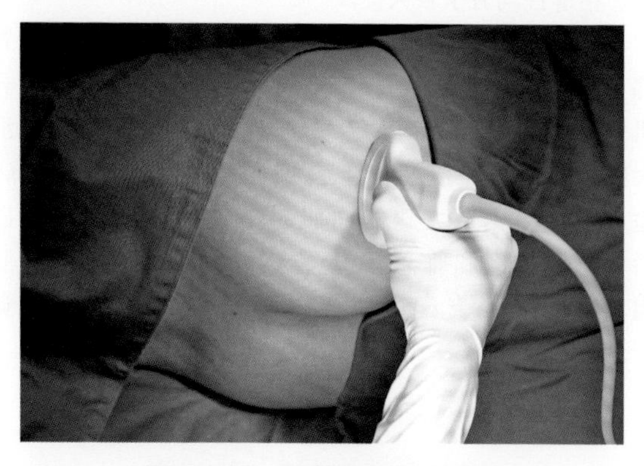

图 5-6-39　短轴位扫描示意图

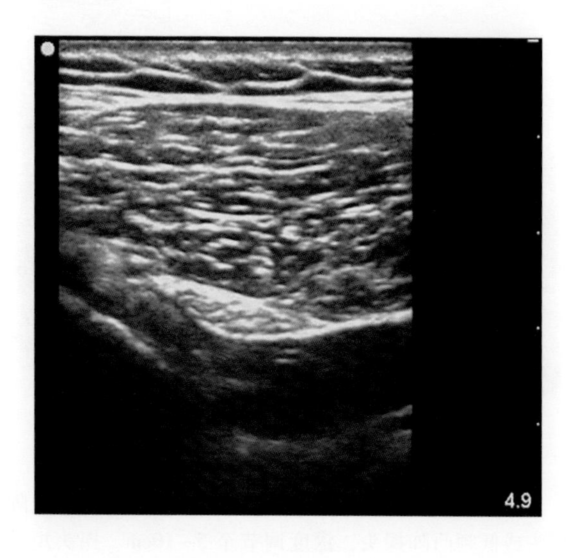

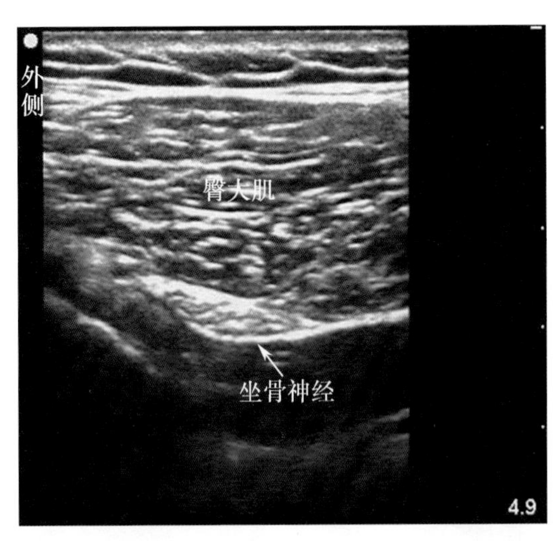

图 5-6-40　臀上坐骨神经超声图

4. 操作方法

（1）体位：患者侧卧，阻滞侧位于上方，下位肢体伸直，患肢略屈髋屈膝。操作者位于患者背侧，超声仪放置于对侧。

（2）器材：根据情况选择高频线阵探头或低频凸阵探头、无菌袖套及耦合剂、神经阻滞麻醉包、10cm 长度 21～22G 短斜面绝缘针一根、周围神经刺激仪（选用）。

（3）操作步骤：常规皮肤消毒，铺无菌巾。探头套无菌袖套，涂抹无菌耦合剂。短轴位放置于股骨大转子与坐骨结节之间，显露高回声扁平状或梭形结构的坐骨神经，注意识别其内上方的臀下动脉。如果不能清晰显露神经，可先确认股骨大转子、坐骨结节及臀大肌的位置，通过旋转、加压、倾斜探头，在臀下动脉的外侧识别坐骨神经。一般采用短轴平面内技术，于探头外侧进针（图 5-6-41），测量皮肤与神经的距离，设计穿刺路径。进针过程中，注意识别针尖的位置。由于穿刺位置较深，针与探头的夹角较大，穿刺针显示不清晰，此时可注射少量生理盐水判断针尖位置，直至接近坐骨神经

（图 5-6-42），回抽无血，缓慢注射局麻药 15～20ml，注药过程中，应实时监测局麻药在神经周围扩散的影像，根据需要调整穿刺针的位置（视频 5-19）。

视频 5-19　超声引导经臀肌坐骨神经阻滞

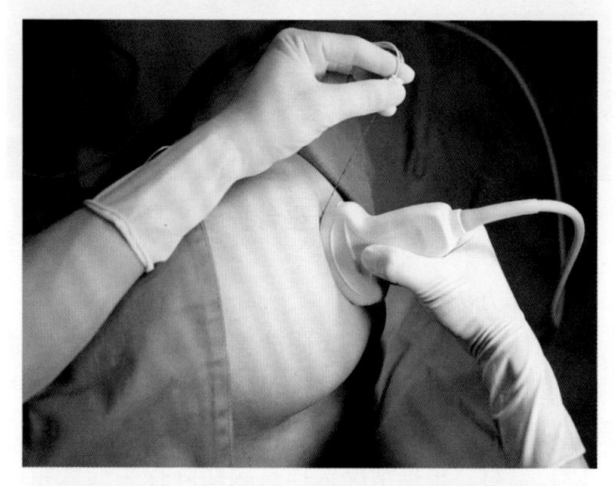

图 5-6-41　短轴位平面内技术穿刺示意图

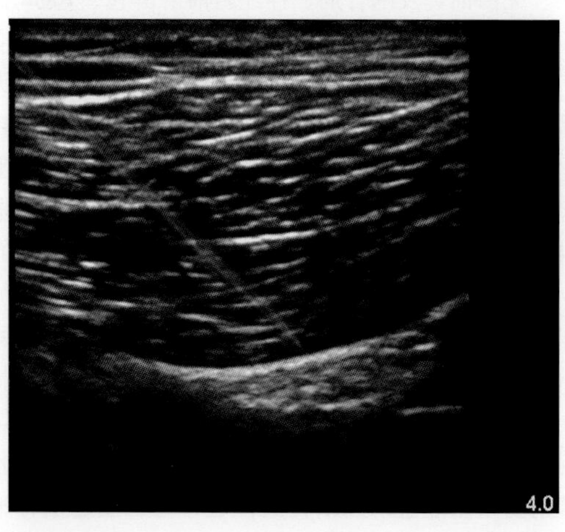

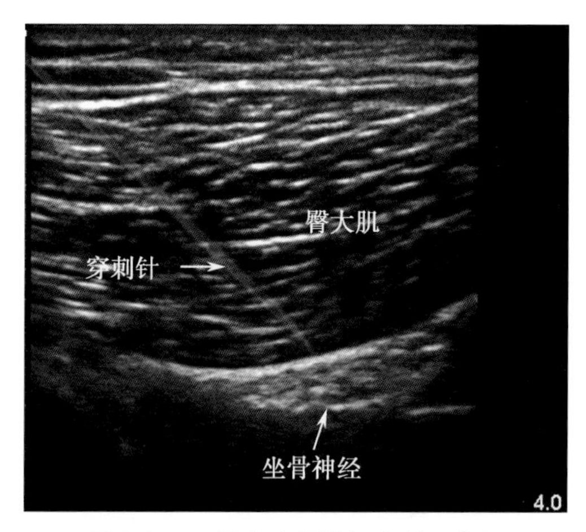

图 5-6-42　臀上坐骨神经穿刺示意图

5. 注意事项

（1）由于位置较深，部分患者穿刺时，针尖并不能良好地显示，可在穿刺过程中轻微、快速地抽动针体，观察组织的变化，判断针尖的位置。也可通过反复注射少量生理盐水来追踪针尖的位置。

（2）无论何时，使用注射生理盐水的方法来观察针尖，或在针尖与神经接触的距离显示不清的情况下，都要避免高压力注射，这会有神经内注射导致神经损伤的风险。

（3）当坐骨神经影像显示不清时，其内侧的臀下动脉是一个良好的解剖标志，在它的外侧，通过探头手法的变换，往往可以显露坐骨神经。

（三）经腘窝入路

1. 概述　超声引导下的腘窝上坐骨神经阻滞，在临床上使用非常广泛。其联合隐神经阻滞，可实施膝关节以下的所有手术。超声技术的可视化，能清晰显示该部位的坐骨神经，并观察到局麻药对神经的包裹程度，提高了阻滞成功率，减少了局麻药用量。

2. 局部解剖　坐骨神经出臀下间隙后，走行于臀大肌和大内收肌之间，半腱肌前外侧；到大腿中上段则走行于股二头肌长头前内侧，半腱肌前外侧，大内收肌后方；到大腿中下段走行于股二头肌和大内收肌之间，半腱肌和半膜肌的前侧；到腘窝上面坐骨神经走行于股二头肌和半膜肌之间，半腱肌前侧，此处股动脉和股静脉穿过大内收肌裂孔之后，称为腘动脉和腘静脉；在腘窝横纹处，坐骨神经位于股二头肌腱和半膜肌之间，半腱肌腱前侧，腘动脉和腘静脉位于神经深面。大腿中段至腘窝水平，坐骨神经被厚的神经系膜包绕。坐骨神经内胫神经和腓总神经纤维又由各自的神经外膜鞘包绕。神经外膜鞘内呈束状排列的神经纤维束则由各自的神经束膜包绕。腘窝内，神经和血管并非由共同的神经血管鞘包绕，这一点与其他部位神经和血管的关系明显不同。在坐骨神经进入腘窝前，坐骨神经分为胫神经和腓总神经（图 5-6-43）。

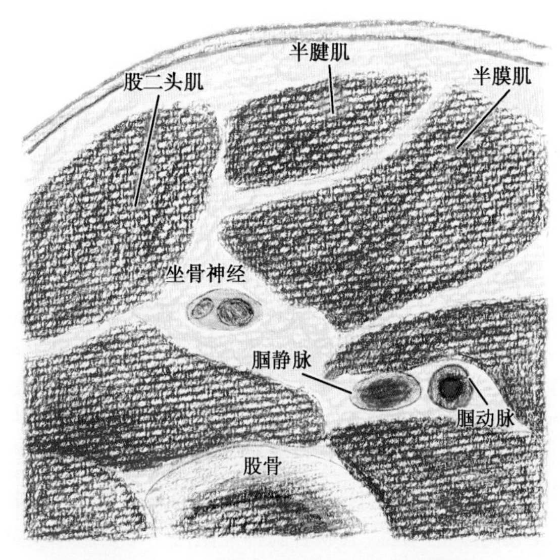

图 5-6-43　腘窝坐骨神经断层解剖图

3. 超声解剖　选择高频线阵探头，深度调节至3~5cm，短轴位放置于大腿后外侧、膝关节上方（图 5-6-44），显示腘动脉及伴随的腘静脉，如果需要，可开启彩色多普勒模式扫查血管。腘动脉外侧为股二头肌，内侧为半腱肌、半膜肌。腘动脉外后方可见胫神经，其表现为圆形或椭圆形高回声结构，内伴点状不规则低回声。一旦发现胫神经，可在其外侧寻找腓总神经。腓总神经回声结构与胫神经相同，直径比胫神经小很多（图 5-6-45）。探头向头端平移，追踪神经的走行，直至胫神经与腓总神经汇合为坐骨神经。此汇合点通常在腘窝上 5～10cm 处，表现为圆形高回声的结构（图 5-6-46）。探头向近端滑动过程中，神经走行越来越深，需增加扫描深度，同时加压探头来显示神经。

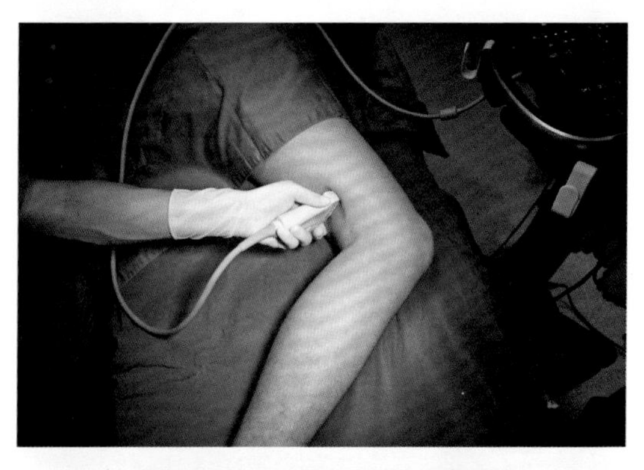

图 5-6-44　短轴位扫描示意图

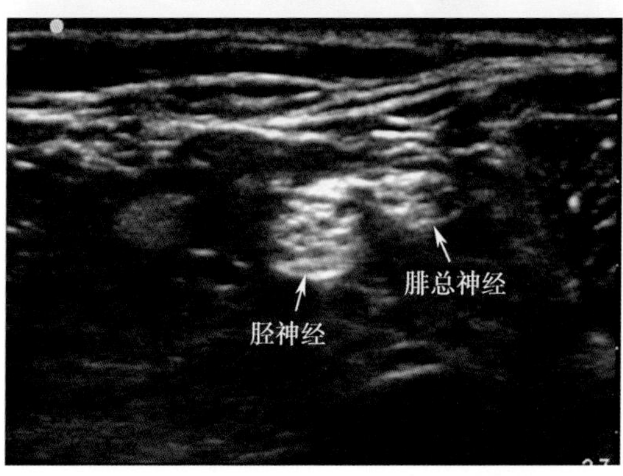

图 5-6-45　胫神经、腓总神经超声图

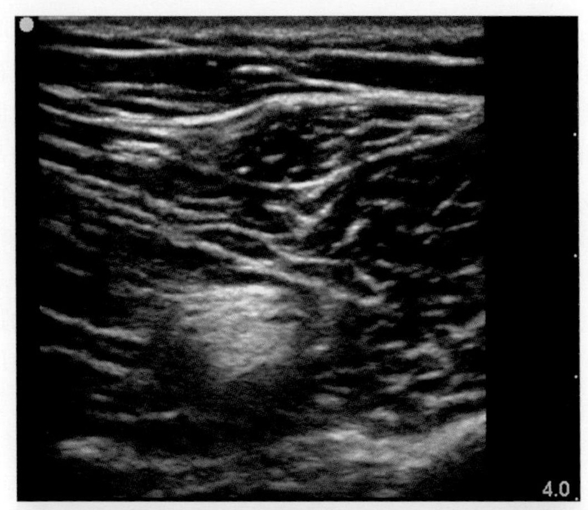

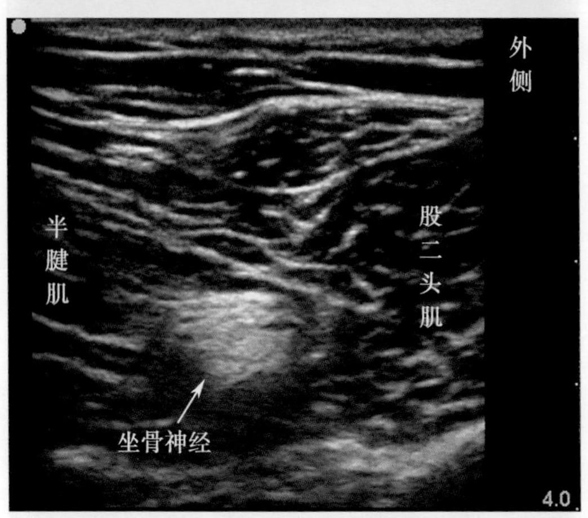

图 5-6-46　腘窝坐骨神经超声图

4. 操作方法

（1）体位：患者侧卧位，屈膝屈髋，阻滞侧位于上方。操作者位于患者背侧，超声仪放置于对侧。

（2）器材：高频线阵探头、无菌袖套及耦合剂、神经阻滞麻醉包、10cm 长度 21～22G 短斜面绝缘针一根、周围神经刺激仪（选用）。

（3）操作步骤：常规皮肤消毒，铺无菌巾。探头套无菌袖套，涂抹无菌耦合剂。短轴位放置于大腿后外侧、膝关节上方，按扫描步骤显露坐骨神经，如果神经不能清晰显示，可向近端或远端倾斜、加压探头，使神经影像在背景中更突出。滑动探头可改善图像的质量，有利于神经显示。采用平面内技术，穿刺点选择在大腿外侧，根据神经的深度，设计尽量与探头平行的进针路径，可清晰显示穿刺针（图 5-6-47，图 5-6-48）。当穿刺针接近神经，回抽无血，注射少量局麻药，观察其在神经周围的扩散情况，根据需要适度调整针尖的位置，继续注射局麻药直至包裹坐骨神经（图 5-6-49），局麻药总量 15~20ml。有时局麻药在神经鞘膜内扩散，可使胫神经和腓总神经在注射过程中分离（视频 5-20）。

视频 5-20　超声引导经腘窝坐骨神经阻滞

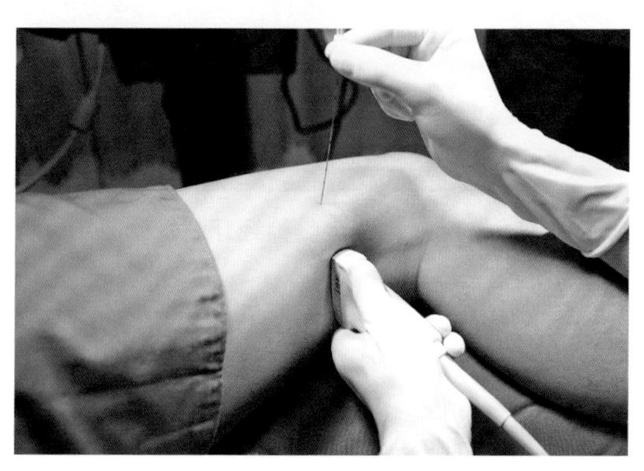

图 5-6-47　短轴位平面内技术穿刺示意图

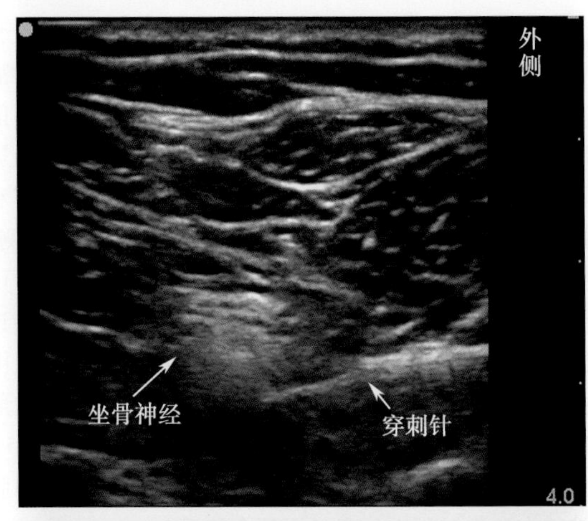

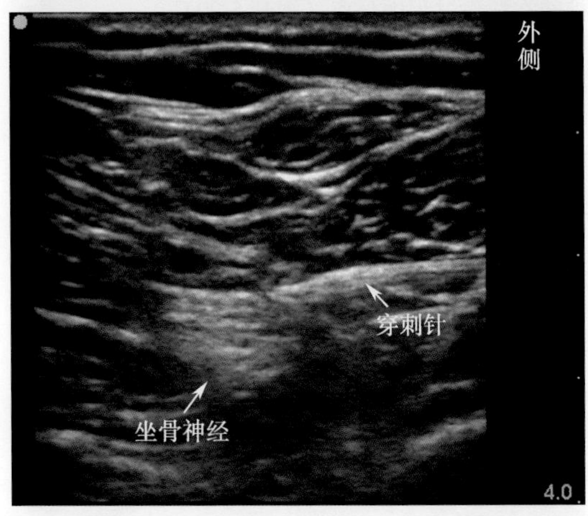

图 5-6-48　腘窝坐骨神经穿刺示意图

5. 注意事项

（1）为防止神经内注射导致神经损伤，注药过程中应避免高压力注射。

（2）不刻意追求胫神经和腓总神经分离的视觉效果，只需观察到局麻药将神经包裹即可。

（3）为达到局麻药将神经包裹的效果，穿刺针与探

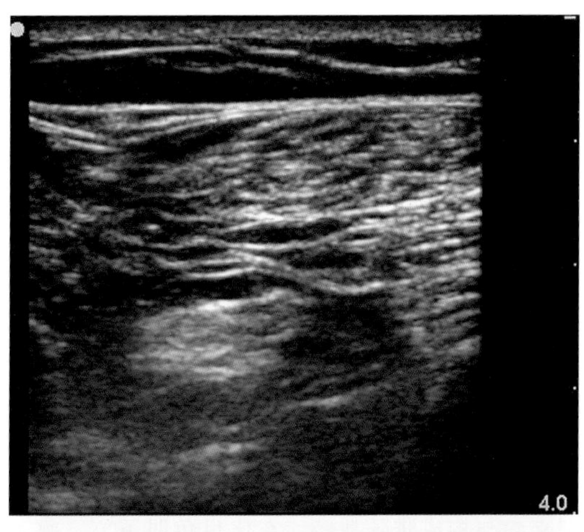

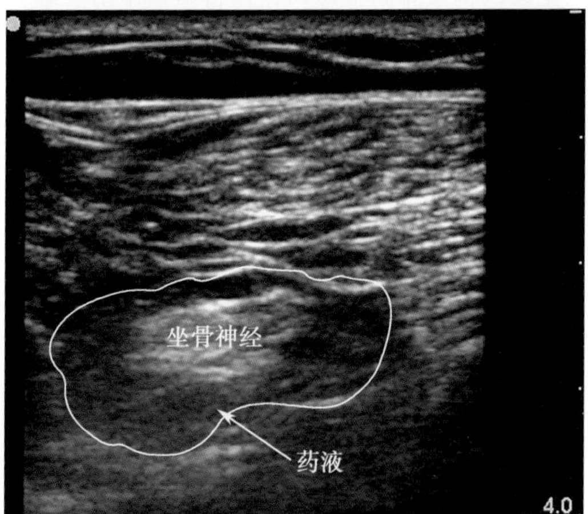

图 5-6-49　腘窝坐骨神经注药图

头相配合，通过抬高、压低针尾和（或）加压、减压探头的方法，使针尖到达神经外侧、上方和下方分别注射。

六、超声引导胫神经阻滞

（一）概述

传统的胫神经阻滞技术，是依据解剖特征进行体表定位，盲法穿刺，因容易损伤血管、成功率低等，临床上较少使用。超声引导下的胫神经阻滞，可清晰观察神经及周围的解剖结构；穿刺过程中实时显露穿刺针，尤其是针尖与神经的接触关系；实时监测局麻药的扩散情况；防止损伤腘动脉和血管内注射等优势。根据膝关节以下镇痛部位的不同，选择性地阻滞胫神经。

（二）局部解剖

在进入腘窝前，坐骨神经分为胫神经和腓总神经。腓总神经的直径通常只有胫神经的一半。坐骨神经分叉一般位于腘窝上方 5~12cm 处。胫神经在腘窝内垂直向下走行，发出运动神经纤维分支支配腓肠肌、腘肌、比目鱼肌和跖肌，发出关节支支配膝关节感觉，发出侧副支参与构成腓肠神经。在比目鱼肌下方，靠近胫骨处，胫神经发出分支支配胫骨后肌、趾长屈肌和踇长屈肌。自内踝内下方向前绕行，在屈肌支持带下方进入足底，发出终末支为足底内侧神经和足底外侧神经。（图 5-6-50）。

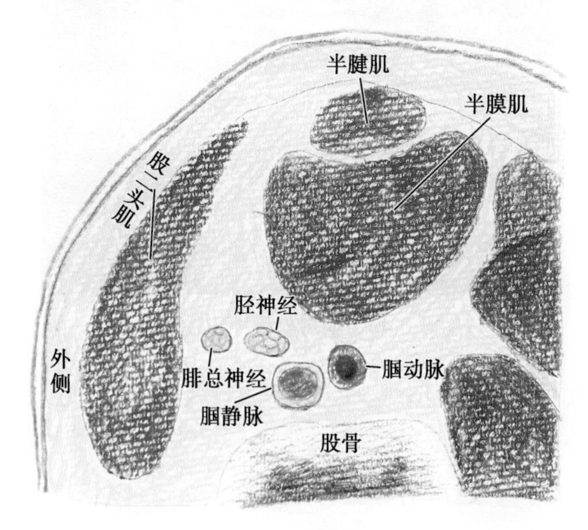

图 5-6-50　胫神经、腓总神经断层解剖图

（三）超声解剖

选择高频线阵探头，深度调节至 3～5cm，短轴位放置于大腿后外侧、膝关节上方（图 5-6-51），显示腘动脉及伴随的腘静脉，如果需要，可开启彩色多普勒模式扫查血管。腘动脉外侧为股二头肌，内侧为半腱肌、半膜肌。在腘动脉的外后方可见胫神经，其表现为圆形或椭圆形高回声结构，内伴点状不规则低回声（图 5-6-52）。

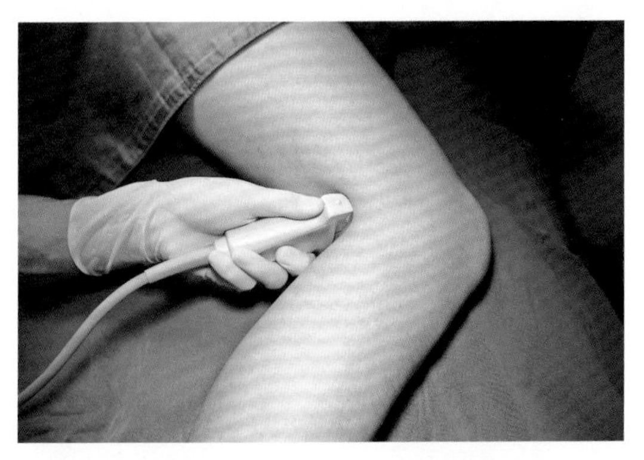

图 5-6-51　短轴位扫描示意图

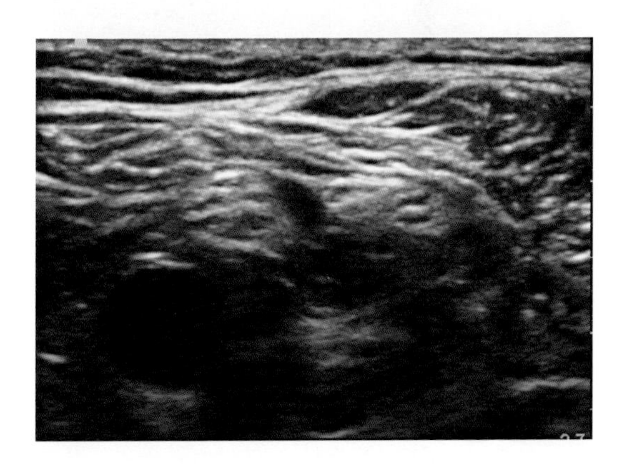

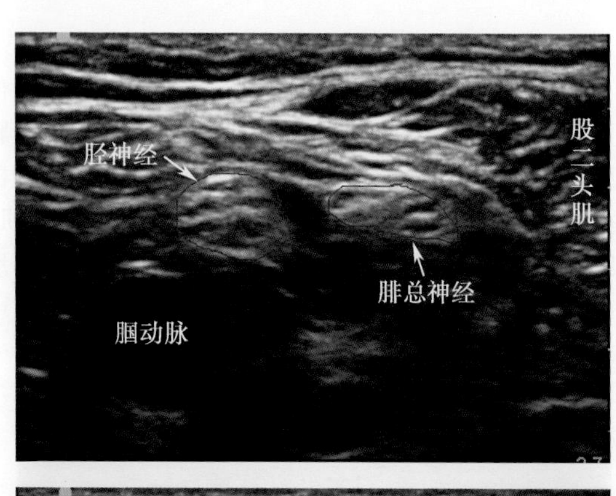

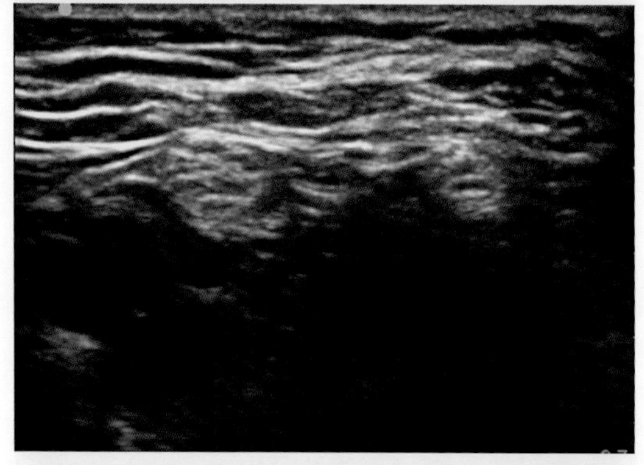

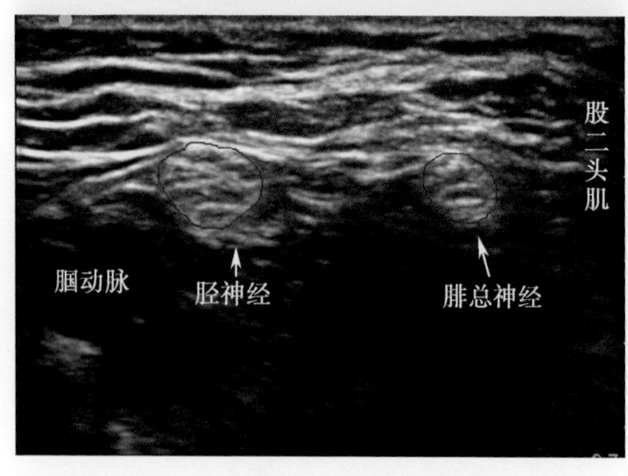

图 5-6-52　胫神经、腓总神经演变超声图

（四）操作方法

1. 体位　患者俯卧位。

2. 器材　高频线阵探头、无菌袖套及耦合剂、神经阻滞麻醉包、5cm 长度 21～22G 短斜面绝缘针一根、周围神经刺激仪（选用）。

3. 操作步骤　常规皮肤消毒，铺无菌巾。探头套无菌袖套，涂抹无菌耦合剂。短轴位放置于大腿后外侧、膝关节上方，显露高回声的圆形或椭圆形结构，内侧为胫神经，外侧为腓总神经。采用平面内技术进针，在探头内侧进针阻滞（图 5-6-53）。当针尖接近神经（图 5-6-54），回抽无血，注入少量局麻药验证针尖位置，观察其在神经周围的扩散情况，根据需要适度调整针尖位置，继续注入局麻药直至包裹神经。

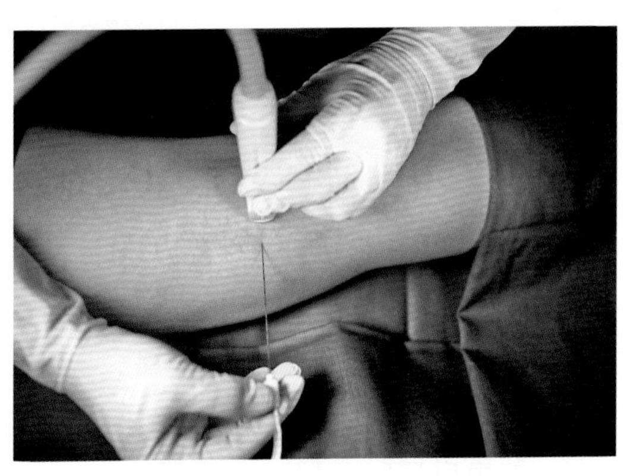

图 5-6-53　胫神经平面内技术穿刺示意图

（五）注意事项

1. 该处与腘血管毗邻，注意针尖与血管的关系，避免血管损伤及血管内注射导致局麻药中毒。

2. 选择性阻滞胫神经或腓总神经，穿刺点尽量选择在神经分叉的远端，适度注射局麻药，注意神经的包裹情况，避免扩散到不需要阻滞的神经周围。

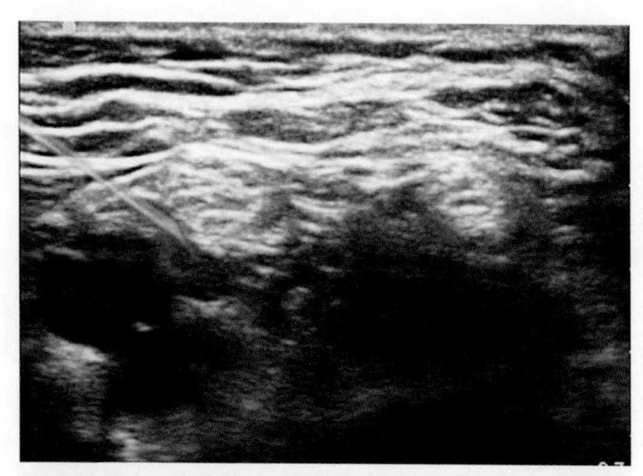

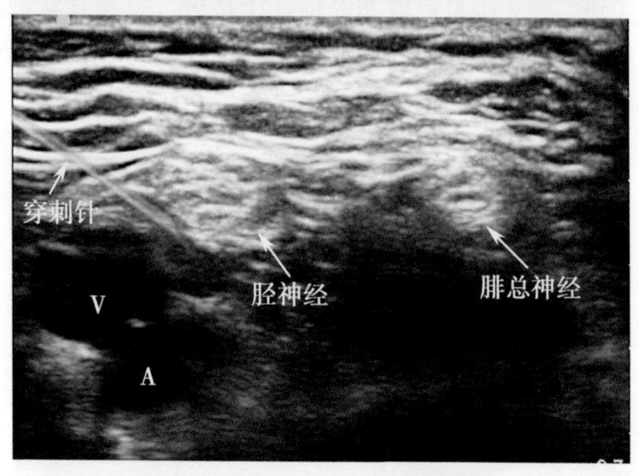

图 5-6-54 胫神经穿刺示意图

七、超声引导腓总神经阻滞

(一)概述

传统的腓总神经阻滞技术，是依据解剖特征进行体表定位，盲法穿刺，因容易损伤血管、成功率低等，临床上较少使用。超声引导下的腓总神经阻滞，可清晰观察神经及周围的解剖结构；穿刺过程中实时显露穿刺针，尤其是针尖与神经的接触关系；实时监测局麻药的扩散情况；防止损伤腘动脉和血管内注射等优势。根据膝关节以下镇痛部位的不同，选择性地阻滞腓总神经。

（二）局部解剖

在进入腘窝前，坐骨神经分为胫神经和腓总神经。腓总神经的直径通常只有胫神经的一半。坐骨神经分叉一般位于腘窝上方 5～12cm 处。腓总神经在腘窝内发出关节支、外侧皮支（腓肠外侧皮神经）和肌支。皮支参与构成腓肠神经，支配小腿后侧和外侧皮肤。腓总神经终末支为腓浅神经和腓深神经（见图 5-6-50）。

（三）超声解剖

内容同超声引导胫神经超声解剖部分（见图 5-6-51）。一旦发现胫神经，可在其外侧寻找腓总神经。腓总神经回声结构与胫神经相同，直径比胫神经小很多（见图 5-6-52）。

（四）操作方法

内容同超声引导胫神经操作方法部分（图 5-6-55，图 5-6-56）。

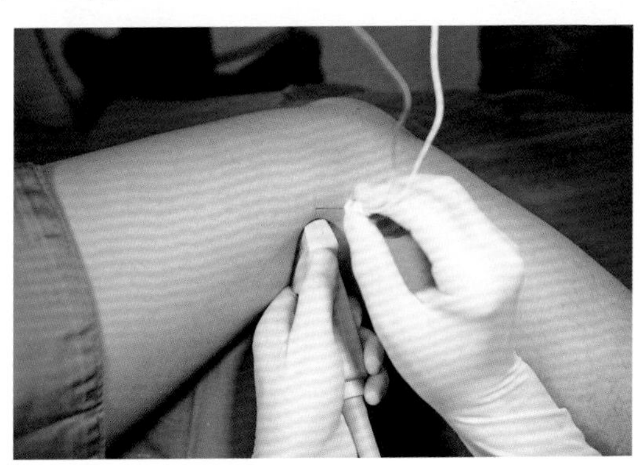

图 5-6-55 腓总神经平面内技术穿刺示意图

（五）注意事项

1. 该处与腘血管毗邻，注意针尖与血管的关系，避免血管损伤及血管内注射导致局麻药中毒。

2. 选择性阻滞胫神经或腓总神经，穿刺点尽量选择

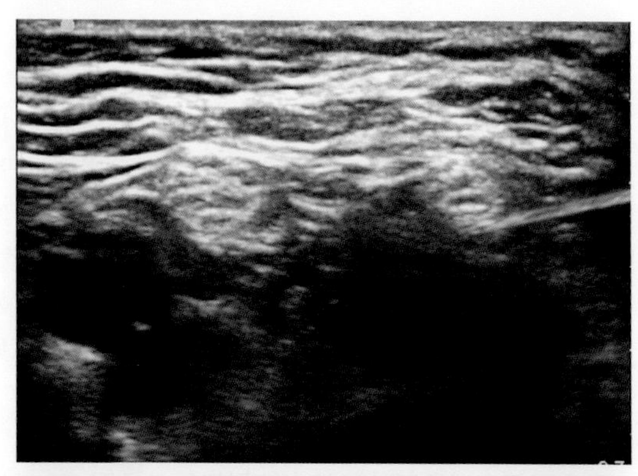

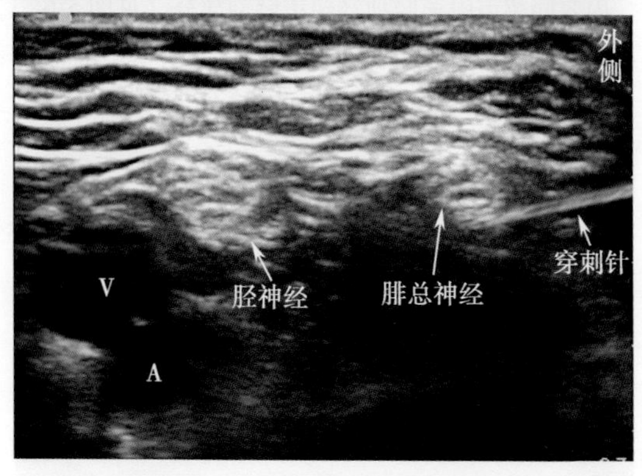

图 5-6-56 腓总神经穿刺示意图

在神经分叉的远端，适度注射局麻药，注意神经的包裹情况，避免扩散到不需要阻滞的神经周围。

（肖建民 耿鹏程）

第六章 微创疗法

第一节 椎间盘突出靶点射频术

（一）原理

射频热凝技术是疼痛科的基本技术，它包括靶点射频技术、射频热凝减压技术、脉冲射频神经调理技术。将射频仪产生的温度作用于因椎间盘突出而引起症状的关键部位。根据突出物的大小、形态、位置，决定靶点的位置。

椎间盘靶点（target spot）射频术是在影像系统的精确引导下，通过射频仪发出高频率电流，使靶点组织内离子运动摩擦生热，热凝毁损靶点区域组织、神经，并使责任病变部位的髓核变性、凝固，局部压力及张力降低，从而减轻对区域内的神经组织压迫，同时可以修补破裂的纤维环、灭活盘内新生肉芽组织及超敏的神经末梢，阻断疼痛信号向上位神经传导，大脑不能产生疼痛感觉和体验，从而达到控制疼痛的目的。射频的温热效应对损伤的纤维环、水肿的神经根、椎管内的炎性反应起到良好的治疗作用。

射频仪一般配置有监控功能如自检、神经刺激、电流、电压、功率、温度、阻抗、毁损模式甚至加热曲线图等。医师通过调节发出电流量的大小与持续时间的长短以控制针尖加热的温度、时间，起到控制毁损面积大小的作用。

感觉刺激：频率50~100Hz脉宽1ms，运动刺激：频率2Hz脉宽1ms

电压（V）	异感（复制疼痛或肌群收缩）	电极与神经的关系
小于0.3	有	神经中
0.3~0.6	有	距神经3mm以内
0.6~2.0	有	电极可能距神经3~5mm
大于2.0	无	电极可能距神经5~10mm以上

温度（℃）	对神经纤维的影响	作用
42（脉冲射频）	无破坏	对神经调节治疗。不造成神经病理性损毁，不破坏运动神经功能
45	无髓鞘C纤维破坏	神经传导阻滞
60~70连续射频模式	Aδ和C纤维破坏	蛋白凝固，神经痛温觉传导阻滞
70~80	传导触觉的Aα、Aβ纤维的被阻滞	神经痛温觉破坏
80~85	Aα、Aβ纤维破坏	焦痂，传导触觉的Aα、Aβ纤维破坏
85~90	所有神经纤维破坏	沸腾，无选择性破坏所有神经纤维
大于90		靶点组织过热，拔出时撕裂

续表

组织	阻抗值
体内空腔	电源断开
脑脊液	200Ω
髓核组织	150~250Ω
脂肪或间盘组织	200~300Ω
肌纤维组织	300~400Ω
神经组织	400~550Ω
硬膜外组织	400~600Ω
脊髓	700Ω
骨组织	800~1500Ω

（二）适应证

1. 颈椎间盘突出症　头、颈、肩背、上肢疼痛伴明显上肢根性酸胀、灼痛、麻木等症状并经影像资料 MRI 或 CT 证实相应间隙椎间盘突出的患者；且与临床体征相符；伴有持续头痛、头晕、耳鸣、眩晕并已排除内科相关疾病者；持续 3 个月，保守治疗无效；椎间盘造影可以诱发疼痛；诊断性神经阻滞有效者；手术后残余症状、手术后症状体征改善不明显或病情复发者；交感神经型颈椎病；

2. 腰椎间盘突出症　影像资料示腰椎间盘突出，无髓核钙化和游离，且与临床表现相符，神经根性疼痛明显，保守治疗 3 个月无效的慢性下腰痛和/或有下肢根性症状的患者；椎间盘造影可以诱发疼痛；麻药注入椎间盘有较满意的镇痛效果；手术后残余症状、手术后症状体征改善不明显或病情复发者。

（三）禁忌证

1. 严重骨性椎管狭窄；突出物明显钙化；后纵韧带骨化及椎管骨性狭窄；骨性压迫。

2. X线检查显示椎间盘退变明显，低于正常高度1/3或椎间隙在3mm以下。

3. 椎间盘脱出伴游离。

4. 有明显进行性神经症状或马尾神经症状且麻木严重。

5. 合并精神疾患或严重心理障碍。

6. 严重脊髓受压合并截瘫者。

7. 颈椎或腰椎不稳；症状迅速进展；出血倾向、严重心脑血管疾病及精神障碍者。

（四）操作方法

1. 术前准备　仔细询问病史，全面进行体格检查；了解患者重要脏器功能；向患者及家属仔细讲明病情及椎间盘靶点射频术的作用、不良反应、风险、转归等，使之充分理解并明确表态后在同意书上签字；术前4~6小时禁饮禁食；术前半小时开放静脉，预防性应用抗生素。

2. 操作步骤

（1）颈椎

1）体位：患者取仰卧位，躺在X线透视床上。颈部垫一薄枕，使颈椎轻度后仰，使患者下颌中点与甲状软骨的最高点平行，颈前区尽量舒展，双侧肩部下沉内收，双上肢置于身体两侧，用束带固定（图6-1-1）。

2）工具：射频仪（图6-1-2），C形臂X线机

3）定位：颈椎间盘治疗采取椎间隙前外侧方入路，对侧椎间隙前外侧方为进针点；透视下体外克氏针定位病变间隙，并在该点的皮肤上做一标记（图6-1-3）。

4）穿刺：皮肤常规消毒，铺无菌洞巾。穿刺点皮肤及皮下注射0.5%利多卡因局部麻醉。C臂动态引导下

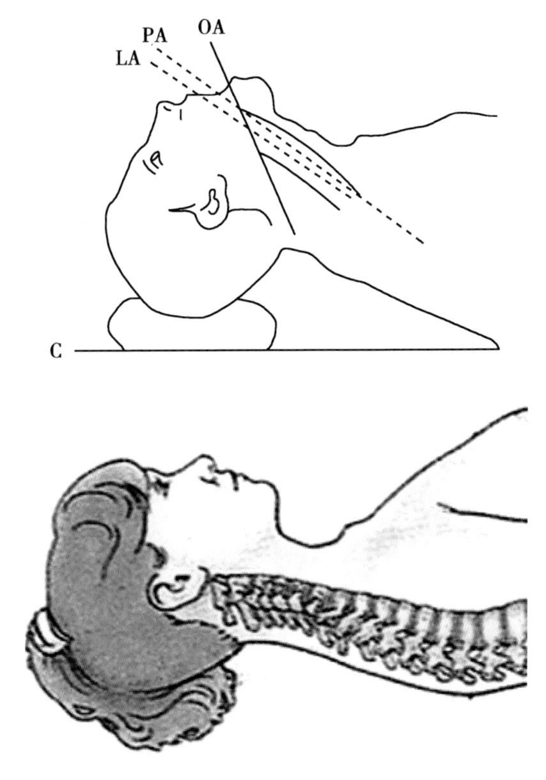

图 6-1-1 颈椎射频体位

于颈部健侧用手指在皮外推移分开气管和颈血管鞘，直至手指感觉触及颈椎椎体侧前缘，将穿刺导针经皮肤刺入突出间盘。调整针尖位置至 X 线显示正位穿刺针尖达患侧小关节内缘，侧位在椎间隙中后 1/3 交界处，上下居于椎间隙中份（图 6-1-4）。

5）治疗：拔出针芯，置入电极，行感觉及运动刺激，如果感觉刺痛能复制出原有症状，视为穿刺正确。无异常后靶点射频热凝：70℃ 60S、80℃ 60S、85℃ 60S 各一个周期。撤出电极、拔掉穿刺针、创可贴覆盖针眼，颈托固定 1 周。

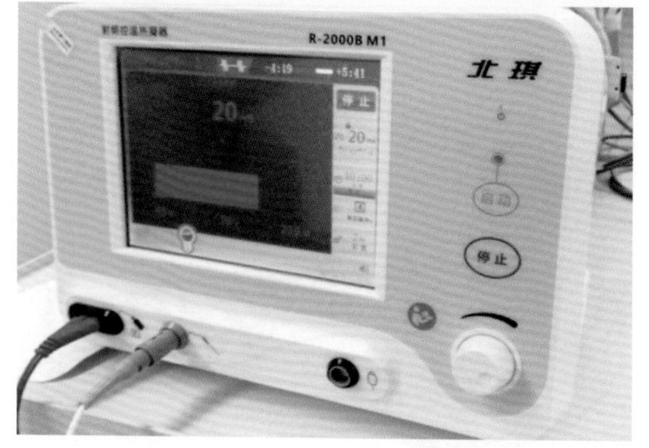

图 6-1-2 颈椎射频的射频仪

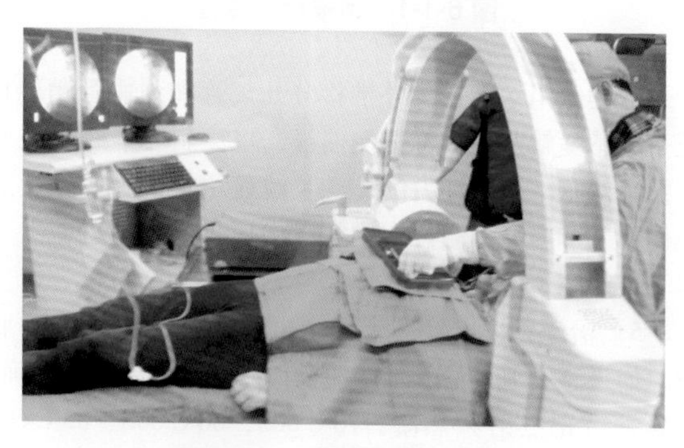

图 6-1-3 颈椎射频的定位

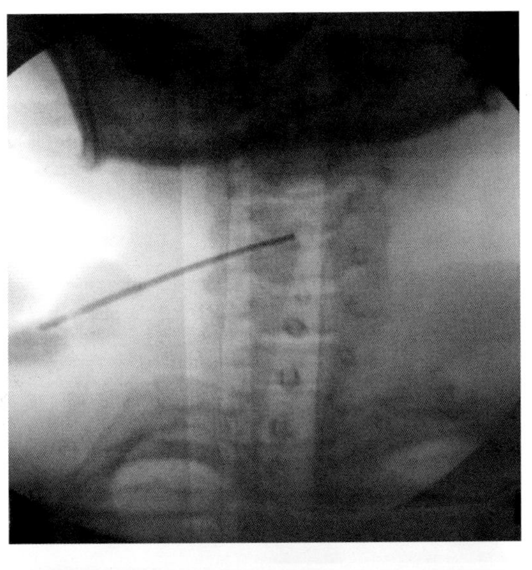

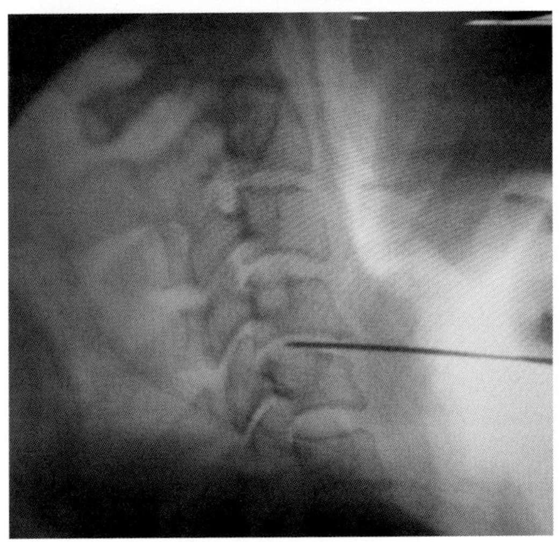

图 6-1-4 颈椎射频术中正侧位片

（2）腰椎

1）体位：俯卧位，腹部部垫俯卧位支架或腹部垫枕，以减少生理前凸对穿刺的不利影响。双上肢置于两侧或双手交叉置于面前，使腰椎术区置于手术台可投照区域（图 6-1-5）。

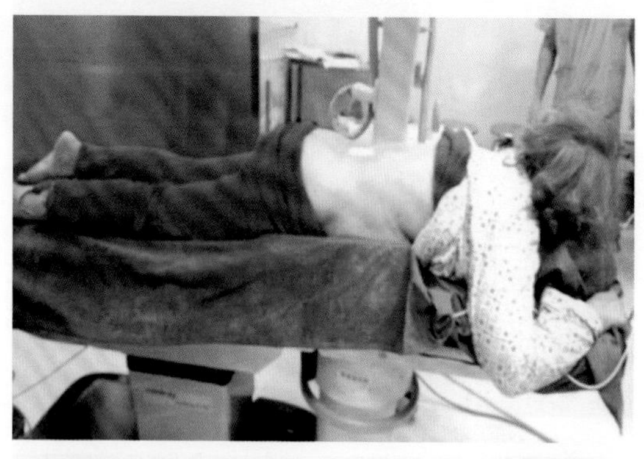

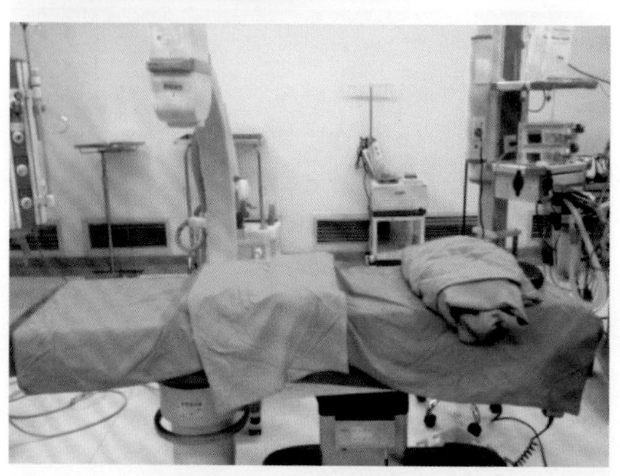

图 6-1-5　腰椎射频体位

2）工具：射频仪，C 形臂 X 线机

3）定位：透视下体外克氏针定位病变间隙，标记。腰椎 $L_{4\sim5}$间盘水平以上，采用横突上安全三角进路，进针点定在患侧椎间隙正中旁开 8～10cm（依据患者体格情况而定），与皮肤成 30°～45°角刺入椎间盘，$L_5\sim S_1$ 水平的间盘治疗，常采取经小关节内缘入路，因为髂嵴的阻挡，侧入穿刺困难（图 6-1-6）。

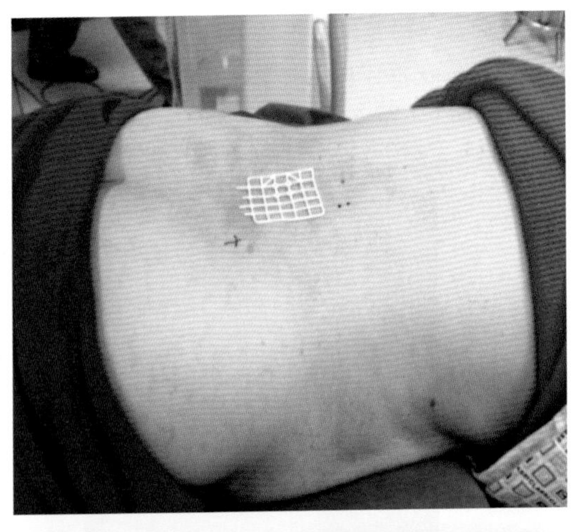

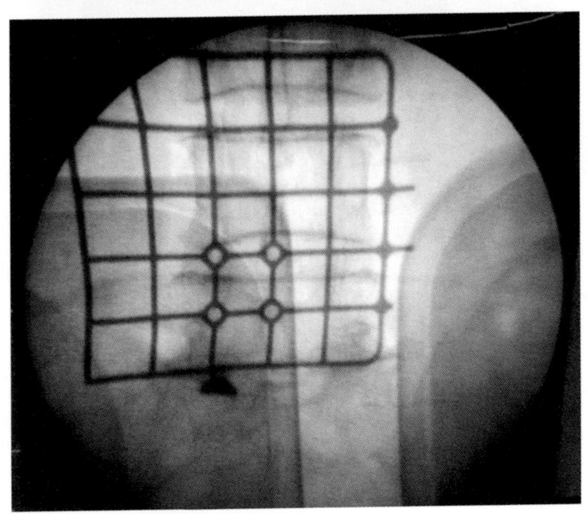

图 6-1-6　腰椎射频的定位

4）穿刺：穿刺点皮肤及皮下注射局部麻醉药，将穿刺针经患侧椎间孔安全三角或小关节内缘刺入间盘并调整至正确位置。穿刺针刺到神经根产生放射痛时，应略退针，稍微调整进针方向再缓慢刺入。不可向椎管内注射局麻药，以免因失去保护反应而损伤神经根。针尖在椎间盘内的正确位置是 X 线显示正位穿刺针尖近中线，侧位在椎体后 1/5 处，上下居于椎间隙中点（图 6-1-7，图 6-1-9）。

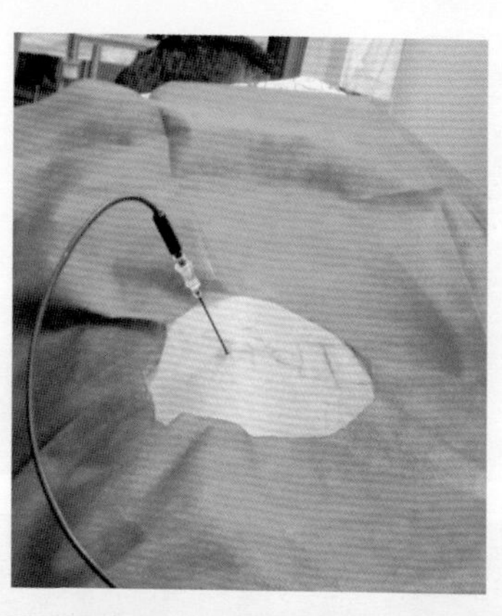

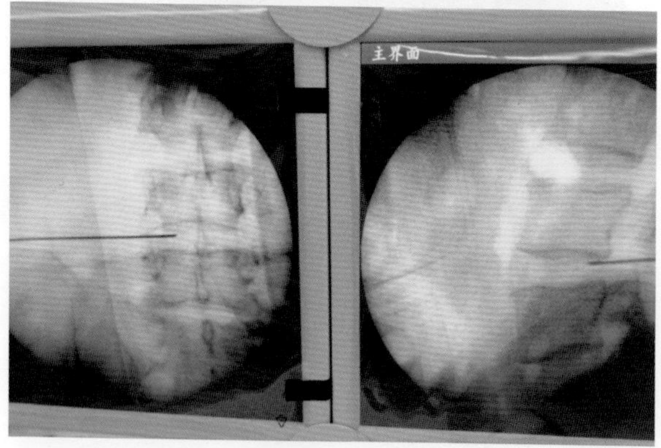

图 6-1-7　腰椎射频术中正侧位片

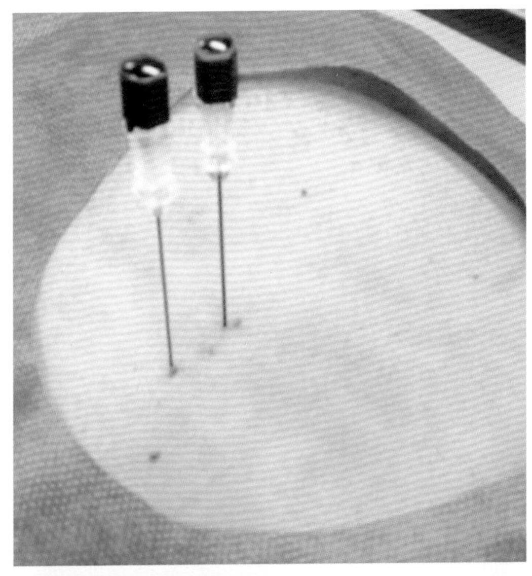

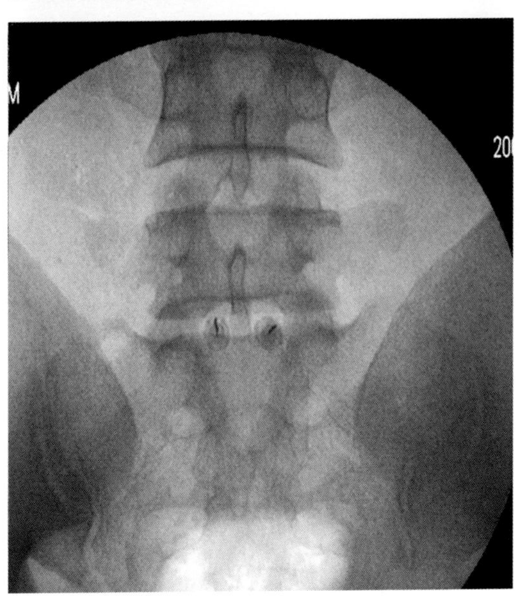

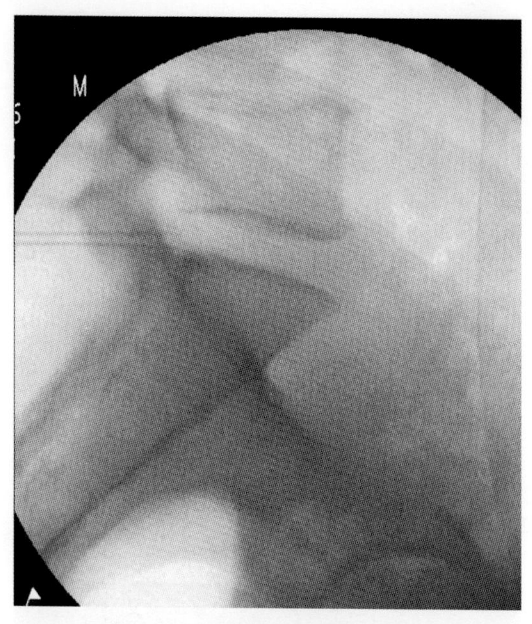

图 6-1-8 腰椎射频术中正侧位片

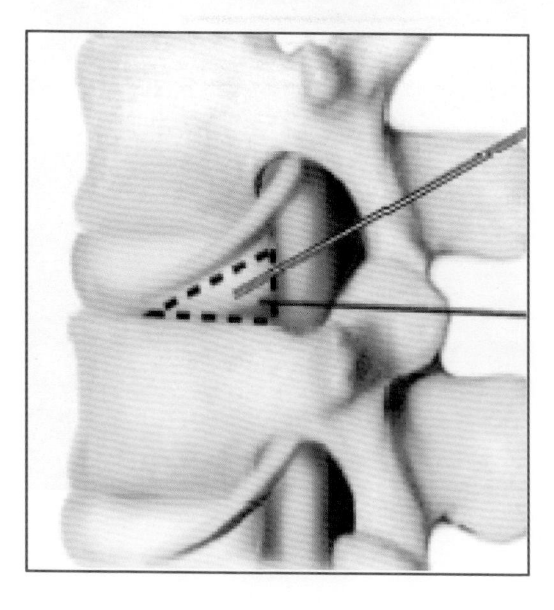

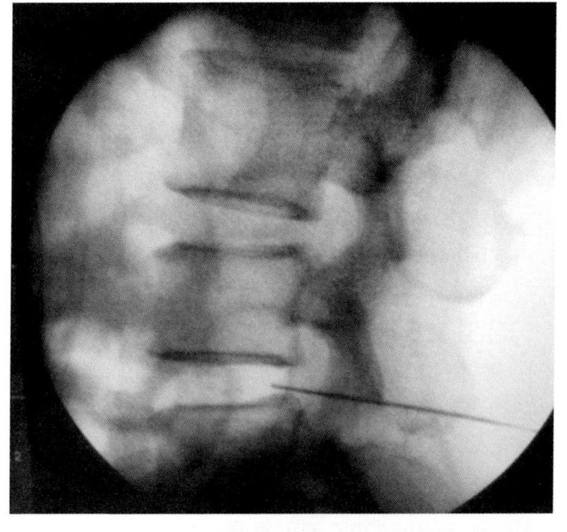

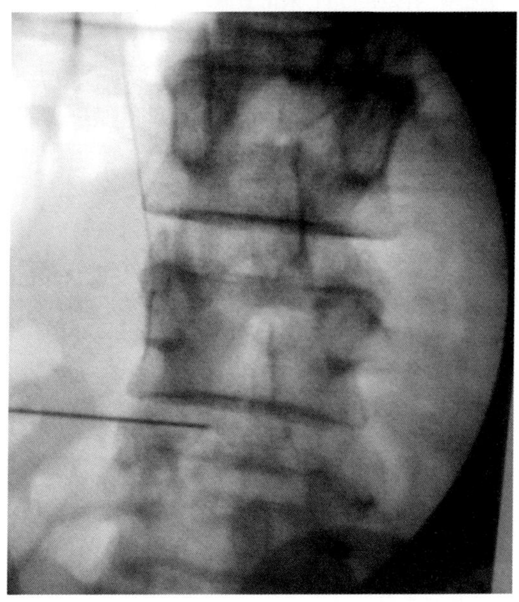

图 6-1-9　腰椎射频术中正侧位片

5）治疗：拔出针芯，置入电极，阻抗测定：硬膜

外组织的阻抗值为400~600Ω，靠近骨质时阻抗值可增大至800Ω以上，进入脑脊液时可降至100Ω，到达脊髓本身时又可升至500Ω，间盘组织阻抗为100~300Ω。感觉及运动刺激无异常后靶点射频热凝：75℃ 60S、90℃ 60S各一个周期。然后略退针0.2~0.3cm，85℃60S再治疗1~2个周期。术毕拔出穿刺针，清洁消毒术野，粘贴敷料，腰围固定3周。卧床休息3天，常规给予抗生素、脱水剂及神经营养药物等。

（五）注意事项

1. 进针过程必须在C形臂反复正侧位监测下进行，随时调整进针角度，使穿刺针尖位于椎间隙中央，避免偏上或偏下造成终板损伤。术中定位像：正位接近中线但不过棘突连线，侧位位于椎间盘后1/4。

2. 治疗升温至70℃不可复制症状时应调整穿刺针的位置。

3. 仔细阅读每个间隙在矢状面和横断面的突出部位、方向、压迫程度，选择出与症状和客观体征相一致的一个主要病变间隙（少数为两个间隙）进行靶点射频消融。

4. 操作过程中，若患者突感剧烈疼痛，应立即停止消融，行C形臂X线机检查是否正常，必要时微调针尖位置，再次开始时，若患者仍然疼痛难忍，则必须停止手术。神经直接和电极接触时，可能造成神经受损。

5. 椎间盘突出患者髓核或多或少都有不同程度退变，形成局部真空区，如果仅以C形臂机X线机定位消融，经常会出现在真空区消融的无效操作，导致治疗失败。此时应适当调整针尖位置，避开真空区，再行消融治疗。

6. 装了起搏器的患者射频中可能会发生心跳停止。装了脊髓刺激器患者需要预防在颈部射频操作时电流会沿着脊神经刺激器的方向通过而牵连脊椎神经索。

7. 局部有瘢痕者，热耐受较差，局部可伴有瘙痒，应随时调节输出功率；部分患者术后会有感觉缺失。

8. 妇女月经期不能行此手术治疗。

9. 术后应密切观察患者，监测生命体征。

（六）不良反应

1. 术后出血

2. 较胖患者治疗部位可能出现脂肪硬结（热聚结），一般3周后可自行消退。

3. 极个别患者可有局部麻痛不适感，多在2周至1年恢复。

第二节　椎间盘髓核臭氧消融术

（一）原理

腰椎间盘盘内及椎旁注射医用臭氧治疗腰椎间盘突出症的作用机制主要是：

1. 氧化蛋白多糖　髓核是由蛋白多糖、胶原纤维网和髓核细胞构成。蛋白多糖是髓核最主要的大分子结构之一，蛋白多糖被臭氧破坏后使髓核基质渗透压下降，最终导致水分丢失而萎缩、髓核体积缩小，从而降低椎间盘内压力，使症状得以消除，达到治疗的目的。而医用臭氧对软骨终板、纤维环作用较弱。

2. 破坏髓核细胞　臭氧注入髓核组织内后，早期就能使髓核细胞出现变性，随后细胞坏死溶解，使髓核缩小。

3. 抗炎作用　突出的髓核及纤维环压迫硬脊膜、神经根及周围静脉，引起回流障碍，出现炎性渗出和组织水肿；臭氧是通过刺激拮抗炎症反应的细胞因子和（或）免疫抑制细胞因子（如IL-10、TGF-β）释放；刺激血管内皮细胞释放一氧化氮（NO）及血小板衍生生长因子（PDGF）等引起血管扩张，改善回流，减轻神经根周围的水肿，促进炎症吸收的作用。

4. 镇痛作用　腰椎小关节突、椎间盘表面和邻近韧带附着点处广泛分布细小神经纤维及神经末梢受体；神经受体被局部感受到的压力和牵引等机械刺激激活，或者被炎症因子和突出髓核所释放的化学物质（如P物质或磷酸酶A2等）激活后，敏感性提高，引起反射性的肌肉痉挛而导致下腰痛和（或）坐骨神经痛。臭氧治疗腰椎间盘突出症产生镇痛作用可能是一种类似于“化学针灸（chemical puncture）”的作用机制，即抑制无髓损伤感受器纤维，通过激活疼痛感受抑制机制，从而刺激抑制性中间神经元释放脑啡肽而镇痛。

（二）适应证

1. 临床表现为持续的腰背痛和（或）坐骨神经痛、神经根受压体征明显，轻度神经功能缺失，保守治疗至少6周以上无效者。

2. 支配区的麻木或感觉迟钝、轻度的肌肉萎缩及明确的根性刺激体征。

3. 影像学（CT、MRI或椎间盘造影）检查证实为椎间盘轻度或中等度突出（不大于1cm），与临床定位症状一致，且临床症状与腰椎退行性改变关系不大者。

4. 相对适应证　退化性脊椎关节病、腰椎手术失败综合征。

（三）禁忌证

1. 合并椎管狭窄、黄韧带重度肥厚、腰椎滑脱者。

2. 合并精神疾病患者。

3. 合并肝肾疾病、血液病、肿瘤、呼吸系统、心脑血管疾患、自身免疫性疾病患者或极度衰弱者等。

4. 合并甲亢、G6PD缺乏症、出血倾向。

5. 有腰痛或典型坐骨神经痛，但CT和MRI检查未发现有腰椎间盘突出。

（四）操作方法

1. 体位　健侧卧位，患者髂骨过高者可采取下侧肢体屈曲、上侧伸直、腰下垫枕，以使椎体间隙充分舒展开。

2. 仪器设备

（1）X线机：C形臂机，能进行正侧位透视，电视监视，清晰度高。也可在CT引导下操作。

（2）臭氧发生器：能产生浓度至少为 25μg/ml 的臭氧，能实时显示臭氧浓度及压力。臭氧浓度稳定，有臭氧回收及废气处理系统。

（3）穿刺针：斜面针或锥形多侧孔空心针，直径为 20~22G。

（4）注射器：2~20ml 各种规格医用塑料注射器。

（5）氧气高压瓶装医用纯氧。

3. 定位 L_5 以上采用后外侧入路，通常取脊柱中线旁开 7~8cm 处为穿刺点。L_5S_1 小关节内侧缘入路，距脊柱中线约 1.0cm 患侧相应椎体间隙作为穿刺点。

4. 穿刺 常规消毒铺单，0.5%~1%利多卡因局麻。后外侧入路，通常取脊柱中线旁开 7~8cm 处为穿刺点，专用 21G、22G 穿刺针行侧后方入路穿刺，正侧位透视定位针尖位于椎体间隙中央及后 1/3 区域。L_5~S_1 椎间盘突出症臭氧消融可采用小关节内侧缘入路，距脊柱中线约 1.0cm 患侧相应椎体间隙作为穿刺点。透视下沿该点垂直进针，紧贴小关节内侧缘进入突出处的髓核部。穿刺成功后取出针芯，密切观察有无脑脊液流出。若有脑脊液滴出应停止进针，放弃此穿刺路径。部分患者在穿刺中感觉下肢放射痛，应考虑针尖刺入马尾神经，也应停止穿刺。侧位透视下进针至病变椎体间隙后 1/5 区域（图 6-2-1）。

5. 治疗 影像学证实针尖到达目标位置（突出物内）后，用 5 或 10ml 注射器获取 20~40μg/ml 的 O_2-O_3 混合气体 5~10ml，缓慢分次注入椎间盘内。注意观察推注臭氧时阻力大小、患者的反应，及时询问患者有无头晕、腰痛及下肢感觉异常。透视下注意观察气体弥散分布情况。包容性椎间盘突出者推注时阻力较高，切忌将气体完全推入以免导致纤维环破裂，透视下可见气体在盘内呈不规则线带状弥散，此时宜采用低压循环注射法，即反复来回推动注射器柄，使臭氧与髓核充分氧化，然后将余下的气体弃之。而纤维环破裂者气体易进入硬脊膜外腔，透视下显示为椎体后缘线状透光影。退针至椎

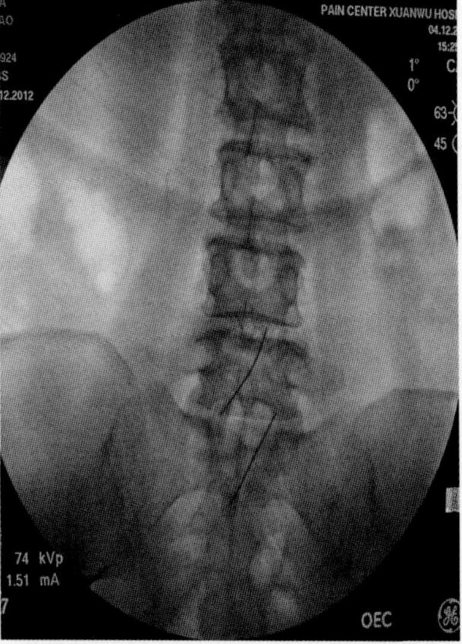

图 6-2-1 腰椎间盘髓核臭氧消除术中正侧位片

间孔后缘平面，在确认针尖不在蛛网膜下腔的安全的情况下，注入混合臭氧 10~15ml。可见气体在腰大肌间隙弥散。通常颈椎间盘 3~5ml，腰椎间盘 10~15ml。再注入消炎镇痛液 3~5m 后即可拔针。注意观察患者反应，大多数患者会立刻感觉患肢疼痛减轻，症状好转。

（五）注意事项

1. 取气时注意不要主动抽取，以免混入空气，而是利用输出气体的压力自动进入。

2. 因臭氧比重较空气大，取气后针头端应向下。

（六）不良反应

1. 穿刺相关并发症：神经损伤、硬膜囊损伤、出血、感染等。

2. 臭氧注射相关并发症：有少量文献报道出现腹胀、脑血管气栓、注射后头痛等并发症。

（七）术后转归及应对措施

术后患者的转归按治疗效果分为四种类型：

1. 好转型所占比率最高，达 69%。分析其原因主要是臭氧能够直接作用于盘内及神经根附近的神经末梢，解除疼痛。尤其是再加上消炎镇痛液的作用，能够阻断疼痛的恶性循环，使神经获得休息、调整和修复的机会。这就可以解释为什么大部分患者在术后第 2 天就感觉症状立即缓解。

2. 反跳型占 13.25%。主要发生在膨出及包容性突出组中。分析原因考虑是在治疗的第一阶段，由于臭氧及消炎镇痛液的作用在短期（1 周内）获得缓解，随着消炎镇痛液作用的消失，臭氧在间盘内的作用致间盘内压力增加，患者出现症状加重，严重时疼痛难忍，彻夜不眠。为了预防反跳的发生，术后严格的 3 周卧床休息是必要的，因为卧床的时候间盘压力最低，站立次之，坐立时压力最高。对于发生“反跳”的患者除了耐心细致的心理辅导外，尚需采取必要的应对措施，包括镇痛剂（如曲马多、神经妥乐平）、甲钴胺等，康复理疗、中医中药等。让患者坚定信念，相信反跳期可以度过，而不宜采取外科手术等措施，是取得成功的关键。

3. 无效型占10%以上。本型疗效不佳的原因比较复杂，分析起来可能与下列因素有关：

（1）诊断错误：有学者预言，腰椎间盘突出的诊断中，30%存在错误，原因是虽然临床上患者有间盘突出，CT或MRI也显示突出存在，患者表现为腰痛及下肢疼痛，但真正引起临床症状的原因，有可能是脊神经后支卡压、骨盆出口狭窄、腰椎横突肥大、臀上皮神经炎、小关节紊乱综合征等。

（2）心理因素：因为患者影响因素很多，尤其是不能进行仪器检查评定，客观上不能明确原因。

4. 加重型占6%。此型患者术后症状加重，可能与下列因素有关：

（1）机器性能不够稳定，抽取的臭氧浓度过高，超过60μg/ml时，可引起神经根及其周围肌肉组织变性坏死。

（2）注射气体压力太大，纤维环破裂，髓核刺激硬脊膜。

（3）术后下床活动太早，或过早恢复工作。未能按医师建议绝对卧床休息2~3周，间盘修复不良。

（八）臭氧治疗的优势

1. 微创　具有传统腰椎间盘突出症微创治疗方法的优点（手术创伤小，不破坏脊柱的正常骨性结构，不破坏脊柱稳定性，并发症少，效果确切。患者痛苦少，恢复快，住院时间短等）。

2. 安全性高　CT或C形臂引导下局麻细针穿刺，定位准确，主要作用于髓核；臭氧选择作用于髓核组织内的蛋白多糖，对髓核组织破坏能力强，但对椎旁组织无明显不良影响；臭氧极不稳定，易分解成氧气，不会造成二次污染和持久的器官组织伤害。

3. 疗效确切　选择性氧化髓核组织降低椎间盘内压，同时椎间隙旁注射臭氧具有抗炎镇痛作用，双重作用治疗椎间盘突出症引起的症状。与其他介入方法联合治疗可提高疗效，减少其他介入手术的不良并发症。

4. 手术方式操作简单、器械要求低 单纯髓核消融术手术时间10~30分钟可完成。而且臭氧价格低廉，降低了手术费用。

5. 具有对髓核消融减轻神经根压迫的同时对椎旁组织注射臭氧对神经根具有抗炎和镇痛的多重作用。

6. 适用人群广泛 适用于早、中期椎间盘突出症，身体不能耐受手术或不愿意手术治疗者，对于腰椎间盘突出症外科治疗后所发生的手术失败综合征（FBSS）也有一定疗效。

第三节 椎间盘突出物化学溶解术

（一）原理

胶原蛋白水解酶（Collagenase）简称胶原酶，为酶类药。在生理pH和温度下，具有水解天然胶原蛋白的作用，能迅速地、选择性地溶解髓核和纤维环，而不损伤邻近的血管和其他组织。胶原酶溶解术又称“化学溶解术”，是将胶原酶注入病变的椎间盘内或突出物的周围，依靠胶原酶分解胶原纤维的药理作用来溶解胶原组织，使突出物减小或消失，以缓解或消除其对神经组织的压迫，从而使患者的临床症状得到改善。胶原酶是一种主要溶解胶原蛋白的酶，能有效地溶解髓核和纤维环中的Ⅰ型和Ⅱ型胶原，对血红蛋白、乳酪蛋白、硫酸角质素等蛋白无损害，能在正常的生理环境和酸碱度下分解胶原纤维，使其降解为相关的氨基酸并被血浆所吸收。所以，使用胶原酶不会对椎管内造成粘连改变。

可用于腰椎间盘盘内及盘外注射治疗椎间盘突出症的药物有木瓜凝乳蛋白酶、胶原酶、多糖酶、糜蛋白酶、透明质酸酶和软骨素酶ABC等。国外常用的有木瓜酶和胶原酶。国内主要使用胶原酶。酶活性稳定在250U/ml，作用于底物的时间为18~24小时，胶原纤维的溶解度在65%~90%之间；用于腰椎间盘内的治疗剂量为400~600U/1~2ml；用于腰椎间盘外（硬膜外腔、椎间孔内等）的治疗剂量为1200U/3～5ml；半数致死量为7000～9000U/kg。注射方法由原来的单一椎间盘内注射发展至椎间盘内、外联合注射，椎间孔、经骶裂孔硬膜外腔前间隙、侧隐窝、骶后孔注射等20余种。注射部位由过去的单纯腰部椎间盘，发展至颈、胸、腰、骶及椎管的任何部位。是治疗椎间盘突出症的有效手段之一。

在疼痛治疗中多用于经保守治疗无效的腰椎间盘突出症。使用时需在影像引导下，将穿刺针插入腰椎间孔硬膜外或椎间盘内注射给药。注射胶原酶前一定要反复验证，确保注射部位精确无误，并应密切观察，避免误伤神经根及周围组织。

不良反应可见部分患者腰痛加剧和过敏反应，若疼痛剧烈必要时可注射镇痛剂缓解。误入蛛网膜下腔可导致严重的脊髓损伤，必须杜绝。

（二）适应证

1. 典型的根性痛。

2. 受累神经皮肤节段感觉异常。

3. 神经牵拉征阳性。

4. 神经物理学检查：可有肌萎缩、肌无力、感觉异常、反射改变。

5. CT或MRI检查为阳性结果，并与临床症状、体征有一致性。

6. 病程达2周以上，经3个月以上保守治疗无效，或经保守治疗有效，但每年发作2次以上。

7. 经外科手术治疗后再发根性痛，经影像学诊断具有溶解适应证。

（三）禁忌证

1. 对胶原酶过敏体质。

2. 有明显脊髓或马尾神经损伤表现。

3. 有代谢性疾病未控制。

4. 椎间盘炎或椎间隙感染；败血症。

5. 有心理或精神障碍。

6. 骨性椎管狭窄或椎间孔狭窄。

7. 后纵韧带骨化、黄韧带肥厚。

8. 椎间盘钙化或游离；突出物已钙化或骨化。

9. 孕妇和14周岁以下的儿童。

10. 重要脏器功能不全者。

11. 凝血功能障碍者。

（四）操作方法

从注射的部位来分，胶原酶可行椎间盘内注射、椎间盘外注射或椎间盘内外联合注射，及采用其他可以注射到椎间盘突出部位的任何途径来治疗椎间盘突出症。但只有根据患者出现的不同临床症状及椎间盘突出的不同部位来选择注射治疗的方法，才能获得良好的治疗效果。

近年来创立的新穿刺入路方法较多，如硬膜外前、后间隙直接注射法；硬膜外间隙置管注射法；骶管裂孔硬膜外前间隙置管法；骶后孔注射法；硬膜外侧间隙椎间盘内、外联合注射法；液体刀椎间盘突出分离后置管注射法；经皮切吸后胶原酶注入联合溶解法；B超下经外侧路细针注入椎间盘突出物内局部注射胶原酶法；颈部硬膜外后间隙三定法（定点穿刺、定向置管、定位留管）置入硬膜外前间隙导管注入胶原酶溶解法；硬膜外腔镜直视下胶原酶定点注射溶解法等。

1. 准备　术前1天行碘过敏试验，手术日早晨禁食，术前半小时口服开瑞坦（氯雷他定）10mg。穿刺前静脉推注25%~50%葡萄糖注射液20~40ml加地塞米松5~10mg，以预防过敏反应。腰椎患者取侧卧位或俯卧位，下腹部垫薄枕；颈椎患者取平卧位或俯卧位。选用7G或9G腰穿穿刺针，肥胖者可选取长15cm的18G带内芯针。

2. 定位　颈椎通常在影像引导下定位，相应节段胸锁乳突肌内侧缘。腰椎间盘胶原酶化学溶解术穿刺点一般定为对应的间隙中线旁开8~10cm，穿刺前需X线机定位；如为L_5、S_1间隙则取小关节内侧缘穿刺法：在患者正位X线平片上将小关节内侧缘间距最宽处定为A点，经A点向棘突连线作垂线，两线相交点定位B点，该棘突上或下缘定位C点。测量并换算AB，BC的长度，并换算成等比例的数值。患者取俯卧位，准确触及棘突上或下缘找到C点，根据BC长度，确定B点，将B点向患侧作棘突连线的垂线，根据AB长度，确定A点，即为皮肤进针点。

3. 穿刺　将胶原酶注射到突出的椎间盘髓核或纤维环内的方法即盘内法。将胶原酶注射到突出椎间盘后缘的硬膜外前间隙的方法称为盘外法（图6-3-1）。常规进行皮肤消毒，铺无菌巾，选用7G或9G腰穿穿刺针，肥胖者可选取长15cm的18G带内芯针。

颈椎间盘胶原酶化学溶解术穿刺入路：对侧颈前入路盘内注射法；经颈间孔硬膜外侧前间隙穿刺注射法；后入路硬膜外侧前间隙接近法；后入路颈部硬膜外直接注射法。

腰椎间盘胶原酶化学溶解术穿刺入路：硬膜外前间隙注射（盘外法）依局部解剖和进针径路不同分为四种方法：经椎间孔安全三角区进针至突出髓核的旁路法；经椎板外切迹或小关节内缘穿刺至侧隐窝的硬膜外前间隙法；经骶管裂孔插管，从硬膜外前间隙至突出髓核周围的骶管裂孔前间隙法；经棘突间隙进针，从硬膜外后间隙插管至突出髓核周围的硬膜外前间隙法。

（1）侧入路法：CT或C形臂引导下于穿刺点进针，针身与躯干矢状面呈45°~60°夹角进入，缓慢沿横突上方滑入椎间孔前下方的"安全三角区"直达椎间盘内。穿刺针的针尖接触到纤维环时，可有砂粒样感觉。穿刺时不宜过快或粗暴操作，以免损伤神经根。穿刺针进入椎间盘后，行腰椎前后位及侧位X线透视或照片，以判断穿刺针的确切位置，或直接从X线机的电视屏幕中确定穿刺方向和针尖位置，然后注入造影剂，若造影剂位于椎体间隙呈盘状显影，则说明针尖已达椎间盘内。

（2）小关节内侧缘侧隐窝穿刺法：在患者正位X线平片上将小关节内侧缘间距最宽处定为A点，经A点向棘突连线作垂线，两线相交点定位B点，该棘突上或下

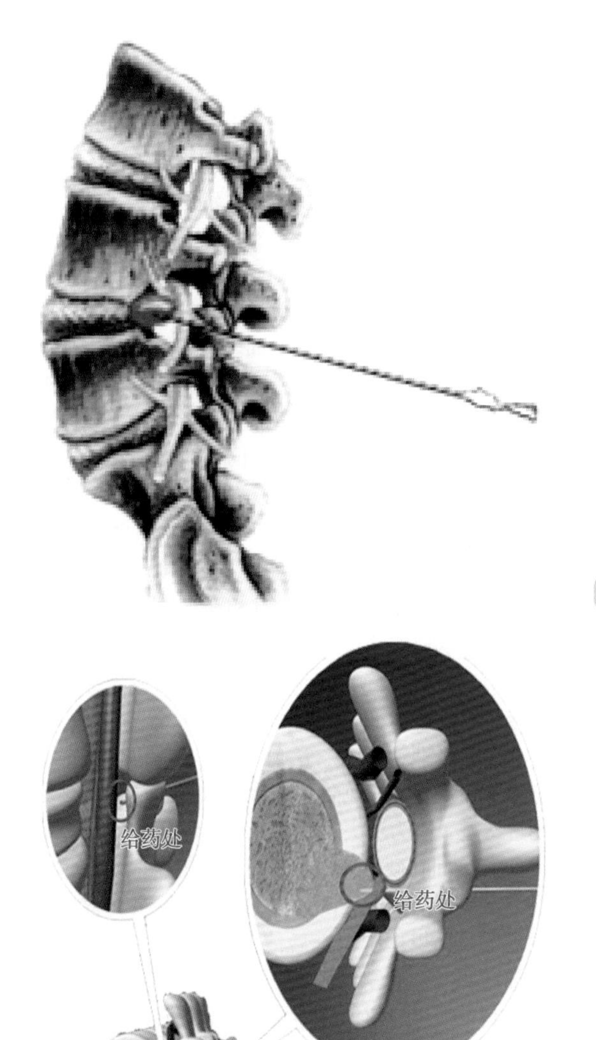

图 6-3-1　胶原酶注射的盘内法和盘外法示意图

缘定位 C 点。测量并换算 AB，BC 的长度，并换算成等比例的数值。患者取俯卧位，下腹部垫薄枕，准确触及棘突上或下缘找到 C 点，根据 BC 长度，确定 B 点，将 B 点向患侧作棘突连线的垂线，根据 AB 长度，确定 A 点，即为皮肤进针点。右手持盛有 3ml 0.5%利多卡因并接 7G 85mm 穿刺针的 5ml 注射器，左手拇指隔无菌纱布捏住针头的下 1/4 处，经皮肤 A 点快速进皮，针尖斜面朝外，针尾向中线倾斜 5°，继续进针，遇到骨质后即为关节突，注入 0.5%利多卡因 1ml。然后退针到皮下，再垂直进针，遇到阻力较大的韧性组织，即为关节囊和黄韧带，右手加压于针栓，一边加压一边进针，使针尖斜面紧贴小关节内缘滑进，一旦阻力消失，出现落空感，针尖便进入侧隐窝。

（3）椎板外切迹的侧隐窝穿刺法：在患者正位 X 线片上确认间隙的患侧椎板外切迹，定位 A 点，经 A 点向同一椎体的棘突连线作垂线，其相交点定位 B 点，该棘突上或下缘定位 C 点。测量并换算 AB、BC 的长度，与经小关节内侧缘侧隐窝穿刺法相同的方法确定穿刺进皮点。穿刺针快速穿过皮肤后，针尖向中线倾斜 5°~10°进针，遇到骨质即为椎板，注射 0.5ml 利多卡因 1ml，退针至皮下，垂直加压进针。遇黄韧带后，针尖紧贴椎板外切迹滑进，阻力消失，余同小关节内侧缘。

（4）椎间孔硬膜外间隙注射法：患者取侧卧位，患侧在下，抱膝使腰椎后凸加大，腰部垫一个薄枕以避免脊柱侧弯。常规皮肤消毒后铺巾，采用 1%利多卡因进行局部麻醉，采用静脉留置针与骶骨成 45°~60°的方向进行穿刺，沿相邻两椎体的横突将穿刺针的针体插入病变椎体间隙的椎间孔内。穿刺针的理想、位置应该是：侧位 X 线观察时，针尖位于椎间孔内偏下 2/3 处（椎间孔上 1/3 处为脊神经根发出部，下 2/3 为椎间盘占据）。确认穿刺针针尖的位置准确无误后，注入生理盐水行硬膜外间隙负压试验，确认在椎间孔硬膜外间隙后注入 2%利多卡因 3ml，观察 5~10 分钟，无全脊髓麻醉的征象后，注入经生理盐水溶解的胶原酶 1200U 共 3~4ml。

（5）椎间孔硬膜外间隙置管注射：根据影像学资料测出椎间孔间距与深度的定点定位穿刺法。患者取俯卧位，腹下垫一个薄枕（约 20cm 高），1%利多卡因局部麻醉，将 18G 硬膜外间隙穿刺针从 CT 最佳进针点刺入皮肤，垂直向下进针。如遇到骨质，稍向外倾斜刺入，进针到预定深度，即 CT 扫描所测健康人深度均值或稍深（约 5mm），仍无阻力消失感及硬膜外间隙穿刺成功的指征出现，稍退针 10mm，再向内倾斜针体刺入，大多可顺利穿刺成功。至有突破感后，连接注射器回抽无液体及血液，注气无阻力有回弹，注水有水疱涌出等硬膜外间隙成功的指征明显后，将硬膜外间隙穿刺针前端的勺状面对向椎间孔，插入硬膜外导管 30mm，退针后固定留管。注入 2%利多卡因 3ml，观察 5~10 分钟无全脊髓麻醉的征象，腰腿痛征象减轻或消失，或穿刺的相应椎间孔神经支配区有麻木感，确认硬膜外导管置入突出椎间盘压迫神经根处后，送患者回病房，并置患侧（置管处）向上的侧卧位 1 小时，将胶原酶粉剂 1200U 溶于 3ml 内注入硬膜外间隙。观察 1 小时后无过敏及其他并发症后，患侧向下侧卧 6 小时，注药后 24~96 小时如有疼痛，可再从留置硬膜外导管内注入 0.5%~1%利多卡因或消炎镇痛液进行镇痛治疗。绝对卧床 1 周后拔除硬膜外导管。

4. 胶原酶注射及注射前验证　影像学证实针尖到达目标位置后，盘内注射胶原酶前应快速注入造影剂（碘海醇）0.5ml，观察造影剂向突出物内弥散。盘外注射胶原酶前应快速注入局麻药（试验剂量：腰椎注射 2%利多卡因 4ml 加地塞米松 5mg 的混合液，计 5ml；颈椎注射 0.8%~1%利多卡因 3ml）。观察 15~20 分钟，患者出现被阻滞神经根分布区疼痛消失、感觉减退，但确定无脊髓麻醉表现。当局麻药或造影剂定位试验未出现异常，可缓慢注射胶原酶（注药应遵循微量、分次、缓慢的原则）。注药时以不少于 3 分钟的速度缓慢推入或间隙性推注，使药物尽量聚集在突出物部位，注药完毕后留针3分钟拔针。

5. 胶原酶注射剂量

（1）颈椎间盘：盘外注射：600IU/2～3ml；盘内注射：60～200IU/0.2～0.5ml。

（2）腰椎间盘：盘外注射：600～1200IU/2～3ml；盘内注射：300～600IU/0.5～1ml。

6. 治疗　确定部位后将注射用胶原酶溶于生理盐水600U/2ml注入椎间盘内（盘内法）。若2个间隙均有明显突出者，可各600U/2ml分别注入两间隙。注药时宜缓慢推入或间歇性推注，最好在3分钟以上，以防注药速度过快引起腰痛加剧。注药完毕后留针3～5分钟拔针，以避免药液从椎间盘内高压力下外溢导致治疗效果不佳。

7. 术后处理　取患侧朝下侧卧位或俯卧位6小时（盘内注射可取侧卧位或仰卧位），严格卧床休息3～7天，卧床期间滚动翻身。严密观察有无不良反应，首先注意皮肤有无毛发运动反应及头晕、恶心、皮肤瘙痒及荨麻疹等；严重的过敏反应有低血压和呼吸困难，此时应立即肌内注射或静脉注射肾上腺素1mg。注药后部分患者会出现腰痛，特别是盘内注射法的患者，约有10%患者为严重腰痛。可持续数小时甚至数天，疼痛严重者可给予镇静药物或抗炎镇痛药物，必要时还可给予麻醉性镇痛药吗啡等。

术后应常规应用抗生素，预防感染，并给予抗炎镇痛药物，可减少术后疼痛的发生率。应用颈/腰围保护后起床，以减少椎间盘再疝出致急性神经卡压的风险。起床后对患者及家属进行必要的康复指导。

（五）注意事项

1. 对于突出物游离于腰椎管内者，胶原酶很难达到溶解效果，所以这一类型的腰椎间盘突出症就不适宜采用胶原酶盘内注射。

2. 胶原酶对已钙化突出物的治疗效果也差，因为胶原酶只能溶解髓核及纤维环的胶原蛋白，对结晶钙盐无溶解作用。

3. 对于骨性腰椎管狭窄症，也不适宜用胶原酶注射治疗。因为椎间盘中的胶原蛋白被溶解后，椎间盘高度下降，导致脊椎小关节过度重叠，神经根通道变窄，原有的狭窄进一步加重。

4. 伴明显腰椎滑脱者，亦不适宜选择髓核化学溶解术。

5. 应在X线机或CT引导下进行操作，核实针尖位置，确保位置满意，否则误入蛛网膜下腔可导致严重的脊髓损伤。

6. 患者体质情况较差时，治疗前预防应用抗生素。最主要的预防的方法是在严格无菌环境下进行操作。

7. 在进行椎间盘外注射时，操作中患者应始终保持侧卧位，在穿刺针未拔出之前不能变动体位，以防止在体位变动时穿刺针随体位变化而移动，出现进入蛛网膜下隙或刺破硬脊膜的意外情况发生。在临床上行椎间盘外注射时以置入导管为好，同时备好急救药品及器具，以策安全。

8. 进行椎间盘胶原酶溶解术时，必须进行造影来证实穿刺针前端的位置，排除穿刺不到位或误入蛛网膜下腔情况的发生，并以“造影剂在硬膜外腔呈线条状分布”为标准来间接证实穿刺到位（因突出物不显影）。所以有人据此理解为，只要将胶原酶注入硬膜外腔即可。由此而产生的结果是：在操作中不追求穿刺的准确和到位，仅凭经验甚至手感就注药。由于酶液和底物不能充分接触，造成突出物局部酶液浓度偏低，溶解不完全造成治疗效果不佳。

（六）不良反应

结合椎间盘胶原酶化学溶解术的药理作用与技术特点，可将胶原酶化学溶解术不良事件大致分为三类。

1. 药物相关因素　药物过敏反应、腰腿疼痛一过性加重、尿潴留和肠麻痹及术后神经根损伤等。

2. 操作相关因素 血管、神经根损伤，胶原酶误注入蛛网膜下腔，严重者可发生下肢截瘫，椎间隙感染等。椎间隙感染患者的主要临床表现为腰背部肌肉痉挛明显，腰痛加剧，有深压痛，白细胞计数和分类正常，血沉明显增快，早期X线检查无特异征象。大约在1个月后出现注药椎间隙变窄，椎体骨质破坏，伴有硬化，3~4个月出现椎体融合。处理包括给予抗生素，腰部制动或固定，应用抗生素的时间应为6周以上。椎体融合后腰背痛症状即可消失。

3. 术后脊柱失稳性腰背痛 椎间盘内注射的患者较易发生术后疼痛加剧，随着溶解物的增加，疼痛反应逐渐加重直至达到高峰。随着溶解物的吸收，椎间盘内压逐渐减低，疼痛反应也逐渐减轻直至消失。这种疼痛反应还与患者的纤维环破裂程度、注入胶原酶的浓度和液体量以及患者对疼痛的耐受程度等具有直接关系。通过临床观察，以400~600U/1ml注入者疼痛反应轻，1200U/2ml注入者疼痛反应重。

4. 神经损伤 造成神经损伤的主要原因是在穿刺过程中误伤脊髓神经外膜，高浓度的胶原酶溶液使神经根发生脱水变性等。对此，应采取如下预防措施：尽量在局部麻醉下进行穿刺，进针速度应缓慢。一旦发生误穿神经根时应停止操作，等7~10天后再行穿刺。注药前应认真行回抽检查，如有血液或脑脊液应放弃注射。如出现神经损伤的体征，应每天检查受累神经根区的感觉、肌力、深反射、病理反射、脑膜刺激症状、腰背痛情况、体温变化等。同时给予大剂量的神经营养药物，并同时选用针灸、电刺激、穴位注射或埋线等辅助治疗手段。合并有肌肉萎缩者，应及时进行功能锻炼。神经性肌肉瘫痪者，在经肌电图检查证实后可择期行肌腱移位术或相应关节的融合术。

5. 继发性腰椎管狭窄 关于胶原酶椎间盘溶解术引起继发性腰椎管狭窄的问题，通常认为此种狭窄是由于纤维环溶解椎间隙高度下降所致，以治疗后1~2个月时最为明显，3~6个月时椎间隙又有不同程度的增宽；6个月以后椎间隙不再有变化。椎间隙高度在椎间盘溶解术之后先是变窄，后有所恢复是由于透明纤维软骨充填所致。所以，施行椎间盘溶解术的患者，应有3个月左右的恢复和适应时间。在此期间，患者可以循序渐进地进行腰背肌功能锻炼，以逐渐适应生活和工作。

第四节 椎间盘激光减压术

（一）原理

经皮激光椎间盘减压术（percutaneous laser disc decompression，PLDD），是一种较早用于治疗椎间盘突出症的方法。其方法是在影像学技术（如CT、C形臂机）的引导下，用穿刺导针做椎间盘穿刺，通过18号针引导激光能量到达髓核，将更细的光导纤维经穿刺针导入责任椎间盘内，利用激光的高能量局部生物效应，即燃烧、汽化、变性和凝固的作用，将突出的椎间盘髓核切除掉，从而降低椎间盘内的压力，汽化后周围组织的炭化和纤维组织的增生有利于突出椎间盘的回缩，减轻其对神经根的压迫，达到缓解和消除神经症状的目的。另一方面，激光的生物学活性化反应还可使血管扩张、疼痛物质减少、自律神经功能正常化和免疫功能提高，达到病变区域消炎止痛的治疗目的。曾经认为PLDD能有效治疗椎间盘突出症，具有临床操作简单、患者创伤小等优点。但在椎间孔镜、射频、臭氧、胶原酶等治疗椎间盘突出症的新技术出现之后，应用激光介入治疗明显减少。

最近几年的众多临床随访研究数据表明，该方法在椎间盘内汽化过程中，由于激光产生的高热可控性差，产生的高压高热气体可以冲破纤维环，直接烫伤神经根，引发难以治疗的烧伤性神经痛。激光照射以后，盘内压力减少，髓核逐渐被纤维软骨取代。该方法对椎间盘毁损的范围较大，数年后可以导致椎间盘严重萎缩、退行性变、椎体间隙变窄、关节突关节退行性变。

（二）适应证

1. 在 CT 或 MRI 上呈现局限性间盘突出，纤维环的完整。

2. 神经症状与单根神经根有关，腿疼程度大于背疼，直腿抬高试验阳性。

3. 六周保守治疗无效。

（三）禁忌证

1. 出血素质。
2. 脊柱前移。
3. 椎管狭窄。
4. 病变水平有外科史。
5. 明显的精神障碍。
6. 明显的椎间盘间隙狭窄。
7. 妊娠妇女马尾症状。

（四）PLDD 技术操作方法

1. 体位　患者俯卧于手术床上。为了让椎间盘后面张开一些，腹下垫枕让腰椎半曲。

2. 定位　CT 扫描或 C 形臂机定位，显示拟治疗的椎间盘的治疗通路。穿刺点和椎间盘平面用笔和尺在皮肤上标记。

3. 穿刺　根据 CT 或 C 形臂机定位决定的通路人工弯曲 18 号针。一旦穿刺点找到，在所需要的椎间盘平面显示侧面 X 线图像。术者能观察到通路和向椎间盘进针的角度。为了保持无菌，C 形臂机头被罩上，穿刺点消毒和用孔巾盖上。在局麻下，9cm 长的 22 号针用于穿刺皮下组织层，肌肉层，关节。神经根不能麻醉。22 号针的位置用 X 线和 CT 检测。用手术刀在进针点作 2mm 切口，便于不接触皮肤插管插入。18 号针平行于 22 号针插入。18 号针是在连续侧面 X 线下和 22 号针平行插入，X 线显示在局麻后 18 号针平行于 22 号针插入，显示在连续侧面 X 线下 18 号平行定位于底板之间。因为 18 号针是弯曲的能被引导绕过关节避免损伤神经根。而且，针尖可通过轻微转动连接器，在 X 线下向上或向下于椎盘定位（图 6-4-1）。

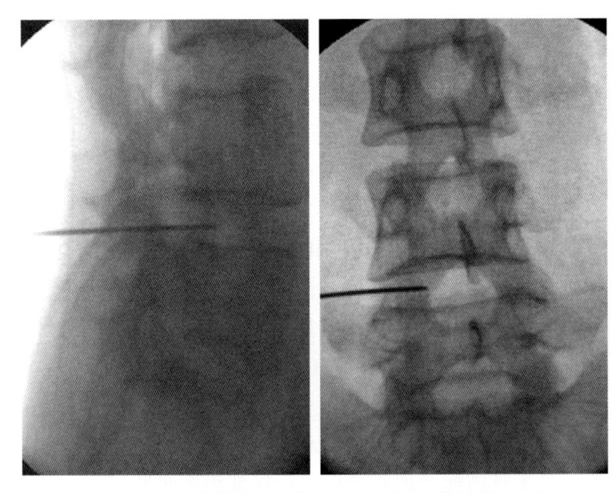

图 6-4-1 腰椎间盘激光减压术中影像学表现

要求患者在整个过程中监测腿疼：如果腿疼发生，重新定位穿刺针。针必须平行且位于两终板正中。针穿刺髓核由 CT 证实，CT 俯卧扫描证实针尖位置。注意神经根紧挨针路。

在光纤安装之前，必须接在激光器上检查其完整性。拔出 18 号针的针芯后，光纤顺针插入间盘。光纤末端必须露出针头 5mm。光纤合适的长度有无菌条标记，避免过多进入髓核。

4. 治疗　获得满意的针位后，激光治疗开始。激光打开，调到 15W，0.5~1 秒脉冲，4~10 秒间隔，依据患者的舒适程度而定。在治疗过程中，能看到轻微烟雾或液体冒出针管。

椎间盘每接受 200 焦耳（J）能量后，作一次 CT 扫描证明汽化面积，激光治疗时获得的 CT 图像来检测汽化面积，没有椎间盘穿孔的迹象。突出区域部分充满着气体。

在手术的整个过程中，患者必须能同大夫交流和对疼痛有反应。全麻绝对禁止，PLDD只在局麻下进行。在PLDD过程中可有疼痛产生，归因于热量的生成或椎间盘气体积累。如果疼痛发生，脉冲间隔可加长或抽吸汽化物减少椎间盘压力。手术结束后，针和光纤抽出，患者送回恢复室。指导患者激光治疗后护理（可站立，仰卧，不能坐），术后控制疼痛，抗炎和减压的同时，注意休息。

5. 术后要求　治疗PLDD治疗两周内能导致严重脊柱弯曲的姿势应禁止，体育活动应限制。可以沐浴。随访始于手术之日，连续6周每周2次电话问询。重复检查。6月后，作腰椎CT或MRI检查。

（五）注意事项

1. 术后卧床休息1~3天，应用常规抗生素预防感染，给予甘露醇及地塞米松减轻局部组织水肿。

2. 加强腰背肌锻炼和直腿抬高训练。

3. 术后3天可佩戴腰围下床活动。

4. 术后3~4周控制活动量，禁止体力劳动。

（六）不良反应

1. 椎间盘炎病因不明，PLDD为高温环境，感染的几率非常小，椎间盘炎多数为无菌性炎症常合并邻近椎体改变。预防措施包括手术中注意无菌操作，术后常规口服抗生素。一旦出现应绝对卧床休息，并大剂量给予抗生素，必要时应穿刺引流冲洗或外科手术取出坏死组织。

2. 神经热损伤发生率极低，主要与光纤位置接近神经根有关。对神经激光热损伤重在预防，若怀疑神经热损伤应给予糖皮质激素、维生素B_{12}、高压氧对症治疗并加强功能锻炼。

3. 血管损伤PLDD引起血管损伤文献未见报道。激光作用于血管是否引起出血，与血流速度、血管大小、激光种类有关。YAG激光对直径小于2.1~3mm的静脉有凝固止血作用。此外只要定位准确一般也不会损伤周围组织器官。椎旁血管损伤引起的椎旁血肿多可自动吸收，大血管损伤后果凶险，应立即外科止血。

4. 终板损伤主要原因是光纤位置太靠近软骨终板。在男性患者 $L_5 \sim S_1$ 椎间盘穿刺中经常遇到这种情况。因 $L_5 \sim S_1$ 椎间盘平面低，又有髂骨翼阻挡，穿刺针不能平行于椎体间隙进入椎间盘，针尖较难达到椎间盘中央，往往抵 S_1 上终板。椎体终板损伤时可见穿刺针内有暗红色骨髓抽出。此时应立即停止激光灼烧，术后给予抗生素预防感染、止血药止血，多不会引起严重后果，患者也无特别不适。但有文献报道激光热损伤或光休克作用可引起椎体骨坏死，此 PLDD 术后对怀疑骨坏死的患者应行 MRI 检查，以监测和防止椎体骨坏死发生。

（七）优点

1. 操作简单，穿刺针细损伤小，手术时间短，术后住院时间短，恢复快；
2. 激光能量可控制，安全性高；
3. 穿刺针细且可以弯曲，可通过经皮穿刺椎间盘切割抽吸术不能进入的通路；
4. 可同时进行多个椎间盘病变的治疗；
5. 远离椎管，避开神经根，保持椎管的稳定性；
6. 不影响椎间盘的平衡性和承重力。

（王清义）

第五节 经皮低温等离子消融术

（一）原理

应用等离子体消融技术（Coblation），将热凝与消融相结合以去除部分髓核，利用低温等离子体消融技术实时气化椎间盘的部分髓核组织，达到减小髓核体积的目的；然后再利用精确的热皱缩技术将刀头接触到的髓核组织加温至约 70℃，使髓核的体积进一步缩小，降低椎间盘内的压力，以达到减压治疗目的。

一方面，通过等离子体消融技术（Coblation）将射频能量作用在导电解质（通常是生理盐水）上，在具有激发能量的电极周围形成高度汇聚的低温等离子体薄层。等离子体薄层由高度电离的粒子组成，该粒子具有足够的动能打断组织中大分子的肽键，使其分解成低分子量的分子和原子，生成一些基本的分子和低分子量惰性气体（如 O_2、N_2 等），并从穿刺通道排出体外，从而产生实时、高效和精确的切割和消融效果。

另一方面，定点消融后热凝，使椎间盘内的主要成分——弹性纤维螺旋状结构重新收缩，从而使椎间盘组织体积缩小，由于电流不直接流经组织，组织发热极少。数据显示：表面组织温度保持在 40～70℃。既确保胶原蛋白分子螺旋结构皱缩，又保持了细胞的活力，加之热渗透小，所以无论是直接还是间接组织的损伤都非常小。低温等离子手术系统近年来在国内外领域已经广泛应用，临床效果也非常好。采用等离子汽化，皱缩髓核实时降低间盘内压力，有效解除突出髓核对椎间盘周围组织（神经根、动脉、脊髓等）的压迫目的，消除和缓解临床症状，同时最大限度保护纤维环。

（二）颈椎低温等离子髓核消融术

1. 适应证　等离子低温消融椎间盘髓核成形术的主要治疗作用机制是使突出椎间盘内减压，从而使椎间盘突出张力下降，另一方面也消除了一部分变性髓核致痛因子，解除对受累神经的刺激而产生治疗作用，因此，本技术有其相对应的治疗适应证，总体而言，就是对退变椎间盘包容性突出患者治疗效果较佳，如下所列患者：

（1）青、中年患者较适合，老年患者颈椎退变较重，治疗效果欠佳。

（2）病程一般在 4 年以内，药物、物理治疗、推拿等非手术治疗 6 个月，效果欠佳，病程较长患者，由于间盘退变、突出后引发椎间不稳、刺激引起骨质增生、突出部分钙化，致其疗效下降。

（3）以颈肩疼痛、沉重伴有一侧或两侧上肢放射疼痛根性症状为主的根型颈椎病效果较好，特别是上肢酸痛较颈部疼痛明显者效果更佳。对于已有肢体麻痹、肌力下降患者疗效欠佳。

（4）临床表现为颈、肩痛伴头晕、头痛、耳鸣眩晕，确诊颈部椎间盘变性、包容性突出、交感型颈椎病，排除耳鼻喉科及其他内科疾病的患者。

（5）影像学CT或MRI显示1~3个间隙颈部椎间盘膨出或包容性突出，颈椎骨质增生、退变较轻者。椎体间隙宽度在相邻正常间隙一半以上者。

2. 禁忌证

（1）骨性椎管狭窄、后纵韧带或突出椎间盘钙化。

（2）非包容性颈部椎间盘突出或脱出。

（3）颈髓受压变性，有锥体束征的脊髓型颈椎病患者。

（4）椎体间隙明显变窄，宽度小于相邻正常间隙一半者。

（5）其他一般手术禁忌证如精神异常，心理障碍，心、肝、肾、肺功能严重障碍，凝血功能障碍者。

3. 操作方法

（1）术前准备常规术前检查，排除于术禁忌证。常见的有：

1）评估患者精神心理状态、配合能力。

2）颈部术野检查，排除局部感染灶存在。

3）心肺功能检查手术耐受能力评估，心电图、胸片、日常活动能力。

4）抽血检查，化验凝血功能、血常规、血型、血生化等。

5）颈椎X线片、MRI、CT资料。

6）操作前应终止非甾体消炎镇痛药和抗凝药物的应用。

7）术前禁食6小时。

8）术前检查预备好术中仪器设备。治疗必备的设备C形臂机，ArthroCare Sys-tern 2000主机，Perc-DC汽化棒，19G颈部椎间盘专用穿刺针（编号K7908-01套装）。

9）术前应向患者解释手术过程及风险并同患者签署知情同意书。手术在局麻下进行。这样可与患者进行沟通，以便尽早识别任何可能发生的并发症，并在必要时作出迅速的反应。术前跟患者说明配合要求。

（2）手术操作

1）体位及入路穿刺：仰卧位，透视下体外克氏针定位病变间隙，标记。使用前外侧颈部椎间盘造影入路。颈部术野常规消毒、铺无菌巾。局麻，C 形臂 X 线透视引导下在气管与颈动脉辅之间椎间盘正中置针，正侧位透视均位于中点。穿刺针刺入时瞄准椎间盘中心。在前后位和侧位 X 线透视确认穿刺针位置正确（图 6-5-1、6-5-2）。推动针杆上的绿色标记，使其与皮肤接触。拔出穿刺针的针芯，在 X 线引导下置入 Perc-DC 汽化棒。用 X 线透视观察刀头穿出穿刺针前端的过程。将汽化棒旋紧在穿刺针后端。前后位和侧位用 X 线确认刀头前端位置。

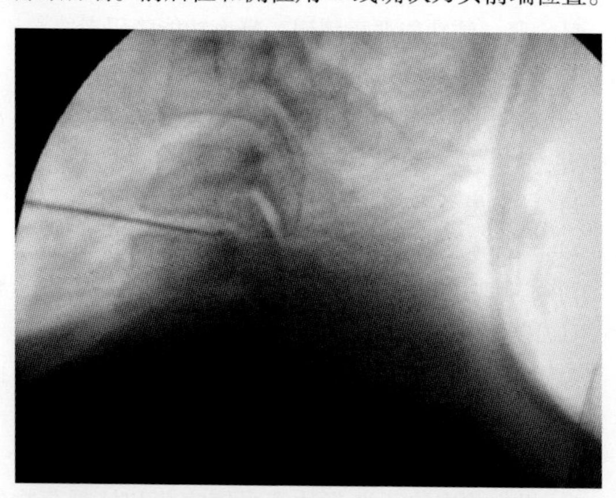

图 6-5-1 颈椎等离子射频——侧位透视片

2）消融成形操作：在主机上将输出能量设为 2 或 3 挡。将汽化棒连接电缆。踩下热凝踏板半秒钟，如有刺激症状出现，应立即停止，然后重置刀头。如无刺激症状出现，以一只手持穿刺针的后端，另一只于持汽化棒的后部踩下消融踏板并持续 5 ~ 10s，同时将汽化棒沿顺

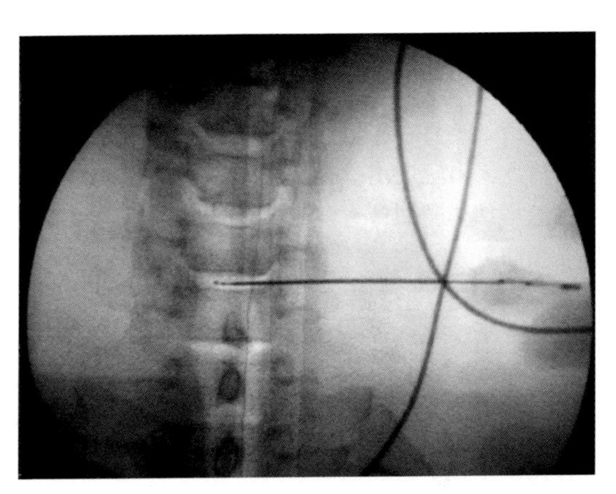

图 6-5-2　颈椎等离子射频——正位透视片

时针和逆时针方向各旋转 180°。如需进一步消融强化，将刀头和穿刺针一同回撤 2mm，前后位和侧位透视确认刀头位置在髓核内。重复消融成形步骤。在完成消融后，先从穿刺针中旋转拔出刀头，再拔出穿刺针。术毕，消毒穿刺口，小敷贴覆盖。

4. 并发症　尽管颈椎等离子椎间盘髓核成形术属于微创手术，但同样存在潜在的风险和并发症。可以有：

（1）脊髓神经根刺激损伤：注意在 X 线透视监视下谨慎穿刺，防止穿刺超越间盘范围，消融之前先踩压冷凝脚踏瞬间即松开，患者如有神经刺激症状等特殊不适出现，稍微退刀头少许再试，直至无特殊不适。

（2）血管损伤血肿形成：意外伤及颈部大血管时可导致血肿压迫气管造成窒息。操作时把颈动脉鞘确实拨向外侧，避免刺伤，术后颈部穿刺处小沙袋压迫 3 小时，并严密观察 24 小时，预防颈部大血肿形成。

（3）感染：包括穿刺伤口感染、椎间盘炎，严格无菌操作，保持穿刺伤口清洁无菌，术后预防性使用抗生素 2 天可以预防感染。

5. 手术后处理术后严密观察颈部穿刺部位情况 24 小时，必要时用小沙袋压迫，防止血肿形成压迫颈部气管造成窒息。

预防性使用抗生素2天，2天后揭去穿刺伤口小敷贴正常洗浴。

术后3天出院。用颈托保护颈椎并休息1~3周。3周后逐渐增加非剧烈体育运动，增强颈部肌肉保护颈椎功能，预防复发。

（三）腰椎间盘低温等离子消融术

1. 适应证　等离子低温消融椎间盘髓核成形术的主要治疗作用机制是降低椎间盘内压，另一方面也消除了一部分致痛因子，减少或解除对受累神经的刺激而产生治疗作用。本技术适应证如下：

（1）青、中年患者较适合，老年患者退变较重，治疗效果欠佳。

（2）病程一般在4年以内，药物、物理治疗、推拿等非手术治疗6个月，效果欠佳者。病程较长患者，由于椎间盘退变、突出后引发椎间不稳，刺激引起骨质增生、突出部分钙化，致其疗效下降。

（3）神经张力试验阳性，有下肢放射痛的根性症状患者效果更明显。

（4）MRI显示腰椎间盘退变、包容性突出，无神经根受压或仅有轻度受压（椎间盘突出小于6mm），属于中央型的突出或小的旁侧型突出，病变椎间盘高度保留有75%以上。

（5）腰椎间盘造影阳性，属于包容性椎间盘突出，能复制出腰腿痛。

2. 禁忌证

（1）骨性椎管狭窄、后纵韧带或突出椎间盘钙化。

（2）非包容性腰椎间盘大的突出（椎间盘突出大于6mm）或脱出。

（3）老年患者，年龄大于50岁，腰椎骨刺、增生、退变较重者。

（4）椎体间隙明显变窄，高度小于正常75%者。

（5）其他一般手术禁忌证如精神异常，心理障碍，心、肝、肾、肺功能严重障碍，凝血功能障碍者。

其中前4项为相对禁忌证。

3. 操作方法

（1）术前准备

1）术前应向患者及其家属说明手术过程及风险、手术有效率，并同患者签署知情同意书。

2）向患者解释椎间盘造影可能出现腰腿痛的复制情况。

3）心肺功能检查，手术耐受能力评估，能持续俯卧半小时以上。

4）复习确定凝血功能、血常规、血型、血生化等资料齐备，无手术禁忌。心电图、胸片、腰椎X线片、MRI、CT等资料备齐。

5）操作前2天应终止非甾体类消炎镇痛药和抗凝药物的应用。

6）造影剂过敏试验［碘普胺注射液（碘普罗胺）300或300mg/ml碘海醇注射液，抗生素过敏试验。

7）手术室前30分钟肌注5mg地西泮。

8）术前禁食6小时。

9）术前检查预备好术中仪器设备：必备的设备有C形臂机，Arthro Care System 2000主机，Pere-DLE spine汽化棒，17G脊柱穿刺针（编号K7913-01刀头及穿刺针套）。

（2）手术操作

1）体位消毒：患者取俯卧位，腰背部术野常规消毒，铺无菌巾。

2）透视定位穿刺点：用克氏针置腰部皮肤外，C形臂机辅助确定目标椎体间隙，用后外侧椎间盘造影入路，在患侧距中线8~10cm处选择穿刺点。

使用Pere-DLE套装的17G穿刺针。在穿刺前，先退出穿刺针内的针芯，然后将等离子刀头置入穿刺针。在穿刺针内向前推动等离子体刀头，直至刀头尾部深色参照标记的前端到穿刺针后缘。这是打孔消融时的最近位置。刀头的工作电极应超出穿刺针头端。从穿刺针中抽出等离子体刀头，并放回针芯。

3）局麻透视下椎间盘穿刺：穿刺点皮下至椎旁软组织用 1%利多卡因 5～10ml 浸润麻醉。穿刺针与皮肤成 35°～45°角刺入椎间盘，拔出穿刺针芯，选择椎间盘外层纤维环未破裂同时能复制出临床症状的为进行髓核成形的目标间盘。

4）用 X 线设备从前后位和侧位判断穿刺针位置正确。前后位：针头位于椎弓根内侧缘；侧位：针头位于椎体间隙后部 1/3～1/4。

5）安置等离子刀头

①将等离子刀头置入穿刺针内并向前推进，直至深色参照标记到达穿刺针后缘。这样确保刀头前端的工作部分已超出穿刺针头端入髓核组织内（图 6-5-3～图 6-5-6）；②将穿刺针和刀头一起抽回约 2mm；③标记刀杆上参照标记的位置。此位置即为打孔消融时的最近位置；④继续将刀头推入髓核组织，当刀头推进阻力突然加大时停止，此位置即为打孔消融时最远位置，用刀头限定夹锁定；⑤将刀头撤回到标记好的最近位置。便可开始打孔消融了。

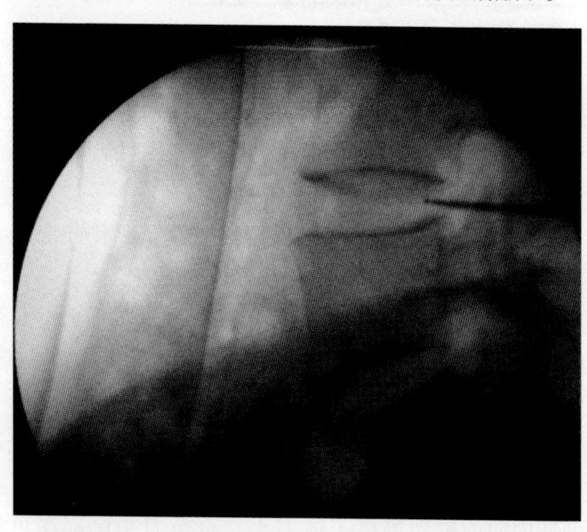

图 6-5-3 腰椎等离子射频——侧位透视片（等离子刀头近端）

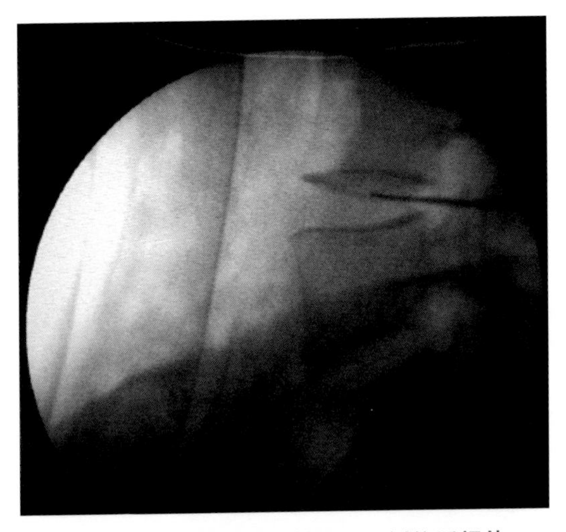

图 6-5-4　腰椎等离子射频——侧位透视片
（等离子刀头远端）

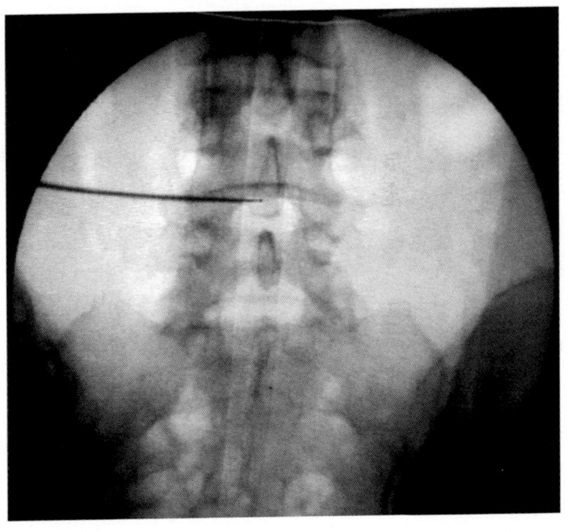

图 6-5-5　腰椎等离子射频——正位透视片
（等离子刀头近端）

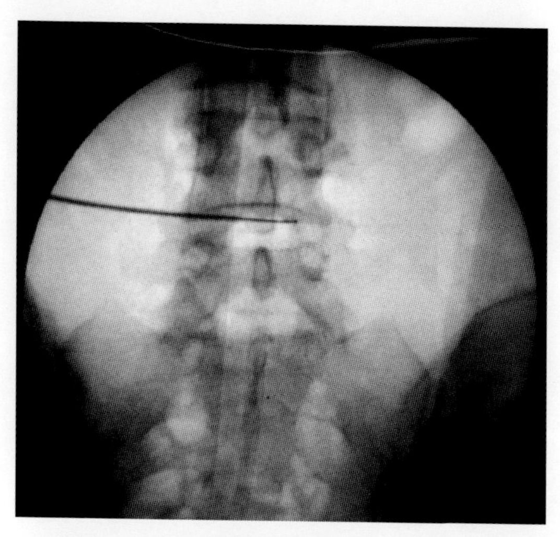

图 6-5-6 腰椎等离子射频——正位透视片
（等离子刀头远端）

6）打孔消融。

①将刀头于柄上的圆点定位在“12 点钟”位置。②踩踏“Coblation”键，在消融方式下，将刀头推进到预定好的深度，即刀头限定夹的位置。③踩踏“Coagulation”键，在热凝方式下，回撤刀头至刀杆消融最近点标记与穿刺针后缘对齐时的位置。④转动刀头手柄使圆点到达“2 点钟”位置，重复上述②③步骤。⑤继续在 4、6、8、10 点钟的位置打孔。⑥打孔结束后，从穿刺针中抽出刀头，后拔出穿刺针。消毒穿刺点，贴无菌敷料。

4. 并发症 尽管腰椎等离子椎间盘髓核成形术属于微创手术，但同样存在潜在的风险和并发症可能的并发症有：

（1）腰脊神经根损伤：注意在 X 线透视监视下按预定线路谨慎穿刺，防止穿刺超越间盘范围，消融之前先踩压冷凝脚踏瞬间即松开，患者如有神经刺激症状等特殊不适出现，调整刀头方向少许再试，直至无特殊不适。

打孔中，若患者突感剧烈疼痛，请立即停止，然后用 X 线确认一切是否正常，再次开始时，若患者仍然疼痛难忍，则必须停止手术，若神经直接和 Perc-DC 汽化棒接触，可能造成神经受损。

（2）血管损伤血肿：形成罕有类似并发症。

（3）感染：包括穿刺伤口感染、椎间盘炎，严格无菌操作，保持穿刺伤口清洁无菌，术后预防性使用抗生素 1~2 天可以预防感染。

5. 手术后处理术后用抗生素 1~2 天。康复训练：术后尽量不起坐、下地，多卧床休息 3 天，术后第 2 天即开始主动和被动直腿抬高锻炼；3 天后即可下地正常活动，并开始循序渐进进行系统化腰背肌过伸的功能锻炼，多散步、快步走锻炼；3 个月内避免久坐、弯腰抬重等活动。

（四）等离子体消融与皱缩的优点

1. 刀头前端形成的低温等离子体薄层，能够精确地消融髓核组织，并具备其他技术不可比拟的优势。

2. 等离子体消融仅产生 53℃的温度，刀头表面 1mm 以外温度低于 43℃，在正确操作的情况下，不会对周围其他组织产生热损伤。

3. 具有实时消融功能，术中即可显出减压效果。

4. 与以往通过高温使和组织坏死的热皱缩技术不同，等离子刀可以将温度精确控制在 60~70℃，使胶原蛋白分子螺旋结构皱缩，从而达到成形作用，而不影响细胞活性。

5. 刀头均采用双极结构，电场不会深入患者体内，具有极高的安全系数。

第六节　椎间盘内电热疗法

（一）下腰痛的病理基础与 IDET 的作用原理

许多文献中阐述了椎间盘的退变是引起下腰痛的最主要的原因，并将此类腰痛称为椎间盘源性腰痛（discogenic pain)。椎间盘造影、MRI 已经成为检查椎间盘有无退变和退变程度的有效方法。学者们对椎间盘退变引起疼痛的机制进行了研究，结果证实后纵韧带及纤维环的外层由窦椎神经的分支支配，外 1/3 的纤维环组织中有大量能传递疼痛信号的神经末梢，并可以释放与产生疼痛相关神经肽。有研究结果进一步证实严重退变的椎间盘组织中神经末梢的密度远远超过正常的椎间盘。在间盘退变的过程中，纤维环的撕裂刺激痛觉神经末梢，从而引起疼痛。另外，间盘退变时，终板软骨乃至软骨下的松质骨中均有远远多于正常数量的神经末梢和神经肽的出现。

椎间盘是脊柱退变过程中首先发生变化的组织。人体椎间盘由 3 个基本成分构成，即水、胶原及蛋白多糖。水分构成间盘重量的主要部分，其含量可随间盘承受的载荷量的变化而变化。随年龄增长，间盘的水分含量下降，髓核分散载荷的能力也随之减低，从而使纤维环的负载相对增加：胶原的主要作用是维持间盘的张力属性。髓核组织主要由Ⅱ型胶原纤维构成，其可以使髓核的水分含量维持在较高水平，这是髓核能够抵抗压缩载荷的物质基础。纤维环中含有等量的Ⅰ型和Ⅱ型胶原纤维，进入中老年阶段后，Ⅰ型胶原的含量逐渐增加：椎间盘组织中蛋白多糖包括硫酸角质和硫酸软骨素，其与椎间盘的抗压缩能力也有直接关系，髓核中的蛋白多糖含量高于纤维环。随年龄增长及退变过程的开始，间盘组织中的蛋白多糖含量会逐渐减少，在儿童及青少年时期纤维环呈胶状，随年龄增长，其组织结构逐渐开始纤维软骨化，内层板状结构中出现软骨细胞，髓核与纤维环之间原本非常清楚的界限开始模糊；髓核组织也随着空化、干燥和成纤维细胞的增生，逐渐被纤维软骨样组织替代。上述组织学和生物力学的变化，导致椎间盘高度降低，纤维环膨出、间盘突出及椎体后缘的骨赘随之出现。

IDET 的作用机制尚未完全清楚，据文献报道主要有两个方面的作用：第一，局部热疗使纤维环组织中的胶原纤维收缩，发生再塑形，可能使撕裂处愈合，通常这种愈合是由胶原组织自身完成，无明显的瘢痕形成；第二，热能使分布在纤维环外层的痛觉神经末梢灭活，使之失去接收和传递疼痛信号的能力。

IDET疗法是将特制的热疗导索经腰背部的皮肤穿刺，在椎弓根前外侧点进入椎间盘，沿纤维环的环状板层结构顺行，经前方和对侧绕至纤维环后部，通常要求到后部后跨过中线，这样可使导索经过撕裂处，直接使热能作用于病灶。有研究证实，局部温度达45℃时，纤维环内的胶原开始收缩、神经末梢被破坏。多家报道显示，SpineCath公司的热疗导索的温度可达90℃，这个温度可使其周围2mm范围内的纤维环组织内的温度达到60~65℃，且动物实验的观察表明，热疗后的纤维环内的胶原发生收缩、变厚，并发生重新塑形，神经末梢被灭活。Saal指出，这个温度完全可以达到治疗要求，而且不破坏纤维环内的胶原，也无瘢痕组织形成。Kleinstueck在2000年北美脊柱大会（NASS 2000）上报告了利用人体标本对IDET温度分布的观察结果，他们沿热疗导索两侧选择了40个测试点，结果显示测量点的平均温度达50℃；在纤维环最后方5mm范围内的温度是39~42℃，导索深层5mm处的温度为42~48℃。他指出使纤维环变性的温度应为65℃，灭活神经末梢的温度是45℃，所以他们认为IDET止痛的主要机制是灭活神经末梢，尚不能达到改变胶原结构的目的。有关IDET的机制还有待于更多研究的进一步证实。

IDET治疗中所使用的热疗导索在具有一定坚硬度的同时，又具备了良好的柔韧性，使其被插入间盘后，较容易置于理想的治疗位置。对于导索在间盘内部的位置和行程，Saal等认为导索直接进入髓核，使其尖端沿纤维环内壁行至后方；Liu和Yuan等则认为应将导索的尖端放置在纤维环中间，使导索在纤维环的板层结构间行至后方。Yuan认为，在间盘退变的情况下，纤维环板层结构之间较松，导索容易通过，且撕裂病灶位于热源的两侧，更容易达到治疗目的。

（二）适应证

1. 持续性下腰部疼痛超过6个月。

2. 经系统保守疗法效果不佳。

3. 神经系统检查正常。

4. 直腿抬高试验阴性或可疑。

5. X线示椎体间隙与邻近椎体间隙比较高度下降不大于1/3。

6. CT、MRI未见明显脊髓及神经根受压。

7. MRI表现为“黑盘征”及“HIZ”。

8. 椎间盘造影复制出相同的下腰部疼痛（造影后CT达到修订Dallas分级3-5级）。

9. 无心理社会问题。

（三）禁忌证

1. 出凝血功能障碍。

2. 椎体间隙感染。

3. 非脊柱性病变引起的腰痛。

4. 已做过手术的间隙。

5. 影像学提示严重椎间盘突出、神经受压症状、体征明显（如下肢疼痛、肌肉萎缩、反射异常等）。

6. 重要器官功能障碍等。

（四）操作方法

1. 术前患者准备出凝血检查；影像学资料：X线片、CT、MRI；椎间盘造影阳性；术前抗生素。

2. 物品准备射频仪：SIT山h&nephew 20秒或50秒、baylis等。穿刺针及spinecath电热凝导丝。

3. 操作

（1）麻醉局部麻醉，给予镇静、镇痛药。

（2）体位患者取俯卧位、腹下垫枕。

（3）定位穿刺同椎间盘造影穿刺。穿刺方法可以采用上述方法，但该手术要求穿刺针针尖位于髓核内，注意穿刺中通过影像在前后位、侧位穿刺针显像的变化确定针尖在椎间盘的位置。前后位显示穿刺针在椎体间隙内较多，侧位较少，提示穿刺角度过于水平位；如果前后位显像穿刺针在椎体间隙内较少，侧位较多，提示穿刺角度过于垂直位，偏于椎体侧面；这两种情况均需调整穿刺针的进针方向。再用前后位和侧位 X 线透视确认针尖的位置。

（4）放置电极针尖位置确定后，将热凝电极（spinecath）通过引导针插入椎间盘，热凝电极经过专门设计，可以沿着椎间盘纤维环内缘盘旋而行。热凝电极呈环形，其电极端位于椎间盘后内缘。电极最好从健侧插入，电极放置过程，应在动态下完成，一手持电极的尾端，一手持穿刺针，将电极尾端的白色标记向上（患者背侧），使电极易于向椎间盘后侧环绕，电极放置中切忌动作粗暴，遇到阻力时，轻轻退出少许重新调整，如果电极从健侧插入有困难，可以从撕裂的同侧插入，但电极的环绕需多绕行以覆盖撕裂处。电极放置满意的标准：环绕明确，头端没有指向椎管内，作用端覆盖纤维环内裂处，电极的头端没有触及上下软骨板。

（5）位置确定：经前后位、侧位和斜位，必要时动态旋转球管显示电极的位置（尤其注意在侧位片时观察电极的头端是否绕回）；同时接通射频仪，观察电阻的变化，当电极在椎间盘髓核和纤维环之间环绕时，电阻在 110~130 欧姆；该电极为双极电极，在接通、治疗时不需要接负极板。

（6）加热热凝电极：X 线证实热凝电极位置满意后，就可以对热凝电极的远端进行加温。电极从 65℃开始逐渐加温，每 30 秒电极温度提高 1℃。目标温度 80~90℃，维持 4~6 分钟。总共加温时间 13.5~17.5 分钟。要使治疗有效，电极温度至少要达到 80℃。椎间盘内的温度随着与电极的距离增加而逐渐降低，人体和尸体的实验都证明，如热凝电极位于椎间盘纤维环内侧，电极温度高达 90℃时，椎间盘内最高温度可达 72℃，纤维环外侧温度达 46.9℃，硬膜外腔的温度仍可维持在 39℃以下，此温度不会损伤神经组织。加热时，患者可能感到疼痛加剧，其性质和部位与平时相似。如疼痛性质与平时不同，或疼痛放射到膝盖以下，应警惕是否有神经根损伤，应立即停止加温，并重新放置电极，以避免神经系统并发症。

（7）术后：术后继续应用抗生素2天，适当卧床休息。多数患者术后几天会有轻微疼痛或疼痛略有增加，之后疼痛逐渐缓解，可给予非甾体类止痛药。术后应配戴6~8周的腰围，此间应严格限制活动，尽量避免抬举重物和弯腰，不能久坐。建议半年内避免剧烈或重体力活动，定期随访。

（五）并发症

1. 感染椎体间隙感染，导丝经皮肤进入椎体间隙。

2. 神经损伤

（1）脊神经损伤：穿刺损伤，射频电极设置温度过高，损伤神经根。

（2）马尾损伤：射频电极放置不良，进入椎管内，加热后损伤马尾神经，引起大小便功能障碍。

3. 射频电极放置不良电极不能很好地绕行在纤维环与髓核之间，不能很好地覆盖内裂的部位。

4. 终板炎电极的头端贴近上、下软骨板，电极加热后损伤终板。

5. 电极折断。

（六）IDET的临床效果

目前，文献中对IDET的报道不多，最长的术后随访时间为18个月，报道中均采用疼痛目测分级（VAS）和北美骨科学会关于下腰痛功能的SF-36评定法对IDET的术后效果进行评定，Saal等报道62例IDET术后1年的随访结果，VAS分值：单间隙组下降3.4分，多间隙组下降2.6分；SF-36评定法中，生理功能：单间隙组改善23.6分，多间隙组改善17分；疼痛：单间隙组改善16.8分，多间隙组改善18分，以上结果较术前均有显著变化。在该组病例中，大多数患者术后停用了术前需常规服用的止痛药，少数仍需用药者的用量也减少了 50%。Saal 还总结了手术前椎间隙变窄与术后疗效的关系，结论是在单间隙的 IDET 治疗中，椎间盘高度的减低通常不会影响疗效，而在多间隙的治疗中，椎间盘高度降低 30%时或更多时，则可能降低手术的效果。

Wetzel 在 2000 年 NASS 大会上报告了有关多中心对 IDET 临床使用情况的联合统计，获得 1 年随访结果的 65 例患者在术后 3、6、12 个月的 VAS 和 SF-36 的评定结果均较术前有明显改善，其中 VAS 从 6.4 降至 3.3 分。Liu 和 Yuan 等报道的总有效率为 60%，且随术后的时间延长而表现为下降趋势，术后 12 个月总有效率为 43%，18 个月时降至 33%。他们还依据效果满意的病例总结了利于热疗术效果的临床因素：①40 岁以下的患者；②非吸烟者；③病史短于 4 年者；④纤维环撕裂Ⅰ、Ⅱ、Ⅲ度者；⑤女性患者；⑥热疗导索的位置理想，即导索有效经过整个纤维环后侧面。

第七节　椎间孔镜技术

（一）原理

随着脊柱内镜下经椎间孔入路的发展成熟及应用，腰椎间盘突出症的治疗手段也更加多样化，无创、微创是主要发展的趋势。自 1992 年出现侧后路内镜下椎间盘切除术后，很多学者报道了经椎间孔入路内镜下椎间盘切除术的技术和疗效。目前主要有 YESS（Yeung endoscopic spine system）技术和 TESSYS（Transforaminal endoscopic spine system）技术。大家逐渐接受 TESSYS（Transforaminal endoscopic spine system）技术的应用，也成为目前椎间孔镜技术的主流方法。

TESSYS 技术操作原理：其目的是通过在椎间孔的安全三角区、在椎间盘纤维环之外，彻底清除突出或脱垂的髓核和增生的骨质来解除对神经根的压力，消除对神经压迫造成的疼痛。其手术方法是通过椎间孔镜和相应的配套手术器械、成像处理系统以及Ellman双频射频机，共同组成的一个脊柱微创手术系统。在彻底切除突出或脱垂髓核的同时，清除骨质增生、治疗椎管狭窄、可以使用射频技术修补破损的椎间盘纤维环等。

YESS（Yeung endoscopic spine system）技术经安全三角直接进入到椎间盘，对包容性和后纵韧带下突出的椎间盘容易摘除，但对于游离到椎管的椎间盘取出困难，同时对于中央椎管狭窄、侧隐窝及椎间孔狭窄的情况难以处理。

椎间孔镜技术的操作过程，医师必须依据高品质的C形臂成像及摄像技术得以顺利的完成。

1. 1999年由美国Anthony Yeung教授首创（杨氏技术），并在2002年由德国脊柱外科学会Thomas Hoog Land教授在杨氏技术基础上予以发展，生产第一代椎间孔镜，命名为“joymax”（源于joined minimal axes）。

2. 2003年，德国慕尼黑的ThomasHoogland（托马斯.胡兰德）等在椎间盘侧后路镜的基础上，发明了一些骨环锯，钻磨掉部分关节突，扩大椎间孔，使得器械可以通过椎间孔到达椎间盘突出部位，他们在实施超过千例手术成功后开始向全世界推广了TESSYS椎间孔镜这套完善和成熟的脊柱微创技术。

3. 在应用TESSYS系统手术过程中，Hoogland博士发现该系统用环钻扩孔时存在一些安全方面的缺陷，并致力于对该系统进行改进升级以解决可能导致神经损伤的危险。将环钻改成骨钻用于扩张椎间孔的Maxmorespine系统是旧TESSYS系统在安全性和有效性方面的全面改进和升级。2004年Thomas Hoog Land又推出了第二代脊柱内镜系统，命名为“maxmore”。该技术目前不仅治疗椎间盘突出，还大量用于各类骨性狭窄、老年性退变的治疗，由于TESSYS椎间孔镜脊柱微创技术作用于纤维环之外，因而可以最大限度地保持纤维环的完整性和保持脊柱的稳定性，在同类手术中对患者创伤最小、疗效最为确切。

4. 2008年第一台椎间孔镜系统引入中国，2011年后该技术得以推广。

5. 2014年第三代脊柱内镜微创治疗技术BEIS（倍斯技术）是在第一代TESSYS技术和第二代maxmore技术基础上发展起来的，由我国著名脊柱内镜专家白一冰教授率先提出。该技术全面改良了TESSYS和maxmore技术，跳出以突出物为手术目标的传统思路而创新性提出全面神经根和硬膜囊减压松解的理念，并且对于整个手术操作提出了一套系统的标准和规范。

（二）适应证

椎间孔镜技术由于可以进入椎管内工作，其适应证较以前的椎间盘镜技术明显扩大。

1. 腰椎间盘突出症。

2. 椎间盘突出症开放手术复发者。

3. 腰椎管狭窄症包括侧隐窝狭窄、椎间孔狭窄。

相对适应证包括：轻度腰椎失稳症、感染病灶部分清除和活检术，另外还包括因各种原因无法实施开放手术的患者。

选择椎间孔镜手术的椎间盘突出症患者必须表现出神经根受压的症状和体征，并须满足以下条件：①持续或反复发作根性疼痛；②根性疼痛重于腰痛。如腰痛症状大于腿痛的中度以下膨出的患者可先做低温等离子髓核成形术；③经严格保守治疗无效。包括运用甾体或非甾体消炎止痛药、理疗、作业或条件训练程序，建议至少保守治疗4~6周，但如果出现神经症状进行性加重，则需要立即手术；④没有药物滥用及心理疾病史；⑤直腿抬高试验阳性，弯腰困难；⑥影像学检查，特别是CT和MRI是精确确定髓核大小、位置和性质的重要手段。⑦无明显外伤史、无精神病病史、非妊娠妇女、非先天性畸形者；⑧无全身性感染性疾病、无肿瘤病史、无恶病质、无重要脏器功能失代偿表现等。

(三)禁忌证

1. 诊断不明确。
2. 患者不愿配合。
3. 全身性感染性疾病。
4. 恶病质。
5. 重要脏器功能失代偿。
6. 精神病患者。

相对禁忌证包括:脊柱滑脱症、脊柱肿瘤切除和脊柱感染病灶清除术。

(四)操作方法

为了精确确定突出髓核的位置和性质,以及椎间孔骨质增生的情况,手术前要进行彻底的临床和神经系统检查,影像学检查特别是MRI检查是精确确定髓核大小、位置和性质的重要手段。最后通过椎间盘造影来确定责任椎间盘。合适的患者体位和入路的精确设计是手术成败的关键。

1. 术前准备 需要腰椎的MRI了解突出物的形态,腰椎的CT了解突出物有无钙化,腰椎的DR了解椎间孔狭窄的程度及髂嵴的高度(图6-7-1)。

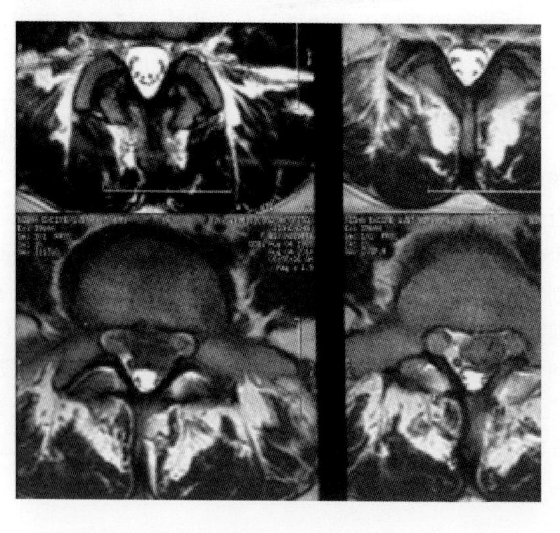

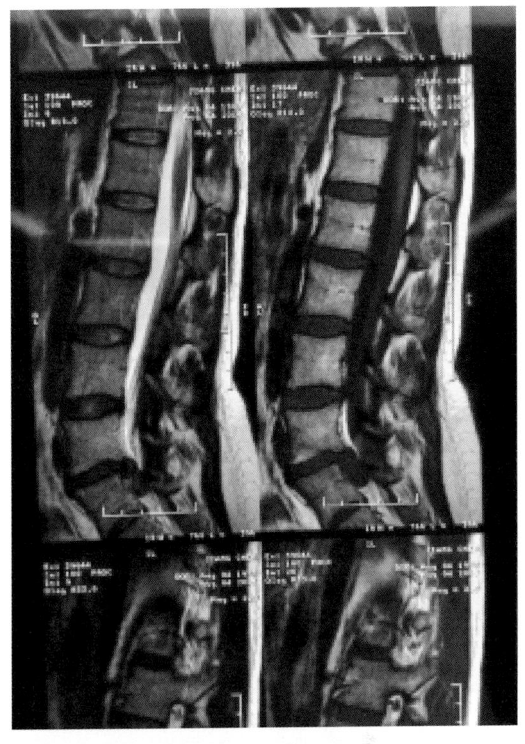

图 6-7-1　腰椎 MRI

2. 标记进针的部位　手术入路取后外侧入路，患者体位可选择健侧卧或俯卧位于手术床，暴露腰背部，腰下或腹下垫枕，屈髋膝关节（图 6-7-2），在 C 形臂透视下定位病变椎间盘的体表投影，并作标记，$L_{3/4}$ 椎间盘脊柱后正中线旁开 8~10cm，$L_{4/5}$ 椎间盘脊柱后正中线旁开 10~12cm，L_5/S_1 椎间盘采用髂嵴上缘脊柱后正中线旁开 12~14cm。

3. 局部麻醉　1%利多卡因+0.2%罗哌卡因共 40ml 逐层浸润，包括皮肤、深筋膜和关节突（图 6-7-3）。

4. 椎间盘造影　C 形臂下定位后，18 号穿刺针穿入安全三角，22 号穿刺针经 18 号穿刺针进入椎间盘，使

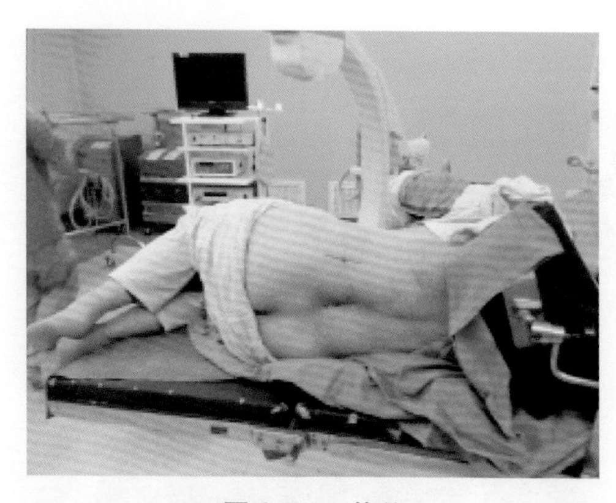

图 6-7-2 体位

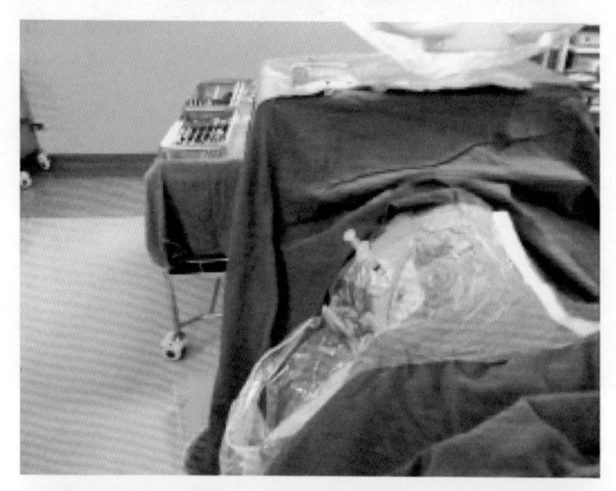

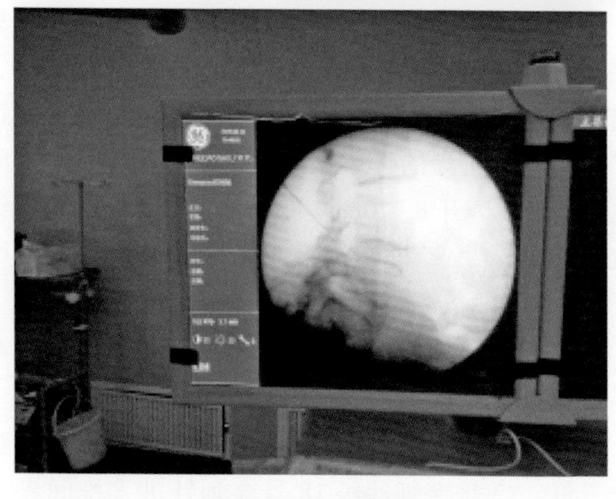

图 6-7-3 局麻

用亚甲蓝和碘海醇混合比例 1∶4 注入 1～2ml 行疼痛诱发试验确定责任椎间盘并将髓核染为蓝色，便于观察椎间盘突出物的形态及摘除（图 6-7-4）。

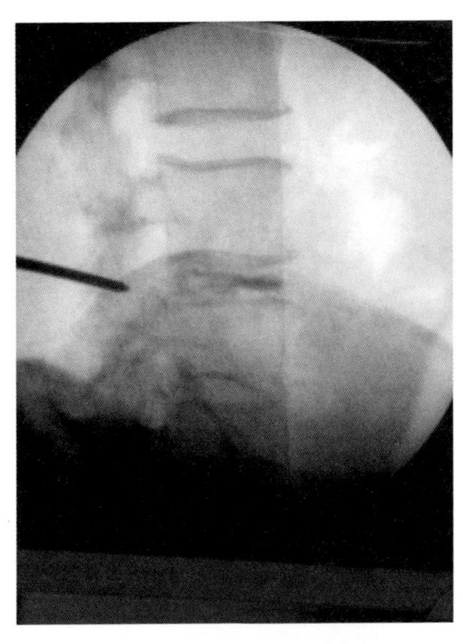

图 6-7-4　椎间盘造影

5. 定位上关节突　在穿刺点做 1cm 皮肤切口，沿导丝用扩张器逐级扩大软组织到达骨面，置入 TOMshidi 定位器（图 6-7-5）。

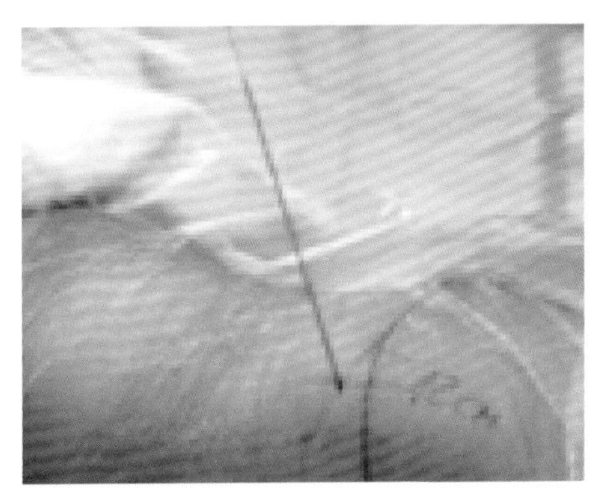

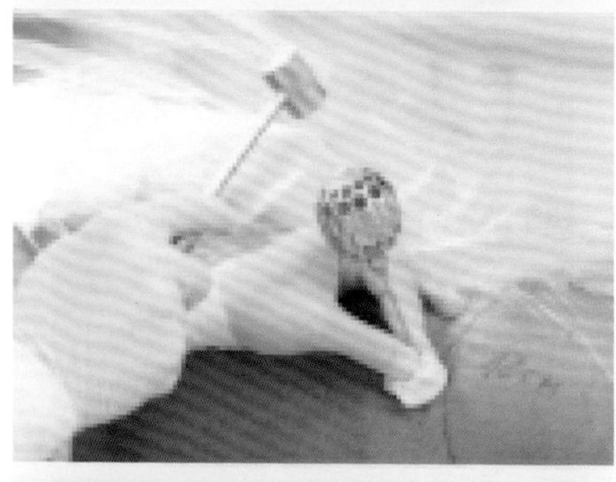

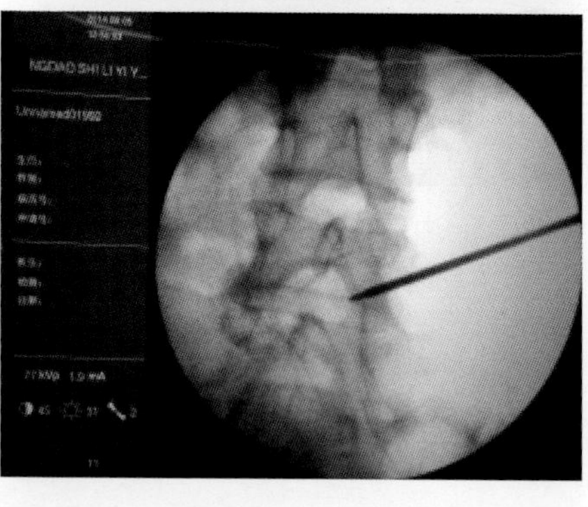

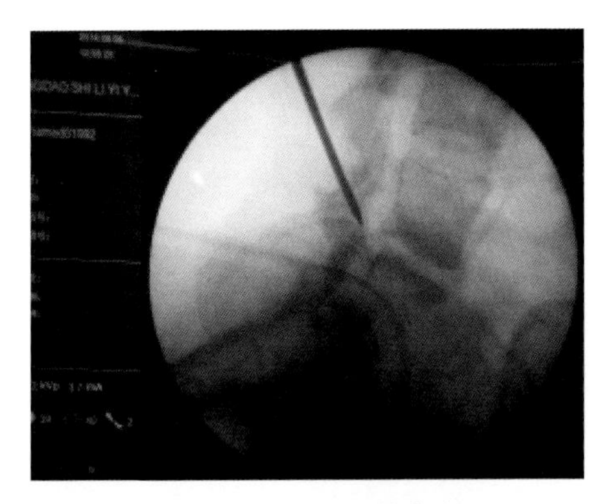

图 6-7-5　定位上关节突

6. 用带有神经保护头的骨钻逐级扩大椎间孔（图 6-7-6）。

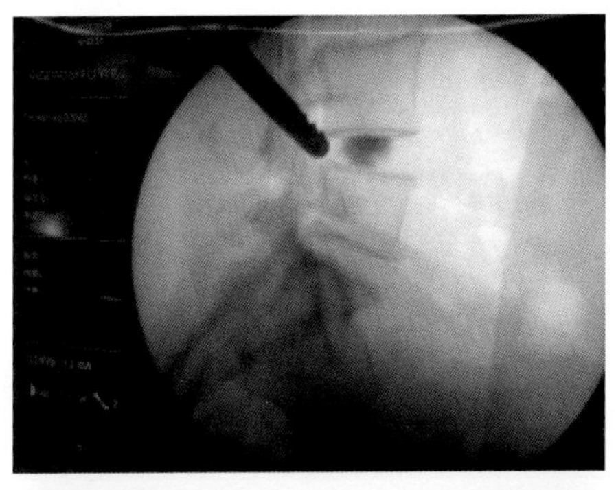

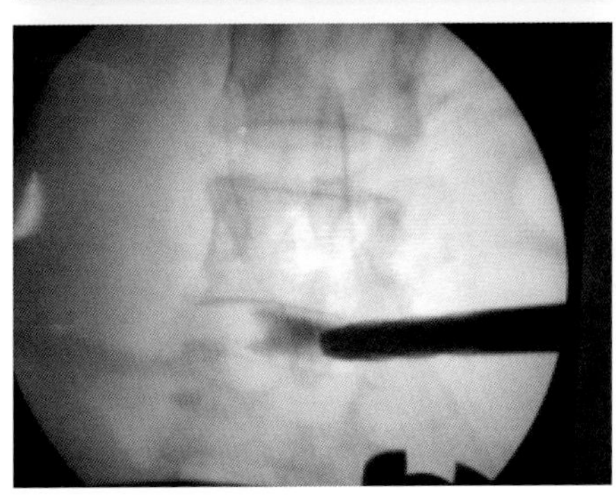

图 6-7-6　扩大椎间孔

7. 放置工作套管及椎间孔镜（图 6-7-7）。

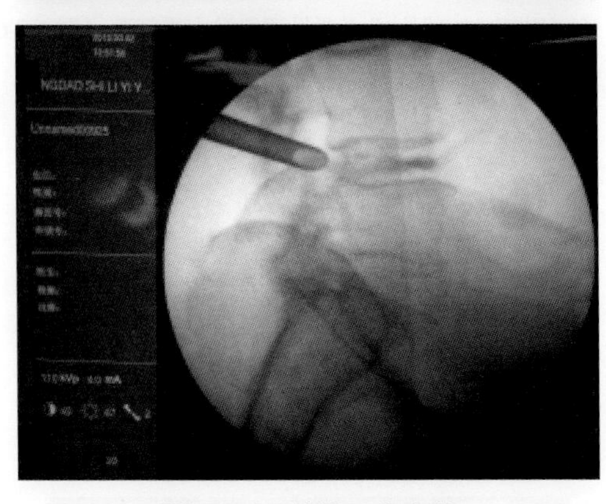

图 6-7-7 放置工作套管

8. 摘除染色突出的髓核组织并探查松解脊髓神经根（图 6-7-8），手术成功时可见硬膜囊自主波动，神经根表面血运明显改善，血管充盈，神经根复位，术中行直腿抬高试验，可见神经根被牵拉后滑动自如。

9. 应用双极射频止血，电凝修复开窗的纤维环行纤维环成形。通过射频电极消融部分髓核碎片及纤维组织，并探查硬膜囊行走神经根和出口神经根，拔出工作套筒，缝合切口，无菌敷料覆盖。

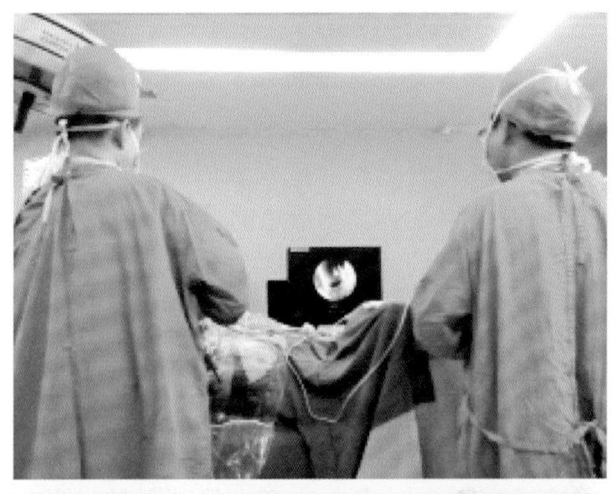

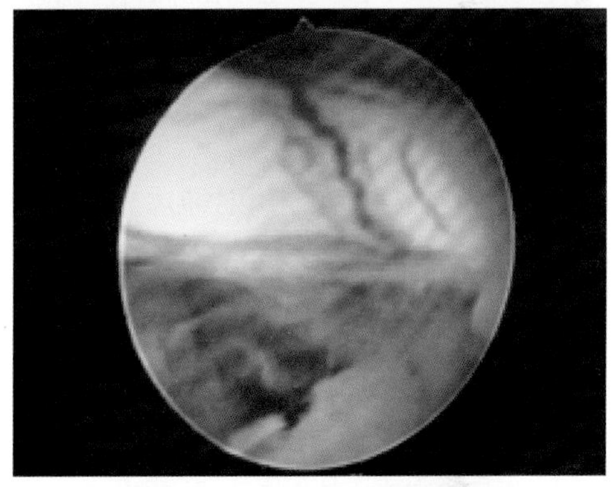

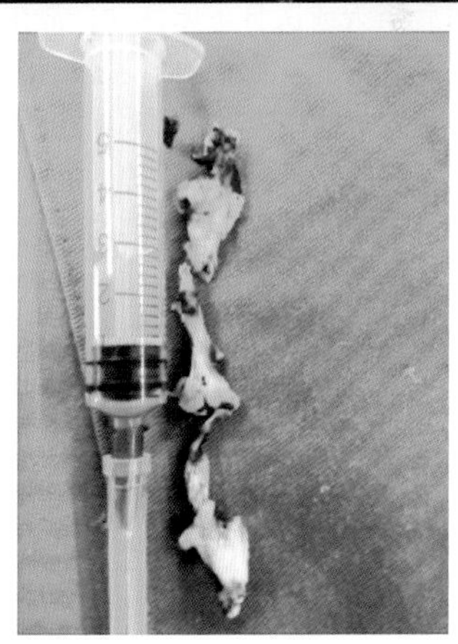

图 6-7-8　摘除髓核

（五）并发症与注意事项

椎间孔镜技术直接从椎间孔下方安全三角入路，进行突出的椎间盘髓核及突出物摘除，应尽量完全摘除突出的髓核，解除对神经根及硬膜囊的压迫，促进损伤的恢复，改善功能以达到临床治愈的目标。

术后可能出现的并发症为椎管内出血、脊髓或神经根损伤、硬脊膜破裂，手术时间长引起的颅内压增高、术中髓核清除不彻底等。为预防这些并发症的发生，术中应注意谨慎操作，仔细辨明解剖结构，任何微创处理必须在内镜视野范围内进行。

1. 椎管内出血　术中注意血管的保护，为防止出血，穿刺针应紧贴小关节，防止穿刺针移动引起血管损伤，对影响操作的血管可提前进行处理，防止出血后视野模糊难以止血。

2. 脊髓或神经根损伤　术中注重解剖结构的辨认，明确病变组织后再行消融处理，防止因解剖不清对神经消融引起无法挽回的神经损伤；操作应尽量防止各种并发症的发生，如出现难以处理的情况，可及时请骨科、神经外科相关医师协助处理，以尽量避免严重并发症的发生。

3. 术后注重椎管外软组织病变的早期处理　很多患者在微创手术后当天或次日下床活动，常在下床3~4天后出现腰腿痛。常见于术前卧床时间较长和老年患者，其椎间盘突出严重或伴髓核脱出或游离，在微创手术前不能行走。因此腰背肌肉、肌腱、韧带等功能减退在老年患者尤为明显，术后下床后不能适应脊柱运动功能的需要，产生继发性运动性损伤。患者神经根压迫症状消除后，要尽早对椎管外软组织病变进行预防和处理，加强功能锻炼。

（陈付强）

第八节　硬膜外腔镜技术

（一）原理

硬膜外腔镜技术（epiduroscopy）是一项比较新颖的

通过微创的影像手段来进行诊断和治疗硬膜外疾病引起的腰腿疼痛的内镜操作技术。

硬膜外腔镜技术是一种三维、实时、可视彩色影像系统，可直视椎管内组织结构，作为一种特殊诊断与治疗工具为包括手术在内的临床诊断与治疗提供依据。利用该项技术能够证实某些疼痛潜在的原因，诸如硬膜外腔粘连、神经根水肿、硬膜外腔受压、解剖变异、神经根或血管异常，还可采用腔镜所带的工具将椎管内的“病根”拿掉。因此该技术在慢性腰腿疼痛的诊治上提供了一种全新的具有发展前途的选择。

硬膜外腔镜能够辨别引起下腰痛、放射性腰腿痛和其他疼痛综合征的可能原因，从而进行准确的诊断。硬膜外腔镜治疗慢性腰腿疼痛的作用机制有：

1. 利用注入硬膜外腔液体的容量效应和静水压对硬膜外腔进行扩张。

2. 通过腔镜对病变部位定位后，利用腔镜尖端在病变部位进行机械分离，消除粘连带、阻碍药物穿透的病理结构和异常的解剖组织。

3. 将类固醇激素、透明质酸酶、局麻药等治疗药物直接注射到病变部位，以期达到消炎止痛的功效。

硬膜外腔纤维化粘连是造成腰腿痛的主要原因之一。经硬膜外腔镜粘连松解术是硬膜外腔镜技术操作中最重要的组成部分。造成硬膜外腔纤维化粘连可能的原因有：

1. 髓核从破裂的纤维环泄露到硬膜外腔或纤维环破裂后的炎症反应。已有研究表明，存在于破裂髓核的细胞因子可引起损伤神经的神经病理性疼痛，这些物质持续性刺激病变区域的炎性过程，造成了化学性神经根炎的延续。

2. 椎间盘突出后出现的持续性神经根痛的原因可能是由于压迫或硬膜外腔粘连和纤维化引起的牵拉引起的。

3. 神经根周围的瘢痕引起了神经根微循环的障碍，导致神经根缺血和神经传导功能的异常。

目前的诊断技术如CT、MRI、椎管造影和肌电图等均不能发现这种硬膜外腔的软组织病理性变化。硬膜外腔粘连最常发生于脊柱外科手术后和硬膜外腔麻醉或阻滞治疗后，但也会出现在没有手术史或治疗史的患者，这已被硬膜外腔镜所证实：以前没有手术史或治疗史的慢性腰腿痛患者，显示了大量的硬膜外腔粘连和纤维化。

（二）适应证

硬膜外腔镜的适应证是随着技术的不断进步和我们对其认识的不断丰富而发展的。硬膜外腔镜技术的主要适应证是慢性疼痛综合征。主要包括：

1. 难治性腰痛。
2. 难治性腰腿痛。
3. 与缺血性神经炎有关的硬膜外腔粘连。
4. 继发性的腰椎管狭窄症。
5. 背部手术失败综合征。
6. 神经根、硬膜外间隙异常的诊断。
7. 术后病理性改变的诊断。
8. 病变神经根激素注射。
9. 高张盐水注射治疗粘连。
10. 断裂硬膜外导管的取出。
11. 硬膜外血肿或脓肿的冲洗和引流。
12. 其他　如取标本活检；精确放置某些装置等。

（三）禁忌证

硬膜外腔镜技术的绝对和相对禁忌证包括：

1. 对局麻药、造影剂过敏。
2. 凝血障碍。
3. 穿刺部位及周围有感染或肿瘤。
4. 尚未控制的高血压、心血管危象。
5. 脑血管占位病变，颅内压增高，神经病变。
6. 明显的膀胱功能障碍。
7. 骶裂孔狭小或闭锁畸形。
8. 青光眼和视网膜病变。

9. 非硬膜外腔的病变。

10. 一般状态差，重要脏器功能衰竭或免疫功能低下。

11. 患者拒绝或不能配合手术。

（四）操作方法

1. 术前准备

（1）在进行硬膜外腔镜操作前，必须对患者进行全面体格检查。回顾阅读患者的影像资料包括腰骶部 X 线片和 MRI 资料。

（2）术前停用非甾体类消炎镇痛药和抗凝药物，常规检查患者的血常规、凝血常规等实验室检查。

（3）术前腰骶部备皮，禁食 8 小时。

（4）术前向患者解释手术过程及风险，签署手术知情同意书。

2. 操作步骤

（1）患者取腹下垫枕俯卧位。

（2）经骶尾韧带做一个皮肤和皮下组织的小切口。

（3）用硬膜外穿刺针经骶裂孔穿刺，阻力消失和 X 线侧位片证实针尖位于骶管腔后，放置导引丝，正位 X 线证实导引丝向头端直行，置入扩张管扩张皮肤和皮下组织、韧带，退出扩张管，沿导引丝放置引导导管（图 6-8-1）。

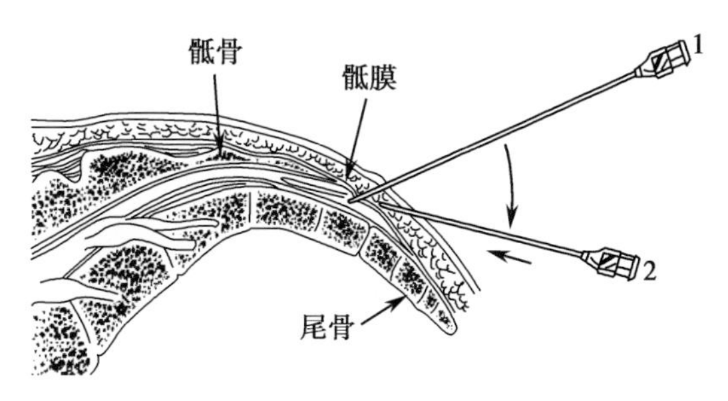

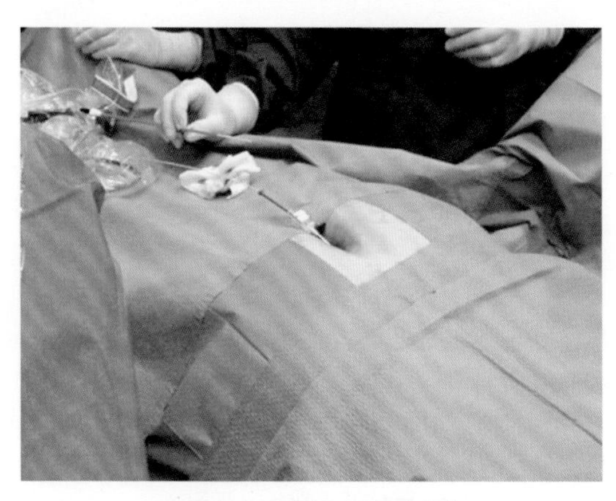

图 6-8-1　穿刺、放置导管

（4）经引导导管注射造影剂 5 ~ 10ml，观察造影剂在硬膜外腔的分布（图 6-8-2）。

透视显示

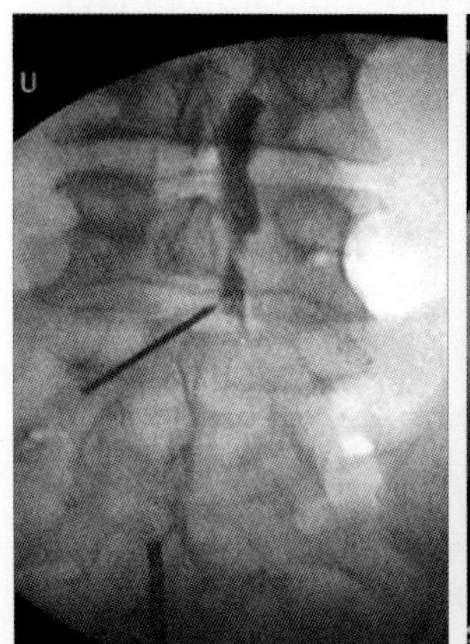

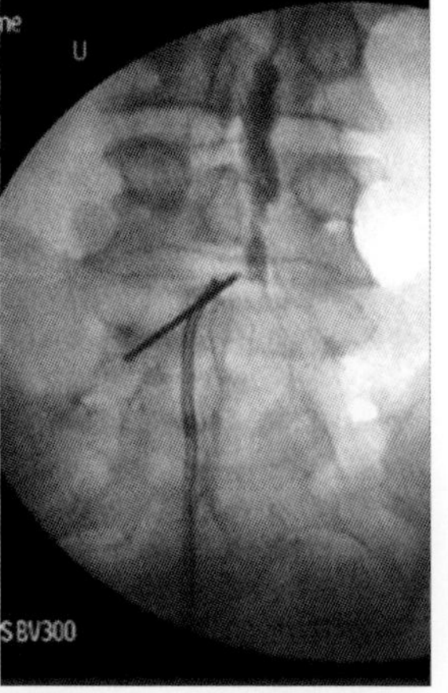

图 6-8-2　造影

（5）连接硬膜外腔镜光导纤维，连接加压生理盐水通道，经过引导导管置入硬膜外腔镜（图 6-8-3）。

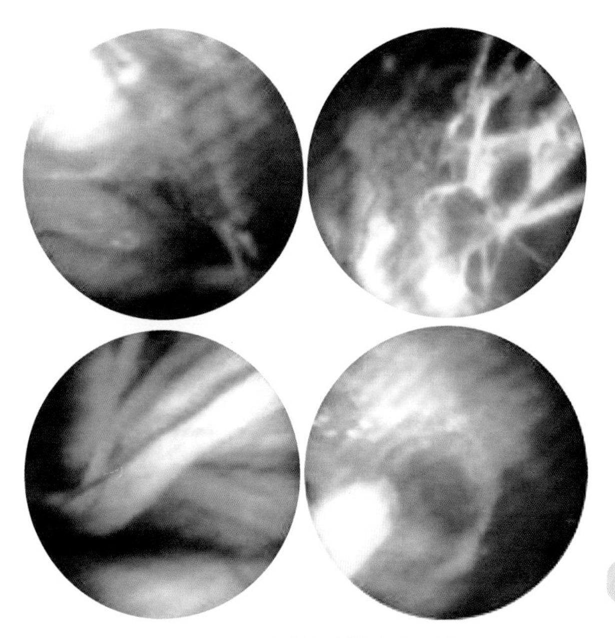

图 6-8-3　硬膜外腔镜观察组织

(6) 操作过程中结合 X 线透视和造影，确定硬膜外腔镜的位置和协助诊断。通过硬膜外腔镜了解和观察硬膜外腔的结构和病理改变，并且进行粘连组织的分离。

(五) 并发症及注意事项

硬膜外腔镜置入后应在 45 分钟内完成操作，以防止因静水压升高而发生脊髓受压。操作结束后应严密观察患者，特别是神经系统的观察。任何新的异常情况，应寻找原因并密切观察，及时处理，必要时进行 MRI 检查并及时请相关科室会诊。

1. 疼痛　往往是自限性的。

2. 视觉缺失（失明）、其他视觉改变、腰穿后头痛、局部出血、感染和过敏反应等。有可能是硬膜外血肿、脊髓缺血和颅内压升高的预兆。

3. 轻瘫和麻痹　可能混淆穿刺损伤、硬膜外血肿、颅内压升高、缺血或神经损伤。

4. 感染　建议患者术前清洁、预防性应用抗生素严格无菌技术以及术后保持穿刺部位的干燥清洁等。

（陈付强）

第九节　脊髓丘脑前外侧束切断术

（一）原理

脊髓前外侧束主要为脊髓丘脑侧束，位于脊髓的前外侧 1/4 象限，是痛觉和温度觉的主要传入通路。切断脊髓前外侧束可以阻断痛觉的二级传导通路，也可以阻断非特异性痛觉传导通路，疗效较为肯定。

（二）适应证

1. 适用于解除各种原因所致的躯体及内脏疼痛。

2. 上肢、上腹部和胸部的疼痛一般做 C_2 水平切断。

3. 下腹部、会阴部、下肢的疼痛宜做 T_2 水平的切断。

（三）禁忌证

1. 一般状况较差，存在严重的呼吸、循环功能障碍，以及有肝脏、肾脏或凝血功能衰竭而不能耐受手术者。

2. 手术部位或其附近存在感染灶、血管畸形及其他性质难以明确的病变者。

3. 疼痛的范围、性质和程度等经常变化不定者。

4. 急性疼痛一般不首选外科手术治疗。

（四）手术方法

1. 术前准备所有患者术前常规行正侧位 X 线片和 CT 扫描，必要时行 MRI 检查。检查凝血常规，血常规。

2. 手术一般采用局麻下进行，有利于术中随时观察痛觉消失平面的变化和肢体的运动功能，避免损伤脊髓的皮质脊髓束。患者一般取侧卧位或俯卧位，后正中切口，切除 $C_{2\sim3}$ 或 $T_{1\sim2}$ 的棘突和椎板，纵行切开硬脊膜。

3. 在脊髓的上下两个神经根之间找到齿状韧带，其基底部应位于脊神经前根和后根之间的中点。齿状韧带前方为脊髓前外侧束，后方为锥体束。在齿状韧带前方，用锋利的尖刀片将脊髓切开至前根的内侧，切开深度不能超过 4.5mm，可以重复切割2~3 次。

（五）注意事项和不良反应

1. 术中可以用蚊式血管钳钳住齿状韧带，牵拉脊髓向后旋转 45°，使脊髓前外侧充分显露，以便于手术切断脊髓前外侧束。

2. 行双侧脊髓前外侧束切断术时，两侧脊髓的切口不能在同一水平上，上下至少要相差 2cm，否则会影响脊髓的血供，导致严重并发症。最好分两次完成两侧的脊髓前外侧束切断，时间间隔 2 周以上。

3. 双侧脊髓前外侧束切断术可能出现肢体轻瘫、大小便功能障碍、性功能障碍等并发症，尤其是两侧颈髓前外侧束切断术较容易造成呼吸肌麻痹，出现呼吸功能障碍，严重者可引起患者死亡。因此，双侧脊髓前外侧束切断术应慎重。

4. 几乎所有的脊髓前外侧束切断术都用于治疗癌性疼痛，大约 2/3 患者的疼痛区域在躯体下部，而不是躯体上部。单侧手术有 70%~90% 的患者疼痛立刻减轻，而双侧手术后疼痛即刻缓解的只占 40%~78%。

5. 单侧手术并发症的发生率为 3%，双侧则为 20%。轻瘫和泌尿功能并发症发生率较高（10%~20%）。

第十节　脑垂体的神经毁损术

（一）原理

脑垂体的神经毁损术是在乳腺癌行脑垂体摘除术后，无论肿瘤是否消失均能使疼痛消除这一事实的启发下提出的。1981 年曾召开了以脑垂体乙醇阻滞为专题的国际专题研讨会。很多研究认为是乙醇激活了垂体的疼痛抑制系统，从而实现镇痛。

（二）适应证

主要适用于肿瘤广泛转移与扩散患者的疼痛治疗，尤其对乳腺癌和前列腺癌引起的疼痛效果好，特别是经其他方法不能解除疼痛之患者。

1. 癌性疼痛。
2. 全身性难治性疼痛。
3. 用于激素依赖性肿瘤比非激素依赖性肿瘤镇痛效果好，持续时间长。
4. 骨转移肿瘤者效果好。
5. 疼痛复发是可再次手术。
6. 手术后疼痛综合征。
7. 顽固性内脏痛。
8. 神经源性疼痛。
9. 全身性关节痛、类风湿关节炎性疼痛。
10. 中枢性疼痛。
11. 幻肢痛。
12. 帕金森病性疼痛。
13. 脊髓空洞症性疼痛。
14. 复杂性区域疼痛综合征。

（三）禁忌证

1. 近期可能死亡患者。
2. 鼻腔、蝶窦内有感染。
3. 蝶窦出血者。
4. 蝶鞍有骨性化者。

（四）操作方法

1. 术前准备　所有患者术前常规行颅脑 CT 扫描，必要时行 MRI 检查。检查凝血常规。
2. 体位一般取仰卧位。
3. 麻醉全麻。

4. 选择右或左侧鼻腔进行穿刺，患者平卧在C形臂机台上，进行全麻后，在C形臂机监视介入下，用NALP专用双重套针进行穿刺，经下鼻甲、中鼻甲、筛窦、蝶窦，到达鞍底，用锤子轻轻叩打，穿入鞍底，此时取出外套针的针芯，经外套针再插入内套针，此针卡在3mm以内时针尖恰好到达脑垂体前缘，取出内套针的针芯，若无脑脊液、血液向外流出，则注射碘海醇造影剂，确认其阴影正确后，注入99.5%无水乙醇或5%~10%酚甘油1.8~2.0ml于脑下垂体，操作完毕。

（五）注意事项和不良反应

1. 患者可能出现一过性头痛、食欲亢进、兴奋等症状，大约半数患者出现尿崩症状，一般持续大约2周后消失。由此出现的症状术前给予氢化可的松并在术后长期应用生理维持量而避免。术后使用吲哚美辛栓剂，限制饮水，使尿量减少，可控制尿崩症。

2. 感染　由于晚期肿瘤患者体质较差，阻滞前后又需要应用糖皮质激素，一旦操作中带入细菌极易发生感染，故应严格无菌操作。

3. 眼外肌麻痹　由于穿刺针损伤动眼神经所致。在正中线穿刺可防止穿刺针引起的机械损伤。视交叉部受乙醇浸润而发生的视野不全者大约占7.6%，一旦发生则难以治愈。

第十一节　脊髓电刺激疗法

（一）原理

脊髓电刺激（spinal cord stimulation，SCS）是将电极植入椎管内，以脉冲电流刺激脊髓后柱以减轻或缓解症状的方法。

脊髓刺激器的整套神经刺激系统包括：刺激电极、延长导线和电脉冲发生器。刺激电极植入硬膜外腔后，由电脉冲发生器发生电流，经延长导线到达电极，刺激脊髓神经达到治疗效果。电极有单极、双极及多极阵列等多种，多电极可增加电场的刺激范围和部位，从而提高了操作的成果和疗效。

电脉冲发生器的参数设定、开启、关闭均由体外监测控制器调控。刺激范围可为 0.1～1.0ms，1～120Hz，0～10V，最大输出电压为 10V。电极插入后的定位，以受刺激节段支配的肌肉发生颤搐为标准。如果电极尖端恰在正中，双侧均有颤搐。操作时应借助 X 线透视或 CT 扫描。

充分确认镇痛效果后，把发生器埋入上腹部皮下并与插入导线相连。近来上市的内置式微处理器，皮下埋置发生器部分的体积更小，带有患者自控按钮，可根据患者经常选择的参数自动制定刺激方案。治疗中多采用 1ms 以下矩形波，但频率可不同。硬膜外电刺激为低频电刺激，100Hz 以上高频虽有镇痛效果，但有肌张力亢进症状，难以应用。用 50Hz 以下的低频率刺激，受刺激节段支配部位有推拿感、感觉缺失，减退区有从受刺激节段向颈部扩展趋势。

关于脊髓电刺激的作用机制有许多理论，包括门控机制的激活，脊髓丘脑通路的传导阻断，脊髓以上机制的激活，以及某类神经调质的激活或释放等。

1. 门控机制　该理论的基本前提是对粗纤维信息的接收，如触觉和振动觉，将关闭接受细纤维信息的“门”，即对脊髓后柱的 A-β 纤维传入脊髓的。这些纤维终止于背角的胶质，即脊髓的“门”。同时，其他的感觉信息，如触觉或振动觉，是由粗大的有髓鞘 A-δMelzack 和 Wall 在 1965 年发表了门控理论。该理论认为，在外周，疼痛的“电-化学”痛性信息是通过直径较细的无髓鞘的 C 纤维，还有少量的有髓鞘的 A- 纤维的电刺激可逆行抑制被刺激的脊髓节段细纤维痛觉信息的接收。他们将这称为脊髓后柱刺激（dorsal columnβ stimulation，DCS）。现在已知这种电刺激抑制痛觉的现象，不仅在脊髓后柱，在脊神经后根部以及脊髓的其他部位也有这种现象。故脊髓后柱刺激一词现已为“脊髓电刺激”（SCS）取代。

外周神经对电刺激的反应，以及皮肤疼痛感受器对机械刺激的反应，均可产生类似 DCS 的神经抑制。但在脊髓后柱受到损伤的情况下，DCS 的神经抑制作用，在损伤平面以下消失，而损伤侧柱则没有影响。与此类似的，Handwerker 等对麻醉猫的单侧背角神经元进行研究，发现电刺激皮肤有鞘传入神经纤维，可对背角内细胞（对有害的辐射热刺激有反应，对低阈值皮肤机械刺激感受器的输入也有反应）的放电现象具有抑制作用。

2. 脊髓丘脑通路的传导阻断　脊髓刺激可节段性地抑制疼痛的另一个理论是，刺激阻断了脊髓丘脑通路上的电化学信号的传导。电流在通过脊髓局部时，受刺激的神经元可产生某些信息传导功能的改变，而这种改变主要表现为痛觉的神经传导功能受阻。

3. 脊髓以上机制的激活　刺激脊髓可使脊髓上位神经元发生变化，影响痛觉的传导或调制。Saade 等研究了刺激脊髓上位中枢可能产生的效应，在刺激电极的尾端切断后柱，应用两种类型的大鼠疼痛试验模型，甩尾试验和甲醛试验，分别代表了两类不同的神经生理机制：相位性疼痛与紧张性疼痛。以长期植入的电极（头端朝向，双侧后柱损伤）刺激后柱。结果显示，两种痛觉试验模型，相位性疼痛与紧张性疼痛，后柱刺激均有明确的镇痛作用。认为镇痛作用与激动了脊髓上位的痛觉调制中枢有关。

4. 交感传出神经的中枢抑制性机制　在动物模型与人体试验中，都观察到类似血管舒张的现象，故推测可能与 SCS 激活了影响交感传出神经的中枢抑制性机制有关。这些血管舒张反应可能继发于 SCS 缓解疼痛后的效果，也可能继发于对细小的传入纤维的逆向影响，还可能继发于对中枢对交感从脊髓传出的神经生理机制的直接作用。

SCS 反应性血管舒张，另一种可能的机制是这种刺激使血管舒张物质释放出来，如血管活性肽，P 物质，或降钙素基因相关肽。最近，Croom 等已发现，高频刺激时的外周血管舒张，实际上是逆行激动了后根内的 C 纤维，引起了外周降钙素基因相关肽的释放，从而导致刺激诱导的血管舒张。

SCS 在动物实验中引起的血管舒张，也在临床应用该项技术治疗外周血管疾病引起疼痛得到很好验证。对血管闭塞性或血管痉挛性疾病的患者，SCS 后疼痛明显减轻，疼痛性缺血性溃疡显著愈合。

5. 神经调质的激活或释放促脂解素含量增加 γ-氨基丁酸（GABA）神经元高度参与 SCS 的镇痛机制，传入性伤害性刺激可以通过 γ-GABA 来缓解。在猫和鼠的单神经元病变模型中，SCS 可以刺激脊髓后角释放神经递质。触觉性痛觉过敏（Tactile allodynia），一种常见的神经源性疼痛，与 GABA 减少有关。SCS 通过增加脊髓后角 GABA 的释放可以明显抑制触觉性痛觉过敏。同时 GABAB 系统显示：由于 SCS 对 GABAB 系统的刺激，使兴奋性氨基酸-谷氨酸、天门冬氨酸在脊髓后角的释放减少。另外腺苷也可能参与。

（二）适应证

1. 背部手术失败综合征（FBSS）。
2. 复杂性区域性疼痛综合征（CPRS）。
3. 带状疱疹后遗神经痛。
4. 幻肢痛。
5. 末梢血运循环障碍性病变。
6. 周围神经损伤后疼痛。
7. 某些疾病的神经功能恢复，如多发性硬化、亚急性视神经脊髓病变等。
8. 脊髓损伤。
9. 心绞痛。

（三）禁忌证

1. 具有感染、菌血症或败血症。
2. 对刺激电极所含的某种材料产生过敏反应。

3. 患者刺激电极导入所选部位体组织不宜此类操作，或者患者所选部位曾经做过放疗处理。

4. 有静脉血栓病史者。

5. 肝素诱发血小板缺乏症。

（四）手术操作

1. 筛选测试　患者取俯卧位，局麻下进行操作。用硬膜外穿刺针或 Touhy 套管针穿刺至硬膜外腔，在 X 线透视下将临时试验电极经套管针送入硬膜外腔，直至临时试验电极到达需要的部位。可用 X 线透视、躯体诱发电位、计算机控制系统准确定位。一般上肢疼痛时，临时试验电极的末端在颈 4 椎体水平，下肢在胸 12 椎体水平，并根据患者的症状调整电极的位置。将电极的连接导线与体外发射器（screener）相连，给予刺激后产生异感，同时设置刺激的振幅、脉宽、频率、电极，使异感尽可能覆盖整个或大部分疼痛区域，然后将导线电极留在该位固定，拔出套管针观察。应用肌电诱发电位仪确定电极的部位，可以使电极的置入定位更加精确可靠。这些临时置入的电极在硬膜外腔内的保留，一般不应超过十天。疼痛评估采用视觉模拟评分法（visual analogue scale，VAS），若疼痛缓解达 50%以上、生活质量显著改善、镇痛药物用量明显减少的话，则表明测试成功，可进行永久性埋植神经刺激系统。

2. 具体的步骤

（1）患者准备：术前应进行较为全面的健康教育，尤其是疼痛学方面的相关知识，使患者一定要认识到疼痛的多样性，疼痛的本质是由感觉和情绪组成。这一点在评价疼痛缓解度方面极为重要。术前检查方面，除一般外科术前检查外，要着重了解患者的椎管内情况，特别是拟定穿刺间隙及刺激电极走行方向是否通畅，相应脊髓节段有无病变等。

（2）患者一般采取俯卧位（图 6-11-1）、开放静脉、进行循环呼吸监测，常规消毒、铺巾。用 C 形臂机 X 线透视法确定适合的穿刺椎间隙，并在皮肤上作出相应进针穿刺点标记。

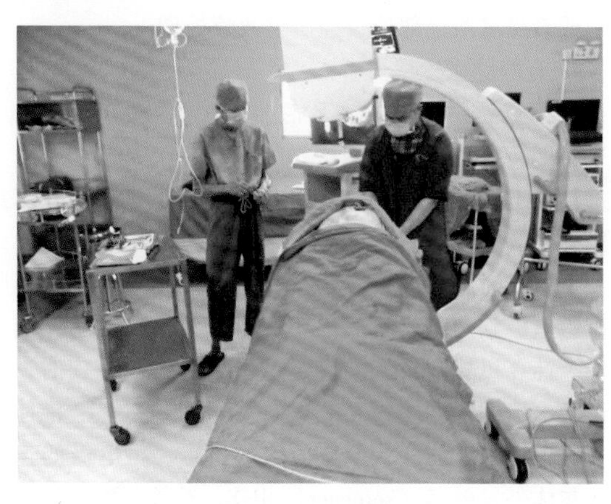

图 6-11-1　体位

（3）麻醉：1%利多卡因局部麻醉手术区域。

（4）从标记的椎间隙穿刺 Tuohy 针，向头部进针，倾斜角度小于 45°。在透视下确认进针位置。如果患者疼痛范围较大，可选择使用两个电极，这时需要穿刺两根 Tuohy 针，两根穿刺针可以平行或者相差一个阶段（图 6-11-2）。

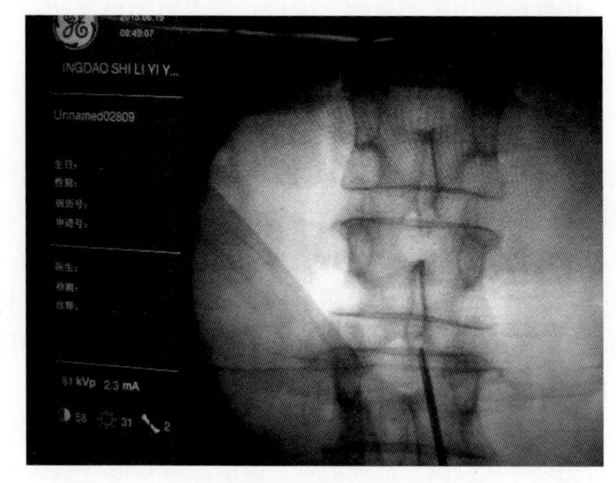

图 6-11-2　穿刺

（5）应用阻力消失法及X线确认穿刺针进入硬膜外腔（图6-11-3）。

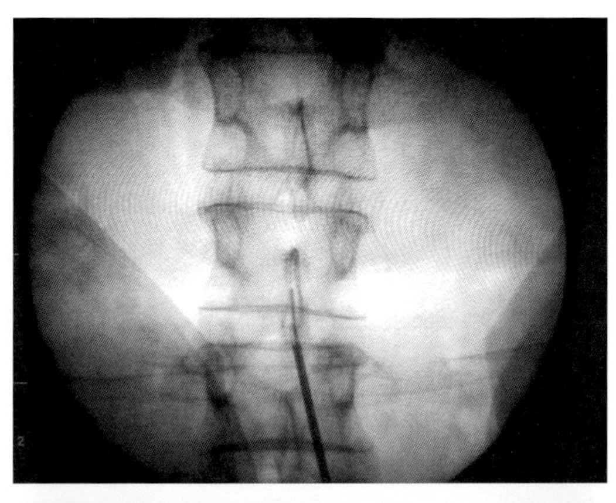

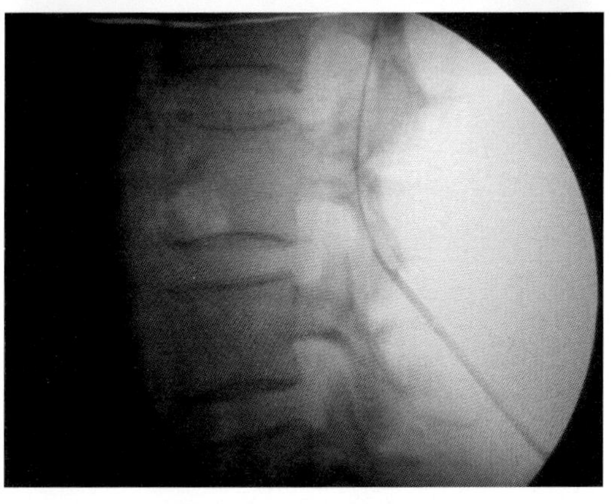

图6-11-3 进入硬膜外腔

（6）导入临时测试电极，并在透视下确认位置（图6-11-4）。若临时刺激电极置入困难，可小心使用硬膜外导丝，在X线引导下按预定方向探路，然后撤出导丝，再行电极植入。电极植入的位置为与疼痛范围相对应的脊髓节段，如下肢疼痛的电极置于 $T_{11} \sim L_1$，

心绞痛的电极置于 $T_{1\sim2}$ 脊髓中线或左侧，上肢疼痛的电极置于 $C_{4\sim5}$，头颈部疼痛的电极置于 $C_{1\sim2}$。单侧疼痛者，电极置于同侧；双侧疼痛者，可将 2 根电极并列置于两侧。

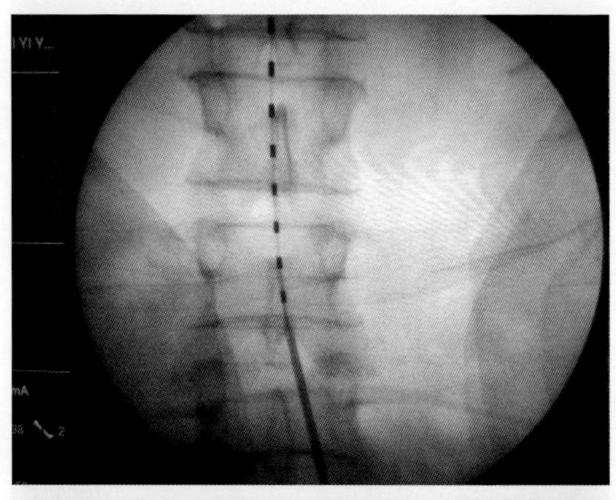

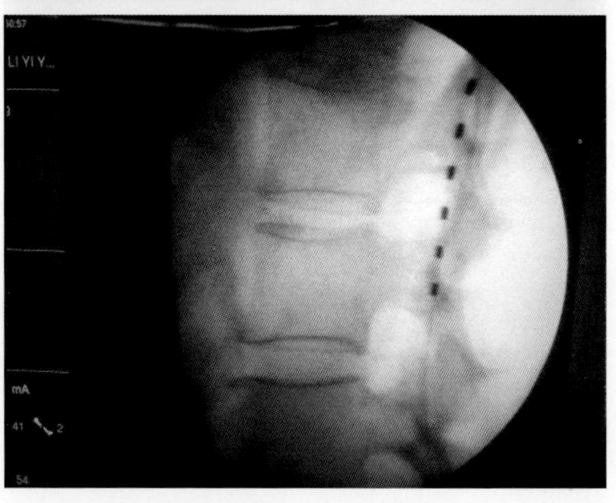

图 6-11-4　导入电极

（7）电极置入成功后，将电极末端与体外临时延伸导线、体外刺激器连接（图 6-11-5）。

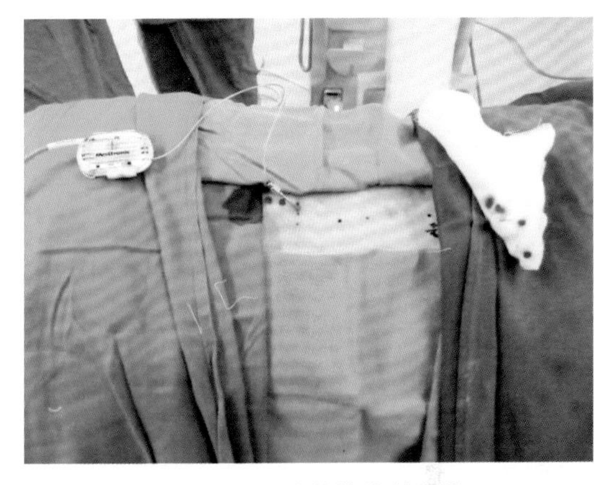

图 6-11-5　连接体外刺激器

（8）进行测试寻找患者主诉整个疼痛区都出现异常感觉的电极位置，即刺激所产生的麻刺感能完全或基本覆盖患者主诉疼痛范围（图 6-11-6）。

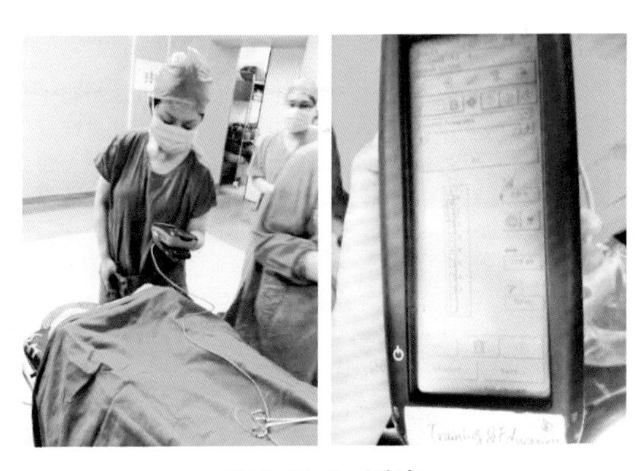

图 6-11-6　测试

（9）测试成功后，固定临时电极，为了防止电极移位，可将电极下端固定在腰背肌筋膜上（图 6-11-7）。准备 4~7 天的连续体外测试。

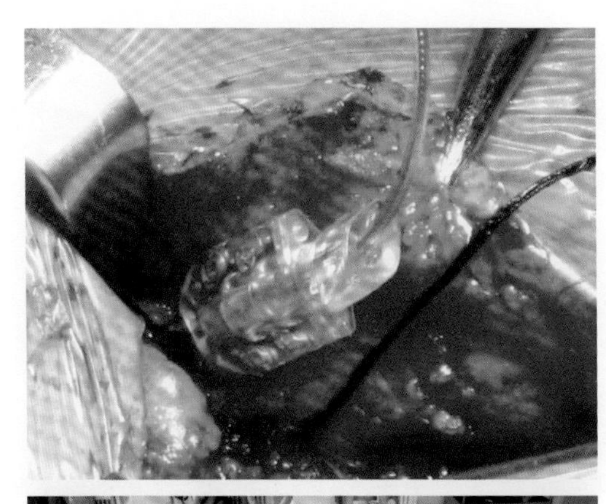

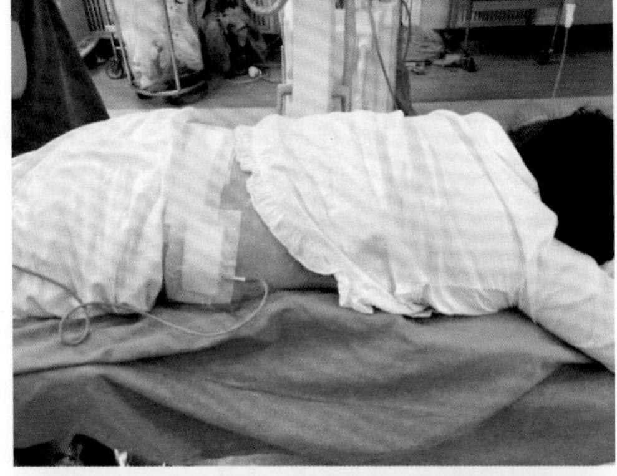

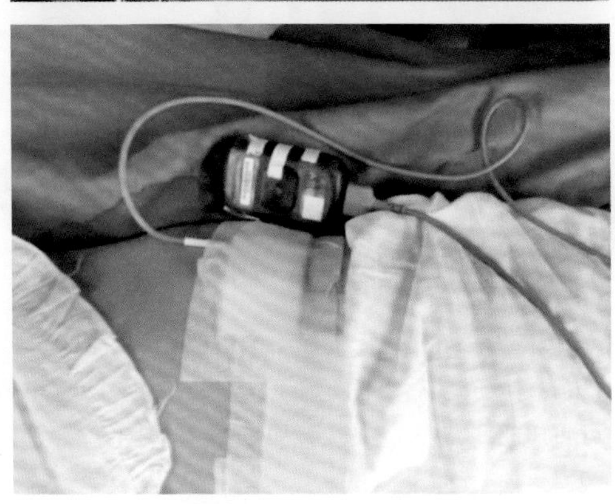

图 6-11-7　固定

（10）永久植入：经过4~7天的连续体外测试，疼痛程度明显缓解（VAS评分降低50%以上），生活质量明显提高，可考虑进行永久电极植入。刺激器一般埋于右前腹壁、肋缘下、髂后上棘下方或锁骨下方的皮下，通过导线经皮下隧道与电极相连。具体步骤：取出临时置入物，安放完整的SCS系统。患者俯卧位，用前述方法置入永久电极，背部切口并固定。之后再呈侧卧，在左或右下腹作一5cm长的切口，形成一皮下囊，此处安放电脉冲发生器。将导线经皮下隧道与背部切口的电极导线相连，要预留一部分导线置于刺激器下方，以免活动时牵拉电极导致移位，缝合两处切口。开通脉冲发生器发送刺激。

电极的准确置入对SCS治疗成功至关重要，但刺激参数设置及随访更是不可忽视。识别阈是指患者开始感觉到刺激反应的电压；耐受阈是指患者感觉到刺激反应过强而产生不愉快感觉或诱发运动收缩时的电压；欲设置电压的范围即是耐受阈与识别阈之间的差值。当满意的电极位置及最佳刺激电压被选定后，下一步应选择刺激频率，尽管大多数患者选用20~100Hz，但不同个体之间有时存在相当大的差异。波宽会对电压有一定程度的影响，有时需耗时4~5个月时间才能找到适合特定患者的最佳刺激参数。对慢性顽固性疼痛患者频率80~100Hz，波宽100~210μs，电压2~6V。在以后的6~8周内，刺激参数仍须不断调整及仔细随访。

（五）注意事项

1. 脊髓电极一般有针式电极和条状电极两种，经皮穿刺时多选用针式电极，电极植入后要稳妥固定，防止手术后发生电极移位。

2. 放置刺激电极的位置一般在脊髓的背侧，偏向患侧方向，有时也可以放在脊髓的腹侧或外侧。

3. 开放式手术直视下安装刺激电极，需切除部分椎板，多选用条状电极，可以将电极准确放置在相应脊柱节段的硬膜外间隙或硬膜下间隙，并固定在硬脊膜上。

4. 开始长期慢性脊髓电刺激治疗前，需要进行一定时间的试验治疗，若无效或不能获得满意的镇痛效果，应取出电极及相关装置，改用其他治疗方法。

5. 患者的评估与选择　精神病和人格错乱严重影响SCS的结果。Nelson等指出：MMPI-D（人格，抑郁测量标准）增高，SCS的作用就越小。他们认为：尚未控制的精神错乱、具有自杀或杀人倾向、未被治疗的严重抑郁症、躯体征状失调、酒精或药物的依赖、严重的认知障碍都应排除使用SCS。在比利时对100名患者进行了研究和精神病学的测定，没有测定保留的患者成功率高出三倍。此外，心理因素在慢性疼痛中有很重要的作用。

6. 患者及家属的宣教　接受SCS治疗的患者都是忍耐慢性疼痛相当一段时间，经历了多种方法、其中包括TENS（经皮电刺激）治疗失败的患者，他们渴望SCS的治疗，一些人甚至希望SCS能达到100%的疼痛缓解，彻底摆脱药物、解除理疗、使各种功能恢复。所以在实行SCS之前，对患者进行宣教、使患者理智、客观、现实地看待SCS的治疗十分必要。要让患者明了SCS的治疗目标是减轻疼痛而不是排除疼痛，减轻疼痛的程度为50%~70%。

在治疗中十分需要患者的配合及参与，包括①术前、术中、术后疼痛强度评估表、示意图的填写及绘制；②术中电极的放置、刺激参数的设置等都是根据患者的描述完成的；③术后SCS系统的操作、术后注意事项、尤其治疗初期对一些活动的限制等都需要患者的主动的配合及参与，在整个SCS治疗中，只有患者的积极治疗意识及自我管理意识，才能使SCS的治疗效果达到最佳。

（六）不良反应和并发症

1. 仪器因素　没有一个系统是没有错误的，尤其是电极的移动，而且体外射频系统的天线易被损坏，几毫米的电极移动即可导致失败，在经皮的电极系统中更易发生，约20%~30%的几率。颈椎的活动度大，将电极缝合在硬膜上可增加可靠性。

2. 患者因素

（1）电极进入椎管：一定要在 C 形臂 X 线监测引导下进行操作，首先应明确电极是位于硬膜外腔还是蛛网膜下腔。当电极在蛛网膜下腔时，导线行进时几乎没有任何阻力，并且可以向两侧有很大幅度的摆动；而当导线在硬脊膜外腔时，只有通过特殊技巧才能行进。另外当电极位于蛛网膜下腔时，用极低的刺激强度即可诱发运动或感觉反应。可以借此判断电极的确切位置。

电极一旦穿破硬脊膜后导致脑脊液外渗常引发头痛。一些顽固性的脑脊液漏可表现为头痛和脉冲发生器处的脑脊液聚集。方法之一是让患者使用张力腹带压迫脉冲发生器及导线所经的路径 2~3 周，或行硬脊膜外腔自体血填充治疗。严重的患者应行手术探查并修补漏口。

（2）硬脊膜血肿：多见于椎板切除术后，可造成继发性脊髓压迫损伤。操作中的神经根或脊髓损伤，均是 SCS 中极为严并发症。为了提高电极置入位置的准确性并减少损伤等并发症，应尽可能采用穿刺法植入电极，现已有报告用硬膜外腔镜技术引入 SCS 电极，这样可以在明视下进行操作。

（3）电极移位：通常发生于置入后数天内。目前所用的经皮电极的移位发生比率明显高于板式电极。一些作者认为电极置入点至少要低于靶点水平 2 个脊髓节段以上，使电极在硬脊膜外腔内具有一定长度，有利于其位置稳定并减少移位。

（4）感染：约 5%，大多数为表浅的，对 IPG 或接受装置有影响，但不必摘除整个系统，而且硬膜外感染极少。糖尿病患者感染率较高。但有些报道则认为置入装置的感染发生率为 0.5%~15%。且常累及脉冲发生器和射频接收器以及连结电极的导线，偶尔也累及硬脊膜外腔。感染的发生可于置入后数天至数年内，表现为置入装置表面区皮肤的顽固性红肿及压痛。对于这种顽固性感染的最终办法是摘除整个系统并给 6 周的静脉抗生素注射。一般行 SCS 时，术前和术后预防性的使用抗生素，降低术后感染的发生率。

3. 晚期失败 此外，还有一些难以解释的治疗失败。North 和 Ohnmeiss 等总结在最初五年内报道疼痛改善的平均数逐渐下降，近一半的患者在 2.1 年内镇痛效果下降。另一组显示，6 周内 53%患者取得 50%或更好的镇痛，1~2 年内降到只有 26%，表明了后期的失败。但 70%患者仍然说他们愿意接受和推荐这个方法，因此，“镇痛百分率”标记和对疼痛记忆的相互关系的可靠性的不足，但也说明 SCS 晚期失败并非技术问题。

第十二节 腹腔神经丛化学毁损术

（一）原理

顽固性疼痛是影响恶性肿瘤生存质量的主要因素之一。腹腔神经从阻滞术腹腔神经丛化学毁损术直接阻断来自内脏的交感传入神经通路，可对胰腺癌及其他恶性肿瘤所致的上腹部疼痛进行有效治疗。近年来随着介入放射学的快速发展，国内外运用 CT 或内镜导引行腹腔神经丛阻滞治疗上腹部中晚期肿瘤的顽固性疼痛越来越多，且疗效显著，持久和安全，并发症少。但阻滞治疗成功与失败的关键在于对腹腔神经丛的位置，大小和形态能否正确确认和清楚显示。

腹腔神经丛又称腹腔自主神经丛，是内脏交感神经，副交感神经和内脏感觉神经在到达所支配的脏器前相互交织而成网状结构，它是人体内最大的自主神经丛，位于 T_{12} 至 L_1 水平，在腹主动脉上前方或前侧方，围绕腹腔动脉和肠系膜上动脉的根部，丛内主要含有腹腔神经节、肠系膜上神经节和主动脉肾神经节等。腹腔神经节是腹腔神经丛内主要神经节，腹腔神经丛及丛内神经节发出的分支形成许多副丛，这些副丛伴随血管支配相应的脏器的功能，如肝脏，胰腺，胃，肾及肠系膜等，其发出的神经纤维不仅调节胰腺的内、外分泌功能，同时与腹部的痛觉有关。

腹腔神经丛位于胃和胰腺后，膈肌脚前，腹腔神经节在 L_1 椎体上端水平面与主动脉前壁相邻，居腹腔干两侧。其下方为肠系膜上动脉，左侧腹腔神经节的位置较右侧稍低。腹腔神经节可要变异，位置从 T_{12}~L_1 椎间隙到 L_2 椎体中部平面，直径可为 0.5~4.5cm，数量可为 1~5 个。

常用的神经破坏剂药物包括酒精、石碳酸、酚甘油等。

（二）适应证

腹腔神经丛疼痛的特点是上腹部深在的钻孔样疼痛，常向背部放射。上腹部恶性肿瘤引起的疼痛，麻醉药疗效欠佳，用量需持续加大，副作用难以忍受，可作为腹腔神经丛化学毁损术的明确适应证。这种疼痛见于约 80%~85%的晚期胰腺癌患者，在下段食管癌及胃癌患者中也不少见。值得注意的是，肝、脾包膜还受躯体神经支配，使单纯腹腔神经丛化学毁损术术疗效受到了影响。

1. 预生存期有限。腹腔神经丛化学毁损术减轻疼痛有一定的时限，约 3~6 个月，有出现并发症的潜在可能，而使生存期较长的患者生活不适。

2. 抗肿瘤治疗无明确疗效。如外科治疗、化疗、放疗及其他治疗有效，腹腔神经丛化学毁损术则应推迟。

3. 行预阻滞，有止痛效果者。

（三）禁忌证

1. 具有感染、菌血症或败血症。

2. 有静脉血栓病史者。

3. 肝素诱发血小板缺乏症。

4. 交感神经活性低下。

（四）操作方法

1. 进针方式　经皮腹腔神经丛化学毁损术进针方式分前、后两种。少数学者报道过经腰部侧位进针、经后方椎间盘进针及内境下经胃内进针，但不常用，不一一赘述。

（1）后方进针方式：经典的膈肌脚后阻滞术、双侧化学性内脏神经切除术和经动脉神经丛阻滞术。双侧化学性内脏神经切除术是经典的膈肌脚后阻滞术的改良，两者均不是严格的腹腔神经丛化学毁损术，腹腔的神经丛的交感神经（包括传入纤维）经此进入脊髓，所以可达到同样目的。

CT导引下经主动脉腹腔神经丛化学毁损术

1）体位：患者俯卧位，腹部下方置一垫，以利于弯曲脊柱，从 T_{12} ~ L_2 水平进行CT预扫，了解主动脉、腹腔动脉及肠系膜上动脉的具体位置，它们是腹腔神经丛化学毁损术的定位标志。预测最佳进针点和进针方向，进针点一般选择12肋下方，中线左侧7cm左右处，要除外动脉瘤、动脉壁钙化和壁内血栓（被认为是此项术式的禁忌证），（图6-12-1）。

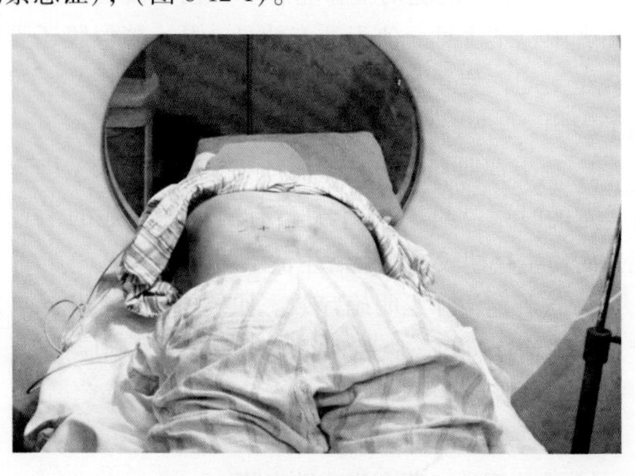

图6-12-1 体位

2）穿刺：应用20G以上的细针穿刺，主动脉后壁穿破时，有突破感，抽出针芯，可见回血，接上带生理盐水的注射器，缓推下稳定地向前进针。近动脉前壁时，压力突然增加，突破后，针尖进入主动脉前方腹膜后的脂肪组织，压力消失，无回血后，注入对比剂与局麻药的混合液（图6-12-2）。

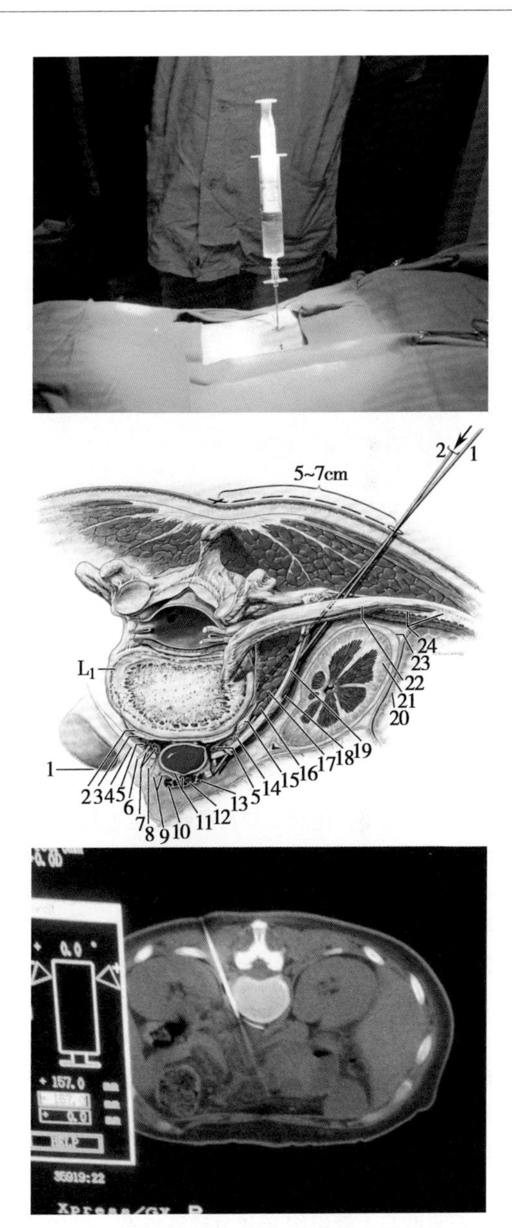

图 6-12-2 穿刺

3）注药：行CT扫描，核实针尖位置，对比剂在膈肌脚前方扩散满意，预阻滞效果良好，即可推无水酒精15ml左右，术毕用生理盐水冲针，拔除（图6-12-3）。

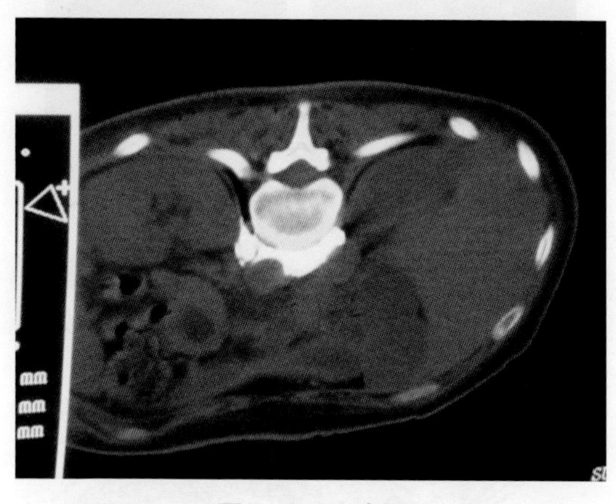

图6-12-3 造影

（2）前方进针方式：细针技术使用前方进针腹腔神经丛化学毁损术得到了极大的发展，其操作如下：行CT预扫，明确腹腔神经丛局部血管的解剖位置，确定进针点及进针距离。置针尖于主动脉前壁前方正中，腹腔干开口头、足侧均可，用对比剂及局麻药位置及预阻滞后，行腹腔神经丛化学毁损术。

（3）外科医师中的术中注射是指胰腺癌或其他上消化道恶性肿瘤手术时，直视下进行的腹腔神经丛阻滞术。

2. 腹腔神经丛化学毁损术减轻疼痛所用的破坏伸经手段常为注射酒精或石炭酸、冷冻（cryoanalgesia）及加热（radio frequency）等。酒精和石炭酸导致神经退变。酒精的浓度常选择50%~100%，它引起周围神经的炎变，作用机制为使脂蛋白和黏蛋白变性以及‘萃取’神经膜的胆固醇、磷脂和脑苷脂。石炭酸的选择浓度为3%~20%，大于5%的石炭酸将引起神经蛋白质凝集和坏死。石炭酸与血管组织亲和力较酒精高，增加了其在大血管周围的浓聚。但是，大量的石炭酸毒性作用较大，而且石炭酸黏滞度高不易注射，不易与对比剂混合，对血管的损害可能导致神经病理改变。因此，许多专家更倾向用酒精作为阻滞剂。冷冻是用极度的低温使神经毁坏，加热是在神经靶区通过电极尖端发放射频电流，病变区的温度及大小可准确监控。醋酸、甘油主铵盐等用于腹腔神经丛化学毁损术较为少见。尚无文献报道。

（五）并发症

腹腔神经丛化学毁损术后最为常见的并发症是局部疼痛、体位性低血压和腹泻，有人统计分别有 96%、38%和 44%的病例发生，但多呈一过性。

1. 局部疼痛分三种。第一种为术后腹部、胸部和背中部的胀痛和烧灼性疼痛，常持续达 30 分钟，可被局麻药为及经静脉的麻醉药减轻。第二种为钝性疼痛，可持续 48 小时，被认为是阻滞剂对膈肌及背部肌肉的刺激所致。第三种为阻滞术后交感神经兴奋性减少，副交感神经兴奋缺乏抑制，如有便秘｛麻醉药常见合并症｝及其他肠道受阻导致肠道痉挛，可以起梗阻性疼痛。术前清洗肠道可以减轻。

2. 体位性低血压是由于交感张力降低，内脏血管扩张，回心血液减少所致。仅 10%~30%的患者需要治疗。

3. 腹泻的机制尚不完全清楚，可能与肠道交感神经传出纤维被阻断，副交感兴奋缺乏抑制所致。慢性腹泻并不多见。其原因与阻滞剂的持续损害和神经的再生速度有关。Is-chia 等认为阻滞剂的剂量是影响它们的主要因素。对慢性腹泻常规治疗效果欠佳，有人报道善得定（ocrteoride acetate）及阿托品有明显的疗效。

4. 永久性截瘫是腹腔神经丛化学毁损术最为严重的并发症，极为罕见。Davies 统计 2730 例患者仅 4 例发生，4 例中 3 例伴发括约肌功能丧失，认为是脊髓损害所致。无单发括约肌功能丧失的报道。穿刺失当和注射时针尖位置发生改变，致使阻滞剂直接或通过硬膜渗透间接进入脑脊液是其重要原因。更多学者则倾向于 Adsmkiewicz 动脉损害所致。但有人结扎猴 Adamkiewicz

动脉，并未经发现神经后遗症。所以，Hayakaqa 等进一步推测，如动脉粥样硬化和其他影响侧枝循环的血管疾病存在时可能引起脊髓病变。此外还有阻滞剂弥散到腰丛引起的单侧麻痹，蛛网膜下腔注射引起双侧轻瘫，血管内注射引起一过性感觉缺失的报道。

5. 另外，动脉夹层也是腹腔神经丛化学毁损术中不可忽视的并发症。有人认为针尖的原始位置在注射时发生移动，既可撕裂动脉壁又可产生内膜破口是造成夹层的原因之一。该作者认为，肿瘤导致的解剖学改变、阻滞剂注入引起的体积改变以及呼吸运动等，都会使针尖与动脉位置关系发生变化。

6. 其他合并症如局部血肿、胸膜炎、心包炎、肾穿孔、腹膜炎、组织坏死（横纹肌溶解）、阳痿腹膜后纤维化等偶有报道。

（于 洋）

第十三节 鞘内输注疗法

（一）原理

鞘内输注系统是将吗啡直接注入脑脊液中，而大脑和脊髓就浸于脑脊液中，而且脑脊液中的吗啡不易被代谢清除。因此，有研究证实蛛网膜下腔吗啡用药量只需口服剂量的 1/300，即可达到同样的治疗效果。因此，自上世纪 70 年代鞘内镇痛首次用于临床至今，大量研究证实该方法对于中重度顽固性疼痛效果确切。目前应用于鞘内的阿片与非阿片类药物主要为：吗啡、氢吗啡酮、芬太尼、舒芬太尼、布比卡因、罗哌卡因、齐考诺肽、可乐定等，由于鞘内使用药物能够直接作用于脊髓及大脑中的多种离子通道及受体，避免了口服的首过效应及血脑屏障，鞘内药物用量远远低于全身给药量。

（二）起源发展

目前癌痛的治疗多采用综合疗法，以 1986 年 WHO 推荐的“三阶梯方案”为首选。然而，晚期癌症常伴随顽固性疼痛，即使经标准三阶梯治疗后仍然有20%的患者得不到有效缓解。针对这些顽固性疼痛的患者，临床上出现了新的思路——改良的癌痛治疗的“第四阶梯”有创治疗。

癌痛“第四阶梯”治疗方案：第四阶梯治疗即微创治疗，就是指对癌痛患者通过介入性的手术操作进行止痛治疗。

包括破坏性手术治疗和鞘内药物持续输注两种方法。

1. 破坏性手术治疗　神经、脊髓或大脑的破坏性手术治疗是通过破坏神经组织的传导达到止痛目的，在临床上对癌症疼痛的患者适应证较少，遗留有严重的并发症。并不是目前第四阶梯癌痛治疗的主流方式。

2. 鞘内药物持续输注　鞘内药物持续输注是“第四阶梯”主流治疗方式。其作用原理：是通过植入体内的输注泵将止痛药物输注至蛛网膜下腔内，作用于脊髓的作用位点达到止痛目的。其贮药泵可置于腹部皮下，蛛网膜下腔的导管可从脊柱经皮下隧道连接至药泵。

鞘内药物输注治疗各类顽固性疼痛在国外早已开展，并取得很好的临床效果，是国际公认的治疗顽固性疼痛的先进方法。

1981年，美国开展首例鞘内持续输注泵植入术治疗癌痛。1991年，FDA正式批准吗啡可用于鞘内输注。此后，该方法在国外被广泛用于各种慢性顽固性疼痛的治疗，至今全球已有20余万例。

目前临床用于鞘内药物输注的装置主要有两种：①植入式的鞘内药物输注泵（implantable intrathecal druge delivery pump）；②植入式鞘内药物输注通道（implantable intrathecal drug delivery port）。

（三）适应证

1. 癌痛　应考虑晚期癌症伴重度疼痛预计其生存期应大于3个月，以姑息治疗为主，脑脊液循环通畅的患者。慢性顽固性癌痛患者全身给药疼痛缓解不理想，或者不能耐受全身给药的副作用均可以采用鞘内镇痛药物治疗。患者主观意愿，采用鞘内输注系统。

2. 手术后顽固性腰腿痛。

3. 骨质疏松性疼痛。

4. 复杂性局灶性疼痛综合征。

5. 轴性躯干性疼痛。

6. 中枢性痉挛。

7. 其他　如蛛网膜炎，带状疱疹后遗神经痛等。

（四）禁忌证

1. 绝对禁忌证

（1）具有感染、菌血症或败血症。

（2）对埋入式输注系统或导管所含的某种材料产生过敏反应。

（3）手术部位的局部感染。

（4）尚未纠正的凝血障碍。

（5）静脉药物依赖。

2. 相对禁忌证

（1）患者导管导入所选部位体组织不宜此类操作或者患者所选部位曾经做过放疗处理。

（2）患者衰竭或者体型过瘦无法完成植入，如：皮下脂肪过薄的患者就无法完成泵体囊袋的制作。

（3）接受抗凝治疗的患者需要慎重考虑，尽管这类患者并非鞘内药物输注的绝对禁忌，但是行任何有创操作之前都必须确保抗凝的状态已经得到逆转。

（4）对于有心理问题的患者应该等待心理问题解决后再行鞘内药物输注的手术。

（5）对于有药物成瘾的患者，在行鞘内药物输注之前应该更加仔细的评估。

（五）操作方法

1. 鞘内药物输注系统的组成　包括鞘内导管和药物输注泵。

2. 术前准备　主要包括①血常规、凝血机制无异常；②脊柱 MRI 检查：穿刺部位无肿瘤侵犯或椎体及附件破坏导致穿刺受限，椎管内无占位性病变，脑脊液回流通畅。③术前告知患者可能出现的并发症及副作用，签署特殊治疗知情同意书、特殊耗材使用知情同意书、镇痛装置使用知情同意书；④患者疼痛、心理功能评估，合理的期望值，对治疗的了解和配合。

3. 术前测试 观察药物的疗效及副作用，蛛网膜下腔单次注射吗啡：未曾使用强阿片类药物患者一般注入0.2~0.3mg吗啡，正在使用阿片类药物的患者可一次注入等效于吗啡24小时口服剂量的400~600分之一的剂量。观察给药后患者疼痛改善情况，给药后未出现严重不良反应且VAS评分较给药前显著降低者（疼痛缓缓解≥50%），表示测试成功。2012版鞘内镇痛专家共识指出认为植入前测试不是必须的，关于术前测试目前还存在争议。

2012PACC共识关于神经病理性疼痛鞘内治疗的推荐方案

一线治疗	吗啡 齐考诺肽 吗啡+布比卡因
二线治疗	氢吗啡酮 氢吗啡酮+布比卡因 or 氢吗啡酮+可乐定 吗啡+可乐定
三线治疗	可乐定 齐考诺肽+阿片类药物 芬太尼 芬太尼+布比卡因 or 芬太尼+可乐定
四线治疗	阿片类药物+可乐定+布比卡因 布比卡因+可乐定
五线治疗	巴氯芬

2012PACC共识关于伤害性疼痛鞘内治疗的推荐方案

一线治疗	吗啡 氢吗啡酮 齐考诺肽 芬太尼
二线治疗	吗啡+布比卡因 齐考诺肽+阿片类药物 氢吗啡酮+布比卡因 芬太尼+布比卡因

续表

三线治疗	阿片类药物（吗啡、氢吗啡酮、芬太尼）+可乐定　舒芬太尼
四线治疗	阿片类药物+可乐定+布比卡因　舒芬太尼+布比卡因 or 可乐定
五线治疗	舒芬太尼+布比卡因+可乐定

4. 手术操作

（1）取侧卧位（图 6-13-1）

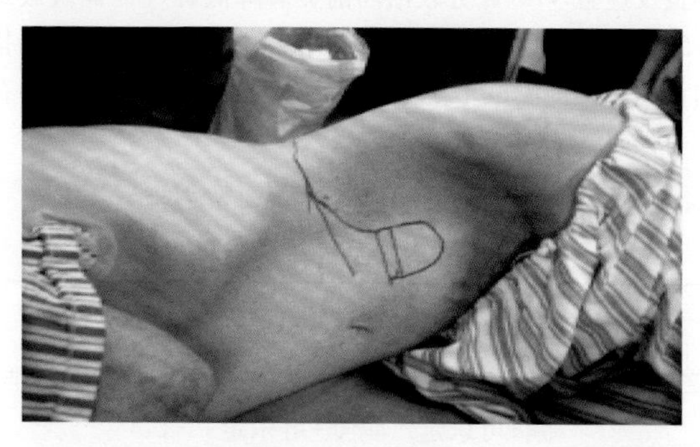

图 6-13-1　体位

（2）C 形臂机引导下经穿刺针导入导管（图 6-13-2）

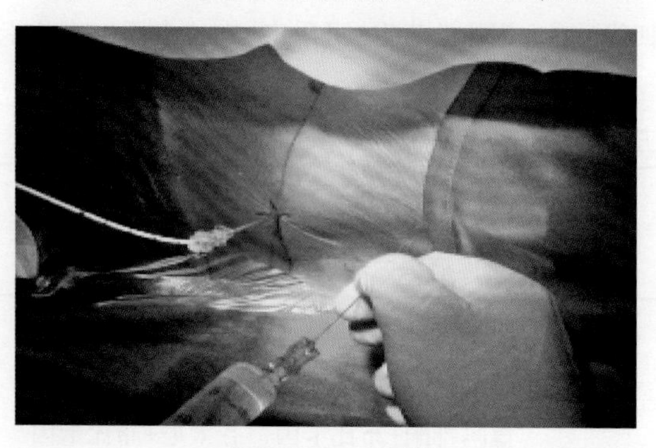

图 6-13-2　穿刺

（3）沿进针点切开腰背皮肤及皮下组织（图6-13-3）

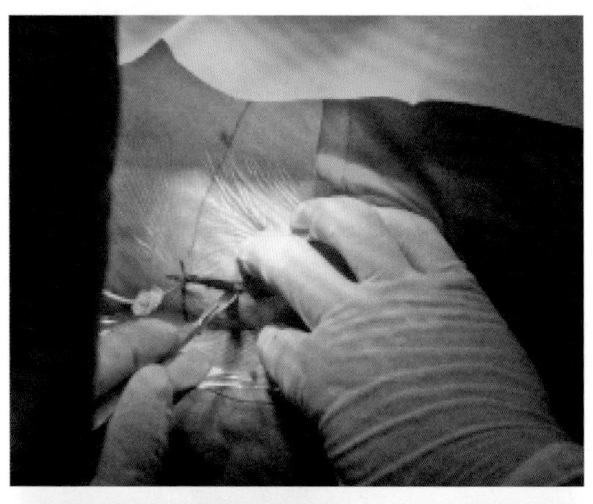

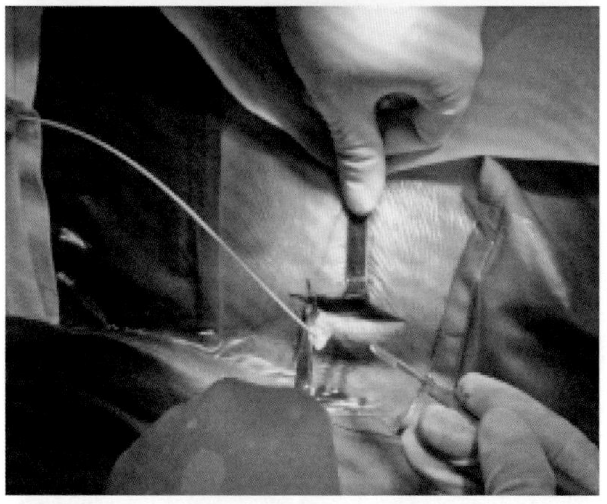

图 6-13-3　切开皮肤

（4）缝荷包、放置固定器（图 6-13-4）

（5）准备放置药泵的皮下袋（图 6-13-5）

图 6-13-4　固定

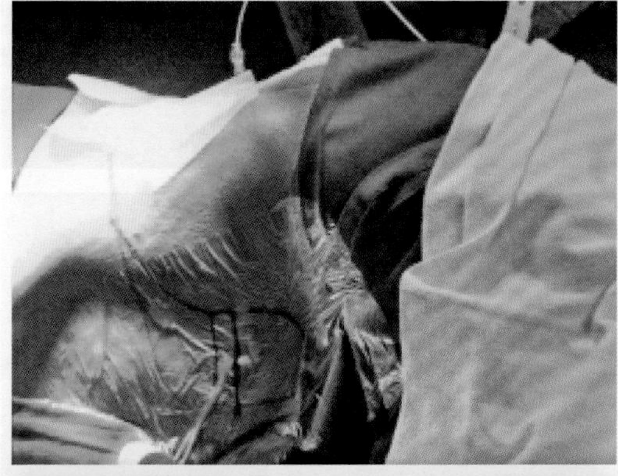

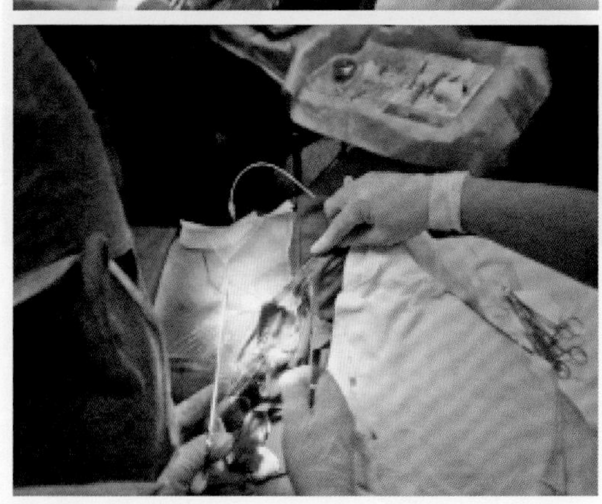

图 6-13-5　药泵皮下袋

（6）皮下隧道（图 6-13-6）

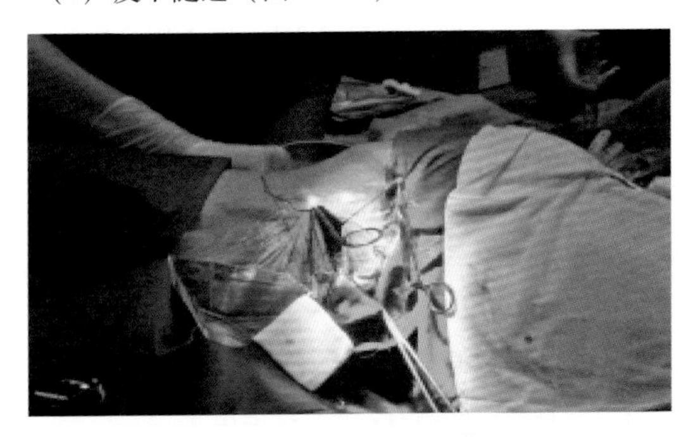

图 6-13-6 皮下隧道

（7）固定药泵将多余导管盘于药泵后（图 6-13-7）

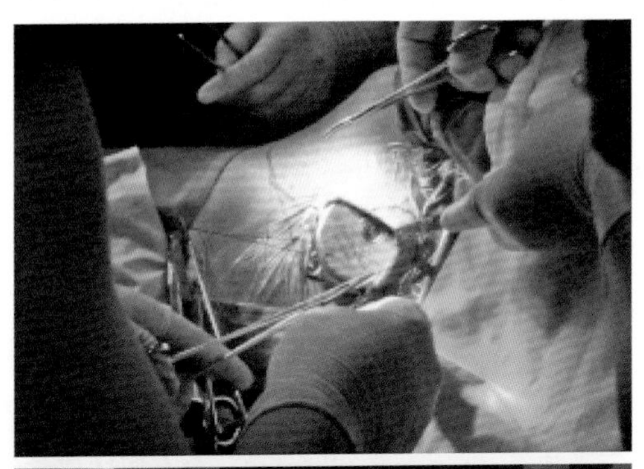

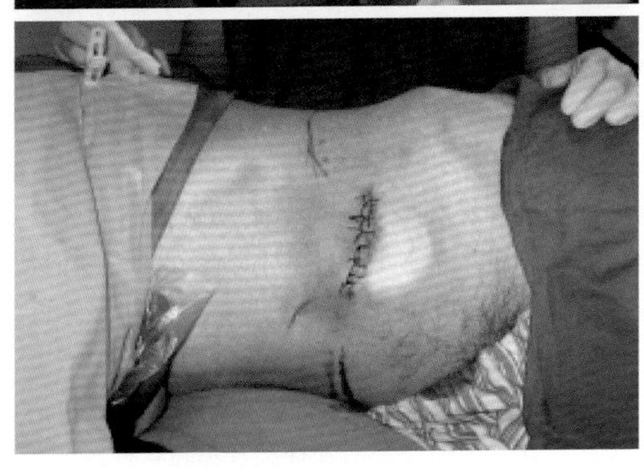

图 6-13-7 固定药泵

（六）注意事项和不良反应

1. 药泵埋入深度不要超过 2. 5cm，否则会影响体外程控。

2. 囊袋定位应远离上髂嵴、胸廓、腰带线等，尽量减少患者不适。

3. 感染　一般永久置入时感染机会并不多见。应按严格无菌操作，术后应用抗生素一周。泵储药器污染及再灌注时污染。

4. 导管打结、导管分离、导管泄漏、导管完全或部分闭合、导管移位或偏离、导管纤维化等。

5. 手术相关并发症　皮下淤血和血肿、脊神经损伤、脊髓损伤、硬膜外出血和血肿、蛛网膜下腔出血。选择合理患者，调节癌痛患者生理状态至较佳水平，熟练仔细的的手术操作，可最大限度地避免上述并发症的发生

6. 镇痛效果不理想而不良反应明显时，建议药物轮换。不良反应在允许范围内而疗效下降时，建议加用辅助药物。

（于 洋）

第十四节　半月神经节射频毁损术

（一）解剖

三叉神经（trige min al nerve）：含有躯体感觉纤维和躯体运动纤维，由较粗大的感觉根和细小的运动组成。感觉根上的感觉神经节位于颞骨岩部尖端前面的三叉神经压迹处，叫作三叉神经半月节。自节发出三大支，即眼神经、上颌神经和下颌神经。运动根紧贴三叉神经半月节的深面，进入下颌神经。故眼神经和上颌神经属感觉性，而下颌神经则为混合性。三支神经的感觉纤维分布于面部皮肤，运动纤维则主要支配咬肌。

1. 眼神经（ophthalmic nerve）　自半月节发出后经眶上裂入眶，分为额神经、泪腺神经及鼻睫状神经等三支。

（1）额神经（frontal nerve）：最粗，在上睑提肌的

上方向前行，在眶中部分为二支，较大的外侧支为眶上神经；较小的内侧支为滑车上神经。滑车上神经经眶上孔内侧的额切迹，眶上神经经眶上孔（切迹）出眶，布于额部的皮肤。

（2）泪腺神经（lacrimal nerve）：较细小，沿外直肌的上缘向前至泪腺。

（3）鼻睫状神经（nasociliary nerve）：在上直肌的下面斜越视神经上方至眶内侧，分出睫状节长根和2~3支睫状长神经等。分布于眼球、眼睑、泪囊、鼻腔前部的黏膜和鼻下部的皮肤。

2. 上颌神经（maxillary nerve） 经园孔出颅至翼腭窝，再经眶下裂入眶区，经眶下沟、管，出眶下孔称眶下神经。上颌神经分布于眼裂和口裂之间的皮肤、上颌牙齿以及鼻腔和口腔的黏膜。

上颌神经主要分支有：

（1）上牙槽神经（superior alveolar nerve）：该神经分为前、中、后三支。上牙槽后支在翼腭窝内自上颌神经主干发出，在上颌骨体后方入骨质；上牙槽中支和前支分别在眶下沟和眶下管内由眶下神经发出。上述神经分布于上颌牙齿及牙龈。

（2）蝶腭神经：为两根短小的神经，在翼腭窝内分出，向下连于翼腭神经节，由节发出的分支布于鼻腔和腭部黏膜。

（3）眶下神经（infraorbital nerve）：为上颌神经本干的延续，眶下裂入眶，行经眶下沟、眶下管，再经眶下孔出眶，分布于眼睑鼻外侧部，上唇和颊部皮肤，在沿途发出上牙槽中支和前支。

（4）颧神经：较细小，在翼腭窝发出，经眶下裂入眶，在眶内分为两小支，分布于颧颞部皮肤，颧神经发出小支加入泪腺神经，主管泪腺的感觉和分泌（泪腺分泌为岩大神经在翼腭神经节换神经元后，其节后纤维随颧神经分布至泪腺）。

3. 下颌神经（mandibular nerve） 是混合性神经，

经卵圆孔出颅在颞下窝内即分出许多分支。感觉纤维分布于下颌牙齿及牙龈、口腔底、颊部的黏膜、舌的黏膜及口裂以下的面部皮肤。运动纤维主要分布于咬肌。

下颌神经的主要分支有：

（1）耳颞神经（auriculo-temporal nerve）：以两个根起始，挟持着硬脑膜中动脉，然后合成一干，在下颌关节后方转向上行，自腮腺上缘穿出，与颞浅动、静脉伴行，分布于颞部皮肤、下颌关节、外耳道的皮肤、鼓膜及耳前面的皮肤。在腮腺内发出一小支分布于腮腺，此支含有副交感纤维，来自舌咽神经的岩小神经，经耳神经节换神经元后发出的节后纤维。

（2）颊神经（buccal nerve）：自翼外肌两头间穿出，沿颊肌外面前行贯穿此肌，分布于颊部的皮肤和颊黏膜。

（3）下牙槽神经（inferior alveolar/dental nerve）：为混合性神经，在舌神经的后方，沿翼内肌外侧面下行，经下颌孔进入下颌管，在管内分成许多小支，分布于下颌牙齿、牙龈、终支从颏孔穿出称颏神经，布于颏部及唇的皮肤和黏膜。在未进入下颌孔以前，下牙槽神经发出一小支走向前下方支配下颌舌骨肌和二腹肌前腹。

（4）舌神经（lingual nerve）：在下牙槽神经的前方，行向前下方，在舌骨舌肌外侧越过下颌下腺上方至舌尖。支配口腔底和舌前 2/3 黏膜的躯体感觉。舌神经在行程中有来自面神经的鼓索加入，故鼓索内的味觉纤维随着舌神经分布到舌前 2/3 司味觉，故鼓索内的副交感纤维随舌神经到下颌下神经节，换神经元后发出的节后纤维分布于下颌下腺及舌下腺，支配腺体的分泌。

（5）咬肌支：为数支，支配咬肌。一侧三叉神经完全性损伤后，损伤侧的面部皮肤、角膜、结膜、鼻腔、口腔黏膜和舌前 2/3 一般感觉均消失，由于角膜感受消失故角膜反射不能引出。损伤侧咬合无力，张口时下颌歪向患侧。

（6）附于三叉神经的副交感神经节：颅部经动眼、面和舌咽神经走行的副交感节前纤维，到达周围 4 对副交感节换神经元，再发出节后纤维抵达效应器官，这 4 对副交感节均位于三叉神经干或其分支附近。它们是：①睫状神经节（ciliary ganglion）；②翼腭神经节（pterygopalatine ganglion）；③耳神经节（otic ganglion）；④下颌下神经节（submandibular ganglion）。

（二）适应证

1. 年老体弱的不适合微血管减压术治疗的三叉神经痛。

2. 微血管减压术后复发的患者。

3. 不愿意接受微血管减压术治疗的患者。

4. 长期服用较大剂量的卡马西平和/或苯妥英钠的患者。

5. 药物不能缓解或不能耐受药物的严重副作用的三叉神经痛。

6. 控制性射频热凝术后复发患者。

7. 顽固性丛集性头痛或偏头痛者。

8. 应用蝶腭神经节射频毁损无效。

9. 恶性肿瘤引起的面部疼痛。

（三）禁忌证

1. 不合作者，包括精神失常者。

2. 穿刺部位皮肤和深层组织内有感染病灶。

3. 有出血倾向或正在进行抗凝治疗。

4. 严重的心、脑血管疾病的不稳定期。

5. 低容量血症、严重代谢紊乱、重要脏器功能衰竭者。

（四）操作方法

1. 病房术前准备

（1）CT 明确无穿刺路径肿瘤，颅底 X 线卵圆孔正常。

（2）无出凝血障碍、急性感染，脏器衰竭。

（3）患者及家属谈话：简介治疗现状与选择原则。

（4）治疗过程，并发症（包括皮肤麻木、复发率），明确患者对神经毁损程度要求。

（5）男性面部备皮，禁食 8 小时。

2. 入室后准备　患者仰卧检查台上，检查角膜反射与患者核对患侧、支、扳机点并在上用油笔标志。肩后垫小枕使颈后伸和下颏抬高。静脉套针连接三通开关输液，鼻导管吸氧。监测 EKG、NIBP 和 SpO2，检查角膜反射，准备阿托品 0.5mg，臂部或胸部连接射频仪电极板无菌操作：整面部至额部和锁骨下部皮肤消毒，铺巾操作者穿无菌衣和手套。物品准备：

（1）射频仪：10cm 长、裸端 5mm 或 6mm（专用三叉神经）直型射频穿刺针，10cm 长射频电极，直型或软弯电极，有三叉神经专用电极最佳。

（2）造影剂：碘海醇、注射器。

（3）术前准备：相关实验室检查，全身检查齐全；按全身麻醉准备。分支诊断性阻滞有效；经反复解释术中及术后可能出现的相关情况，表示理解。

（4）麻醉方法

1）局部麻醉：全程在局麻下完成，术中辅以镇静、镇痛药物，患者保持清醒。穿刺到位后，反复回抽无脑脊液、血液，影像定位位置不深，经穿刺针注入造影剂无扩散至脑内现象。经穿刺针注入 2% 利多卡因 0.3ml 后，进行射频治疗。

优点：定位明确，测试准确，射频治疗前后对照清楚，治疗效果确切。

缺点：疼痛，尤其是穿刺针进入半月神经节时疼痛剧烈，不可用于高血压患者。

2）局部麻醉辅以静脉麻醉：定位、穿刺均在局麻下完成，穿刺到位、测试定位准确后，给予静脉全麻后射频治疗。

优点：定位清楚，分支明确；射频过程中患者无疼痛感。

缺点：穿刺、测试时疼痛明显；无法治疗前后对比；有一过性血压升高的危险。

3）全身麻醉：步骤：全麻-定位、半月神经节穿刺-

影像确定穿刺针的位置确切-唤醒患者-刺激、测试-测试分支定位清楚-全麻下射频治疗。

优点：安全；疼痛控制、血压控制较好；适用于高龄、全身情况较差的患者。

缺点：麻醉实施过程复杂，术中唤醒定位有时不确切；与手术野有干扰。

3. 影像卵圆孔定位　该步骤是穿刺的关键。取投射球管标准投照角度为：斜位（患侧）20°角、颏顶位30°角，在此角度上调整，可以清晰的看到卵圆孔。注意相关的骨性标志：①下颌骨升支的内侧；②上颌骨的外侧缘；③颅骨内的外斜脊。移动球管，将卵圆孔移至下颌骨升支的内侧、上颌骨的外侧缘、外斜脊的上方，使卵圆孔尽可能的显示出最大上下径、左右径（图6-14-1）。

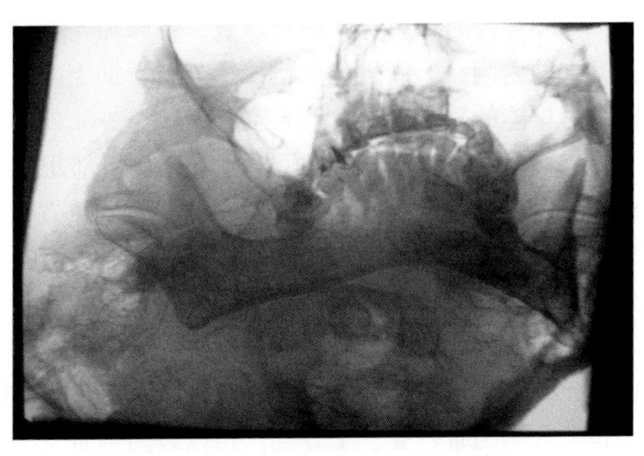

图6-14-1　卵圆孔与三叉神经节

卵圆孔是Ⅲ支出颅经过处，卵圆孔口直径5~10mm，孔道长5~8mm　三叉神经节位于卵圆孔内上方的颅内，孔口与神经节关系：

最内侧Ⅰ支（最深）。

中央Ⅱ支。

外侧Ⅲ支（最表浅）。

4. 手术操作

（1）方法一：C形臂机X线下穿刺法。

1）体位、定位：患者取仰卧位，在颈下垫薄枕（约 10~15cm），头略向后仰约 5°~10°。先标记体表进针点，方法为：患者双眼前视，患侧瞳孔下方，眶下为一标记的点；患侧口角旁 2.5cm 处为一标记点；患侧颞下颌关节为一标记点；连接眶下点—口角旁点连线、与卵圆孔点形成一个面。连接口角旁点—颞下颌关节点连线、与卵圆孔点形成一个面。两个面的交线为穿刺针所要行走的路线（可以理解为如同一本打开的书，两页间的装订线为穿刺针行走的路线）。

2）影像卵圆孔定位：该步骤是穿刺的关键。取投射球管标准投照角度为：斜位（患侧）20°角、颏顶位 30°角，在此角度上调整，可以清晰的看到卵圆孔。注意相关的骨性标志：①下颌骨升支的内侧；②上颌骨的外侧缘；③颅骨内的外斜脊。移动球管，将卵圆孔移至下颌骨升支的内侧、上颌骨的外侧缘、外斜脊的上方，使卵圆孔尽可能的显示出最大上下径、左右径。

3）穿刺进针：根据卵圆孔的显示，在面部用定位钳标志体表进针点，进针点刚好落在卵圆孔的位置；根据病变的分支确定进针点在卵圆孔的位置，将卵圆孔分为外、中、内三部分，再分为上、下两部分：

根据三叉神经的解剖特点，毁损不同的分支，有不同的进针点。三叉神经节在颅底的排列为：外下、中、内上位置分别为Ⅲ、Ⅱ、Ⅰ分支。当以毁损第Ⅲ支为主时，面部的进针点偏内侧（即向口角旁略近），针尖的方向落在卵圆孔的外 1/3 部分、并偏下；如以毁损第Ⅱ支为主时，进针点即针尖在卵圆孔的位置均在中点为主；如以毁损Ⅰ、Ⅱ为主、面部穿刺的点偏外（离口角略远些）针尖落在卵圆孔的中、内部分、偏上。进针点和方向：

Ⅱ支：孔中央，口外 2.5cm。

Ⅰ支：最内侧，孔外侧到内侧，口外 3cm。

Ⅲ支：外侧，孔内到外侧，口外 1.5cm。

穿刺针向卵圆孔穿刺时，可以一次向目标点进针，也可以先达颅底卵圆孔的外上，以确定进针的深度（颅底的外上象限较后内象限的重要组织结构少，较为安全），再向后内移进卵圆孔。

针尖接近卵圆孔：医师将手指放进患者口内检测有否针，清醒者询问有否口内异物）。一旦针穿入口内，拔出另换一根新针。当穿刺针进入卵圆孔时，似进入橡皮样感，患者口头或肢体反应。患者有剧烈的疼痛，向三叉神经第Ⅲ支放射，应立即停止进针。

进针深度的判断：深度的准确判断是决定治疗的准确性、效果、减少并发症的关键。

根据三叉神经节的解剖特点，当穿刺针刚刚进入卵圆孔时，穿刺针是穿行在三叉神经第Ⅲ支中，所以如果只毁损第Ⅲ支，进入卵圆孔即为目标进针点，影像的判断是在侧位片穿刺针的裸端在颅底卵圆孔的骨性管腔内即可，测试只影响到第Ⅲ支。

如要毁损第Ⅱ支，穿刺针进入卵圆孔后，要继续向深部进针，深度为进孔后，颅底卵圆孔的内孔向颅内进针的深度为，穿刺针的裸端的5~8mm，不能超过8mm；影像学的侧位片观察方法是：穿刺针进入卵圆孔（颅底），动态下观察，缓慢进针，深度为颅底到斜坡间距中部，测试定位，同时注意观察电阻的变化。

如要毁损第Ⅰ支，进针深度要接近斜坡，有时可见脑脊液回流，电阻明显下降至200~400Ω，再经测试定位。

侧位影像学的要点要满足以下几种情况，能确定为标准侧位影像：①双侧耳道重叠，为一个孔；②颅底线重叠；③垂体窝及斜坡重叠。可以通过移动球管或轻轻移动患者的头部位置获得，应注意将目标进针点放在图像的中心位置，减少视觉误差。

为减少眼部并发症，如为三支均有受累需治疗，经卵圆孔行Ⅱ、Ⅲ毁损、Ⅰ支行眶上毁损，眼部并发症少，效果较好。行卵圆孔Ⅱ、Ⅲ毁损的病例时，穿刺针先达第Ⅱ支深度，完成射频毁损后，再向后（外）退针少许，再进行射频治疗效果较佳。进入三叉神经节后侧位透视针尖在斜坡线与岩骨交界点，Ⅲ支针尖斜坡线下2~3mm，Ⅱ支针尖斜坡线上，Ⅰ支斜坡线上1~2mm，≤3mm，针芯拔出见脑脊液。

（2）方法二：CT下穿刺进针法。

1）体位、定位：患者取仰卧位，枕下垫薄枕，头部轻度后仰。先给予面部体表划线定位。

2）给予CT扫描，明确颅底结构，清楚显示双侧卵圆孔。可以测量口角旁进针点，到卵圆孔的距离。将颅底分为四个象限（双侧颞下颌关节连线与鼻中隔的交线）。

3）先从口角旁穿刺点进针，从两个面的交线进针（见前半月神经节穿刺法），达颅底卵圆孔的外上方（及外上象限）较为安全，抵达颅底后扫描图形，观察针尖距卵圆孔的位置，测量距离，并根据准备治疗的分支，确定针尖进孔的具体位置即：第Ⅲ支为外1/3、第Ⅱ支中1/3、第Ⅰ支内1/3、Ⅱ、Ⅲ支为中外1/3交界处。根据测量的距离、方向调整进针的方向。当穿刺针进孔，患者有明显的疼痛感。调整CT扫描的层距为3~5mm，了解穿刺针进孔的深度，缓慢进针，逐层扫描（有多排CT的可动态监护下进针），防止进针过深。

4）导航系统下穿刺：利用影像学资料，在导航系统的引导下完成穿刺。

5. 测试（刺激） 穿刺成功后给予刺激测试，穿刺进孔后，射频仪显示针尖的电阻为400~600Ω，在接近孔抵达骨质时，电阻较高，可持续在800Ω左右。

先给予50Hz感觉测试，需缓慢调整，0.2~0.3V时即有明显的放射痛，根据放射痛放射的位置，确定影响到的分支，要明确定位，尤其是对全麻下唤醒的患者，定位回答要确切，通过测试调整射频针裸端的深度。

再给予2Hz运动测试，给予0.3~0.5V时，当影响到第Ⅲ支时，有下颌骨随刺激频率而运动。

6. 射频毁损

（1）标准射频模式

温度逐渐爬升方式：分别给予50℃、60℃、65℃、70℃、75℃各60秒；再给予80℃60秒2个射频周期，该方法，治疗彻底，效果好。

（2）一次升温方式：一次直接80℃60秒2个射频周期。

术毕，局部轻度加压，可用冰敷，减少局部出血和血肿。使用抗炎，止血药物的应用，原止痛药物逐渐减量，约持续使用2周停药。

（3）注意事项：70℃疼痛部分缓解，延长热凝时间。70℃疼痛完全不缓解，再调整针尖位置。盲目增加温度并不增加神经毁损范围和程度。Ⅰ支毁损关键：60℃开始，每次提高1℃，60℃、62℃至65℃各持续60秒。Ⅰ支感觉明显减退，角膜反射轻微减退停加温。

（五）并发症

1. 定位不确切，毁损累及相邻的分支，如三叉神经第Ⅲ支毁损，累及第Ⅱ支等。

2. 头痛　穿破麦克囊，脑脊液漏造成的低压性头痛。

3. 颅内出血：位置过深或反复穿刺、颅内血管畸形、一过性血压过高颅内出血等因素造成。

4. 毁损区域麻木。

5. 毁损区域感觉异常：如痒感、蚁行感等。

第十五节　腭神经节射频毁损术

蝶腭神经痛于1908年首次由Sluder报道描述，以后相应命名报道称为Sluder综合征、Sluder颏面血管性疼痛、Sluder神经痛、下面部疼痛综合征、翼腭窝综合征、丛集性头痛、非典型面痛。

（一）解剖

需要指出的是，蝶腭神经痛实际上是源于蝶腭神经节的疼痛，所以有人称之为“蝶腭神经节神经痛”。因此，在解剖上首先应区分蝶腭神经和蝶腭神经节。蝶腭神经是三叉神经上颌支的分支，在上颌神经干下方约2mm处与翼管神经一起进入蝶腭神经节，参与蝶腭神经节的构成。而蝶腭神经节是人体最大的副交感神经节，藏于翼腭窝内，距离鼻腔外侧壁1~9mm，靠近蝶腭孔，位于翼管和圆孔的前方，形态扁平，大小约4.22mm×3.66mm，呈粉红-灰色（图6-15-1）。

翼腭间隙位于颞下间隙的内侧，由上颌骨、蝶骨体及翼突、腭骨垂直板和颞下间隙包绕而成，呈狭长的漏斗状，大小22.0mm×5.1mm×3.4mm。

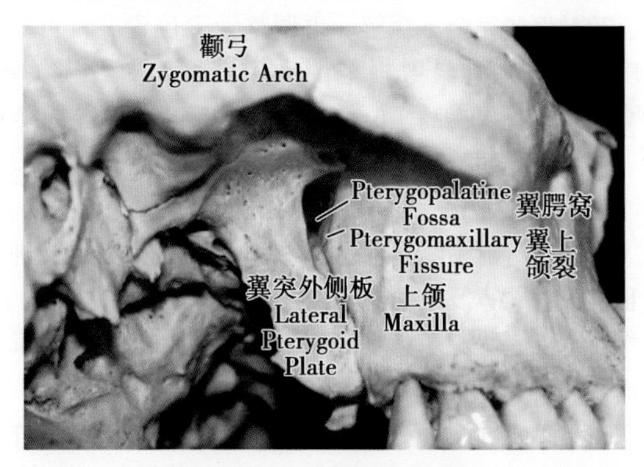

图6-15-1 翼腭窝解剖图示

蝶腭神经节由感觉神经纤维、副交感神经根和交感神经根组成。

蝶腭神经节大多数神经属上颌神经感觉纤维（含蝶腭神经），来自腭、鼻、咽部的黏膜及眼眶。这些感觉纤维穿过神经节，经过其节支再进入上颌神经，与节细胞之间没有形成突触联系。

蝶腭神经节的副交感根是翼管神经，此神经从后方进入神经节，起自脑桥下部特异性泪腺核的节前纤维与面神经的感觉根一起形成岩大神经，后者与岩深神经一起形成翼管神经，这些节前纤维与蝶腭神经节细胞形成突触联系。节后纤维自蝶腭神经节发出后，加入上颌神经颧神经支，进入颧颞神经，最终加入眼神经的分支泪腺神经，为泪腺提供分泌纤维。对于腭、咽、鼻黏膜腺的分泌纤维（起源未确定），可能遵循类似通路到达蝶腭神经节，在节内形成突触联系，其节后纤维经腭支和鼻支分布。蝶腭神经节的交感根也加入翼管神经，其节后纤维起自颈上交感神经节，行于颈内动脉交感丛和岩深神经中。

蝶腭神经节发出四大支即眶支，腭神经，鼻支和咽神经。

1. 眶支分2~3条细支，分布到眶骨膜和眶肌，部分纤维穿过筛后孔分布至蝶窦与筛窦。

2. 腭神经分布到口腔顶，软腭，腭扁桃体以及鼻腔黏膜。分为大小两支。腭大神经分布至硬腭的牙龈，黏膜和腺体，与鼻睫神经的终末支有交通。另一支腭小神经经腭骨结节的腭小孔穿出，发出分支至腭垂，腭扁桃体及软腭。

3. 鼻神经由蝶腭孔入鼻腔，形成内侧组和外侧组。大约6条鼻外后上神经分布至上中鼻甲后部以及后筛窦内的黏膜。约2~3条鼻内后上神经在蝶窦开口下方跨越鼻腔顶，分布于鼻腔顶及鼻中隔后部的黏膜。其中最大的鼻腭神经，分布在鼻中隔，在此与腭大神经相交通。

4. 咽神经起自蝶腭神经节后部，与上颌动脉咽支一起穿过腭鞘管，分布至鼻咽腔咽鼓管以后的黏膜。

（二）蝶腭神经痛的病因与发病机制

1. 目前认为由以下病变造成蝶腭神经节的激惹是形成蝶腭神经痛的病因

（1）最直接的病因为鼻黏膜肥厚，鼻中隔上部弯曲，压迫中鼻甲鼻腔内结构变形刺激蝶腭神经节的分支而引起疼痛。

（2）与慢性鼻窦炎，尤其是蝶窦炎和筛窦炎有关，慢性扁桃体炎、龋齿等邻近器官的感染灶，引起疼痛。

（3）颅底损伤，累及翼腭窝，颈内动脉血栓形成刺激岩浅神经可产生疼痛。

2. 但对于蝶腭神经节受激惹后，通过何种神经通路造成面部疼痛和血管运动反应，目前尚不清楚，有血管机制和神经机制两种假说

（1）神经机制假说

1）“邻近神经短路”：认为疼痛可能起源于三叉神经，而三叉神经脊束核与上泌涎核、颈神经根发出部有重叠，当刺激三叉神经分布区时，可能引起邻近神经核团的兴奋，致相应症状。如刺激三叉神经根可能导致$C_{2\sim4}$神经分布区域如乳突、颈部、肩及上肢的疼痛，这可以解释为什么有部分蝶腭神经痛患者的疼痛范围可以超出三叉神经的范围。当刺激角膜或结膜时，神经冲动经三叉神经感觉核传送至位于桥脑下部的上泌涎核，分泌泪液，这可以解释蝶腭神经痛的血管运动反应，如流泪，鼻塞等。

2）脱髓鞘假说：认为蝶腭神经节局部的脱髓鞘改变，产生了感受伤害刺激的传入性 c 纤维，导致疼痛。异常冲动还使蝶腭神经节内的副交感神经元去极化，导致鼻塞和流泪。

（2）血管机制假说：大部分的蝶腭神经节神经元内含有血管活性肠多肽（VIP）阳性纤维，辅酶Ⅱ硫辛酰胺脱氢酶和一氧化氮（NO）合成酶等扩血管物质，这些物质可扩张脑血管，增加脑血流。Lundberg 报道，猫鼻部的 VIP 阳性纤维起自蝶腭神经节，刺激该神经节可导致猫鼻部的血管扩张，血流增加。Jeon 等在对大鼠蝶腭神经节的研究中发现，大鼠鼻黏膜的辅酶Ⅱ硫辛酰胺脱氢酶阳性神经纤维发自蝶腭神经节，分布到周围血管、黏膜下腺和皮下组织，同时证实 NO 位于胆碱能神经分布区域，参与鼻黏膜的血管运动和腺体分泌控制。因此，发自蝶腭神经节的，含血管活性物质的副交感神经纤维，可能是导致蝶腭神经痛中鼻腔血管扩张和腺体分泌及偏头痛样症状的原因。另一种支持血管机制的观点认为疼痛起源于颈外动脉的分支。这些血管接受含有可以致痛

的 P 物质的副交感、交感和 C 神经纤维的支配。同时颈外动脉分支中尚含有 P 物质的拮抗物——脑磷酯。蝶腭神经节的交感和副交感神经纤维失衡可导致 P 物质释放增多或局部脑磷酯的阻断，导致疼痛。

（三）临床表现

1. 本病的好发人群。有报道认为多见于 20~50 岁成年人，男性多见于女，有人认为好发于 30~40 岁女性。尚缺乏最新的流行病学统计资料。

2. 多有定时发作的特点。

3. 主要表现为一侧下半面部的剧烈疼痛，如电击样、烧灼样，无明显诱因，突然发作，位置深在而弥散，通常由一侧的鼻根后方、眼及上颌开始，可波及下颌及牙床，向额、颞、枕及耳部放射，有时可影响乳突，最痛点常位于乳突后 5cm 处，持续数分钟至数小时不等，情绪激动，强烈光线可使疼痛加剧。有报道部分患者在发作前有“金属样”的味觉先兆。间歇期长短不一，发作后数小时内，可遗留轻度钝痛。

4. 疼痛发作期可伴副交感症状。如面色潮红、结膜充血、畏光、流泪、鼻塞、流涕，亦可有眩晕、恶心、心区疼痛及耳鸣等。上述自主神经症状有时表现比较突出，有人称之为交感型蝶腭神经节痛。

5. 体检常无明显阳性体征。有些病例可表现患侧软腭上举，悬雍垂偏向患侧。个别病例在发作期可显示霍纳征，颞浅动脉搏动增强或同侧面部感觉过敏。

6. 辅助检查：X 线检查部分患者有鼻窦炎改变。

（四）蝶腭神经痛的诊断

1. 诊断的主要依据

（1）一侧下面部疼痛，位于鼻部，眼及上颌部，可扩散至同侧眼眶，耳及乳突；

（2）发作前无诱因，突然发作，持续时间长；

（3）发作期间常伴鼻塞，流涕，流泪等副交感症状；

（4）诊断性治疗：以 1% 可卡因涂布患侧中鼻甲后

部黏膜疼痛减轻是诊断的重要依据。

2. 鉴别诊断

因蝶腭神经痛临床表现不典型，临床上曾有长期误诊的病例。须注意和下几种疼痛相鉴别：

（1）三叉神经痛：主要鉴别点在于三叉神经痛持续时间短，不超过1~2分钟，有扳机点，常位于上唇，牙龈，颏孔等处，面部机械刺激如洗脸、风吹、刷牙可诱发，发作时常伴行为反应，如双手捂面，紧咬牙关等。

（2）鼻睫神经痛：时常合并有角膜炎或虹膜炎，眼内角或鼻部压痛明显。以1%可卡因涂布患侧上鼻甲前部黏膜，对鉴别有决定作用。

（3）舌咽神经痛：疼痛亦为阵发性。吞咽、说话、大笑可诱发，疼痛位于在舌根背外侧面及扁桃体处。有时伴有心动过缓及眩晕。

（4）丛集性头痛：鉴别点在于后者疼痛为一连串频繁发作后有数月至数年的缓解期。

（5）偏头痛：鉴别点在于后者发作前有视觉先兆；如闪光，偏盲，发作时常伴恶心，呕吐症状。

（6）膝状神经节痛：发病前10天常有轻度感冒症状，部分病例可出现带状疱疹，周围性面瘫，以及味觉，听力改变。

（五）蝶腭神经痛的射频毁损

射频热凝特点：安全，作用相对局限，穿刺精确，可以多次毁损。

1. 临床适应证

（1）蝶腭神经节痛。

（2）丛集性头痛。

（3）偏头痛。

（4）颈源性头痛治疗后残余前额部痛。

（5）非典型面痛分布在上颌神经区域痛。

（6）其他：副交感神经表现、定位不清头面痛；头面部肿瘤痛。

（7）诊断性阻滞阳性者。

2. 蝶腭神经节射频禁忌证

（1）不合作者。

（2）穿刺部位感染。

（3）出血倾向或抗凝治疗者。

（4）重要脏器功能不全、全身衰竭者。

（5）影像定位不清。

3. 并发症

（1）局部血肿。

（2）鼻出血。

（3）感染。

（4）上颌神经支配区感觉减退。

（5）上腭部麻木。

4. 蝶腭神经节射频操作技术

（1）穿刺定位

X射线侧面透视：看到在岩骨前下方呈侧三角形“逗号”或“小辣椒”形的透亮区。不透X射线的标记物放在面部。皮肤上作穿刺点标记下颌切迹上方，耳屏前3~4cm、颧弓切迹下0.5~1cm为进针点。

（2）穿刺：5mm裸端100mm射频针穿刺，测量穿刺点至鼻梁旁，垂直距离为预定深度，侧面透视，穿刺针从下颌骨切迹对着蝶腭窝中上三分之一缓慢向内推进，反复调方向，到达蝶腭窝，穿刺中经上颌神经旁有异感，可继续进针，调整针尖向着中鼻甲前进，针向内侧进至近鼻骨外侧壁，再推进1~2mm，使穿刺针进入蝶腭沟。患者有鼻部或腭部异感，穿刺针阻力，X线转为侧位，稍为改变针尖方向，对着蝶腭窝上方1/3，探索滑进蝶腭沟。

（3）蝶腭窝造影定位（图6-15-2）

1）注入0.5~1ml欧乃派克，动态观察造影剂走向；

2）前后位：附于鼻腔外侧；

3）侧位：“逗号”见内斑点；

4）排除：入血管洗脱现象，进入鼻腔、颅底、眼眶。

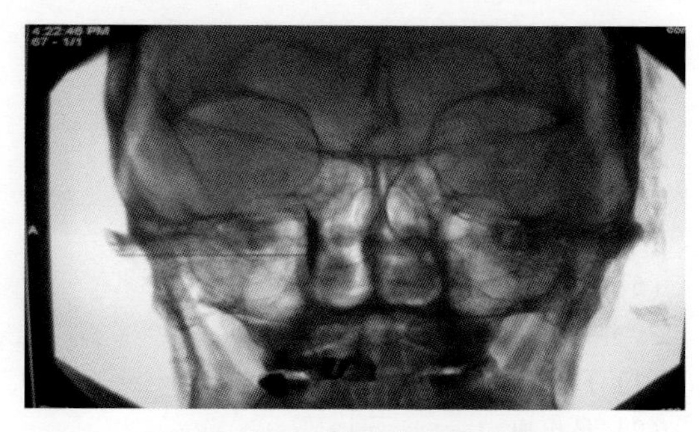

图 6-15-2 蝶腭窝造影定位

（4）电刺激定位：50Hz，1.0V 电刺激：鼻根酸胀感/鼻内刺痛。软腭刺痛感：穿刺针应向内推进少许，再刺激至反应主要在鼻区。如刺激在上牙、软硬腭、鼻翼上唇、上颌神，经轻向下向内调整针尖。2Hz，1.0V：无面部抽动。

（5）局麻药定位

经穿刺针注入 2%的利多卡因 1ml，麻醉阻滞蝶腭神经节：诊断性/毁损前症状马上缓解，可进行射频毁损。有其他神经症状，脉冲射频。

（6）射频治疗

1）标准射频热凝：造影、测试、局麻定位准确；热凝 75℃，85℃，各 60 秒。

2）脉冲射频调整：造影、测试定位后 42℃、240 秒各 2 次。

（7）术后护理

1）眼部球结膜充血、面部肿胀：局部冰敷。

2）鼻腔出血：给于止血药。

3）上腭异感：可能 2~3 周服抗抑郁药物。

4）疼痛消失：停原镇痛药。

5）疼痛部分缓解：2~3 天后渐起原用镇痛药 2 周内渐减量。

6）疼痛复发：需要再次射频。

第十六节 针刀治疗

小针刀疗法是现在疼痛治疗的常用方法之一，它是在中医针灸理论和现代医学理论的基础上，根据生物力学的观点，用于治疗因慢性软组织损伤等原因所引起疼痛性疾病的一种方法。具有见效快、方法简单、经济实用等特点。不仅具有现代医学微创技术的特点，同时也是与中医治疗技术即中医针刺疗法的完美结合。小针刀主要通过手术效应、针刺效应以及综合效应等来发挥其功效。

（一）针刀疗法的适应证、禁忌证及注意事项

1. 小针刀的适应证　腱鞘炎、部分骨刺、部分神经卡压综合症、各种由软组织炎症引起的粘连、挛缩、瘢痕、结节、外伤性肌痉挛和肌紧张、骨干骨折畸形愈合、减压等。

2. 针刀的禁忌证　小针刀虽然具有见效快、方法简单等优点，但在使用时也应该注意其禁忌证，并严格掌握。

（1）病变部位或全身有感染、发热。

（2）病变部位有重要的血管、神经或脏器等难以避开。

（3）出血、凝血功能异常。

（4）重要脏器疾病的发作期，如心肌梗死。

（5）诊断不明确以及不能合作者。

（6）医师未掌握局部解剖和针刀技术要领者。

（7）体质虚弱、高血压、冠心病、晚期肿瘤患者等。

此外，对于老年患者、极度恐惧的患者以及对治疗效果怀有疑虑的患者均应该慎用小针刀治疗。糖尿病等易感染患者，术后可预防性的给予抗生素治疗。

3. 小针刀使用的注意事项

（1）严格掌握适应证、禁忌证。

（2）严防损伤神经、血管、内脏等重要组织和脏器。

（3）预防晕针，尽可能采用卧位，术后应观察。

（4）避免空腹，治疗前可给予相关说明及心理暗示治疗。

（5）严格无菌操作，预防感染。

（6）注意小针刀的消毒和保养，并及时更换。

（二）常用的器具及常用操作方法介绍

1. 针刀的器具及消毒维护 小针刀是朱汉章教授发明的一种新的医疗器具。器具主要由 13Cr 和 14Cr 等金属材料构成，由针体和针柄两部分组成，其中在针体的远端有刀刃，刀刃和针柄处于同一平面。由于材料的特殊性，使小针刀富有弹性、韧性、耐磨损的特点。根据临床用途不同，可分为Ⅰ型、Ⅱ型、Ⅲ型三种型号。Ⅰ型比较细，常在疼痛科使用。由于针体长度的不同，又可分为Ⅰ—1型、Ⅰ—2型、Ⅰ—3型、Ⅰ—4型4种型号，Ⅰ—1型最长约 15cm，Ⅰ—4型最短约 5cm。Ⅰ型的刀口宽度为 0. 8mm，刀柄长 20mm，主要用于浅表的软组织病变。Ⅱ型、Ⅲ型针体较粗，常在骨科使用。（图 6-16-1）。

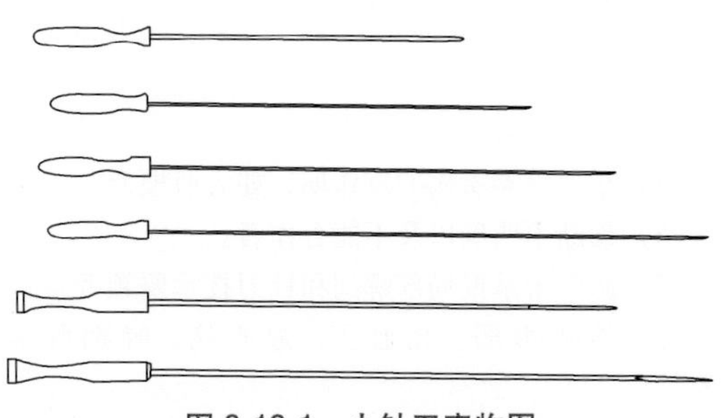

图 6-16-1 小针刀实物图

小针刀有生锈或裂纹应丢弃。在使用前应清洗干净，检查弹性及韧性，用纱布包裹进行高压消毒，置于干燥处保存。放置时间超过一周时，应重新消毒。没有高压消毒条件时，可用器械消毒液进行浸泡30分钟，生理盐水冲洗后擦干，方可使用。使用后应及时清洗，擦干血迹等。

2. 常规操作步骤

（1）常规物品准备：硬膜外包、小针刀。

（2）药品准备：布比卡因、利多卡因、生理盐水、得宝松、维生素 B_{12} 等。

（3）操作：根据施术部位，选择合适的体位，如颈部、背部取俯卧位，上肢取坐位或卧位，足跟取俯卧位；常规消毒、铺巾，可先做局麻或注射消炎镇痛复合液，同时探测进针深度，并在小针刀上作深度标记，左手定点、定向，加压分离（或捏起），右手持小针刀刺入，刺入时应迅捷、快速、准确，刺入一定深度或抵骨质达靶目标后，行疏通剥离（纵行、横向）等手法（图6-16-2）。治疗结束后出针时，应注意按压针孔、消毒、贴无菌贴，并平卧位观察时许。

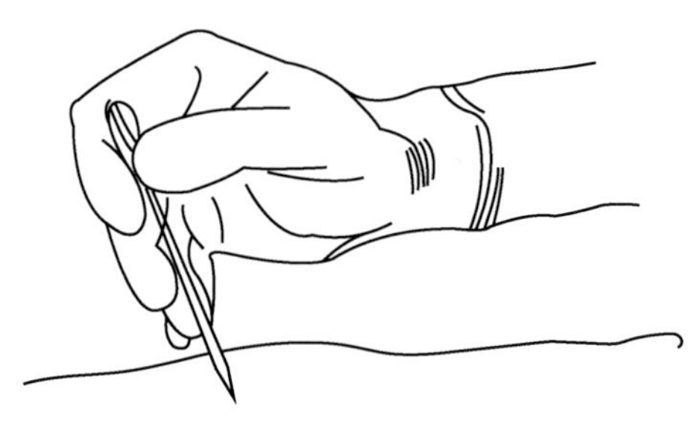

图6-16-2 小针刀握持姿势

3. 小针刀的进针和方法

（1）小针刀的进针步骤

1）定位：在明确诊断病变性质、部位以及相关的解剖结构后，确定进针点。正确定位是良好疗效的基础。

2）定向：刀柄即刀刃的方向与该处的神经、血管、韧带、肌纤维等走向一致，以避免神经，血管和重要脏器的损伤。

3）刺入：当压力达到一定程度，会感到比较坚硬时，说明皮肤已接近骨质，稍加用力即可使针刀刺入。此时针体周围软组织即恢复原状，神经、血管、韧带肌纤维等处在针刀的两侧，然后便可根据需要进行手术。

（2）小针刀针的运行：小针刀针的运行实际上是以中医针灸理论为基础，以针灸协调阴阳、扶正祛邪、疏通经络、调理气血等的作用，通过各种手法的运用，来达到止痛的目的。由于小针刀相对于针灸针来说较粗，同样的手法作用，小针刀的刺激强度也就大很多；因此小针刀在发挥针灸针的功效作用时，效能也同样大很多（图 6-16-3）。

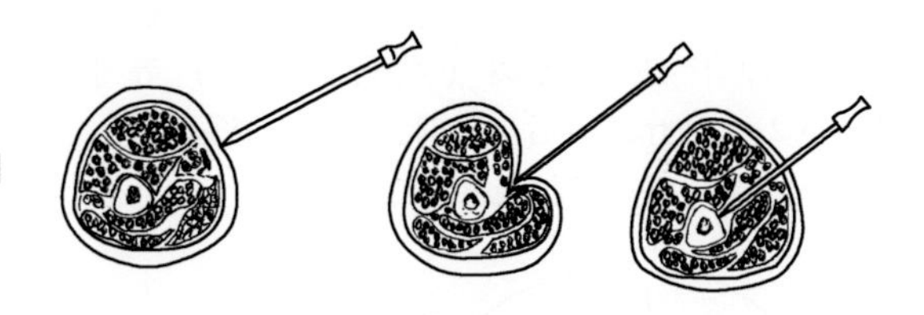

图 6-16-3 小针刀进针方法

1）提插法：小针刀在穴位由皮肤进入体内后，达到靶目标时由深层组织提到浅层，再由浅层插向深层，这样来回重复操作的手法被称作提插法。提插法所产生刺激强度的大小取决于提插的频率、幅度和力度；对于体质较好的实证患者，提插的频率、幅度和力度均应大一点，对于体质较差的虚症患者，提插的频率、幅度和力度均应小一点。

2）纵运法：在小针刀进行提插的同时，按经络走行的方向平行运行小针刀数次，这样可增强针感及刺激强度。

3）横运法：在小针刀进行提插的同时，按经络走行的方向垂直运行小针刀数次，常用于留针前和出针前，以增强刺激效果。

4）留针：在进行不同针法的运行后，将小针刀留置于相应的穴位内，持续一段时间后再将小针刀拔出，以加强治疗的效果。

（3）小针刀的手术方法：小针刀的手术方法实际上是以解剖学、外科学等现代医学为理论基础，根据病变性质、部位的不同而选用不同的操作方法，主要包括：

1）纵行剥离法：进针时使刀刃的方向与肌纤维等方向平行，刀口达到靶目标时沿着肌纤维的方向疏剥。若病变组织较宽，可分几次进行疏剥。不可横行疏剥，以免使肌腱附着点以及周围正常组织、解剖结构等受损。主要适用于组织粘连，肌腱周围软组织的瘢痕挛缩（图6-16-4）。

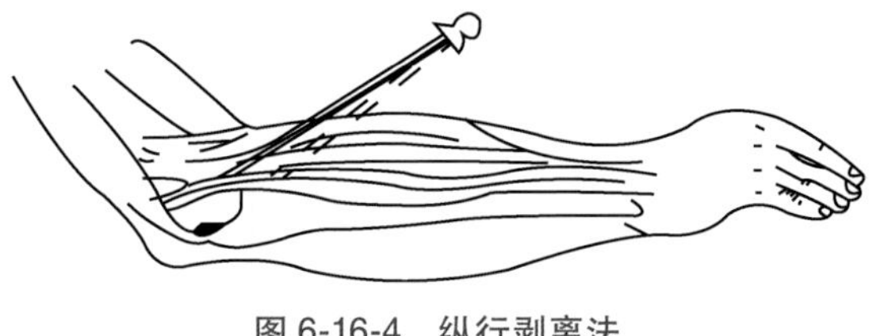

图 6-16-4 纵行剥离法

2）横行剥离法：进针时使刀刃的方向与肌纤维等方向平行，刀口达到靶目标时与肌纤维的方向垂直铲剥，将粘连在骨面上的软组织铲起，刀下感到松动即可。主要适用于肌肉与韧带和骨面等周围组织发生的粘连（图6-16-5）。

3）切开剥离法：进针时使刀刃的方向与肌纤维等方向平行，刀口达到靶目标时将相互间粘连的组织或瘢痕切开。主要适用于不同软组织间的粘连，疤痕挛缩；小的结节切开或切碎后便于组织吸收。

4）削磨铲平法：将刀刃线和骨刺的轴线垂直刺入，刀刃接触骨刺后，将骨刺尖部或锐边削磨铲平。主要适用于骨刺长于关节边缘或骨干并且较大，影响周围软组织的运动（图6-16-6）。

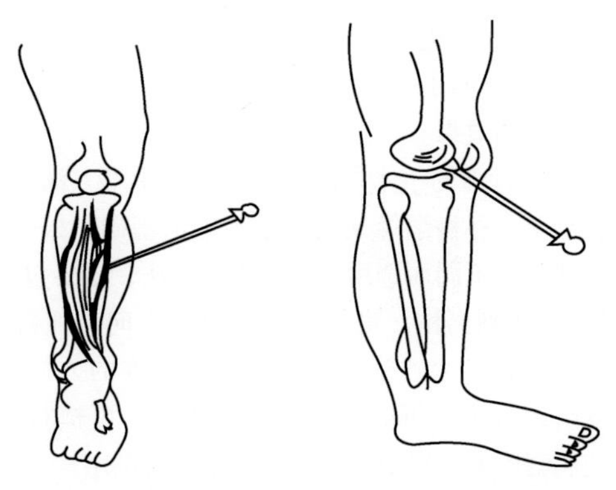

图 6-16-5　横行剥离法　图 6-16-6　削磨铲平法

5）瘢痕刮除法：瘢痕位于肌腱、肌腹或肌肉的附着点处时，可采用小针刀将瘢痕刮除。操作时先沿着肌纤维等的纵轴切开数条切口，然后在每个切口处反复疏剥二、三次，刀下柔韧无明显阻力时，说明已达到目的（图 6-16-7）。

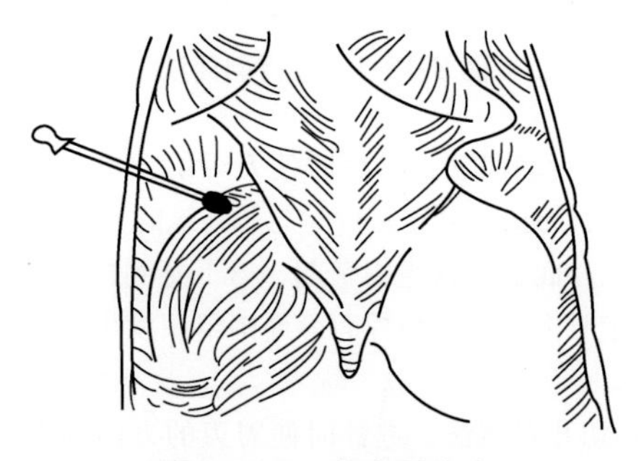

图 6-16-7　瘢痕刮除法

6）肌纤维切割法：如引起顽固性疼痛、功能障碍的原因是由于部分肌肉纤维紧张或痉挛而造成的，可将小针刀的刀刃垂直刺入肌纤维，切断少量紧张或痉挛的肌纤维，这样可收到立竿见影的效果。此法适用于四肢及腰背部的疼痛治疗（图 6-16-8）。

7）骨痂凿开法：骨干骨折后，因畸形愈合而影响

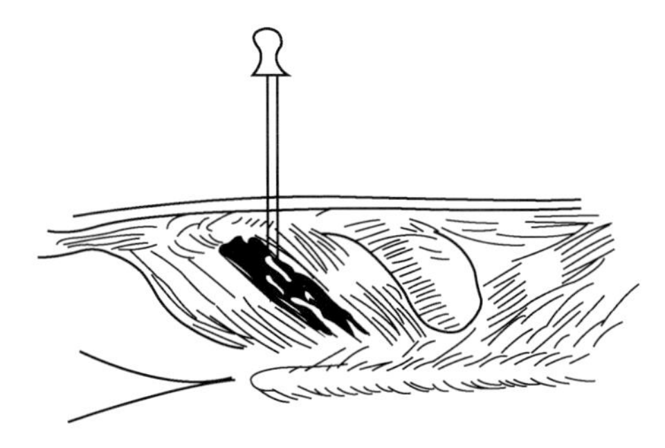

图 6-16-8 肌纤维切割法

功能者，可用小针刀在患处即骨痂处穿凿数孔，将其手法折断再行复位。骨痂处穿凿的空数可根据骨痂的大小来决定。这样可保证在需要的位置让其折断，而达到重新愈合的目标。此法主要用于骨科患者（图 6-16-9）。

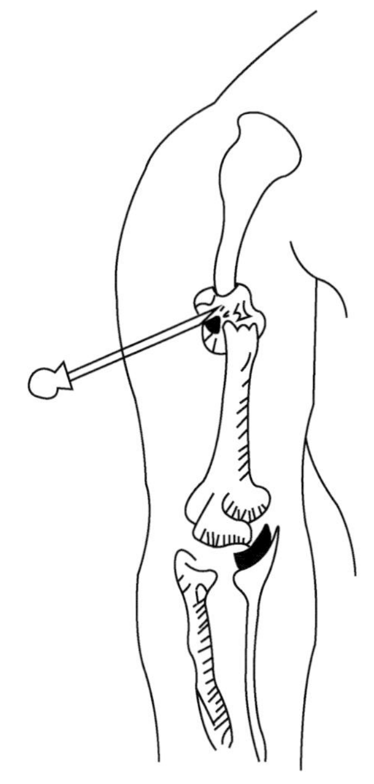

图 6-16-9 骨痂凿开法

8）通透剥离法：范围较大的软组织粘连板结，因无法行逐点疏剥松解，在患处可取多点进针，进针点一般都选在肌肉与肌肉、肌肉与其他软组织的间隙处，当针刀抵达骨面时，除软组织与骨骼的附着点外，其他与骨骼粘连的软组织均应被铲除剥离，并尽可能将软组织之间的粘连疏剥开，同时将瘢痕、结节切开（图 6-16-10）。

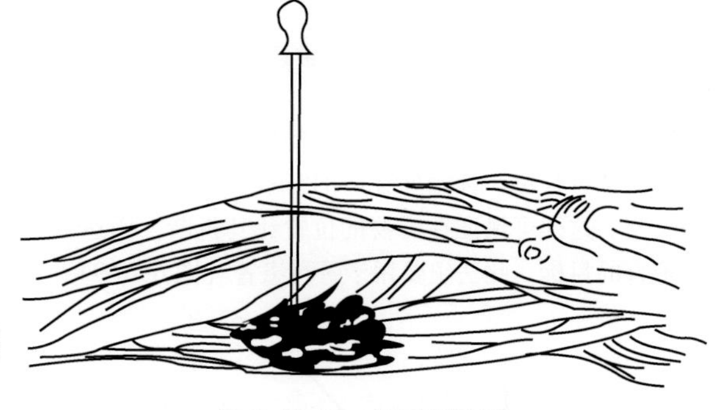

图 6-16-10 通透剥离法

小针刀在使用过程中一般不使用局部麻醉。一方面小针刀在治疗软组织损伤时，大都数患者均能忍受酸、胀等不适感觉；另一方面小针刀治疗是一种闭合性手术，为了确保安全，进针除靠特殊的方法以外，还要依靠针感来帮助判断。小针刀刀口所碰到的组织若在组织间隙，患者可没有任何异样感觉，但若碰到血管或正常肌肉组织时，患者可述疼痛，若碰到神经时，患者可述麻木或触电感，此时应迅速调整小针刀的刀口位置，直至到达靶目标为止。到达病变部位后，患者会有酸、胀、酥麻等针感，这是正常反应，但若出现剧痛、麻木甚至触电感均为异常情况，一定要给予高度重视，且不能进针，更不能进行剥离、松解等手术操作。

（4）小针刀的手术入路：小针刀在使用中常规按照定位、定向、加压、刺入四个步骤进行。这样做一方面可使针刀运行于组织间隙，分散患者的注意力，减少患者的痛苦；另一方面可达到良好的治疗效果，减少对正常组织的损伤，避免引起由神经、血管等损伤而导致的并发症。

1）浅表组织的手术入路：如治疗腱鞘炎、滑囊炎等，按常规四个步骤进针，刺入皮肤，刺穿腱鞘的外侧壁，穿过肌腱到达腱鞘内侧壁，然后进行手术，行纵行疏剥粘连，切碎硬结，切开挛缩的瘢痕组织。

2）深层组织的手术入路：在明确诊断后，首先应该掌握病变部位及其周围组织的解剖结构；然后根据体表投影进针。按常规四个步骤进针到达病变部位后，刀刃平行于神经血管和肌肉纤维的走向，以小针刀的各种运行方法进行手术治疗。

3）根据骨性标志的手术入路：人体体表有很多可以精确触及的骨性突起，如椎骨的棘突、横突，肩胛骨的喙突，肱骨外上髁，桡骨茎突等。依据这些骨性突起，除了给病变组织定位外，还可作为手术入路的重要参考。骨性突起一般都是肌肉和韧带的起止点，同时也是软组织损伤的好发部位。在做治疗的同时，减少对正常组织的损伤并同时降低并发症的发生（图 6-16-11，图 6-16-12）。

4）闭合性截骨的手术入路：治疗陈旧性骨折畸形愈合的手术，一方面要使用针体较粗Ⅱ型、Ⅲ型的小针刀，另一方面手术入路也有其特殊性。按常规四个步骤进针到达骨面后，采用一点多孔的手术入路方法，即可达到截骨的目的。此法可避免软组织结构的损伤，最大限度的维护组织结构的完整性，有利于骨质的愈合及功能的恢复。

5）特殊的手术入路：特殊手术入路是治疗特殊个别种类疾病手术入路的方法，它不适用于多数疾病。如治疗腕管综合症的手术入路，由于腕管有九条肌腱以及神经和血管通过，掌面有腕横韧带覆盖，且腕横韧带厚而坚韧。要想达到治疗目的，不减弱腕横韧带的强度及对屈肌腱的支持功能，就必须采用特殊的手术入路方法。使患者用力握拳屈腕，腕部有三条肌腱隆起，桡侧的一条就是桡侧屈腕肌腱，尺侧的一条就是尺侧屈腕肌腱，这两条肌腱的内侧缘和远侧腕横纹的两个交点，正是腕横韧带近侧边缘的两端。沿着桡侧和尺侧屈腕肌腱内侧缘和远侧腕横纹的两个交点向远端移 2.5cm 左右，正是腕横韧带远侧边缘两端的内侧，这四点即为腕横韧带上的手术位置，同时深面又没有神经、血管等重要组织。这样既可达到治疗目的，又可避免损伤血管神经等组织。这些手术入路的方法只是概括性的叙述，在对待不同疾病或同一疾病的不同患者时，均应该因人而异；此外在使用小针刀治疗某些特殊部位疾病时，施术者也应根据自身情况量力而行。

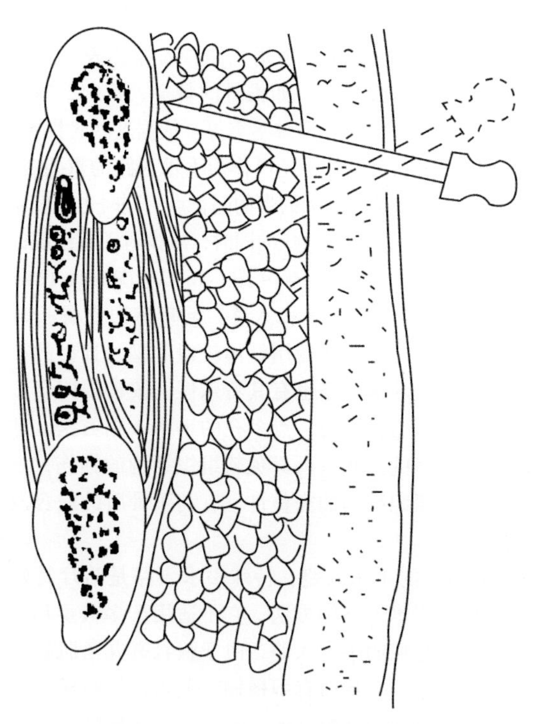

图 6-16-11　按肋骨标志进针方法

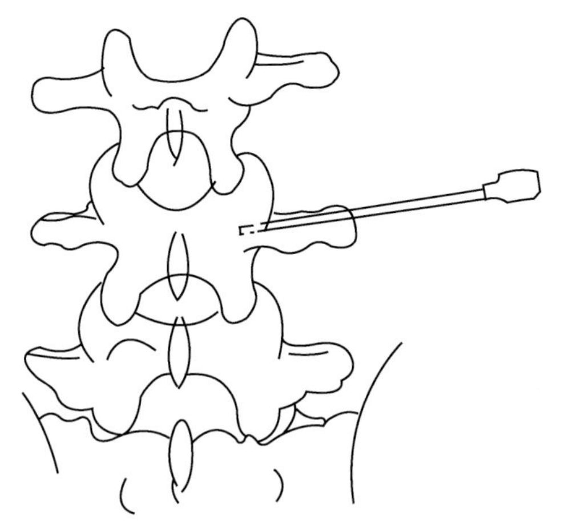

图 6-16-12 按横突标志

（三）常见病的小针刀治疗

1. 屈指肌腱腱鞘炎 因手指屈伸频繁，肌腱和腱鞘摩擦劳损而发病，特别常见。以拇指和食指腱鞘炎最为常见。小针刀治疗时患者的患侧手掌掌心向上平放于治疗台上，在患指掌侧指横纹触到索状、块状结节或压痛点处即为小针刀进针点。可行局部麻醉经严格消毒后，在进针点处针体和掌面成 90°角，刀口线与屈指肌腱平行刺入，深度达骨面。先行切开剥离，再作纵或横行剥离。若有硬结或条索可将其切开。术后将手指过度掌屈背屈二三次。一般 1~2 次即可治愈。注意事项：进针点大多位于掌指关节的掌面横纹处，刀刃可移动到指骨两边缘，但不可刺入手指两边的软组织中，因手指的血管、神经均位于指骨两侧。术后为预防感染可适当辅以口服抗生素（图 6-16-13）。

2. 肱骨外上髁炎 肱骨外上髁炎俗称网球肘，是长期从事需用力作手和腕部活动职业者的常见病和多发病，发生部位在伸肌总腱附着处。主要诊断依据为肱骨外上髁处及其前下方可有局限性压痛，压痛可向前臂或肩部放射。酸胀不适，旋臂屈腕试验（Mill

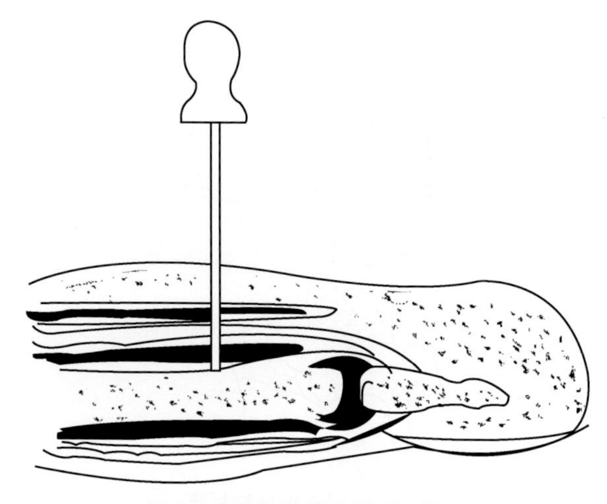

图 6-16-13　腱鞘炎小针刀治疗

征）和腕背伸抗阻试验（Cozen 征）多为阳性。不能作握拳、旋转前臂等动作，如端水、拧毛巾等，严重者握在手中的物品会自行滑落。在行小针刀治疗时，患者取坐位，将肘关节屈曲 90°，平放于治疗桌面上，前臂置于中立位，便于肱骨外上髁的显露。常规消毒后铺巾，可先行阻滞，阻滞时进针要快速准确，达肱骨外上髁或其前下方，患者有酸胀感，并可放射到前臂外侧甚至手指，注入镇痛液。小针刀刀刃线平行于肌纤维刺入，先行纵行疏通剥离，再用切开剥离法数次，刀下粘连组织有疏松感即可出针。出针后压迫针孔数分钟，待不出血为止。一周后未愈可再做一次治疗，最多不超过 3 次。此外，还可使用痛点阻滞、非甾体类药物口服、外用红花油、理疗等方法协助治疗治疗。病情严重者亦可采用手术治疗。注意事项：肱骨外上髁炎在治疗的同时，一定强调要注意休息，避免患臂的伸屈动作，必要时可采用小夹板固定。避免受凉受潮等。术后为预防感染可适当辅以口服抗生素（图 6-16-14）。

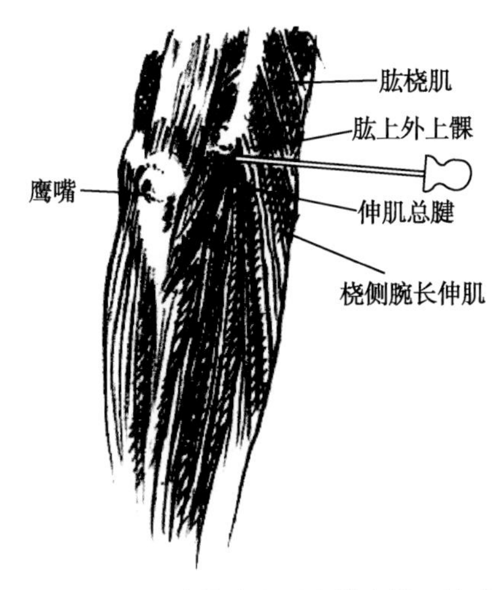

图 6-16-14　肱骨外上髁炎的小针刀治疗

3. 跟骨刺　足跟骨骨刺是临床上的常见病、多发病，又是治疗上的疑难病。主要诊断依据为足跟痛，休息可缓解，但再次行走时疼痛加重，行走一段时间后疼痛可减轻。劳累、受凉后可加重疼痛。X 线示跟骨结节处或跟骨结节前方有鸟嘴样骨刺形成。使用小针刀治疗时，让患者取俯卧位，踝关节前缘垫一枕头，足跟向上，垫稳。在压痛最明显处亦即骨刺的尖部可先行局部阻滞，进针刀时刀口线与足纵轴垂直，针体和足跟底的平面大约呈 60° 角，进针刀深度达骨刺尖部，作横行切开剥离，三、四次即可出针。出针后再用手法使足部过度背伸数次以达到增强治疗效果的目的。注意事项：切开剥离的位置一定要在骨刺尖部，并尽可能将骨刺尖部的顶部磨平，但不可将骨刺铲掉，以免损伤韧带、血管、神经等。同时也应该预防感染。

4. 项韧带劳损　项韧带劳损大多数为长期由于颈项部不良姿势工作、生活的人积累性劳损所引起，有长期低头工作、高枕睡眠等不良姿势引起的劳损史等。项韧带分布区或附着点处有压痛点，过度前屈、后伸均可引起颈项部疼痛加剧。病变部位处项韧带紧张，可有条索感，有钙化者可触及硬块，拇指触诊常有弹响声，也有项韧带上虽有钙化点但无症状者；项韧带损伤严重者也可引起部分颈椎的骨质增生。X 线片可显示为正常颈椎平片，有钙化者可见钙化影。小针刀治疗时使患者采用坐位，颈部前屈，头部固定，寻找敏感的压痛点并作好标记，常规消毒后可注射局麻药或消炎镇痛液，小针刀的刀刃与棘突的连线平行，垂直颈部皮肤快速刺入，达到靶目标即项韧带时，纵行剥离数刀，然后再横行铲剥数刀。有项韧带钙化应将钙化灶切碎。如病变部位在枕骨隆凸下缘时，小针刀进针时一定要使针体与枕骨下缘骨平面垂直，以免刺入枕骨大孔。注意事项：在用小针刀治疗项韧带疾病时，由于颈部解剖复杂且危险，切记要具有熟练的解剖知识及一定的小针刀使用经验。注意剃除手术部位的毛发，以免引起感染（图 6-16-15）。

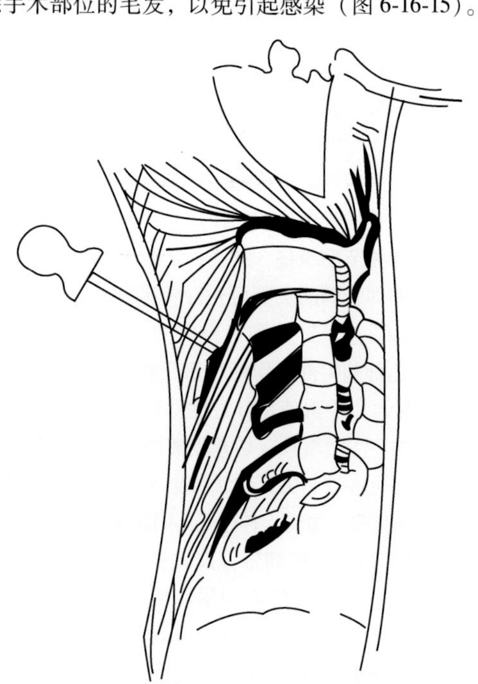

图 6-16-15 项韧带的小针刀治疗

5. 肩关节周围炎　肩关节周围炎简称肩周炎，多发生于50岁左右的中年人，故又称“五十肩”。病因主要是由于肩部软组织退行性变，肩关节周围软组织的慢性炎症、粘连，引起以肩关节周围疼痛、活动受限为主要症状的症候群。疼痛夜间加重，影响睡眠。肩关节活动受限，周围的压痛点较为固定，大小结节、结节间沟、喙突等处压痛最为明显，其次为肩峰下、三角肌止点、肩胛上神经投影处、四边孔投影处、大圆肌、小圆肌、肱三头肌起点等。疼痛亦可累及肱桡滑囊。压痛明显处可触及结节或条索。肩周炎采用小针刀治疗时，患者采用坐位，暴露患侧肩部，上肢自然下垂，另外一侧上肢可支撑住身体，定位痛点，分别行常规消毒、铺巾，可先行痛点阻滞，行小针刀治疗，疏剥粘连，切碎结节或条索等。在行大小结节、结节间沟处小针刀治疗时，针刀刃一定要平行于肌腱；冈上肌治疗时注意勿损伤肩胛上神经及臂丛神经；四边孔治疗时注意勿损伤腋神经和臂丛神经；进针较深时更应避免损伤胸膜等（图6-16-16）。

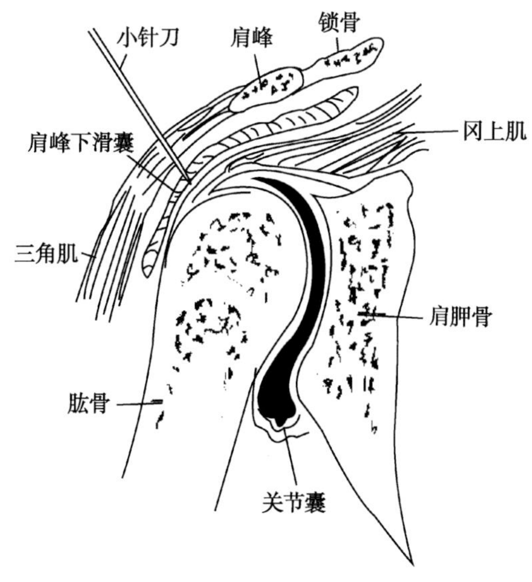

图6-16-16　肩周炎的针刀治疗

注意事项：肩周炎在行小针刀治疗时，结节、挛缩的肌纤维不可一次切断太多，以免造成术后疼痛加剧，患者难以忍受甚至恐慌。因此，在术前应向患者作必要的解释，并辅以适当的镇痛药物。此外，肩周炎患者在小针刀治疗的同时，也应该加强体育锻炼和保暖。

6. 第3腰椎横突综合征　第3腰椎横突综合症是比较常见的腰痛病。解剖上由于第3腰椎横突过长，活动幅度大引起。疾病开始时腰部感到酸胀、疼痛，不能弯腰工作，站立不能持久，休息可缓解；痛重者，腰部疼痛可扩散至臀部、大腿内侧甚至小腿。疼痛程度也受温度、湿度甚至气候等因素影响。在发作期和缓解期均可用小针刀治疗。采用小针刀治疗时患者取俯卧位，腹下垫薄枕，常规消毒后铺巾，左手拇指定位在第3腰椎横突尖部（即压痛点处），右手握持小针刀。以刀刃线和人体纵轴线平行刺入，当小针刀刀刃达骨面时，用横行剥离法，感觉肌肉和骨尖之间有松动感就出针，以棉球压迫针孔片刻。为减轻疼痛增强治疗效果，有些患者在使用小针刀前可给予局麻或消炎镇痛液。此外，还可给予物理治疗、非甾体类药物及肌松药等（图6-16-17）。

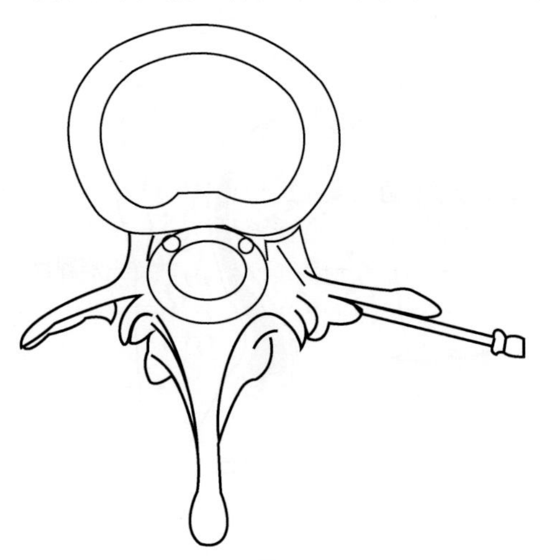

图6-16-17　腰椎横突小针刀治疗

注意事项：治疗时应注意小针刀刀刃不能离开骨面，以免误入腹腔，损伤周围神经、血管甚至脏器等。症状轻者也可不使用消炎镇痛液，疗效一般可靠。术后告诉患者适当活动，注意保暖等。

7. 股骨头无菌坏死　股骨头无菌坏死又称股骨头骨软骨炎，病因研究表明主要由创伤、感染、酗酒、长期应用糖皮质激素、先天缺陷、遗传和自身免疫等引起。股骨头无菌坏死采用小针刀治疗有两种方法：①髋关节腔减压：患者取仰卧位，取腹股沟韧带中点下、外各 2cm（股神经外侧）处，常规消毒后铺巾，左手定位，右手持小针刀，刀刃平行于神经血管，垂直刺入达髋关节腔，将关节腔的后壁切 2~3 刀，一般每周 1 次；②骨髓腔减压：骨内压的增高是股骨头无菌坏死的病理过程，也是引起疼痛的主要原因，降低髓内压，改善血运，重建微循环，可促进骨质的再生。患者取仰卧位，常规消毒铺巾，取大转子下 1cm 处垂直进针达骨面，稍退后向股骨头方向刺入，使小针刀穿透骨皮质达骨髓腔，根据病情改换位置后可刺入骨髓腔 2~3 针。此外，在行髋关节腔减压和骨髓腔减压时，应该根据骨质情况减压，避免引起骨折。术后避免下肢负重，对合并有小腿疼痛者可给予痛点阻滞和理疗等。

注意事项：术后应注意病因治疗，如停止酗酒、停用糖皮质激素、避免负重并注意休息，此外应该经静脉或口服中、西药物，活血化瘀，改善全身循环状况，增加局部血运和氧供，如口服非甾体类消炎止痛药、静脉注射丹参，同时给予营养支持并补充钙剂等，并应该坚持 2~3 个疗程等。

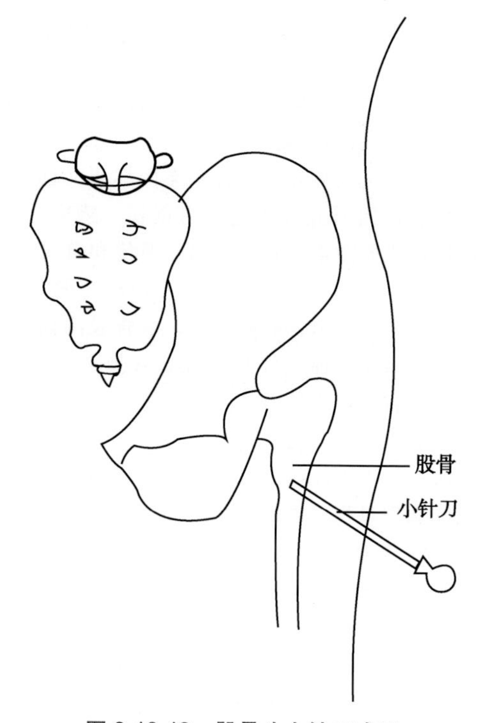

图 6-16-18 股骨头小针刀减压

（杨文荣）

第十七节 银质针治疗

我国古代使用金针、银针治疗伤病历来已久，相传是从古代“九针”中针和长针发展而成。中华民族祖先创立的中医药学体系（中医理论、中药学、针灸学），其中针灸学占有相对独特的地位。迄今针刺镇痛乃至治疗痛症正是家喻户晓，广为流传至世界各地。但是，我们对银质针针刺疗法，它在治痛方面有独特的远期疗效确实鲜为人知，它仅在南方民间医师中单传沿用。20 世纪 70 年代，我国学者宣蛰人在开创人体软组织松解手术治疗严重腰腿痛和腰椎间盘突出症失败病理的认识基础上，以软组织损害性压痛点分布规律，即严格按照人体软组织外科解剖，采用银质针（白银制作）做密集型针刺疗法，取得了意想不到的疗效。既有强烈的镇痛作用，又有远期的治痛效果。更为惊奇的是，发现凡经针刺的部位均产生持久的肌肉松弛效应，即人们难以对付的因痛而导致的肌痉挛现象神奇地获得缓解。这是传统的银质针针刺疗法在软组织外科学理论指导下取得的一次疗效上的突破。也就是说，经一般物理疗法和药物治疗难以奏效的、须经外科松解手术才能治愈的顽固性痛症，采用密集的银质针针刺治疗能取得显著疗效（每个病变部位仅做 1 次治疗）。迄今，这种“以针代刀”的治疗方法已经迅速推广到全国众多医疗单位。从某种意义上讲，银质针疗法看似行针，依然遵循“宁失其穴，勿循其经”原则，实为松解手术，以成为现代针刺疗法中的一个独特的分支。

一、银质针的制作规格及特点

（一）制作规格

银质针多 85% 白银及掺杂少许铜、铬合金熔炼而成，经抽丝分段，针粗约 1.0~1.1mm，针柄用细银丝作紧密的螺旋形缠绕，针端尖而不锐，针尾焊接成小圆球形。针柄长度为 5~6cm，针体的长度分为 6、8、10、12 和 15cm 五种规格，适应于人体各种不同部位。依肌肉厚度薄程度，进针方向穿过肌肉深度选取不同规格的银质针。一般而言，腰臀部肌肉丰满部位选择较长的针，其次是颈背部，关节周围部位则选取较短的针即可。

（二）治疗特点

1. 肌筋膜在骨骼上的附着点（区），而非一般针刺的涉及穴位的概念。所以，银质针针刺要比普通针灸部位深在而且范围大。

2. 针体较粗　直径为 1.0~1.1mm，不会因为肌肉的过度收缩而引起断针或滞针。普通不锈钢制成的毫针，因其直径细而质地硬，倘若向深层组织进针，一旦由于强烈的肌肉收缩反应，极易发生断针或滞针，造成意外。

3. 质地较软　以白银为主体原料的银质针质地较柔软，此特点决定该针可以沿着骨膜的骨凹面弯曲推进而不折断，有利于较远距离的针刺，以扩大治疗面，且容易准确地刺到发痛部位。

4. 传热作用快　银质针针刺也需用艾绒燃烧加热，由于白银的传导热能快，电阻小，而针体针尖温度并不很高，患者仅感觉局部温热比较舒适。根据中国科学院生理研究所动物实验的测定结果，银质针的尾处艾球燃烧时测得体外的针体温度为大于100℃，刺入皮内的针体温度为55℃，针尖温度为39~41℃。这种热能传导到深层发痛部位且扩散到周围病变软组织，依据针数的多少，密集程度形成深层的穿透肌肉组织直达骨膜的热反应，这是一般物理疗法所不能比拟的。

二、适应证及禁忌证

（一）适应证

1. 由颈椎管或腰椎管外软组织损害所致的慢性痛症：①颈肩臂痛；②腰臀腿痛；③头部与面部痛；④肩周炎；⑤膝关节痛；⑥足跟足底痛。

2. 与软组织损害相关的血管神经受累的临床症候：①半身麻木、发凉、多汗或上下肢凉木；②头晕、眩晕症、耳鸣、视物模糊；③猝倒、头部发木、眼胀、张口困难。

3. 与软组织损害相关的脏器功能障碍的症象；①痛经、阳萎、生殖器痛；②胸闷、气短、失眠、心悸；③腹胀、腹痛、便秘；④尿频、尿急、排尿无力。

（二）禁忌证

1. 严重的心脑血管病、肾功能衰竭者。

2. 月经期、妊娠或贫血衰弱者。

3. 血小板减少等血液疾病或有出血倾向者。

三、操作步骤及注意事项

（一）操作步骤

1. 依针刺治疗需要采取相应舒适的体位，如头颈背部采用坐位，并取颈部前屈位。腰部或臀部则采取俯卧、侧卧体位，股内侧部或膝踝关节部取仰卧位，以利于操作而且可以避免晕针的发生。

2. 依据病情的需要确定针刺部位与范围　在软组织痛的特定病变组织中选取压痛点，一般压痛点之间的针距为1.0~2.0cm。故称谓“密集型”针刺法。压痛点多为肌肉或肌筋膜与骨膜的连接处，具有严格的解剖学分布，同手术松解的部位和范围相一致。选取痛点须正确仔细，切勿遗漏，否则尚需“补课”重新治疗。

3. 在无菌操作下于每个进针点各作0.5%利多卡因皮内注射形成直径约5mm的皮丘，使进针时艾球燃烧时不会产生皮肤的刺痛与灼痛。对于较大部位的压痛区域如腰部、臀部或颈背部目前已采用恩钠乳剂局部涂抹进针点，2个小时后即产生麻醉作用，进针区域皮肤、皮下肌肉可以达到无痛。

4. 选择高压消毒的长度合适的银质针分别刺入皮丘，对准深层病变区域方向作直刺或斜刺。经皮下肌肉或筋膜直达骨膜附着处（压痛点），引出较强烈的酸沉胀麻针感为止。通常软组织病变严重，其针感愈强，往往合并有痛觉。每一枚针刺入到位后，不必提插捻针，这与一般针刺方法不同。

5. 进针完毕后，在每一枚银质针的圆球形针尾上装一直径约1.5cm的艾球，点燃后徐徐燃烧。此刻患者自觉治疗部位深层软组织出现舒适的温热感，疼痛明显减轻。由于皮丘的麻醉作用，针体的发热作用不会使皮肤产生灼痛。

6. 艾火熄灭后针体的余热仍有治疗作用，须待冷却后方可起针。逐一起针后在每一针眼处涂2%碘酒。让其暴露（夏秋）或纱布覆盖（冬春），3天内不与水接触，这样可以避免进针点感染。

（二）注意事项

1. 在同一个病变区域通常仅做一次针刺治疗，多个病变区域的治疗，间隔时间以2~3周为宜。因银质针针刺后人体软组织会进行一次应力调整，特别是邻近部位表现为明显的肌紧张，而针刺部位则往往处于肌松弛状态。

2. 对颈椎和胸椎病变伸肌群，尤其是肩胛骨脊柱缘附着的软组织针刺要特别谨慎，切勿刺伤胸膜或脊髓神经。颈椎、胸椎的其他部位及锁骨上窝软组织病变区域禁忌银质针治疗。

3. 银质针治疗不需用针刺手法产生补泻作用，也不需用强刺激手法产生镇痛作用。因为密集型的针刺方法能够产生显著的镇痛作用和肌肉松弛效应。

4. 若艾球燃烧加热值高峰时，因针体选择欠长会使针眼周围皮肤产生灼痛难忍，此时可用备好的装满凉水的20ml注射器将水从针头喷出直至高热的针柄，瞬间即可降温而消除灼痛。但切勿使用乙醇代替凉水，以免引燃乙醇发生烫伤。

5. 一般针刺2天局部有不适感，少数可有体温偏高，这是针后反应，不必处理，会自行缓解。

6. 做踝部的针眼，应在消毒后用95%乙醇纱布条盖于针眼，然后用纱布绷带包扎2天，以防针眼感染。

四、常见病的银质针治疗

（一）头面痛症

1. 斜方肌起点、椎枕肌起点、止点处。选用5号针（最短规格）距枕外粗隆下及两侧上颈线下1寸平行进针。斜向前上方针尖抵达骨膜引出针感即止。约用针6枚，针距1cm（左右各3枚）。于C_2颈椎棘突旁0.5cm直刺至骨膜引出针感即止（左右各1枚）。

2. 头夹肌、头半棘肌止点处。选用5号针、距乳突后1寸、针尖斜向前上方抵达下颈线骨膜引出针感即止，用针3枚，针距为1cm。

3. 沿颈椎3~5棘突旁椎板处。选用4号针，分两行直刺穿入肌肉抵达骨膜即止。1行3枚，距棘突旁0.5cm，另1行2枚，距棘突旁1.0cm，每行进针点针距为1.0cm。

（二）颈肩臂痛

1. 沿 $C_4 \sim T_1$ 棘突旁椎板处，选用4号针，分两行直刺穿入肌肉抵达骨膜即止。内侧行针5枚距棘突旁0.5cm，针间距1.0~1.5cm，外侧行针4枚距棘突旁1.0cm，针间距1.0~1.5cm，每枚针在内侧行两针之间，旁开0.5cm。

2. 肩胛骨分布针 ①提肩胛肌4枚，针距1.0cm，围绕肩胛内角向下平刺；②冈上窝3枚，针距1.0cm，向内下斜刺；③冈下窝6枚，针距1.0cm，向内下斜刺；④小、大菱形肌5枚，针间距1.5cm，沿肩胛脊柱缘向下平刺；⑤小、大圆肌4枚，针距1.0cm，沿肩胛腋窝缘向内下平刺。

（三）肩周炎

1. 肩部软组织压痛点，如肱二头肌长头、短头、肌腱袖处分别布针4~6枚，每个部位进针方向为沿着肌腱走行斜行穿入骨膜附着处，引出强烈的针感即可。

2. 艾绒（球形）一节在针尾燃尽后待针冷却方可起针。无菌纱布压迫止血，碘酊消毒后再用无菌纱布数块分别覆盖，胶布固定。

（四）腰腿痛病

1. 腰部髂后上棘内侧缘与髂嵴后1/3肌附着处沿骨盆髂嵴缘弧形布针两行，针距为1.0~1.5cm，每行约为6~8枚针即可。腰椎3~骶椎2棘突旁椎板处，及骶骨背面沿棘突旁1.0~2.0cm直线布针两行，针距为1.0~1.5cm，每行5或6枚垂直进针。腰椎2~4横突处每处布针两枚，横向斜刺至横突背面及末端。

2. 臀部根据病损治疗需要，于上述各压痛点部位布针。臀中小肌髂骨翼肌附着处（12枚）分3行直刺达骨膜。坐骨大孔内上缘（8枚）分2行向前上斜刺达骨膜。股骨转子间窝（8枚）分2行向前下斜刺达关节囊。髂后下棘与骶髂关节外缘（8枚）分2行内前方斜刺达骨膜。坐骨结节上部（6枚）分2行呈弧形直刺达骨膜。大粗隆尖端部（4枚）直刺达骨膜。

3. 髋前部　耻骨上支（6枚）耻骨下支（4枚）分2行沿股内收肌走向内后方斜刺达骨膜。小粗隆（6枚）分2行于腹股沟韧带中点下3cm外侧向后上方斜刺达骨膜。髂前上棘外下沿阔筋膜张肌与髂胫束布针（8枚）直达骨膜。

（五）股骨头缺血性坏死

1. 在内收肌在耻骨上、下支肌附着处做两行针刺，每行5或6枚，间距1.5cm，沿内收肌向后方斜刺达骨膜。

2. 股骨小粗隆附着处布针2行，每行4或5枚，间距1.5cm，沿股前向上后方斜刺达骨膜。

3. 坐骨结节内下部内收大肌附着处布针3枚，斜刺达骨膜。

4. 髋后部。转子间窝与髋臼缘布针呈弧形8或12枚斜刺达骨膜。

（六）慢性膝关节痛病（髌下脂肪垫损害）

1. 从髌骨下缘髌韧带两侧相当于膝眼处布针，一侧2行2或3针，针间距为1cm。针体呈扇状将针尖刺入髌骨下1/2段髌尖粗糙面，不能有穿透落空感。

2. 艾球燃1壮后起针。针眼处先涂2%碘酊，再用75%乙醇棉球脱碘。针眼如有渗血，采用压迫止血。无菌纱布覆盖，无需包扎。

（七）足跟足底痛

1. 选定部位　原发性足跟足底痛选定足底跟骨棘的跖筋附着处，继发性足跟足底痛选定在髌下脂肪垫（同侧膝部）或内外踝后下方踝管处，腓骨肌腱腱鞘处。针一般以4~5枚为宜。

2. 进针方法患者卧位。膝踝下垫枕，足踝外翻。取内踝后下方两指处，前后一排定针 4 枚，间距为 1cm。采用局部（1%利多卡因）皮下浸润麻醉，为保证跟骨刺的跖筋膜附着处进针时无痛，须在胫后神经跟骨支走行处（内踝后方与跟骨后下端中点）做 2%利多卡因 2cm 阻滞麻醉，4 个进针点对准跟骨棘软组织损害压痛区呈扇形逐一进针，深度约 1.5~2.0cm，刺到骨棘部位有受阻感，患者有酸胀沉感，提示抵达病变处。

（八）踝关节软组织痛

1. 内踝后下方软组织进针法于内踝后和下方各一横指交界处，分两行沿踝管布针，每行 2 或 3 枚，针距 1cm，针端指向近侧，每针须刺入胫骨后肌腱鞘内，因沿腱鞘走行，可避免伤及胫后神经或胫后动、静脉。针刺入深度位 1~1.5cm。

2. 外踝后下方软组织进针法于踝关节直角中立位，取外踝后方和下方各一横指交界处，平行腓骨轴向分两行布针，每行 2 或 3 枚，针距 1cm，针端指向近侧，每针须刺入腓骨长短肌总腱鞘内，针刺深度为 1~2cm，当进针刺入鞘内敏感的炎性粘连组织时会引出明显的疼痛，但不会伤及腓肠神经。

3. 跗骨窦脂肪垫进针法于外踝前方在踝关节跖屈足内收位布针 6 枚，分 2 行，每行 3 枚，针尖斜向趾短伸肌沿跟骨体外上方附着处及跗骨窦脂肪垫。针端可触及距跟旁前侧韧带和距跟骨间韧带。进针中一般不易伤及腓浅神经。

（杨文荣）

第七章 患者自控镇痛技术

20 世纪 70 年代 Sechzer 和 Scott 首次提出“按需镇痛”的概念，1976 年第一个患者自控镇痛（patient-controlled analgesia，PCA）泵问世，并逐渐得到广泛应用。患者自控镇痛具有起效较快、无镇痛盲区、血药浓度相对稳定、可及时控制爆发痛以及患者满意度高、用药个体化、疗效与副作用比值大等优点，是目前术后镇痛最常用和最理想的方法，适用于手术后中度到重度疼痛。

PCA 的方法是在对传统镇痛方法定时、定量肌注止痛法（IM）和持续静脉滴注止痛法（CI）进行客观评价的结果基础上发展的一种方法，其设计思路以传统方法为基础，并随电子计算机技术与医学的紧密结合而发展并完善的一种新的技术。

肌内注射的方法是药物应用的经典方法，它是按患者的体重计算出所需止痛药的剂量，这种刻板的用药方式的最大缺陷是忽视了患者的个体差异性和患者不同时段对不同止痛药用量的需求。现已证实，即使同一患者，在不同时段和不同疼痛强度下对止痛药的需求也存在很大的差异。按公斤体重决定药物用量肌注时，对药物需求量大的患者常难以达到满意的止痛效果，而对需求量较小的患者，又可能因相对剂量过大产生多种不良反应甚至并发症。肌内注射给药方法还有其他不足，如起效慢，不能及时止痛；机体吸收代谢药物的速度不同，血药浓度波动大，可能按医嘱在预定再次给药时患者已出现剧烈疼痛；重复肌内注射可增加患者肌内注射的痛苦，同时每次注射均可能达到出现副作用或并发症的峰浓度，可加重患者心理负担，尤其是小儿的心理负担。持续静脉滴注止痛的方法可克服肌内注射的某些不足，临床上可较迅速达到止痛，并持续维持镇痛效果，但是患者对药物需求量的个体差异问题仍不能得到圆满解决。有研究发现椎管内用药，如硬膜外腔用阿片类药可用小剂量，单次给药，达到 IM 或 CI 给药的同样效果，并可维持更长时间的镇痛效果，此方法也未能改善镇痛治疗的个体化问题。

从理论上说，适宜的给药途径、恰当的用药剂量是疼痛治疗既安全又有效的基本保证。但是，由于个体间对疼痛反应及其对各种止痛药物的敏感程度不同，按传统给药方法使用常规剂量虽可使部分患者达优良的镇痛效果，但常常有用药剂量不足或过大的情况，因此面临镇痛效果不佳及出现并发症的风险。然而不同患者对麻醉性镇痛药物的敏感性又无法预知。有研究报道，吗啡在不同个体内达有效镇痛的剂量可相差 4 倍之多。因此临床应用盲目性的问题必须寻找适当方法加以解决。在这种情况下“按需止痛”的用药原则诞生了，即根据患者自身的疼痛程度和镇痛需要，经医务人员输注止痛药物，借以解决用药盲目性的问题。按需用药在一定程度上避免了临床用药的盲目性，同时，也相应提高了全程完善镇痛的比例，疼痛疗效大为改观。但与传统方法以及常规剂量硬膜外或静脉持续点滴的方法相比，医务人员的工作量明显增加，由于种种原因按需镇痛难以完全满足所有患者的止痛需要，同时频繁地要求用药同样增加了患者与家属的心理压力和精神负担。镇痛需求与担心“成瘾”之间的平衡成为患者要求镇痛时的心理矛盾。这与有些医护人员知识陈旧、观念落后有关，他们不了解在创伤与手术等生理条件下，只要采取适当的方法合理用药，是完全可以满足生理止痛需求，又可避免药物依赖性及成瘾的产生。而疼痛等伤害性刺激与反复间断用药的方式都与中枢敏化有关，可能也是药物成瘾性产生的重要因素之一。

为满足符合个体化用药需求并能尽可能减少药物不良反应和并发症等医疗风险、同时可大大降低医护人员的劳动强度，降低医疗成本，患者自控镇痛（PCA）的治疗方案诞生了。英国佳士比公司生产了第一台以现代计算机和自动化技术为基础的 PCA 泵。PCA 是患者感觉疼痛时，通过由电脑控制的设计精密的微量泵向体内注射既定剂量的药物。事先由医务工作者根据不同情况配制药物，并设定 PCA 泵的工作参数，在遵循“按需止痛”的原则下，达到最佳镇痛效果，减较了患者心理负担，减少了医护人员镇痛治疗的处理环节，提高了工作效率，减轻了医护人员的工作量。PCA 在临床上的应用与推广，彻底改变了疼痛治疗的方法，大大提高了镇痛的质量和效果，因而已在临床广泛应用。尽管尚有待进一步完善，但其在疼痛治疗、疼痛药理、疼痛心理学等多方面都具有十分重要的临床与学术价值。

由于个体间对疼痛的反应及其对各种镇痛药物的敏感程度不同，不同患者对阿片类药物剂量需求存在很大的个体差异，PCA 是在患者感觉疼痛时按压启动键，通过由计算机控制的微量泵向体内注射预设量的药物。其特点是在医师设置的范围内患者自己按需要调控注射药物的时机和剂量，达到不同患者、不同时刻、不同疼痛强度下的不同镇痛要求。PCA 技术简化了镇痛的给药途径，增加了患者的主动参与感，提高镇痛的治疗的敏感性和临床效果，故 PCA 技术已经被医护工作者广泛接受，成为麻醉和疼痛临床常用的一种镇痛方法。

不同个体在不同的条件下，所需最低有效镇痛浓度不同，维持稳定的最低有效镇痛浓度是安全有效镇痛的保证，也是 PCA 设计应用的原理基础。PCA 采用将恒定的低浓度背景剂量与患者根据需要自行间断给药相结合的方式，最大限度降低了血药浓度的波动，维持较平稳的最低有效镇痛浓度，达到满意镇痛，消除个体差异，避免剂量不足和用药过量的危险。

疼痛感觉首先是机体自我保护，逃避伤害的生理功能，同时疼痛还具有其心理学基础。在疼痛研究中，早已发现伤害性刺激与痛觉之间并非简单的应答关系。刺激强度与疼痛程度也常常并不一致。这些现象表明疼痛与心理过程密切相关。有学者认为，疼痛由感觉和情绪两种成分组成。甚至有学者认为，人体疼痛的情绪动机成分要比它的生理学成分更为重要。心理学成分对疼痛的性质、程度、时间与空间的感知、分辨和反映程度均产生影响并可以反映在疼痛产生与治疗的各个环节，如：在痛反应过程中，注意力、暗示和情绪等可对伤害性刺激的痛反应产生明显影响，分散注意力、良性暗示、欣悦等情况可降低痛反应，反之可增强。同时，心理性因素也明显影响镇痛效果。患者对医师和治疗方案的信任程度，医药知识水平和对暗示的应接程度均直接影响镇痛效果。有研究发现，单纯暗示镇痛可使35%患者缓解疼痛，而不加任何暗示，使用强效麻醉性镇痛药者显效者只占54%，凡对安慰剂起反应的患者对标准的吗啡镇痛产生效应者可达95%，凡对医师、药物治疗缺乏信心的患者，镇痛效果均不满意。

PCA泵的设计具有满足疼痛治疗的生理学和药理学基础，更重要的是具有心理学基础，从心理学角度讲，疼痛所引起的情绪变化，对记忆有暗示效应，伤害性刺激所造成的痛苦会引起患者对某些类似经历的回忆，从而加重其抑郁心情，这是一种具恶性暗示效应的情绪反应。然而PCA的方法除可直接消除因疼痛刺激所导致机体生理上的应激反应性增高，达到良好镇痛以外，其本身由于患者主动参与，随时可按需用药而减少了对外界的依赖，都构成了良性暗示效应，明显提高了镇痛效果。在目前临床应用的一次性镇痛泵具有PCA和CIA（持续注入镇痛）两种模式。前者为患者可主动参与控制，而后者为被动输入。临床观察表明，患者更多地倾向于选择具有 PCA 模式的镇痛泵，且应用效果较 CIA 为佳。因此，PCA 镇痛模式与方法迎合了患者的心理，在解决疼痛的同时进行了心理治疗，是其他镇痛方法所不能比拟的。

不同途径（静脉或椎管内等）的 PCA，其镇痛机制不同；同时，不同个体在不同条件下所需最低有效镇痛药剂量和最低有效血药浓度（MEAC）不同。如前所述，使用常规剂量止痛药物存在剂量不足和用药过量的双重危险。许多研究报道也证实，间断口服、肌肉或静脉注射给药难于保证患者血液中稳定的镇痛药有效浓度。有些药物如吗啡，间断肌内注射给药，患者血中吗啡峰谷浓度差别很大。这反映了给药后血药浓度可达峰值并随药物代谢达低谷间的波动。这种血药浓度的波动是与间断给药方式密切相关，并与临床上疼痛—镇痛—再疼痛—再镇痛的情况相一致。而持续静注某些药物，尤其是半衰期较长的药物如吗啡，有随时间推移血药浓度增至过量中毒的危险。间断给药使血药浓度波动过大（或低于有效浓度或接近和达到中毒水平），与持续给药时血药浓度逐渐升高难以达恒定水平，并可能达到中毒水平，这两种传统给药方式的缺点与不足，只有用 PCA 给药模式才能够加以克服。应用 PCA 既可达近于完善镇痛，又避免药物过量的风险，主要是可维持血药浓度接近于最低有效镇痛血药浓度的较窄空间范围。当患者出现疼痛时，提示血药浓度已达最低有效镇痛浓度，患者可通过自控按钮给药，使血药浓度又重新达到最低有效镇痛血药浓度以上。患者的疼痛从而得到充分缓解或消除。根据超前镇痛的原理，应在创伤与手术所致的伤害性疼痛刺激产生之前或产生之后的最短时间内，给予一次常规剂量。使血药浓度达到最低有效镇痛浓度以上达到完善止痛。此后以较低速率持续给药尽可能维持血药浓度于最低有效镇痛浓度之上并与其最接近的血药浓度水平。一旦低于此浓度，即患者给一次自控剂量，使血药浓度恢复至最低有效镇痛浓度以上。PCA 的最大优点在于完全符合个体化用药原则，同时方便及时，避免了传统给药方式导致反复出现血药浓度低谷，出现镇痛不足可能导致的疼痛敏化。应用 PCA 模式的最佳镇痛的基本要素包括设计性能优异的镇痛泵、各种镇痛药物的合理选择与配伍、药物浓度与 PCA 泵工作参考的合理调定以及严格的管理。

使用 PCA 时，首先要对 PCA 的各项参数及其意义有所了解，才能进行恰当的选择和设置。不同的 PCA 设备，其参数略不同，使用时应加以注意。

1. 药物的浓度在配制镇痛溶液时，一般以一种药物的剂量作为设置标准，其单位为 mg/ml 或 μg/ml。PCIA 或 PCSA 以阿片类为主。PCEA 或 PCNA 以局麻药为主，但应考虑配伍的其他药物的配制浓度，即保证负荷给药、持续给药及患者自控给药，又避免单次给药量过小或过大，避免过多液体的输入，避免引起通路的阻塞以保持足够的镇痛平面（PCEA 与 PCNA）等。

2. 负荷剂量是指 PCA 开始时首次用药剂量。给予负荷剂量旨在迅速达到镇痛所需的血药浓度，缩短起效时间，使患者迅速达到无痛状态。负荷剂量的设置应根据患者的全身情况、疼痛程度、PCA 途径、选用药物种类或浓度及对实验量的反应来综合确定。PCA 原则上由患者根据自己的感受自行用药。但根据超前镇痛理论，在无疼痛出现之前用药，则效果佳，持续时间长，总用药量减少。故负荷量的应用多由临床医务人员给予，以期达最佳效果。此外负荷剂量应用后，应密切观察患者治疗效应与不良反应。负荷剂量的用药方法及药物代谢规律与普通单次用药相似，但应以较小剂量为宜，尤其在术后可能存在残余麻醉效应时须特别加以注意。如 0.125% 布比卡因（或 0.2% 罗哌卡因）5ml+芬太尼 10μg/ml（或丁丙诺啡 15ug/ml）硬膜外注射；吗啡 1~2mg 或芬太尼 10~25μg 静脉注射等。临床椎管内麻醉或全麻复合硬膜外时所用的局部麻醉药和麻醉性镇痛药亦可视为负荷剂量，至少应考虑为部分负荷剂量。

3. PCA 剂量或追加量/指令量/自控剂量/单次给药剂量指 PCA 开始后，患者疼痛未能缓解或疼痛复发时，通过按压 PCA 装置上的按钮来完成一次给药的剂量。这种由患者自控追加药物剂量的方式，是 PCA 给药模式的精髓所在。通过 1~2 次 PCA 剂量，可调整血药浓度，使临床止痛效果达到患者自己所确认的完善或近于完善的镇痛效果。从药代动力学的角度看，PCA 剂量等于药物从血中或中央室清除量。因为不同患者的痛阈不同，对镇痛药的敏感程度也不同，因此，PCA 宜采用小剂量多次给药的方式，以达到维持最低有效镇痛浓度。追加剂量不可过大，以免造成血药浓度骤然升高；但剂量过小，则常因不能达到最低有效镇痛浓度，而需增加 PCA 次数。如此达到满意镇痛所需的时间就会延长，影响镇痛效果。以吗啡为例，其在硬膜外止痛中最适宜追加量为 0.1~0.5mg/bolus。

4. 锁定时间指患者两次按压用药有效地时间间隔，即在该时间内患者按压治疗无效。这是一种保护措施，可防止在前次所用药物完全起效之前重复用药而造成过量中毒。锁定时间的长短应根据所用药物的性质和施用途径而定，而且与不同途径使用不同药物经过外周组织作用于器官达到临床最佳止痛效果的时间有关，此外还受单次给药剂量大小的影响。一般来讲，局麻药的锁定时间短于吗啡，静脉途径短于硬膜外途径，起效迅速的药物短于起效缓慢的药物。

5. 持续给药或背景剂量　严格地讲，这是 PCA 以外的另一种给药方式，其目的是为了维持稳定的血药浓度，减少患者的操作次数，即在持续注药的基础上由患者根据个人的需要自行追加给药。背景输注的速度应选择更接近群体最小浓度而不是平均有效镇痛浓度，以确保其安全性。

有人认为背景输注能维持稳定的血药浓度，减少

PCA需要量，改善镇痛效果；也有人认为背景输注并不能减少PCA用量，而且易引起镇痛药过量，尤其对睡眠状态的患者，可能使呼吸抑制的发生率增加。

6. 单位时间最大限量是PCA装置的另一保护措施。由于患者个体间差异较大，为防止反复用药造成过量，PCA间期多以1小时或4小时为间隔时段限定最大的单位时间内的使用量，其目的在于防止药物过量，对超过设定的时间平均用量加以限制。此外，设PCA的单位时间最大限制量应做到因人而异。

7. PCA注药速率注药速率可依据药物剂量、浓度、病情和实际需要随意设计调整，最快100ml/h，也可调至1~15ml/h；每次按压自控按键后有效的PCA时，机器可以倒计数方式显示注药的百分数。

8. 在PCA泵中加入或联合使用作用机制不同的镇痛药物或镇痛方法，由于作用机制不同而互补，镇痛作用相加或协同，同时每种药物的剂量减小，副作用相应降低，从而达到最大的效应/副作用比。

如镇痛药物的联合应用

（1）阿片类药物（包括激动药或激动-拮抗药）或曲马多与对乙酰氨基酚联合。对乙酰氨基酚的每日量1.5~2.0g，可节约阿片类药物20%~40%。

（2）对乙酰氨基酚和NSAIDs联合，两者各使用常规剂量的1/2，可发挥镇痛协同作用。

（3）阿片类或曲马多与NSAIDs联合，使用常规剂量的NSAIDs可节俭阿片类药物20%~50%，尤其是可能达到患者清醒状态下的良好镇痛。在脑脊液中浓度较高的COX-2抑制剂（如帕瑞昔布）术前开始使用具有抗炎、抑制中枢和外周敏化作用，并可能降低术后疼痛转化成慢性疼痛的发生率。

（4）阿片类与局麻药联合用于PCEA。

（5）氯胺酮、可乐定等也可与阿片类药物联合应用，偶尔可使用三种作用机制不同的药物实施多靶点镇痛。

在 PCA 管理中，患者的年龄、体重、身高、体表面积、性别、抽烟、嗜酒及以往阿片类药物应用对 PCA 镇痛剂量有显著性影响。患者的特殊因素导致 PCA 镇痛剂量的多样化。PCA 治疗中要综合多方相关因素，选择恰当的给药剂量。

根据不同给药途径分为：静脉 PCA（PCIA）、皮下 PCA（PCSA）、硬膜外 PCA（PCEA）和蛛网膜下腔自控镇痛。

PCA 用药有关的不良反应及其防治：

1. 恶心、呕吐发生率很高，主要由阿片类药物引起，严重者使 PCA 用药难以继续。可采用小剂量氟哌啶或枢复灵进行预防，这已在许多医疗单位成为常规。

2. 尿潴留也是比较多见的不良反应之一，尤其好发于老年男性患者。除可由阿片类药物引起外，腰骶部硬膜外用局麻药也可引起。尿潴留发生后，可采用局部按摩、针灸进行处理，必要时给予导尿，注意预防感染。老年患者 PCEA 局麻药时，浓度不可过高。

3. 便秘是阿片类药物 PCEA 常见的并发症之一。轻者多食水果、蔬菜，增加食物中纤维素含量，重者可服用番泻叶、果导片和芦荟胶囊等药物治疗。

4. 皮肤瘙痒比较多见，主要由吗啡引起，其发生是剂量依赖型的，即剂量越大、发生率越高。轻度瘙痒者，可用抗组胺药治疗；重者需减量或停药更换其他镇痛药物。

5. 下肢无力、活力受限多由腰段 PCEA 局麻药引起。动物实验表明，椎管内布比卡因能显著增强小剂量吗啡的镇痛作用，延长镇痛时间，因此 PCEA 一般多复合应用局麻药。另有动物实验报告，长期应用局麻药的严重神经毒性与剂量和持续时间有关，但动物毒性实验和人体尸检报告，小剂量布比卡因鞘内长期应用在临床上是安全的。尽管如此，选用 PCEA 局麻药时，还应重视试验量的反应，避免敏感者出现意外，长期应用者注意观察神经毒性反应。

6. 呼吸抑制多由阿片类药物引起，不管采用何种途径 PCA，均有可能发生，特别是背景输注剂量较大者，多在夜间睡眠时发生。阿片类药物引起的呼吸抑制表现为呼吸频率降低，而局麻药引起的呼吸抑制表现为潮气量减少，呼吸表浅。呼吸抑制应重点预防。阿片类药物有效血药浓度的个体差异很大，应根据患者的疼痛程度和原用药情况进行 PCA 参数的设定，尤其是背景输注剂量要从小剂量开始，镇痛不全需调整剂量时增幅以 30% 左右为宜。一旦发生呼吸抑制，应立即终止阿片类用药，给氧并用纳洛酮对抗。上述由阿片类药物引起的不良反应均可用纳洛酮拮抗，但经纳洛酮拮抗后，在不良反应消失的同时，疼痛会明显加重，给下一步处理带来困难，因此，重点在于预防，从小剂量开始，避免严重不良反应的发生和拮抗剂的应用。

PCA 装置有关的不良反应及其防治：

在应用 PCA 技术时，除药物引起的不良反应外，还有一部分是由于机械问题或使用不当引起的不良反应，如按钮失灵、电源中断、注射泵破裂等。

PCA 机械泵均设有报警装置，当遇有管道内有气泡时，PCA 泵会发出警报，输注会自动停止。当故障排除、警报取消后，输注又重新启动。有的产品有空气报警取消设置，这样在进行 PCEA 时，不必顾虑管道内的空气输入，可避免患者因报警而引起的紧张，也减少了操作者的工作量。在 PCA 使用中出现的问题多是由使用不当或操作错误所引起的。因此，已掌握 PCA 技术的医务工作者，在操作过程中要认真进行各项参数的选择、计算和设置，反复核对所选药物及剂量，仔细检查 PCA 装置的工作状态、电脑程序系统和管道连接顺序，密切观察 PCA 应用中患者的反应，及时调整不合适的参数或排除故障。

PCA 的临床应用：

1. 术后急性疼痛的治疗。

2. 分娩镇痛产科镇痛所用药物和方法要求对母体无害、不影响子宫的血流和收缩，对胎儿和新生儿呼吸循环无影响，故分娩镇痛一般采用 PCEA。临床多采用 0.062 5%～0.125%布比卡因加 2μg/ml 芬太尼的混合液，控制麻醉平面在胸 10 平面以下。给予负荷量 5ml 左右，测得麻醉平面后，设置背景速度 5ml/h，单次剂量3～5ml，锁定时间 10～20 分钟，根据镇痛效果调节药物的用量，一般能够取得良好得镇痛效果。

3. 癌性疼痛的治疗一般按照 WHO 三阶梯止痛方案治疗癌性疼痛。PCA 用于癌性疼痛的治疗是属于三阶梯治疗方法之一，适用于口服吗啡无效的癌性疼痛患者。PCA 方式多用吗啡行 PCEA 或 PCSA，近年来许多医院也陆续开展持续蛛网膜下腔镇痛，具体的方案应根据患者疼痛的程度、患者对麻醉性镇痛药的耐受情况和患者身体的一般状态确定，难以制定统一的用药方案。

4. 烧伤性疼痛的治疗烧伤患者多采用 PCIA。烧伤创面的处理及换药等操作会增加疼痛程度，应在进行操作前增加一次负荷剂量，减轻疼痛。大面积烧伤患者一般病情复杂，变化较快，PCIA 方案应及时调整。

5. 内科疼痛患者的治疗常用于内科治疗无效的心绞痛、心肌梗死引起的胸痛及镰状细胞危象等的治疗。

6. 创伤性疼痛的治疗车祸、外伤等创伤往往导致患者处于极度痛苦之中，在明确患者诊断的情况下应积极控制患者的疼痛。可减轻创伤导致的应激反应，促使患者与医护人员合作，便于检查和治疗工作的开展。

7. 儿童患者的疼痛治疗。

8. 其他急慢性疼痛的治疗急性发作的腰、下肢疼痛、神经痛、骨关节慢性疼痛等亦可应用 PCA 进行治疗。

随着 PCA 设备的改进和疼痛临床业务的开展，PCA 的应用范围逐渐扩大，适应证涉及内、外、妇、儿等多种学科，包括急性疼痛如术后疼痛、分娩痛和产后痛等，慢性疼痛如癌痛、神经痛、骨关节病变疼痛、心绞痛等。越来越广泛的认为，PCA 是一种较理想的镇痛药药物使用方式，可做到镇痛药用药个体化，临床应用范围较广。

推荐根据不同类型手术术后预期的疼痛强度实施多模式镇痛方案。

（1）轻度疼痛手术如腹股沟疝修补术、腹腔镜检查术等：①对乙酰氨基酚和局麻药切口浸润；②NSAIDs（排除禁忌证）或 NSAIDs 与①的联合；③区域阻滞加弱阿片类药物或曲马多或必要时使用小剂量强阿片类药物静脉注射。

（2）中度疼痛手术如髋关节置换术、子宫切除术和颌面外科手术等：①对乙酰氨基酚和局麻药切口浸润；②NSAIDs 与①的联合；③外周神经阻滞（单次或持续注射）配合曲马多或阿片类药物 PCIA；④硬膜外局麻药复合阿片类 PCEA。

（3）重度疼痛手术如开胸手术、上腹部手术、大血管手术等：①对乙酰氨基酚和局麻药切口浸润；②NSAIDs与①的联合；③硬膜外局麻药复合阿片类 PCEA；④外周神经阻滞或神经丛阻滞配合曲马多或阿片类药物 PCIA。

第一节　静脉自控镇痛技术

静脉 PCA（PCIA）适用于急性疼痛和非脊神经分布区的疼痛，如术后痛及晚期癌痛。

PCIA 操作简单，适用药物较多，主要是各种阿片类、非甾体抗炎药，具有镇痛作用的麻醉药如氯胺酮也可应用，也可联合应用辅助药如氟哌啶和中药制剂如高乌甲素等。PCIA 起效快，效果可靠，适应广泛，如癌痛、术后疼痛、创伤痛、烧伤后疼痛、炎性疼痛等。但其药物作用的选择性不强，用药针对性较差，用药量较大且为全身效应，并发症发生率较高，故对全身影响较大，一般不用于长期疼痛的治疗。

药物（浓度）	负荷剂量	Bolus 剂量	锁定时间	持续输注
吗啡（1mg/ml）	1~4mg	1~2mg	5~15 分钟	0. 5~1mg/h
芬太尼（10μg/ml）	10~30μg	10~30μg	5~10 分钟	0~10μg/h
舒芬太尼（2μg/ml）	1~3μg	2~4μg	5~10 分钟	1~2μg/h
布托啡诺	0. 5~1mg	0. 2~0. 5mg	10~15 分钟	0. 1~0. 2mg/h
曲马多	2~3mg/kg 术终前 30 分钟给予	20~30mg	6~10 分钟	1~15mg/h

PCIA 的镇痛效果是否良好，以是否达到最大镇痛作用及副作用最小来评定。VAS0～1，镇静评分 0～1 分，更符合患者的心理和生理需要，副作用轻微或没有，PCIA 泵有效按压数/总按压数比值接近 1，医护人员的干预少，没有采用其他镇痛药物，患者评价满意即为镇痛效果好。

第二节　皮下自控镇痛技术

皮下 PCA（PCSA）适用于硬膜外和静脉穿刺受限的疼痛患者，如创伤或烧伤后疼痛患者，以及在家治疗的疼痛患者。

PCSA 皮下穿刺操作简单，可供穿刺的部位广泛，胸、腹壁及四肢均可，固定牢靠且不妨碍患者活动。由于穿刺部位浅，感染等并发症易于早期发现和处理，故特别适用于在家治疗的癌痛患者或其他长期治疗的慢性疼痛患者。PCSA 用药以吗啡最为多见。PCSA 的缺点是起效时间稍慢，当血药浓度在最低有效镇痛浓度之下时给药使之到达以上水平的时间较长，而产生间断疼痛的情况。

PCSA 的镇痛效果是否良好，以是否达到最大镇痛作用及副作用最小来评定。VAS 0～1，镇静评分 0～1 分，更符合患者的心理和生理需要，副作用轻微或没有，PCSA 泵有效按压数/总按压数比值接近 1，医护人员的干预少，没有采用其他镇痛药物，患者评价满意即为镇痛效果好。

第三节　硬膜外自控镇痛技术

硬膜外 PCA（PCEA）适用于脊神经支配区域的疼痛和疾病，尤其适用于躯干以及下肢区域性疼痛的治疗。如颈椎病、胸部带状疱疹神经痛、心绞痛以及术后痛、分娩痛和癌性疼痛等。硬膜外阻滞最早单纯用局麻药利多卡因和布比卡因，尤其后者作用时间长，止痛效果确切，以0.125%~0.25%布比卡因与阿片类药物联合应用最为常见。随着新型长效局麻药罗哌卡因的问世，其安全性得到了大大提高。目前罗哌卡因和左布比卡因在PCEA技术中得到了广泛的应用，多选用0.1%~0.3%浓度，以0.2%浓度效果较佳。PCEA用药量小，止痛效果可靠，持续时间长久，且作用范围局限，对全身影响较小，可用于术后镇痛，胸腹部、下肢的癌性疼痛，创伤痛（多发肋骨骨折，骨盆骨折）等。有研究发现，经全身应用阿片类药物镇痛不满意者，改用PCEA仍有76.2%的患者可获满意的镇痛效果。

PCEA除应用阿片类制剂和低浓度局麻药如罗哌卡因外，还常应用α_2受体激动剂可乐定、NMDA受体拮抗剂氯胺酮、辅助药氟哌啶等。硬膜外间隙用药兼具节段作用和全身作用，使PCEA药物的选择余地大的增加，尤其是上述药物的联合应用，明显增强了镇痛效能，降低每个药物的剂量，减少药物过量的不良反应，延缓药物耐受的发生。PCEA是PCA治疗中应用最广、优越性最突出的一种途径。

局麻药/阿片药	罗哌卡因0.1%~0.2%	舒芬太尼0.3~0.6ug/ml
	布比卡因0.1%~0.15%	芬太尼2~4μg/ml
	左布比卡因0.1%~0.2%	吗啡20~40μg/ml
	氯普鲁卡因0.8~1.4%	布托啡诺0.04~0.06mg/ml
PCEA方案	首次剂量6~10ml	
	维持剂量4~6ml/h	
	冲击剂量4~6ml	
	锁定时间20~30分钟	
	最大剂量12ml/h	

PCEA的镇痛效果是否良好，以是否达到最大镇痛作用及副作用最小来评定。VAS0~1，镇静评分0~1分，无明显运动阻滞，副作用轻微或没有，更符合患者的心

理和生理需要，PCEA 泵有效按压数/总按压数比值接近 1，没有采用其他镇痛药物，医护人员的干预少，患者评价满意即为镇痛效果好。

第四节　蛛网膜下腔自控镇痛技术

储药器通常置于腹壁皮下。在植入手术前，标记肋缘与髂嵴中点作为储药器的放置部位，这个部位的选择要符合患者的意愿，确保患者没有不适感。手术中患者取侧卧位，放置储药器侧向上。手术开始后穿刺针的方向指向硬膜囊，沿着正中平面推进直到穿破硬膜，拔出针芯后可见脑脊液流出，将导管从针孔植入蛛网膜下腔内。

穿刺针固定不动，在针尾端作一切口，分离皮肤及皮下深层组织，直到棘上韧带。用非可吸收线固定在棘上韧带，拔出穿刺针后，固定导管于棘上韧带。一切就绪后确认脑脊液可以从导管流出。

在术前标记的腹前壁部位作一切口，制作储药器放置袋。沿切口钝性分离皮下组织，将储药器放置于此处，并于深部组织固定，防止旋转或翻转。最后，通过皮下通道连接鞘内导管和泵。多余的导管部位置于泵的深部，以防患者活动时拉拽。连续缝合切口，启动装置后设置参数，即可开始给药。

蛛网膜下腔 PCA 的镇痛效果是否良好，以是否达到最大镇痛作用及副作用最小来评定。VAS0~1，镇静评分 0~1 分，无明显运动阻滞，副作用轻微或没有，更符合患者的心理和生理需要，PCA 泵有效按压数/总按压数比值接近 1，没有采用其他镇痛药物，药物使用量更少，医护人员的干预少，患者评价满意即为镇痛效果好。

（范金鑫　王海峰　袁 莉）

第八章 物理疗法

物理疗法（physical therapy）是利用人工或自然界物理因素作用于人体，达到预防和治疗疾病目的的方法，物理治疗已成为临床综合治疗及康复医疗中的一个重要组成部分。

物理治疗可以分为两大类，一类是以功能训练和手法治疗为主要手段，又称为运动治疗或运动疗法；另一类是以各种物理因子（声、光、冷、热、电、磁、水等）为主要手段，又称为理疗。

物理治疗效果肯定，毒副作用很小，作用范围广，应用物理治疗时，要了解其特异性、禁忌证、治疗目的和方法等；同时根据病情发展的阶段和性质、受理疗作用的器官、组织的特点、理疗方案的作用机理、物理因素作用的基本规律，确定理疗剂量、频率和疗程。

第一节 电疗法

电疗法（galvanism）是应用电能治疗疾病的一类物理治疗方法。电疗根据频率和波形分为直流电疗法、低频电疗法、中频电疗法和高频电疗法等。

一、直流电离子导入疗法（inotophoresis）

使用直流电将药物离子通过皮肤、黏膜或伤口导入体内进行治疗的方法。

1. 治疗设备

（1）直流电治疗仪及辅助配件。

（2）根据所治疗病症的需要选择不同的药物，导入用的药物必须具备以下条件：①易溶于水；②易于电离、电解；③有效离子及其极性明确；④成分纯；⑤局部用药有效；⑥一般不选用贵重药。用于直流电离子导入的药物必须新鲜、清洁、无污染。

青霉素、链霉素等抗生素用于离子导入以前必须先做过敏试验，过敏试验阴性时才能用于离子导入治疗，并且治疗时应采用非极化电极以免药物破坏。

（3）配浸药所用的滤纸、纱布、衬垫要注明阳极和阴极。

2. 治疗方法

（1）衬垫法：治疗方法与直流电疗法基本相同，不同处有：

1）作用电极与非作用电极下分别放置不同衬垫，并施以不同压力。

2）尽量减少作用电极上的寄生离子。

3）有的药物为防止被电解产物所破坏，需采用非极化电极。

（2）电水浴法：将药液放在水槽内，一般用炭质电极，治疗部位浸入槽内，非作用极用衬垫电极置于身体相应部位。也可将四肢远端分别浸入四个水槽内，根据导入药液性质分别连阴极或阳极。

（3）眼杯法：用于眼部。治疗使用消毒的特制眼杯电极，进行离子导入时，眼杯内需注入可用于滴眼治疗的药液。治疗时眼杯周围涂少许凡士林，嘱患者低头睁眼，眼眶紧贴眼杯边缘，使角膜与眼杯内液体相接触。另一个片状辅极置于颈后。治疗电流量小，单眼为1~2mA，每次治疗10~20分钟，每日或隔日1次，10~15次为一个疗程。

（4）创面离子导入法：可使药物在伤口内的浓度增

高，并达到较深层组织，且有直流电的协同作用，疗效比其他投药法好。

3. 适应证 与直流电疗法和所导入药物的适应证相同，常用于周围神经损伤、各种神经炎、自主神经功能紊乱、高血压病、关节炎、颈椎病、慢性炎症浸润、瘢痕、粘连、慢性咽喉炎、颞颌关节功能紊乱等。

4. 禁忌证 对拟导入药物过敏者，其余与直流电疗法相同。

5. 注意事项

（1）禁用于导入药物过敏者，可能发生过敏的药物做过敏试验。

（2）配制导入药液的溶剂一般多采用蒸馏水、无离子水、乙醇、葡萄糖等。配制的药液存放时间不宜超过1周。

（3）配制的药物应保存于阴凉处，易变质的药液应放在棕色的瓶内，药物使用前必须检查其保质日期，观察有否变色、变浑，使用后应将瓶盖盖严，防止污染。

（4）注意酸碱烧伤。

（5）其他注意事项与直流电疗法相同。

二、低频脉冲电疗法

低频脉冲疗法（low frequency impulse electrotherapy）是应用频率1000Hz以下的脉冲电流治疗疾病的方法。目前常用的低频脉冲电疗法有感应电疗法、间动电疗法、经皮神经电刺激疗法等。

（一）感应电疗法

感应电流又名法拉第电流，应用这种电流治疗疾病的方法，称感应电疗法（faradization）。

1. 治疗方法

（1）感应电治疗的操作方法与直流电疗法基本相似，唯衬垫可稍薄些。感应电流的治疗剂量不易精确计算，一般分强、中、弱三种，强量可见肌肉出现强直收缩；中等量可见肌肉微弱收缩；弱量则无肌肉收缩，但患者有感觉。

（2）常用治疗方法

1）固定法：两个等大的电极（点状、小片状或大片状电极）并置于病变的两侧或两端（并置法）或在治疗部位对置（对置法）或主电极置神经肌肉运动点，副电极置有关肌肉节段区。

2）移动法：手柄电极或滚动电极在运动点、穴位或病变区移动刺激（也可固定作断续刺激）；另一片状电极（约 $100cm^2$）置相应部位固定。

3）电兴奋法：两个圆形电极（直径 3cm）在穴位、运动点或病变区来回移动或暂时固定某点作断续刺激。

一般每日或隔日 1 次，每次治疗 15~20 分钟。15~20 次为一疗程。

2. 适应证　废用性肌萎缩、肌张力低下、癔症性瘫痪、癔症性失语等。

3. 禁忌证　肌肉痉挛，其余与直流电疗法相同。

4. 注意事项

（1）了解禁用人群。

（2）治疗前应了解有无皮肤感觉。

（3）治疗中避免烧伤。

（4）电极不宜放置在颈部。

（5）治疗癔病时需采用肌肉明显收缩的电流强度为宜，并配合暗示治疗。

（6）治疗过程中，患者不可移动体位及接触金属物品。

（二）间动电疗法

间动电疗法（diadynamic therapy）是在直流电基础上，叠加 50Hz 正弦交流电经整流为半波或全波的低频电流，构成各种脉冲电流，用以治疗疾病的方法。

1. 常用波形

（1）密波（DF）：镇痛，促进局部血液循环，降低交感神经张力。用于疼痛、交感神经过度兴奋、周围性血液循环不良。

（2）疏波（MF）：镇痛，用于痉挛性疼痛。

（3）疏密波（CP）：镇痛，促进渗出物质的吸收，降低肌张力。用于扭伤、挫伤、关节痛、神经痛、局部循环和营养不良。

（4）间升波（LP）：镇痛用于肌痛、关节痛、神经痛。

（5）断续波（RS）：使正常神经支配的肌肉强直收缩用于锻炼废用性萎缩的肌肉。

2. 常用方法

（1）痛点治疗：以小圆极直径 2～3cm 置痛点联阴极，阳极等大，置痛点附近或对置。当痛点多时可采用“追赶”痛点法，逐点作用各 5 分、4 分、2 分不等。治疗时均以阴极置痛点，因阴极作用部位的感觉阈及皮温升高均较阳极明显。

（2）沿血管或神经干治疗：阴极置患部，阳极置血管或神经干走行方向，电极大小依病变范围选择。

（3）交感神经节与神经根部位治疗：小圆极或小片状置神经节或神经根部位联阴极，阳极等大或稍大置神经相应部位。

（4）药物导入：方法同直流电导入。

（5）肌肉刺激：用小或大圆电极分别放入肌肉的起点和止点处或肌腹两侧。

3. 电流强度、时间与疗程

（1）电流强度：原则是根据患者的感觉来调节，开始有蚁走或轻微针刺感，而后有震颤压迫感，不应有刺痛感。

（2）治疗时间：一般主张短时间，每次 6～8 分钟，每次可选用两种波型，一般先用密波 2～3 分钟。急性期可每日 2 次，一般每日 1 次。

（3）疗程：疗程不宜超过 10 次。

4. 适应证　扭伤、挫伤、肌纤维织炎、肩关节周围炎、肱骨外上髁炎、神经痛、颞颌关节紊乱、雷诺病等。

5. 禁忌证　同本节“直流电疗法”中的“禁忌证”。

6. 注意事项

（1）治疗时对电流形式、电极种类、电极放置方法，极性及治疗时间的掌握等均有较大的灵活性，要根据疾病的性质、疾病的不同阶段及治疗效果，严格恰当地选择。

（2）治疗时衬垫要湿透，与皮肤紧密接触，以免作用于治疗区的电流强度减弱而影响疗效。

（3）治疗时先开直流电，在此基础上再逐渐通入脉冲部分。

三、中频电疗法（medium frequency impulse electrotherapy）

应用频率为1000~100 000Hz的正弦电流治疗疾病的方法称为中频电疗法。

（一）音频电疗法

音频电疗法（audiofrequency current therapy）又名等幅中频正弦电疗法，是应用频率为1~20Hz等幅正弦交流电进行治疗的方法。

1. 仪器设备　音频电疗机输出的电流多为2000Hz，或为2000Hz、4000Hz两种频率，少数为2000~8000Hz。多数治疗机为塑胶的电极。

2. 单纯音频电疗法

（1）将电极仪连接于220V电流上。

（2）将宽约1~1.2cm，长约20~30cm的金属片或导电橡胶作为电极，用生理盐水浸湿的纱布包好，安放在损害的上下两端或两侧，并用绷带固定，再将鳄鱼嘴夹子分别夹在两电极上，同极的夹子夹在同一电极上。

（3）打开电源开关，缓慢转动“输出调节”旋钮，使电流表指针缓慢向右移动，同时观察患者反应，直至到患者能耐受舒适为宜。

（4）治疗持续20~30分钟，每日1~2次，10次为一疗程。治疗结束，将电流调至“0”，关闭开关，取下电极。

3. 适应证　纤维结缔组织增生、关节纤维性强直、肌肉劳损、颈肩背腰腿痛、狭窄性腱鞘炎、风湿性肌炎、关节炎、周围神经病损（神经炎、神经痛等）等。

4. 禁忌证　急性感染性疾病、肿瘤、出血性疾病、严重心力衰竭、肝肾功能不全，局部有金属异物、心前区、孕妇腰腹部、带有心脏起博器者。

5. 注意事项

（1）中频电疗机应与高频电疗机分开，分设于两室，至少应将两者的电路分开，以免受高频电磁波的干扰影响。

（2）使用前应检查治疗机能否正常工作，电极、导线等是否完好，导线插头、导线夹等是否牢固。

（3）治疗时不要接触机器，不可随便活动。

（4）选择适合治疗部位的电极、衬垫放置治疗部位上。

（5）电极不能在心前区及其附近并置和对置治疗。

（6）治疗电流量的调节应根据治疗的要求和患者的感觉。

（7）治疗期间注意观察有无副作用，如有头晕、头痛、胸闷、嗜睡等症状发生，应及时调节电流强度或停止治疗。

（8）治疗时电极板要充分和皮肤接触，使电极下电流均匀分布。

6. 音频直流电药物离子导入疗法

（1）治疗方法：开始治疗时先接通直流电，调节直流电量，然后接通音频电，以免引起患者不适；治疗结束时先关音频电，再关直流电。

每次治疗15~30分钟，每日1次，15~30次为一疗程。治疗瘢痕及粘连时可连续治疗数个疗程。

（2）适应证：组织增生、疼痛、炎症、平滑肌张力低下等。

（3）禁忌证：急性感染性疾病、肿瘤、出血性疾病、严重心力衰竭、肝肾功能不全、局部有金属异物、心前区、孕妇腰腹部、带有心脏起博器者。

（4）注意事项：在采用药物离子导入的时候，注意直流电的特性和注意事项，避免损伤。

7. 超音频疗法 超音频电疗法是利用“超音频”振荡器产生22kHz等幅交变正弦电流，以高电压（输出电压达3~5kV）、弱电流（输出电流强度<2mA）、火花放电的方式进行治疗。

（1）治疗设备：超音频电疗机电压3~5kV，功率10W，输出电流频率22kHz。

玻璃电极有蕈状电极（直径25mm、10mm，用于体表治疗）；圆柱状电极（直径15mm、11.7mm，用于肛门、直肠、阴道治疗）。

（2）治疗方法

1）治疗时玻璃电极与人体皮肤或体腔黏膜接触。

2）发生火花放电时有热感，无局部痛不适感。

3）每次治疗5~10分钟，每日治疗1次，6~10次为一疗程。

4）适应证：皮肤皮下软组织感染消散期、早期闭塞性动脉内膜炎、早期雷诺病、神经官能症、血管性头痛。

（3）禁忌证：同音频电疗法。

（二）调制中频电流疗法（modulated medium frequency current therapy，MMFCT）

调制中频电疗法是一种使用低频调制中频电流的方法，输出的中频电流幅度随着低频电流的频率和幅度的变化而变化。调制中频电具有低、中频电流的特点和治疗作用。

1. 通用的调制中频电疗法 治疗电极采用导电硅胶电极。操作方法与一般中频电疗法相同，但需注意以下几点：

（1）除电脑程控的治疗机外，使用一般治疗机时所需调节的项目和参数较多，需细心查对。

（2）治疗时电极下以患者有可耐受的麻刺、震颤、抽动、肌肉收缩感为度，治疗过程中可参考患者的感觉与耐受程度来调节电流量，一般为0.1～0.3mA/cm^2。每个处方治疗15～20分钟，每日1次，10～15次为一疗程。

2. 电脑调制中频电疗　操作流程与普通中频电疗相似，操作时可以根据仪器处方进行选择而无需像普通干扰电进行参数设置。只需选择处方号即可，操作简单。

3. 调制中频电药物离子导入疗法　对调制中频电进行半波整流后，可用于药物离子导入治疗。

（1）操作方法：操作方法同直流电药物离子导入。

（2）操作程序

1）将仪器接通电源，选择适宜大小的电极板和衬垫，或涂抹导电胶，再接上输出导线与仪器连接。然后将电极放在患者裸露的治疗部位上，用沙袋或固定带固定电极。

2）开启电源，根据疾病诊断和医嘱，按动程序处方键，选择治疗所需的程序处方。

3）检查输出旋钮，使之处于“零”位，然后调节治疗时间，进入倒计时状态。最后调节电流输出使之达到治疗所需的适宜电流强度。

4）治疗完毕时，将剂量旋钮转至“零”位，关闭电源，取下电极。

（3）适应证：疼痛、中枢与外周伤病、血管神经性头痛等。

（4）禁忌证：急性炎症、出血性疾患、局部有金属固定物和有心脏起搏器者、局部有恶性肿瘤患者等。

（5）注意事项：同音频电疗法。

（三）干扰电流疗法（interferential electrotherapy）

将两组或三组不同频率的中频电流交叉地输入人体，在交叉处发生干扰而形成干扰场，产生低频电流，又称为干扰电流，应用干扰电流治疗疾病的方法称为干扰电疗法。

1. 操作方法

（1）固定法：治疗时电极的位置固定不动。所用电极有两种：即一般电极和四联电极。主要作用于小范围，并尽量使两路电流在症灶处交叉。固定法用不同的差频来达到不同的目的。

（2）移动法：治疗时移动电极的位置，改变电极与皮肤接触面的大小。主要用手套电极，应用时多只用两个手套（一面是导电的接触患者，一面是不导电的接触术者手部），即由四极法改为两极法，在需治疗部位上，根据病情，施加不同的刺激条件。一般移动法采用 50~100Hz 或 0~100Hz 的变换差频和使肌肉发生短时间的显著收缩的电流强度和手法。

（3）抽吸法：用专用吸盘电极，并兼有负压推拿作用。在进行治疗时需用能产生负压的仪器和专门的吸盘式电极，当选定治疗部位后，将电极放在皮肤上，仪器开动后通以干扰电流，抽气部位亦开始工作以每分钟 16~18 次左右的频率抽吸电极，也可调在所需的另一抽吸频率上。此法除有干扰电流作用外，尚有负压抽吸推拿作用。

（4）电流强度：干扰电疗的电流强度一般在 0~50mA 左右，可根据患者的感觉有无肌肉收缩及病情需要来决定。

（5）治疗时间和疗程：治疗中可选用 1 或 2 种或更多的差额，每种差额作用 5~10 分钟，总治疗时间 20~30 分钟，每日或隔日治疗 1 次，一般 6~12 次为一疗程，慢性病可多至 20 次。

2. 操作程序

（1）根据治疗部位选择适当电极，衬垫用温水浸湿。

（2）检查输出是否处在“零”位，差频数值显示开关是否在显示位置上。

（3）先开电源开关，后放电极。

（4）患者采取舒适体位，暴露治疗部位，按处方要求选择固定电极，务使2路电流电力线交叉于病灶处。操作时，同路电极不要互相接触，4个电极之间距离根据部位大小决定，一般不能小于4~5cm。

（5）根据处方要求选用差频，差频可在±5Hz即可。

（6）治疗完毕，将电流输出钮调至“零”位，取下电极，分开放置，无需关闭电源开关。

（7）当日治疗后取下电极，再关闭电源开关。衬垫用清水洗净，煮沸消毒，晾干备用。

3. 适应证　周围神经损伤或炎症引起的神经麻痹和肌肉萎缩、神经痛，肩周炎、颈椎病、腰椎间盘突出症、软组织扭挫伤、肌筋膜炎、肌肉劳损、关节炎、腱鞘炎、坐骨神经痛、雷诺病、闭塞性动脉内膜炎等。

4. 禁忌证　急性炎症、出血倾向、孕妇下腹部、局部有金属异物、严重心脏病等。

5. 注意事项　同音频电疗法。

四、高频电疗法

医学上把频率超过100 000Hz的交流电称为高频电流。应用高频电流防治疾病的方法称高频电疗法（high frequency impulse electrotherapy）。临床上常用的高频电疗法有短波疗法，超短波疗法，微波疗法。

（一）短波电疗法（short wave therapy）

应用波长在10~100m，频率为3000~30 000kHz范围的高频电波作用于人体的治疗方法。由于该疗法多采用线圈场法治疗，利用电磁感应原理在体内感应出涡流生热，所以又称感应透热疗法。

1. 短波疗法治疗剂量分级

Ⅰ级剂量：为无热量，患者无温热感，适用于急性疾病。

Ⅱ级剂量：为微热量，有刚能感觉的温热感，适用于亚急性、慢性疾病。

Ⅲ级剂量：为温热量，有明显而舒适的温热感，适用于慢性疾病。

Ⅳ级剂量：为热量，有明显强烈热感，但能耐受，适用于肿瘤。

2. 治疗方法

（1）电感场法：①电缆法：采用高压绝缘电缆，治疗时电缆环绕肢体3~4周，或将电缆绕成不同形状，如饼形，螺旋形和栅形等置于治疗部位。电缆应向同一方向盘绕。圈间距离2~3cm，以免磁场对消；②涡流电极法：电极内有线圈和电容，以单极治疗，用于头，颈和小关节的治疗。电缆或电极与皮肤的间隙为1~2cm，间隙小作用表浅，间隙大作用较深。

（2）电容场法：电容电极放置的方法有对置法、并置法和单极法，并置时两电极间的距离不得小于两电极与皮肤距离之和，否则电力线将不通过组织而从空中通过。

3. 疗程　治疗急性伤病时采用无热量，5~10分钟，每日1~2次，5~10次为一疗程。

治疗亚急性伤病时采用微热量，10~15分钟，每日1次，15~20次为一疗程。

4. 适应证　肌纤维织炎、肌肉劳损、神经痛、神经根炎、周围神经损伤、肩周炎、滑囊炎、肌肉痉挛，内脏平滑肌痉挛、退行性骨关节病、风湿性及类风湿性关节炎、骨质增生、关节及肌肉疼痛、慢性腰腿疼痛等。

5. 禁忌证　恶性肿瘤（中小剂量时）、急性化脓性疾患、急性关节感染、出血倾向、结核病、局部感觉障碍、患者体内有金属异物（如人工关节、治疗骨折的钢板螺丝钉以免体内的金属物体在感应电流的作用下产生发热反应，造成组织损伤）、心脏起搏器患者、严重心脑血管疾病的骨质增生患者。

6. 注意事项

（1）患者取卧位或坐位，治疗桌椅应选择木制。

（2）理疗前应取下患者的手表、项链等金属物品。

（3）根据所治疗的部位正确安装电极，调节治疗计量，直至患者理疗部位有温热感为止。

（4）治疗中患者禁止接触机器，金属物，水管等要特别注意防止皮肤灼伤。

（5）如果出现不适感，要及时关闭仪器，寻找原因并妥善处理。

（二）超短波电疗法（ultra-short wave therapy）

应用波长为1~10m的高频震荡电流产生的电场作用于人体，用以治疗疾病的方法称为超短波疗法。

1. 设备　超短波治疗机有50W、200~300W、1~2kW（治癌用）三类。

（1）连续超短波电疗机：输出的高频电磁波为等幅正弦波，目前常用治疗机的输出功率分为两种：小功率50~80W（又称为五官科超短波治疗机），用于五官或较小、较浅表部位伤病的治疗；大功率250~300W（分为台式和落地式两种），用于较大、较深部位伤病的治疗。

（2）脉冲超短波电疗机：输出的高频电磁波为等幅脉冲正弦波，波形的特点是瞬间脉冲峰值高（脉冲功率可达10 000W），脉冲持续时间短（以微秒计），间歇时间长。脉冲超短波治疗机输出的波长为7.7~6m，脉冲持续时间1~100μs，脉冲周期1~10ms，脉冲重复频率100~1000Hz，脉冲功率1~20kW。

2. 电极　板状电极（长方形、正方形、长条形）、圆形电极、体腔电极。

3. 治疗方法

（1）患者取舒适体位，治疗部位无需暴露，可将所着衣服的厚度计算在间隙内。

（2）选用适当电极，对准治疗部位，务必使电极的面积稍大于病变的面积，以免电极周缘的电力线向外扩散，病变周缘部位的治疗作用减弱，而且治疗范围包括了病灶周围的健康组织时将有利于动员健康组织的免疫力。并根据病变深浅和病情需要确定垫物（间隙）厚度。

（3）超短波电场治疗主要应用电容电极法，治疗时的操作、电极的放置方法有对置法、并置法、交叉法、单极法，其中以对置法、并置法最常用。①对置法：两个电极相对放置，电力线集中于两极之间，横贯治疗部位，作用较深；②并置法：两个电极并列放置，电力线分散，只通过表浅组织，作用较浅。

（4）将电极的电缆插头插入治疗机的输出插孔内，接通电源，治疗机预热 3 分钟后，接通高压，调节调谐钮，同时询问患者的感觉，使之符合治疗需要。

（5）调节定时器。

（6）治疗结束时，逆上述顺序，依次关闭输出、高压及电源。取下患者身上的电极和衬垫物。

4. 治疗剂量　剂量分级：同短波疗法。

5. 疗程　急性炎症早期、水肿严重时应用无热量 5~8~10 分钟，水肿减轻时改用微热量，每次 8~12 分钟。

亚急性炎症一般用微热量，每次 10~15 分钟。

慢性炎症和其他疾病一般用微热量或温热量，每次 15~20 分钟。

6. 适应证　神经痛、幻肢痛、神经炎、神经根炎、血栓性静脉炎、闭塞性脉管炎、肌纤维组织炎、肌肉劳损、软组织挫伤、肩周炎、关节痛、风湿性关节炎、类风湿性关节炎、关节滑膜炎、退行性骨关节病等。

7. 禁忌证　恶性肿瘤、活动性肺结核、出血倾向疾病、心血管系统代偿机能不全、局部有金属异物者。

8. 注意事项

（1）儿童骨垢、眼、睾丸、心脏、神经节、神经丛对超短波敏感，不宜采用大剂量大功率超短波治疗。

（2）慢性炎症、慢性伤口及粘连患者不宜进行过长疗程的超短波治疗。

（3）治疗室应铺绝缘地板，安木制床、椅，治疗仪应接地线。

（4）患者治疗期间不可触及其他导体，电缆、电极下方垫以棉垫或橡胶布。

（5）治疗时两电缆不能交叉或打圈，以免引起短路。

（6）治疗前应检查治疗部位有无皮肤破损或感觉障碍，过热可引起损伤。

（7）治疗部位有汗水应擦干，以免引起皮肤烫伤。

（三）共鸣火花疗法

共鸣火花疗法（达松伐尔疗法，D'arsonvalsation）是应用火花放电产生高频电振荡，并借共振和升压电路获得高电压、低电流强度、断续、减幅的高频电流，通过特殊电极作用人体进行治疗疾病的方法。因其波长在2000~3000m又称为长波疗法。

1. 仪器

（1）共鸣火花治疗仪：能输出高电压的脉冲减幅振荡高频电流。治疗仪有导线与电极手柄相连。

（2）附件：有多个适用于不同部位的玻璃电极，电极的形状各异，其他用品有滑石粉、乙醇、消毒凡士林或石蜡、沙袋等。

2. 操作方法

（1）患者取舒适体位，暴露治疗部位。

（2）选择治疗所需的玻璃电极，检查治疗仪的开关是否在“关”位。

（3）体表移动法治疗时，在治疗部位皮肤上撒少许滑石粉（固定法治疗或伤口、头皮部位治疗时除外）。先将电极放在皮肤上，再打开治疗仪开关，调节输出，治疗仪内的蜂鸣器发出规律的嗤嗤声，电极内氩气电离发生蓝紫色辉光。治疗范围极小时电极可固定不动（固定法）；治疗范围较大时操作者手握电极手柄在治疗部位皮肤上作直线状或环状移动（移动法）。

3. 治疗剂量

弱剂量：电极与皮肤紧贴，火花细小或看不见火花，患者有轻微麻感。

中等剂量：电极稍离开皮肤，距离0.2~1.0mm，火花较明显，患者有明显的麻痛感。

强剂量：电极与皮肤距离>1.0mm，火花很明显，患者有针刺样痛感。

4. 疗程　移动法每次治疗 8~15 分钟；固定法每次治疗 3~10 分钟。每日 1 次，一般 10~15 次为一疗程。

5. 适应证　神经症、头痛、股外侧皮神经炎、皮肤痉痒症、癔症性瘫痪、枕大神经痛、神经性耳鸣、面肌抽搐、湿疹、皮肤慢性溃疡、伤口愈合迟缓、心绞痛等。

6. 禁忌证　恶性肿瘤、金属异物、装有心脏起搏器、出血倾向患者、血液病、急性化脓性炎症、肺结核、传染性皮肤病、妊娠、以及局部放疗少于二周者。

7. 注意事项

（1）治疗前应除去患者身上治疗部位附近的金属物品。

（2）告诉患者治疗时应有的正常感觉和声响。

（3）患者取合适体位，暴露治疗部位。

（4）治疗时患者应避免触摸接地导体或金属物品，也不许其他人与患者接触，否则触摸点会产生很强的火花放电。

（5）治疗时注意手持器上电极插口部位不要接触患者，因可引起强烈火花刺激。

（6）治疗结束时电极需用酒精擦拭。

（7）机器每次使用时间不宜过长。

五、音乐电疗法

将音乐信号经声电转换器转换成电信号，再经放大、升压后输出的电流是音乐电流，用音乐电流进行治疗的方法称为音乐电疗法（music electrotherapy）。音乐电流是以低频为主的低中频混合的不规则电流，因此兼有低频电和中频电的作用，而又不同于一般的低中频电疗法。

（一）适应证

脑血管意外后偏瘫、脊髓损伤截瘫、急性特发性多发性神经炎、周围神经损伤、血管性头痛、坐骨神经痛、神经症、自主神经功能紊乱、扭挫伤、肌纤维织炎、风湿性关节炎、骨性关节炎、颈椎病、肩周炎。

（二）禁忌证

恶性肿瘤、急性炎症、出血倾向、局部金属异物、心脏起搏器、心区、孕妇下腹部、对电流不能耐受者禁用。

（三）仪器

1. 音乐电疗机多配有多种录音盒，放音装置，接两耳机，一副耳机供操作者试听用，另一副耳机供患者听音乐进行治疗用。

2. 治疗机电流输出可分通过导线连接电极板或毫针作体表局部治疗或电针治疗。

（四）操作方法

1. 选曲原则　音乐主要通过乐曲的节奏、旋律，其次是速度、力度和谐调的不同而作用不一。选曲时，要遵循下列原则：①同质原理；②素养水平。

2. 电极法　根据患者的病情和爱好，选择合适的音乐。电极的放置同其他低中频电疗法。患者带上耳机，或用音箱收听，调好音量和电流强度。一般每日一次，每次20~30分钟。

3. 电针法　操作步骤与电极法相似，但治疗电极采用毫针。治疗时将针刺入穴位，电极导线与针柄连接通电。电针法所需的电流强度比电极法小。

（五）注意事项

1. 治疗前向患者说明治疗的意义，了解患者的兴趣爱好，选好录音磁带。

2. 音乐电疗仪不应与高频电疗仪同放一室。

3. 治疗前应检查治疗仪的输出是否平稳；导线、电极、衬垫是否完整无损；导电橡胶电极有否老化、裂隙。

4. 治疗前除去治疗部位及其附近的金属异物。

5. 如治疗部位皮肤有破损应避开或贴小胶布保护之。

6. 严防将衬垫放反而使电极与皮肤之间只间隔一层

电极套的单布。

7. 严防将电极或导线夹和导线裸露部分直接接触皮肤。使用硅胶电极时必须将导线插头完全插入导线插孔。

8. 电极衬垫必须均匀紧贴皮肤，防止电流集中于某一局部或某一点。

9. 电流密度不得过大，不应产生疼痛感。

10. 治疗过程中患者不得任意挪动体位。

六、微波电流疗法

微波疗法（microwave therapy）是应用波长为1m~1mm，频率300~300 000MHz的特高频电磁波作用于人体以治疗疾病的方法，微波的波长介于长波红外线与超短波之间，根据波长不同可将微波分为分米波（波长10~100cm），厘米波（波长1~10cm），医用微波波长多为12.5cm（频率2450Hz）。

（一）治疗方法

1. 设备　国产微波治疗机频率多为2450兆赫±30兆赫，波长约为12.5cm，最大输出功率为200W。必须用特殊的多腔磁控管才能产生微波辐射，微波电磁能量，经同轴电缆传输辐射器的天线发射出来。

2. 辐射器种类

（1）非接触式辐射器：依其形状有圆罐形、半球形、矩形、马鞍形、凹槽形辐射器，用于体表辐射治疗，辐射器与体表距离5~15cm。

（2）直接接触式辐射器：分“立体”辐射器与“平面”辐射器（微带辐射器），辐射治疗时贴近体表，与体表距离不得超过2cm。

（3）腔内辐射器：依其结构有单极、双极、多极和螺旋型，用于食管、直肠、耳道、鼻道、窦道等人体与外界相通的腔道内病变的治疗。治疗时辐射器放入腔道内病变处。

（4）植入式辐射器：硬同轴针状和软同轴线状辐射器，治疗时辐射器直接刺入或埋入病变组织内。

3. 操作方法

（1）启动电源开关接通电源使机器预热，待指示灯亮或音响提示机器可进入正常工作状态。

（2）患者取舒适体位，暴露治疗部位，检查皮肤感觉，若有感觉障碍者慎用；进行腔内辐射治疗时，须按腔内常规操作。

（3）按医嘱选择辐射器，将辐射器对准治疗部位，调整辐射距离、治疗功率、时间，告知患者治疗的正常感觉，有灼痛时要及时报告。

（4）治疗结束，机器有音响提示，按反顺序关闭机器。

（二）治疗剂量

1. 根据病情确定治疗剂量的大小，与超短波相仿，根据患者主观感觉大小将剂量分为Ⅳ级：Ⅰ级：无热量。Ⅱ级：微热量。Ⅲ级：温热量。Ⅳ级：热量。Ⅰ、Ⅱ级属于小剂量，Ⅲ、Ⅳ级属于大剂量。一般规律是急性期剂量宜小，慢性期剂量可较大些，剂量的大小，需参考患者的主观感觉和机器输出功率而定。

2. 根据机器功率计上之读数划分。

（三）疗程

依病情而定，急性病3~6次，慢性病10~20次为一疗程。每次治疗持续时间5~20分钟，每日或隔日治疗1次。

（四）适应证

腱鞘炎、滑囊炎、肩周炎及关节炎、肌肉劳损、神经炎、神经根炎、颈椎病、腰椎间突出症、坐骨神经痛、肌纤维组织炎、脊椎炎、风湿性关节炎、腱鞘炎、软组织扭挫伤等。

（五）禁忌证

孕妇以及3岁以下幼儿、有出血倾向的患者、活动性肺结核、心血管机能代偿不全、植入心脏起搏器患者、体内有金属物如人工关节、钢钉等禁用。

（六）注意事项

1. 辐射器须与电缆紧密连接。

2. 眼、睾丸附近治疗时应用防护罩遮盖或戴防护眼镜。

3. 感觉迟钝或丧失者慎用。

4. 严格按照辐射器的距离、剂量要求，切勿过量。

5. 治疗时一般不需脱去内衣，但湿的衣服，不吸汗的衬衣、裤（尼龙或其他化纤制品）必须脱换，易燃的衣服（尼龙等）亦宜脱除，局部油膏药物或湿敷料亦应去除。

第二节　光疗法

光疗法（light therapy）是利用阳光或人工光线（红外线、紫外线、可见光、激光）防治疾病和促进机体康复的方法。

一、红外线疗法

红外线疗法（Infrared therapy）是利用红外线治疗疾病的方法。红外线为一种不可见光线，波长为 0.76～400nm。根据波长可将红外线分为短波红外线（0.76～1.5nm）和长波红外线（1.5～400nm）。

（一）红外线疗法设备

1. 红外线辐射器　临床上常用的有周林频谱仪，桥式远红外线等。

2. 白炽灯　在医疗中广泛应用各种不同功率的白炽灯泡做为红外线光源。

3. 光热复合治疗机　在半圆形的辐射器上安装 20～35W 的冷反射定向照明卤素灯泡 32～48 个不等，主要发出近红外线，目前在临床上应用比较广泛。

（二）治疗技术

1. 患者取适当体位，裸露照射部位。

2. 检查照射部位对温热感是否正常。

3. 将灯移至照射部位的上方或侧方，距离如下：功率500W以上，灯距应在50～60cm以上；功率250～300W，灯距在30～40cm；功率200W以下，灯距在20cm左右。

4. 应用局部或全身光浴时，光浴箱的两端需用布单遮盖。通电后3～5分钟，应询问患者的温热感是否适宜；光浴箱内的温度应保持在40～50℃。

5. 每次照射15～30分钟，每日1～2次，15～20次为一疗程。

6. 治疗结束时，将照射部位的汗液擦干，患者应在室内休息10～15分钟后方可外出.

（三）不同照射方式的选择

1. 红外线照射主要用于局部治疗，在个别情况下，如小儿全身紫外线照射时也可配合应用红外线做全身照射。

2. 局部照射如需热作用较深，则优先选用白炽灯（即太阳灯）。

3. 治疗慢性风湿性关节炎可用局部光浴。

4. 治疗多发性末梢神经炎可用全身光浴。

（四）照射剂量

1. 决定红外线治疗剂量的大小，主要根据病变的特点、部位、患者年龄及机体的功能状态等。

2. 红外线照射时患者有舒适的温热感，皮肤可出现淡红色均匀的红斑，如出现大理石状的红斑则为过热表现。

3. 皮温以不超过45℃为准，否则可致烫伤。

（五）适应证

软组织扭伤恢复期、肌纤维组织炎、关节炎、神经痛、风湿性关节炎、神经根炎，神经炎、痉挛性麻痹、弛缓性麻痹、周围神经外伤、软组织外伤、冻伤烧伤创面、注射后硬结、术后粘连、瘢痕挛缩、神经性皮炎等。

（六）禁忌证

出血倾向、高热、活动性肺结核、恶性肿瘤、急性化脓性炎症、急性扭伤早期、闭塞性脉管炎、重度动脉硬化、局部感觉或循环障碍者。

（七）注意事项

1. 头、面、肩、胸部治疗时患者应戴墨镜或以布巾、纸巾或浸水棉花覆盖眼部，避免红外线直射眼部。

2. 治疗部位有伤口时应先予清洁擦净处理。

3. 治疗过程中患者不得任意挪动体位，或拉动灯头。

4. 治疗中患者如出汗过多、感觉头晕、心慌，应适当加大灯距。

5. 神志昏迷者或局部有感觉障碍、血液循环障碍、瘢痕者治疗时宜适当加大灯距或关闭部分灯泡，以防烧伤。

6. 多次治疗后，治疗部位皮肤可出现网状红斑，以后有色素沉着。

二、紫外线疗法

应用紫外线防治疾病的方法称为紫外线疗法（ultraviolet therapy）。紫外线是指在紫光外，波长范围为400~180nm的不可见光。医用紫外线常分为三段：长波紫外线400~320nm，中波紫外线320~280nm，短波紫外线280~180nm。由于短波紫外线治疗仪操作简便，目前临床最为常用。

（一）设备

1. 汞紫外线灯

（1）高压汞灯：辐射光谱为248~577nm，紫外线光谱主峰在365nm。

（2）低压汞灯：又称冷光紫外线灯。紫外线光谱以短波为主，254nm在80%以上。

2. 荧光灯　低压汞灯的灯管内壁涂有荧光物质，该荧光物质受 254nm 紫外线激发辐射出较长波长的紫外线。其波长取决于管壁的荧光物质。

（二）治疗方法

1. 生物剂量测定　最弱红斑量（即生物剂量）是指在“四定”的条件下（一定光源，距离，个体，部位），能引起肉眼可见的最弱（阈性）红斑反应所需要的照射时间。单位：秒或分钟，简称 MED。

2. 局部照射法

（1）患者取合适体位，暴露治疗部位，用治疗巾或洞巾界定照射野范围，使之边界整齐，非照射部位用布巾盖严。

（2）按治疗所要求的红斑等级 MED 数计算照射时间。

（3）接通紫外线灯电源，照射治疗部位，总面积大时，可分次交替照射。亚红斑量照射不受面积限制。

（4）照射完毕，将灯移开，从患者身上取下治疗巾。

3. 全身照射法　四野照射，要求先测定生物剂量。照射剂量一般采用亚红斑量，以后增加剂量视患者反应或治疗要求而定。

4. 体腔照射　多借助石英导子进行。

（1）患者取合适治疗的体位。

（2）在治疗仪上预设治疗时间，将石英导子伸入患者体腔内，接触或几乎接触治疗部位，按启动键，开始治疗，记时器倒计时。

（3）治疗完毕，将导子自患者体腔取出。

（4）旋松灯头上的螺母，取下导子，冲洗干净，用乙醇棉球擦拭，再浸泡在 75% 乙醇中消毒。

（三）适应证

浅表组织的化脓性炎症、关节炎、以及某些非化脓性急性炎症（肌炎、腱鞘炎）、伤口及慢性溃疡、急性风湿性关节炎、神经痛、神经（根）炎、带状疱疹、脓胞状皮炎等。

（四）禁忌证

恶性肿瘤、心肺肝肾功能衰竭、出血倾向、活动性结核、急性湿疹、红斑狼疮、日光性皮炎、血卟啉病、色素沉着性干皮症、皮肤癌变、血小板减少性紫癜、光过敏症、应用光过敏药物（光敏治疗时除外）、放疗、化疗后一年内。

（五）注意事项

1. 操作者应戴护目镜，保护皮肤。

2. 患者的非照射区必须以布巾盖严，予以保护。

3. 治疗中应准确掌握照射时间。

4. 尽可能预约患者集中时间进行照射，以减少开闭灯管次数。

5. 治疗中应注意电压波动对紫外线强度的影响，有条件时应装置稳压器。

6. 对内服或外用光敏药物患者，应先测其生物剂量后方可照射，不能直接使用平均值。

7. 治疗前应告知患者红斑量照射后皮肤上会出现红斑。

8. 如发现紫外线照射过量，应立即处理。

9. 紫外线灯有冷却系统者应经常检查，如有故障，立即检修。

三、超激光疗法

超激光的全名直线偏振光红外线（linear polarized light infrared），以150W高分子碘灯作点光源，并装有集光镜，由集束光导纤维将光源发射的光线几乎无衰减地传输到照射部位，同时装有吸收波长在0.6~1.6μm意外的红外线滤波器，可根据不同用途和照射部位选择透射镜单元。

1. 适应证　术后切口痛、三叉神经痛、血管性头痛、偏头痛、带状疱疹后神经痛、面神经炎、面肌痉挛、自主神经功能紊乱、中、晚期癌症性疼痛、腰椎间盘突出症所致的疼痛、颈椎病、肌筋膜炎、腱鞘炎、颈肩臂综合症、肩周炎、关节炎、肱骨外上髁炎、雷诺病、非典型面部痛、不定陈述综合症等。

2. 禁忌证 光敏者、恶性肿瘤、高热、急性化脓性炎症、急性扭伤早期、出血倾向、孕妇腹部、活动性结核、局部感觉或循环障碍者慎用。

3. 治疗技术

(1) 患者坐位或卧位，暴露治疗部位，全身放松、安静。

(2) 按照病情选择需照射的痛点、穴位、星状神经节，或照射部位的体表投影区（在投影区上下左右选取4或5个点照射，并在照射点上做标记）。

(3) 按病情与部位，决定照射功率。

(4) 照射前检查电线是否连接好，各旋钮是否在零位上，接通电源，将光源对准照射部位，治疗头距皮表2mm左右，再开输出功率和脉冲比例，每日1次，每次照射3~5点，每点5分钟，总治疗时间不超过30分钟。

(5) 治疗完毕，移开光源，关闭电源；也可继续照射另一患者，直至工作完毕再关闭电源。

4. 注意事项

(1) 照射时注意输出功率、照射与间歇时间的比例、治疗时间随时调整，防止烫伤。

(2) 避免用黑颜色标记照射部位，而且标记处勿重叠照射光斑，以免照射时烫伤。

(3) 治疗头不要直接接触皮肤以免过热引起烧伤，照射部位有黑色素病、褐斑时谨防烫伤。

第三节 超声波疗法

频率高于20kHz的声波称为超声波，应用500~5000kHz的超声能作用于人体以治疗疾病的方法称为超声波疗法（ultrasonic therapy）。

一、设备

超声波治疗仪（连续式或脉冲式）；辅助设备：包括水槽、水袋、漏斗、声头接管，它们用于特殊治疗；耦合剂：减少声头与皮肤之间的声能损耗。

二、治疗方法

1. 直接接触法

（1）患者取舒适体位，充分暴露治疗部位，治疗部位皮肤涂以接触剂，将声头置于治疗部位。

（2）告诉患者治疗中应有的感觉，如酸胀、温热感。

（3）检查仪器各旋钮是否在“0”位或应在的位置，接通电源，根据需要选用连续或脉冲输出，定时，调节输出至所需剂量。

（4）固定法（用于痛点、穴位、神经根和病变较小的部位） 将声头以适当压力固定于治疗部位，超声强度不得>0.5W/cm²，时间3~5分钟。

（5）移动法 将声头紧密接触治疗部位并做缓慢往返或圆圈移动，声头移动速度以2~3cm/s为宜，超声强度不得>1.5W/cm²，治疗时间一般不超过1~15分钟，多选用5~10分钟。

（6）治疗中应询问患者的感觉，固定法治疗时，如治疗局部过热或疼痛，应移动声头或降低强度以免发生烫伤。

2. 水下法

（1）将患者手足等凹凸不平的部位（如手指、足趾、腕、踝关节）与声头同时放入37~38℃的去气水盆中，声头对准治疗部位，声头距离皮肤2~4cm。

（2）调节时间和剂量，开机。

（3）治疗结束：按照与开机相反的顺序关闭仪器，再将声头移开。清洁治疗部位，用75%的酒精消毒声头，置于声头架上。

3. 水囊法

(1) 治疗前准备：将水煮沸，冷却后缓慢灌注水袋，不得有气泡。选择体表不平、治疗声头不易接触的部位。

(2) 治疗时操作：将不含气体的水囊置于治疗部位，水囊与皮肤及声头之间均涂接触剂，剂量与方法参照固定法进行治疗。

(3) 治疗结束：按照与开机相反的顺序关闭仪器，再将声头移开。声头与皮肤处理同上。

三、适应证

急、慢性软组织损伤、软组织慢性疼痛、颈椎病、腰椎间盘突出症、慢性腰肌劳损、风湿类关节炎、类风湿性关节炎、肱骨外上髁炎、肩周炎、狭窄性腱鞘炎、坐骨神经痛等。

四、禁忌证

脑出血患者非稳定期、孕期妇女下腹部、治疗部位出血、大出血倾向者、严重心、肝、肺等疾病、肾功能衰竭及其他危重患者、颅内高压、化脓性炎症、儿童生长的骨端、心脏起搏器患者、恶性肿瘤、严重脑水肿、男性睾丸区。

五、注意事项

1. 定期测定超声治疗仪输出强度，确保超声治疗的剂量准确。

2. 治疗时声头必须通过接触剂紧密接触皮肤或浸入水中，方能调节输出，切忌声头空载与碰撞，以防晶体过热损坏或破裂。

3. 接触剂应涂布均匀，声头应紧贴皮肤。

4. 治疗过程中紧密观察患者反应以及仪器的工作状态。

5. 治疗结束时声头放置于安全稳定的支架上，防止声头跌落。

6. 注意不能用增大强度来缩短治疗时间，也不能用延长时间来降低治疗强度。

六、超声复合疗法

将超声治疗与其他物理因子或化学治疗技术相结合，共同作用于机体以治疗疾病，从而达到比单一治疗更好的疗效的方法。常有复合疗法有超声电疗法、超声药物透入疗法、超声雾化吸入疗法等。

（一）超声药物透入疗法

将所需药物充分混入接触剂中或以药物乳剂作为接触剂治疗，常用药物有激素、局麻药、解热镇痛药。不受水溶性和极性限制，应用方便；无电刺激和电解产物刺激作用；无电烫伤不受治疗时间限制，操作简单。适应证、禁忌证、操作方法与超声波疗法直接接触法相同。

（二）超声间动电疗法

1. 适应证　同本节“超声波疗法”中的“适应证”。

2. 禁忌证　同本节“超声波疗法”中的“禁忌证”。

3. 仪器设备　超声—间动电治疗仪，能同时或分别输出超声与间动电。并有声头和间动电电极、接触剂、固定带、软纸、75%乙醇。

4. 操作方法

（1）患者取舒适体位，暴露治疗部位。

（2）接通电源，超声声头接阴极，间动电电极接阳极。

（3）在治疗部位涂布接触剂后，将超声头紧压在涂有接触剂的皮肤上并固定好。将间动电电极置于邻近部位，一般治疗上肢时将其置于肩胛间区，治疗下肢时将其置于腰骶区。

（4）打开超声开关，设定治疗时间，调整输出剂量。

（5）在超声基础上加电刺激。

（6）根据病情选择不同的间动电波形，如密波、疏波、疏密波、间升波等。

（7）调节电流输出强度，进行治疗。

（8）治疗结束后，按顺序先后将间动电与超声的输出旋钮复位，然后取下电极和声头，再关闭电源。擦净声头与皮肤上的接触剂，并用75%乙醇涂擦消毒声头。

第四节　磁疗法

磁疗（magnetotherapy）是利用磁场作用于人体穴位或患处，以达到治疗目的的方法。

一、磁场的分类

1. 恒定磁场　磁场强度和方向保持不变。

2. 交变磁场　磁场强度和方向有规律变化。

3. 脉动磁场　磁场强度有规律变化而磁场方向不发生变化。

4. 脉冲磁场　间歇出现磁场，磁场的变化率，波形和峰值可根据需要进行调节。

二、治疗方法

1. 静磁场法　属于恒定磁场，多采用磁片法，将磁片直接贴敷在患病部位或穴位，以胶布或伤湿止痛膏固定。为了防止损伤或刺激皮肤，可在磁片与皮肤之间垫一层纱布或薄纸。贴敷患病部位时，选用患区或其临近穴位，或是用远隔部位的穴位。贴敷穴位时，一般多用直径1cm左右的磁片；贴敷患区时，根据患区的范围大小，选用面积不同的磁片。磁片放置可采用并置法或对置法。

2. 动磁场法

（1）旋磁场法：将旋转磁疗机的机头，直接对准患区或穴位，穴位选取与贴敷法相同。磁场强度根据治疗部位及患者一般情况而定，四肢及躯干的远心端，宜用较高磁场强度，胸背部及上腹部宜用较低磁场强度，老人、小孩及体弱患者宜用较低磁场强度。一般每个部位或穴位治疗时间15~30分钟，每日治疗1次，15~20次为一个疗程。

（2）点磁场法：电流通过感应线圈使铁心产生磁场，从而进行治疗的方法，常用的磁场强度为0.2~0.3T，局部治疗时间为20~30分钟，每日1次，10~20次为一疗程。

（3）低频交变磁疗法：磁头的开放面与治疗部分的皮肤密切接触，使磁力线能更多的通过患区组织。由于磁头面积较大，原则上采取病变局部治疗，适当照顾经穴。一般每次治疗时间20~30分钟，每日治疗1次，15~20次为一个疗程。

三、治疗剂量

磁疗的剂量要根据患者的年龄、身体状况、病情、治疗部位等具体情况决定。磁场的强度一般分为三级：

小剂量：磁场强度在0.1T（特斯拉）以下者，适用于头、颈、胸部及年老体弱者。

中等剂量：磁场强度为0.1~0.3T者，适用于四肢、背、腰、腹部。

大剂量：磁场强度大于0.3T，适用于肌肉丰满及良性肿瘤患者。

老年体弱者，一般宜从小剂量开始，如疗效不明显而无明显副作用时，可适当加大磁场强度。磁疗的时间、疗程也需根据患者具体情况而定。

四、适应证

软组织挫伤、颈椎病、肩周炎、肋软骨炎、肌筋膜炎、肱骨外上髁炎、风湿性关节炎、类风湿性关节炎、骨关节炎、肌纤维组织炎、颞颌关节综合症、三叉神经痛、坐骨神经痛、面神经麻痹、神经性头痛、术后切口痛、残肢痛、脉管炎、带状疱疹等。

五、禁忌证

目前尚未发现绝对禁忌证，但对以下情况可不用或慎用，如高热、出血倾向、皮肤溃疡、孕妇、体质衰弱、心力衰竭、恶性肿瘤晚期、置有心脏起搏器者、白细胞总数在 4000 个/cm^2 以下者。

六、注意事项

1. 不同疾病选用不同的磁片，磁片要消毒，以免发生感染。
2. 注意磁疗的不良反应。
3. 使用磁疗应根据部位使用合适的磁头，磁头开放面与治疗部位紧密接触，磁力线能更多的接触病变组织。
4. 保管注意防氧化、防颤动、防高温。
5. 掌握好剂量。
6. 磁疗时不要戴机械手表，以免损坏手表。

第五节 水疗法

水疗（hydrotherapy）是利用不同温度、压力和溶质含量的水，以不同形式和方法（浸、冲、擦、淋洗）作用于人体全身或局部进行预防和治疗疾病的方法。

一、仪器设备

1. 水疗室应光线充足、通风良好，地面防滑，室温 22~23℃，相对湿度 75%以下。
2. 水源清洁无污染，热水的供应有保障。
3. 其他用品有浴衣、浴帽、浴巾等，并备有基本的急救药品、设备。

二、治疗技术与临床应用

水疗法因所应用的水温、水中的物质成分以及作用方式、作用压力与作用部位的不同，其治疗及适用范围也不同。

（一）浸浴

1. 温水浴　患者半卧于盛有200~300L水的浴盆中，水温为34~36℃，水平面达到乳头水平，头颈及胸部应在水面以上。枕下垫浴巾，静卧于水中治疗。每次治疗10、15或20分钟。治疗完毕，患者出浴，擦干身体，穿衣，休息片刻，适当喝水。每日或隔日1次，10、15或20次为一疗程。适用于治疗兴奋过程占优势的神经功能症、痉挛性瘫痪、雷诺病等。

2. 热水浴　患者半卧于在水温39℃以上的浴盆中，浸浴时用冷水浸透的毛巾在额部进行冷敷，以防过热。每次5~10分钟，每日或隔日1次，10次为一疗程。治疗后休息并喝水，出汗多者应喝盐水。热水浴有发汗、镇痛的作用，有助于缓解肌肉痉挛，清洗躯体以减少出汗等，适用于风湿性关节炎、多发性关节炎、肌炎等。注意长时间的热水盆浴对于高龄老人或幼儿、衰弱或贫血、有严重器质性疾病或有出血倾向的患者是不合适的。

3. 盐水浴　将1~3kg海盐装在粗布袋内，用热水冲盐袋使盐溶解，通过粗布过滤进入浴水中，使浴水中盐的浓度达到1%~1.5%，水温38~40℃，每次治疗10~15分钟，每日或隔日1次，10~15次为一疗程。有促进血液循环、镇痛、发汗的作用，适用于治疗关节炎、神经炎等。

4. 中药浴　在浴水中加入一定的量过滤中药煎剂，并搅拌均匀，一般每次治疗10~15分钟，每日或隔日1次，15~20次为一疗程。适用于治疗关节炎等。

5. 气泡浴　浴盆与空气压缩机相接，浴盆底及四壁有小孔，空气压缩机启动时空气通过输气管由浴盆壁小孔进入浴水中，可形成直径在0.2mm以上大小不等的气泡。患者入37~39℃浴水中后体表可附有气泡，可以活动肢体。适用于治疗中枢神经伤病后肢体瘫痪、周围血液循环障碍、多发性关节炎等。

（二）漩涡浴

浴槽内放入200~300L水，水温为37~39℃。患者脱衣、鞋进入浴槽，将肢体或身体充分浸入水中。启动涡流及充气装置，使水中发生涡流和气泡。转动喷水嘴调节喷水方向和强度，使水流喷射在患部。每次治疗10~20分钟，每日或隔日1次，15~20次为一疗程。漩涡浴水流和气泡有机械刺激作用和推拿作用，大大加强了温热水改善血液循环的作用，适用于周围血液循环障碍、雷诺病、关节炎、肌炎、神经痛等。严禁水流喷射头、面、心脏、脊柱、生殖器部位。

（三）水中运动

水中运动池的一端较浅，一端较深，池中可设治疗床、双杠等设备及充气橡皮筏、软木、泡沫塑料等。采用温热水，患者在躺在治疗床上，或抓住栏杆顺浮力方向或水平面的运动，肢体做屈伸、外展、内收等训练，或借助漂浮物作逆浮力方向的抗阻运动，进行肢体训练，或借助双杠、栏杆做步行训练，平衡训练、协调训练等。水中运动疗法因为合并应用了水疗法的温热作用，故可以减轻运动时的疼痛，对于弛缓麻痹肢体可改善循环。对于痉挛性麻痹，温热作用或者寒冷作用可消除痉挛，使肢体易于进行运动。适用于骨关节炎、强直性脊椎炎、类风湿性关节炎、不完全性脊髓损伤、肩手综合征等。每次治疗5~30分钟，每日或隔日1次，10~20次为一个疗程。患者肺活量在1500ml以下不宜在深水中进行水中运动，注意预防眼、耳疾患。浴水消毒不充分，易引起流行性角（结）膜炎等感染性疾病；水中运动的强度与陆地相比，在水中运动时的心率稍慢，因此不能用陆地上的心率强度计算公式来指导水中运动的强度。

三、绝对禁忌证

精神意识紊乱或失定向力、恐水症、皮肤传染性疾病、频发癫痫、严重心功能不全、严重的动脉硬化、心肾功能代偿不全、活动性肺结核、癌瘤及恶液质、身体极度衰弱及各种出血倾向者。此外，妊娠、月经期、大小便失禁、过度疲劳者等禁忌全身浸浴。

四、相对禁忌证

对血压过高或过低患者，可酌情选用水中运动，但治疗时间宜短，治疗后休息时间宜长。

五、注意事项

1. 水疗室温度应保持在23℃左右，室内通风良好，整洁安静。

2. 治疗前应检查浴槽、起重装置是否完好。

3. 每次水疗前后应测量体温、脉搏、血压、体重等。

4. 盆浴患者入浴后，胸前区应露出水面，以减轻水静压对心功能的影响，用38℃以上热水时，应给患者头部放置冷水袋或冰帽。

5. 活动不便的患者进行水疗时，必须由工作人员协助患者上下轮椅，穿脱衣服及出入浴器等。治疗中应严格观察，注意安全，加强护理。

6. 感冒、发热、炎症感染、呼吸道感染等不宜进行水疗。不得在饥饿或饱餐1小时内进行水疗。

7. 治疗中如患者出现头晕、心慌、恶心、气短、面色苍白、全身乏力、疲倦不适等症状时应立即中止治疗，给予对症处理。

8. 每次水疗结束后，应立即擦干身体，穿上浴衣，无不良反应时方可离去。

9. 浴槽用后必须清洗消毒。

第六节 冷疗法

冷疗法（cryotherapy）是应用0℃以上、低于周围环境温度和体温的物质刺激人体的局部或全身以治疗疾病的方法。

一、治疗方法

1. 冷敷法是常用的简便方法。

（1）冰袋：将捣碎的冰块放入冰袋中，治疗时将冰袋敷于患部，治疗时间每次20~60分钟，治疗间隔3~4小时，每日可2~3次。治疗用冰块要用水冲去尖锐的边角，以免刺破冰袋或使患者不适。治疗时用干毛巾或厚纱布垫在冰袋下面，可使局部温度逐渐降低，以免患者不适。同一治疗部位一般不超过24小时。

（2）冰贴法：将冰块直接放于治疗部位，或持冰块在治疗部位表面来回接触移动（冰块推拿）。本法刺激作用较强，治疗时间一般5~10分钟。以不引起皮肤发生凝冻为宜。

（3）冷湿敷布：将毛巾浸入碎冰中，然后拧去多余的冰水及冰块，以不滴水为度。将拧好的毛巾敷于治疗部位。每隔2~3分钟换一次毛巾。治疗时间15~20分钟。

2. 冰水浸浴　用冰水（±5℃）将患部浸入其中，浸入数秒后，出水后将患肢擦干并进行主动或被动运动。待复温后，再浸入水中，以后浸入时间渐增至20~30秒，反复进行，持续治疗4分钟左右。

3. 喷射法　直接将冷冻剂经液管呈雾状喷射到病变局部。喷射范围根据治疗部位而定，特别适用于高低不平和范围较大的病变部位。如氯乙烷喷射法，时间20~15分钟。多采用间歇喷射，如一次喷射3~5秒后停止30秒，反复进行多次，一般1次治疗喷射3次。治疗时，观察皮肤反应，不引起皮肤凝冻为宜。

多用于运动员外伤后的紧急处理，如肿胀明显时在喷雾后再用弹力绷带包扎，镇痛迅速，效果明显。另外还可将液氮气化，将冷气吹向病变处，直至病变局部皮肤感觉冷痛为止。

二、适应证

软组织闭合性损伤、骨关节术后肿痛、关节炎急性期、偏头痛、急性腰痛，肩痛，颈椎病、残肢端疼痛、瘢痕痛及肌肉痉挛等。

三、禁忌证

雷诺病、动脉硬化、血管栓塞、系统性红斑狼疮、高血压病、心肺肝肾功能不全、致冷血红蛋白尿、冷过敏、恶病质。慎用于局部血液循环障碍、感觉障碍、认知障碍、言语障碍者等。

四、冷疗的禁忌部位

枕后、耳廓、阴囊处：以防冻伤；

心前区：以防引起反射性心率减慢、心房或心室纤颤、房室传导阻滞；

腹部：以防腹泻；

足底：以防反射性末梢血管收缩而影响散热或引起一过性冠状动脉收缩。

五、注意事项

1. 治疗前向患者说明冷冻治疗的正常感觉，治疗时应严格掌握治疗时间和温度，随时注意观察局部皮肤情况，防止过冷引起局部组织冻伤、出现水疱、渗出、皮肤坏死。

2. 治疗时要注意保护冷疗区周围非治疗区的皮肤，可在周围皮肤上涂石蜡油防止冻伤。

3. 冷疗后因痛阈上升，治疗后不宜立即进行剧烈的运动疗法，以免组织损伤。

4. 冷冻反应及处理　一般全身反应少见，个别患者如出现震颤、头晕、恶心、面色苍白、出汗等现象，多因过度紧张所致，经平卧休息或身体其他部位施以温热治疗可很快恢复。冷冻治疗达一定深度时，常有痛感耐受，不需处理，个别因痛而致休克，则需卧床休息并去除制冷物及全身复温处理即可恢复。有时可出现局部搔痒荨麻疹时，可能与过敏有关，经对症处理后可恢复。冷冻过度或时间过久，局部常可出现水肿及渗出，严重时有大疱、血疱。轻度只须预防感染。严重者，应严格无菌穿刺抽液，消毒后覆盖无菌敷料。

第七节　温热疗法

温热疗法简称热疗，是利用热介质作用于人体治疗疾病的方法。温热疗法种类较多，有石蜡疗法、泥疗法等。

一、石蜡疗法（paraffinotherapy）

利用加热熔解的石蜡作为导热体将热能传至机体达到治疗目的的方法。

（一）治疗方法

1. 蜡饼法　将加热后完全融化的蜡液倒入搪瓷盘或铝盘中，厚度约 2~3cm，冷却至初步凝结成块时（表面温度 45~50℃），用小铲刀将蜡块取出，敷于患部，外包塑料布与棉垫保温 30~60 分钟，每日 1 次，20~30 次为一疗程。

2. 浸蜡法　熔化后的蜡液冷却到 55~60℃时，将手或足浸入蜡液中，立即迅速提出，蜡液在浸入部分的皮肤表面冷却凝成一薄层蜡膜。如此反复浸入数次，直到蜡膜厚达 0.5~1.0cm 成为手套或袜套样，然后再持续浸入蜡液 10 分钟左右。然后取下蜡膜，每日 1 次，20~30 次为一疗程，也可更长。

3. 刷蜡法 熔化的蜡液冷却到55~60℃时，用排笔蘸蜡液均匀涂刷在病患部位，使蜡液在皮肤表面冷却凝成一薄层的蜡膜；再如此反复涂刷直至蜡膜厚达0.5~1.0cm时，外面再包一块蜡饼，或者将蜡膜涂刷至0.5~1.0cm厚，然后再用塑料布及棉垫保温。每次治疗30~40分钟，每日1次，15~20次为一疗程。

4. 蜡袋法 将石蜡熔化后装入较厚的塑料袋中，凝固后密封备用。治疗时，将蜡袋放入热水中使石蜡熔化，在治疗部位垫放毛巾数层，再将蜡袋置于其上固定。

（二）适应证

软组织扭挫伤、腱鞘炎、滑囊炎、腰背肌筋膜炎、肩周炎、颈椎病、腰椎间盘突出症、慢性关节炎及外伤性关节疾病、术后、烧伤、冻伤后软组织粘连、瘢痕及关节挛缩、关节纤维性强直等、外周神经外伤、神经炎、神经痛、神经性皮炎等。

（三）禁忌证

皮肤对石蜡过敏、周围循环障碍、恶性肿瘤、高热、急性炎症、急性皮肤感染、皮肤病、结核、出血倾向、开放性切口、心肾功能衰竭、局部严重水肿、深部放射性治疗患者、1岁以下婴儿。皮肤感觉障碍、开放伤口处慎用蜡疗。

（四）注意事项

1. 对患者皮肤状况做全面的检查和评价，存在感觉功能障碍者应适当降低治疗时的温度，对皮肤存在破损者为避免防止烫伤应预先用消毒纱布覆盖，然后进行治疗。

2. 治疗开始前，应向患者解释蜡疗中将出现和可能出现的反应，蜡疗过程中，患者不得任意活动治疗部位，防止蜡块或蜡膜破裂，造成烫伤。

3. 治疗开始前认真准确测量石蜡温度。

4. 治疗中随时注意患者反应，若出现不适或皮肤过敏现象应停止治疗，及时处理。

5. 治疗室内保持空气流畅，要有通风设备，防止石蜡加热过程中释放出的有毒气体对人体造成损害。加热温度不宜过高，以防蜡的蒸气大量扩散。

6. 蜡饼治疗时，备好的石蜡饼可置于保温箱中保温备用，以免蜡饼变硬变凉。

7. 蜡疗室地面最好采用水磨石或类似材料，便于清洁。

8. 石蜡不能直接用火加热，加热温度不能过高，以免石蜡燃烧，变质。

9. 蜡疗前治疗部位要清洗干净，如有长毛发应先剃去，或涂凡士林。

10. 定期检查电热蜡槽的恒温器。

二、泥疗法（mud therapy）

用加热至适当温度的泥作用于机体治疗疾病的方法。

（一）治疗方法

1. 全身泥疗法　分泥浴法与泥敷法两种。按照要求用热盐水、矿泉水等将治疗泥稀释，泥浴温度34~43℃，泥敷温度37~42℃。成品医用泥无需稀释。除头与胸部外，将全身埋入泥中，必要时头部冰袋降温。治疗时间15~20分钟，治疗结束后用35~37℃温水洗净；卧床休息30分钟。每日或隔日1次，10~15次为一疗程。

2. 局部泥疗法　包括局部泥疗、泥浴、泥罨包和间接泥疗等。

采用加温的治疗泥，在塑料布上做成3~6cm泥饼。放置在治疗部位，治疗时间20~30分钟，治疗结束后用35~37℃温水冲洗治疗部位；卧床休息30min。每日或隔日1次，15~20次为一疗程。

3. 电泥疗法　在应用泥疗时配合使用电疗（直流电或中波电），使泥中的钙、镁、铁、碘等离子在直流电作用下，导入人体内，有泥疗和电疗的双重作用。

（二）适应证

外周神经系统疾病、神经炎、神经痛及周围神经损伤后遗症、血栓性静脉炎、术后粘连、外伤后的瘢痕、各种类型的肌炎、关节炎（非结核性）、肌腱和韧带的扭伤、滑囊炎、腱鞘炎。

（三）禁忌证

恶性肿瘤、活动性结核、出血倾向、体质虚弱及高热患者、心脏功能不全、急性传染病、甲状腺功能亢进患者、温热感觉障碍、妊娠及婴儿等。

（四）注意事项

1. 治疗时应随时观察患者的反应，若发现患者有大量出汗、头昏等不良反应时，应立即采取措施；轻者可在密切观察下继续治疗，重者应立即停止治疗。

2. 泥疗后，应注意休息，不要做日光浴、游泳及长时间散步。

3. 测泥温时应准确、均匀。

4. 治疗室要保持泥疗室的温度及湿度，并做好通风。

5. 对患者摄食的要求　由于泥疗能够促进机体蛋白质和碳水化合物代谢，因此建议患者应该增加蛋白质、糖和维生素 B_1 等食物的摄入。

6. 选择符合各项指标的治疗泥，保证治疗用泥的质量。

三、湿热袋敷疗法

是利用热袋中的硅胶加热后散发出的热和水蒸气作用于机体局部治疗疾病的一种物理疗法，也称热袋法。

（一）设备与用具

湿热袋（粗帆布或亚麻布制成，内装二氧化硅凝胶颗粒）、专用恒温水箱（能保持 80℃）。

（二）治疗方法

1. 向恒温水箱放水，加热至 80℃，保持恒温。

2. 将若干热袋放人恒温水箱，悬挂于挂钩上，浸人水中加热 20~30 分钟，加盖保温。

3. 患者卧位，暴露治疗部位，铺数层毛巾。毛巾的面积应大于热袋的面积。

4. 从恒温水箱中取出热袋，拧出多余的水分，将热袋置于患者身上的毛巾上，再盖以毛毯保温。

（1）每次治疗20~30分钟。

（2）治疗完毕，从患者身上取下毛毯、热袋、毛巾，擦干汗水。

（3）每日或隔日治疗1次，也可每日2次，10~15次为一疗程。

（三）适应证

软组织扭挫伤恢复期、肌纤维织炎、肩周炎、慢性关节炎、关节挛缩僵硬、坐骨神经痛等。

（四）禁忌证

急性炎症、出血倾向、高热、昏迷、皮肤破溃、皮肤感染、心肺功能不全、急性创伤早期、活动性结核、外周血管疾病、年老体弱、幼儿、恶性肿瘤等。

（五）注意事项

1. 加热前先检查恒温水箱内的水量是否足够，注意观察加温的温度读数。检查恒温水箱的恒温器是否正常工作。

2. 热袋加热前先检查布袋有否裂口，以免加热后硅胶颗粒漏出引起烫伤。

3. 热袋加热后使用前必须拧出多余水分，以热袋不滴水为度。

4. 对老年人及局部有感觉障碍、血液循环障碍的患者不宜使用温度过高的热袋。

5. 治疗时勿使热袋被压在患者身体下方，以免体重挤压出热袋内水分而引起烫伤。

6. 患者治疗过程中，注意观察患者的反应，询问患者的感觉。过热时在热袋与患者体表间多垫毛巾。随着热袋温度逐渐下降，可逐步抽出热袋下的毛巾。

7. 热袋可反复多次加热使用，直至硅胶失效不能加热为止。

四、蒸汽疗法

（一）治疗方法

1. 全身药蒸汽浴疗法

（1）治疗前将药物放入锅内，加水至水面高出药物为宜，煮沸30分钟，使治疗室有浓郁的气味，室温主要通过调节蒸汽管开关控制，室温升至40℃左右即可治疗。每次治疗15~20分钟，也可增至30~40分钟，治疗结束前3分钟将室温渐降至37℃左右。

（2）治疗结束后用温水淋浴或盆浴洗净、擦干，休息10~20分钟。每日或隔日1次，10~15次为一疗程。

2. 局部熏疗法

（1）蒸熏法：将配好的药物放入锅内，加水煮沸30分钟，打开锅盖，将裸露的治疗部位直接在蒸汽上熏，锅边与治疗部位距离10~20cm。

（2）喷熏法：先将药物煎剂过滤后，放在蒸汽发生器内加热，使其喷出药物蒸汽，将喷头对准治疗部位进行治疗。

每次治疗20~40分钟，每日1次，10~20次为一疗程。

（二）适应证

风湿性关节炎、腰肌劳损、神经衰弱、扭挫伤及瘢痕挛缩等。

（三）禁忌证

高热患者、癫痫、严重的心血管疾病、孕妇、恶性贫血、月经期、活动性肺结核禁用。年老、体弱者慎用。

（四）注意事项

1. 治疗前仔细阅读熏蒸仪使用说明书，严格按其要求进行操作。

2. 治疗体位应舒适，治疗前调整好蒸汽的温度以适宜为度，以免过热引起烫伤。

3. 对初治患者治疗前须说明注意事项，治疗中应随时观察询问患者反应，如有心慌、头昏、恶心等不能忍受者，应立即停止蒸疗，给予静卧等对症处理。

4. 急性扭伤有出血倾向时，最好在24小时后再做治疗；急性炎症已化脓者不宜进行，以免炎症扩散。

5. 严格掌握蒸疗治疗适应证，治疗室备有急救药品，以防治休克、虚脱等意外。

6. 洗浴室和休息室温度必须适宜，治疗后应注意保温，以防感冒。

第八节 经皮神经电刺激疗法

经皮神经电刺激疗法（transcuataneous electrical nerve stimulation，TENS）是电极置于体表，通过皮肤将特定的低频脉冲电流输入人体以治疗疼痛的电疗方法。

1. 设备

（1）仪器：一般为袖珍型电池供电的仪器。还有一种大型TENS仪器，供医院内使用。

（2）电极：大多数使用碳-硅材料电极，还有用Karaya胶和合成聚合物的自粘型电极。还有一次性电极、棉电极等。

2. 治疗方法

（1）电极的放置：一般置于痛区、运动点、扳机点、穴位、病灶同节段的脊柱旁，2个电极的放置方向有：并置、对置、近端-远端并置、交叉、“V”字型等。

（2）参数的选择：目前将TENS分为三种治疗方式：常规方式、针刺样方式、短暂强刺激方式。可参考表8-1。

3. 操作方法

（1）治疗前向患者解释治疗中出现的应有的感觉。

（2）清洁皮肤。

（3）固定电极。

（4）打开电源，选择模式、治疗频率、脉宽、治疗时间，再调输出的电流强度。

（5）治疗结束，将输出旋钮复位，关闭电源，取下电极。

表 8-1 经皮神经电刺激疗法参数选择

方式	强度	频率	脉冲宽度	适应证	治疗时间
常规	舒适的麻颤感	75~100Hz	<0. 2ms	急慢性疼痛短期止痛	最高可达 24h/d
针刺样	运动阈上	1~4Hz	0. 2~0. 3ms	急、慢性疼痛、周围循环障、治疗后无痛的持续时间较长	30~45min
短暂强刺激收缩	肌肉强直或痉挛样	150Hz	>0. 3ms	小手术、致痛性操作过程中加强镇痛效果	15min

8

4. 适应证 扭挫伤、肌痛、术后伤口痛、截肢后残端痛、头痛、神经痛、幻痛、癌痛、关节痛、骨折、伤口愈合迟缓、中枢性瘫痪后感觉运动功能障碍等。

5. 禁忌证 心脏起搏器局部及其邻近以及颈动脉窦、孕妇下腹腰骶部、头颅、体腔内等部位。认知障碍者不得自己使用本治疗仪。

6. 注意事项

（1）电极与皮肤应充分接触。

（2）儿童进行治疗，先施以弱电流消除恐惧，再将电流调到治疗量。

（3）综合治疗，先采用温热治疗法，再行 TENS 进行镇痛，可以提高效率。

（4）电极部位保持清洁。

7. 影响疗效的因素

（1）电极放置的部位：痛点、运动点、扳机点上的效果比其他部位好。

（2）治疗前用止痛药的效果差。

（3）模式选择的正确与否，关系到治疗的效果。

（4）给予一些能增强安慰治疗效果的因素能提高疗效。

（程绍波）

第九章 中医中药治疗

中医治疗疼痛历史悠久，治疗方法丰富，是我国劳动人民智慧的结晶。中医治痛疗效显著，操作简便，并发症少，在疼痛治疗中独具特色。

中医对疼痛的病机有自己独特的解释，概括起来有以下三条：即“不通则痛”“不荣则痛”和“不调则痛”。不通则痛主要是气滞或血瘀或二者并存；不荣则痛主要表现在阳失温煦和阴失濡润两方面，因阴阳气血不足，经脉脏腑组织失却温煦和濡养而产生疼痛；不调则痛是指因气机不循常规运行或阴阳平衡失调而引起疼痛。

第一节 中药疗法

一、中药内服疗法

中药内服疗法是中医临床治疗方法中最主要的疗法之一，它是将中药制成汤剂、丸剂、散剂、酊剂、胶囊等各种剂型，根据需要选用不同剂型内服，从而达到治疗目的。中药内服法适用于所有的疼痛疾病，临床治疗中仍须辨证施治。

1. 常用止痛中药

（1）活血祛瘀止痛药：川芎、玄胡、郁金、莪术、丹参、虎杖、益母草、桃仁、红花、牛膝、水蛭、乳香、没药、三棱、鸡血藤、五灵脂、穿山甲、姜黄、赤芍等，适用于外伤瘀肿，瘀阻经脉，瘀血内停之痛证。

（2）理气止痛药：橘皮、枳实、木香、香附、沉香、川楝子、薤白、青皮、佛手、乌药、荔核、青木香等，适于气机郁结或气逆不降所致的诸痛症。

（3）温里止痛药：附子、干姜、肉桂、吴茱萸、细辛、花椒、丁香、高良姜、小茴香等，适用于阴寒之邪在里所致的诸痛症。

（4）祛风湿止痛药：独活、威灵仙、防己、秦艽、木瓜、桑寄生、五加皮、白花蛇、豨签草、络石藤、徐长卿、桑枝、制川乌、制草乌、羌活、仙灵脾、海风藤、青风藤、制狗脊、骨碎补、防风、虎杖、香加皮、鸡血藤、忍冬藤、续断、槲寄生、制南星等，适用于外感风湿所致的头痛、身痛，腰膝顽麻痹痛症。

（5）清热解毒止痛药：金银花、连翘、蒲公英、大青叶、板蓝根、牛黄、鱼腥草、射干、白头翁、败酱草、青黛、穿心莲、蚤休、半边莲、土茯苓、山豆根、红藤、马齿苋、白花蛇舌草、紫花地丁、垂盆草、马勃等，适用于三焦火毒热盛所致的诸痛症。

2. 常用止痛方剂

（1）芍药甘草汤

组成：白芍 30g、炙甘草 15g。

用法：日 1 剂水煎服。

功能：酸甘化阴、解痉止痛。

主治：适用于四肢及腹部痉挛性疼痛，三叉神经痛等。

（2）金铃子散

组成：川楝子、玄胡各 9g。

用法：为细末，每服 9g，酒调下。

功能：行气疏肝、活血止痛，是气郁血滞而致诸痛的基本方。

主治：常用于胸胁痛。

注意事项：因本方具有活血作用，孕妇慎用。

（3）天台乌药散

组成：乌药 12g，木香 6g，小茴香 6g，青皮 6g，高良姜 9g，槟榔 9g，川楝子 12g，巴豆 12g。

用法：先将巴豆微打破，同川楝子用麸炒黑，去巴豆及麸皮不用，合余药共研为末，和匀，每服 3g，酒调下。

功能：理气散寒止痛。

主治：寒凝气滞之腹痛。小肠疝气，少腹引控睾丸而痛，偏坠肿胀。或少腹疼痛，苔白，脉弦。

（4）失笑散

组成：五灵脂、蒲黄各等分。

用法：上药研末。每服 6g，先用酽醋 30ml，熬药成膏，以水 150ml，煎至 100ml，热服。

功能：活血祛瘀、散结止痛。

主治：小肠疝气及心腹痛，或产后恶露不行，或月经不调，少腹急痛。现用于心绞痛、胃痛、痛经、产后痛、宫外孕等属于瘀血停滞者。

（5）活血效灵丹

组成：当归、丹参、生乳香、生没药各 15g。

用法：上四味，作汤服。若为散剂，一剂分作 4 次服，温酒送下。

功能：活血化瘀、通络镇痛。

主治：用于各种瘀血阻滞之痛症，尤适合跌打扭伤，症见伤处疼痛，伤筋动骨或麻木酸胀，或内伤血瘀，心腹疼痛，肢臂疼痛等症。

（6）身痛逐瘀汤

组成：秦艽 3g，川芎 6g，桃仁 9g，红花 9g，甘草 6g，羌活 3g，没药 6g，当归 9g，灵脂 6g（炒），香附 3g，牛膝 9g，地龙 6g（去土）。

用法：水煎服。

功能：活血行气，祛瘀通络、通痹止痛。

主治：瘀血挟风湿，经络痹阻，肩痛、臂痛、腰腿痛，或周身疼痛，经久不愈者。

（7）川芎茶调散

组成：薄荷叶240g，川芎、荆芥各120g，香附子（炒）250g，防风45g，白芷、羌活、甘草各60g。

功能：上药研为细末。每服6g，食后用茶清调下。

功能：疏风止痛。

主治：风邪头痛，或偏或正，或巅顶作痛，作止无时，或见恶寒发热，目眩鼻塞，舌苔薄白，脉浮者。

（8）自然铜散

组成：自然铜、乳香、没药、苏木、降香、川乌、松节各30g，地龙15g，血竭9g，龙骨15g，蝼蛄10枚。

用法：为末，一次服5g，一日服3次，用米酒调下；如病在上食后服，病在下空心服。

功能：活血止痛，接骨续筋。

主治：跌打损挫，骨折筋伤，瘀滞疼痛。

3. 常用中成药

（1）复方丹参片

组成：丹参、三七、冰片。

功能：活血化瘀，芳香开窍，理气止痛。

主治：心脉瘀阻，气血凝滞所致胸痹、胸闷、心悸、气短、面色苍白及心绞痛等症。临床常用于冠心病、心绞痛等病症。

用法用量：口服，每次3片（每片0.25g），每日3次，温开水送服。

（2）冠心片

组成：丹参、红花、川芎、赤芍、降香。

功能：活血化瘀，行气止痛。

主治：气滞血瘀所致胸闷、心痛、连肩痛。

用法用量：口服，每次6~8片（每片0.5g），温开水送服。

（3）七厘散

组成：血竭、乳香、没药、红花、麝香、朱砂、儿茶、冰片。

功能：活血化瘀，消肿生肌，止痛止血。

主治：跌打损伤，血淤疼痛，外伤出血，烧伤烫伤痛，以及一切无名肿痛。

用法用量：口服，每次 1～1.5g，每日 1～3 次，温开水或黄酒送服。外用，烧酒调涂患处，孕妇忌服，内服切忌过量。

（4）小金丹

组成：麝香、草乌、五灵脂、乳香、没药、当归、地龙、白胶香、木鳖子、香墨。

功能：活血止痛，解毒消肿。

主治：寒湿痰瘀阻滞所引起的痰核流注、痈疽肿毒、乳岩瘰疬、癌肿恶疮、无名肿毒、痈疽初起等。本品对多发性脓肿、甲状腺瘤、淋巴结炎、淋巴结结核、慢性囊性乳腺病均有一定疗效。

用法用量：口服，每次 2～5 丸（每丸 0.6g），每日 2 次，黄酒或温开水送服。孕妇忌服。

（5）益母草膏

组成：益母草。

功能：活血调经，祛瘀生新。

主治：气血不和，淤血内阻引起的月经紊乱、经期腹痛及产后淤血不净等。

用法用量：口服，膏剂，每次 10ml，每日 1～2 次；丸剂，每次 1 丸（每丸 9g），每日 2 次，温开水送服；冲剂，每次 1 袋（每袋 12g），每日 2～3 次，温开水冲服。孕妇忌服。

（6）乌鸡白凤丸

组成：乌鸡、白芍、当归、鹿角胶、生地黄、熟地黄、川芎、丹参、香附、人参、黄芪、山药、甘草、鳖甲、天门冬、银柴胡、牡蛎、芡实、鹿角霜、桑螵蛸。

功能：补气生血，调经止带。

主治：气血两虚引起的身体瘦弱、腰膝酸软、阴虚盗汗、月经不调、子宫虚寒、行经腹痛、崩漏带下及产后失血过多、头晕等。

用法用量：口服，每次1丸（每丸9g），一日2次，温开水送服。湿热，实证者忌服。本品可治疗慢性活动性肝炎、青春期无排卵功血。

（7）七制香附丸

组成：香附、当归、赤芍、川芎、三棱、莪术、地黄、玄胡、青皮、乌药、桃仁、薄黄、益母草、地骨皮、红花、木香。

功能：理气止痛，活血调经。

主治：气滞血瘀所致两胁胀痛、月经不调、行经腹痛、赤白带下。

用法用量：口服，每次6g，每日2~3次，温开水送服。孕妇慎服。

（8）痛经丸

组成：益母草、茺蔚子、香附、川芎、当归、白芍、熟地黄、丹参、玄胡、红花、五灵脂、山楂、木香、青皮、炮姜、肉桂。

功能：行气活血、温经止痛。

主治：气滞寒凝引起的经行腹痛、形寒肢冷、经血不调等。

用法用量：口服，每次6g，每日1~2次，温开水送服。

（9）云南白药

组成：三七、草乌、麝香、重楼等。

功能：止血愈伤，活血化瘀，消肿化痛，排脓去毒。

主治：刀伤、枪伤、创伤出血，跌打损伤，红肿毒疮，咽喉肿痛，胃脘痛，以及妇科诸症，如痛经、闭经、月经不调、经血过多、崩漏、白带、产后血瘀等。

用法用量：①刀伤、跌打损伤，无论轻重。出血者用开水调服。若瘀血肿痛与未流血者，用酒调服。②妇科各症，适用酒调服，唯月经过多、崩漏、用开水调服。③疮毒初起内服0.2~0.3g，并以少许酒调匀涂擦，患处如已化脓，只需内服。成人每次量为0.2~0.3g，小儿2岁以内每次服0.03g，5岁以内服0.06g。孕妇忌服。

（10）元胡止痛片

组成：延胡索、白芷。

功能：理气、活血、止痛。

主治：气滞血瘀引起的胃痛、胁痛、头痛及痛经。

用法用量：口服，每次4~6片，每日3次，温开水送服。

（11）西黄丸

组成：牛黄、乳香（醋制）、没药（醋制）、麝香。

功能：具有清热解毒、消肿止痛等功效。

主治：用于痈疽疔毒，瘰疬，流注，癌肿等。

（12）小活络丹

组成：川乌、草乌、地龙、天南星、乳香、没药。

功能：具有活血化瘀、舒筋通络、行气止痛等功效，镇痛作用明显。

主治：风寒湿痹。肢体筋脉疼痛，麻木拘挛，关节屈伸不利，疼痛游走不定。亦治中风，手足不仁，日久不愈，经络中湿痰瘀血，而见腰腿沉重，或腿臂间作痛。

用法用量：用陈酒或温开水送服，一次1丸（3g），一日2次。

注意事项：方中药力较峻烈，以体实气壮者为宜，对阴虚有热者及孕妇慎用。

（13）正红花油

组成：松节油、桂醛、冬青油、血竭、白油、人造桂油、白樟油等。

功能：消炎消痛、止血止痛。

主治：心腹诸痛、四肢麻木、风湿骨痛、腰酸背痛、扭伤瘀肿、跌打刀伤、烫火烧伤、蚊叮蜂咬、恶毒阴疽。

用法用量：跌打损伤、外科诸痛，抹擦患处；烫火刀伤、流血不止，用纱布药棉浸油敷患处。

（14）跌打万花油

组成：野菊花、水翁花、徐长卿、大蒜、马齿苋、葱、金银花叶、黑老虎、威灵仙、木棉皮、土细辛、葛花、声色草、伸筋藤、蛇床子、铁包金、倒扣草、苏木、大黄、山白芷、朱砂根、过塘蛇、九节茶、地耳草、一点红、两面针、泽兰、红花、谷精草、土田七、木棉花、鸭脚艾、防风、侧柏叶、马钱子、大风艾、腊梅花、墨旱莲、九层塔、柳枝、栀子、蓖麻子、三棱（制）、辣蓼、莪术（制）、大枫子（仁）、荷叶、卷柏、蔓荆子、皂角、白芷、骨碎补、桃仁、牡丹皮、川芎（制）、化橘红、青皮、陈皮、白芨、黄连、赤芍、蒲黄、苍耳子、生天南星、紫草茸、白胡椒、香附（制）、肉豆蔻、砂仁、紫草、羌活、草豆蔻、独活、干姜、荜茇、白胶香、冰片、薄荷油、松节油、水杨酸甲酯、樟脑油、桉油、丁香罗勒油、茴香油、桂皮油等86味。

功能：止血止痛，消炎生肌。

主治：跌打伤痛，刀伤烫伤。

用法用量：跌打伤痛，用药棉蘸油搽患处，每天搽2~3次；刀伤、烫伤用药棉浸润药油涂敷患处，每日换敷1次。

二、中药外治疗法

中药外治法是将中草药制剂施与皮肤、孔窍、腧穴及病变局部等部位治疗各种疼痛的方法。主要有贴、掺、敷、熏、蒸、洗、抹、熨等疗法。贴，一般指贴膏药，适用于肿疡、肿痛、风湿痛等症。掺，一般指的是掺药面，适用于溃疡、破伤，用于生肌收口等症。敷，一般指用软膏制剂或药面调剂贴敷于伤口上。熏，是用中药的烟雾来达到治疗目的的方法。蒸，即是用煎熬中药的蒸气来治病。洗，是用中药的煎剂洗患处。抹，即将药膏或中药调剂直接涂抹患处。熨，即是对患处的一种热敷疗法。

（一）穴位贴药疗法

以中医经络学说为依据，利用温热芳香、具有一定刺激作用的药物贴敷于穴位上而达到治疗目的的一种方法。

常见病症穴位贴药治疗：

1. 胃痛

取穴：胃俞、脾俞、肝俞、胆俞、足三里、内关。

药物组成：吴茱萸 5g、白胡椒 2g、丁香 1.5g、肉桂 1.5g。

功效：温中，降逆、止痛。

药物配制：上述药物捣碎为末，密封备用。

治疗方法：取药末 10g 加酒炒热，分贴穴位，外加胶布固定，每天换药 1 次。每次取穴两个，交替使用。10 次为 1 个疗程，休息 5 天后可继续进行第 2 疗程，直至症状缓解。

2. 心绞痛

取穴：膻中、内关、心俞。

药物组成：降香 1g、檀香 1g、田七 1g、冰片 0.25g、胡椒 1g、麝香 0.1g。

功效：开窍镇痉，行瘀活血，散火止痛。

药物配制：将上药研末，密封备用。

治疗方法：取药末 2g，调酒成药饼，分成 5 小块，贴于上述穴位，2 天换药 1 次，5 次为 1 疗程。

3. 痹症

取穴：大椎、肩髃、曲池、外关、环跳、阳陵泉、足三里、绝骨、解溪、肾俞、委中。

药物组成：细辛、炮山甲、白胡椒。

功效：温经活络止血。

药物配制：取上药各等份研末，密藏备用。

治疗方法：取药粉 15g，调酒炒热做成 3 个药饼，并于药饼面放少许麝香，贴痛处穴位，或配合循经取穴。贴敷后，用塑料薄膜封盖，再以胶布固定，每天换药 1 次，交替选用穴位，直至疼痛缓解。

4. 坐骨神经痛

取穴：环跳、殷门、承山、委中等穴。

药物组成：草乌（炒）60g、干姜（煨）60g、赤芍（炒）20g、白芷 20g、南星（煨）20g、肉桂 10g。

功效：温经活血，散寒止痛。

药物配制：将上药研为细末，装瓶备用。

治疗方法：取药末50g加酒适量，再加水调成膏状，炒热贴敷患侧穴位，外以纱布覆盖，胶布固定，每次4~6小时，每周2~3次。

5. 扭挫伤疼痛

取穴：天柱、曲池、阳池、肾俞、解溪等穴。

药物组成：桂枝、伸筋草、乳香、没药、羌活、川牛膝、淫羊藿、当归、补骨脂各10g，独活、透骨草各12g、川红花、川木瓜各6g。

功效：活血散瘀，通络消肿止痛。

药物配制：将上药共研为末，备用。

治疗方法：将上药末加适量的白酒炒热贴敷上述穴位，外用塑料薄膜和胶布固定，两天换药1次。

6. 风湿性关节炎

取穴：大椎、曲池、外关、环跳、阳陵泉、足三里、解溪、肾俞、委中等穴。

药物组成：生草乌、生川乌、乳香、没药、马钱子、丁香各1g，肉桂、荆芥、防风、老鹳草、五加皮、积雪草、骨碎补各2g，白芷、山奈、干姜各3g。

功效：祛风除湿，活血止痛。

药物配制：取上药共研为末，备用。

治疗方法：取药粉15g，调酒炒热做成3个药饼，使用时按痛处选穴位外敷。每次2~3个穴位，每天换药1次，交替选用穴位，直至疼痛缓解。

7. 腰痛

取穴：肾俞、命门、次髎。

药物组成：肉桂5g、川乌、乳香、蜀椒各10g、樟脑1g。

功效：活血祛瘀，祛风除湿，温经镇痛。

药物配制：将上药研末，装瓶备用。

治疗方法：加适量白酒炒热贴敷上述穴位，外用塑料纸和胶布固定。两天换药1次，直至疼痛缓解。

8. 痛经

取穴：神阙。

药物组成：乳香、没药。

功效：活血祛瘀，消肿止痛。

药物配制：乳香、没药各等份研末，装瓶备用。

治疗方法：于经前取3g调水成药饼贴神阙穴，外用胶布固定即可。

（二）熏洗疗法

熏洗疗法是以药物煎汤，趁热在皮肤患部进行熏蒸、淋洗的一种治疗方法。其作用原理主要是借温度、机械和药物的作用，通过肌肤孔窍等进入腠理脏腑，由经络作用于局部或全身，用以扩张血管，促进局部和全身血液循环。熏洗所用的方药视病情不同组成，有疏通经络、解毒消肿、行气止痛、活血化瘀、消毒杀菌、祛风燥湿、清洁伤口、杀虫止痒等作用，适用于疖、痈、化脓性指头炎、血栓闭塞性脉管炎、软组织损伤、骨折、痔疮、沙眼急性发作、急性结膜炎等疾病。

熏洗疗法的种类有多种。

1. 溻渍法　将药物放纱布袋内封好，放入搪瓷盆内加水煮20~30分钟，再将患肢架在盆上熏蒸，待药汤不烫手时，用纱布蘸药汤热渍在患处。这种方法适应于四肢或头面部。

2. 淋洗法　将药汤趁热倒入小喷壶内，不断淋洗患处。这种方法多用于疖、痈破溃流脓或创伤感染、皮肤溃疡等。

3. 熏蒸法　分全身熏洗与局部熏洗两种。全身熏洗是将药汤倒入浴缸后淋浴。先在浴缸内放一只小木凳，以高出水面10cm为宜，患者坐在木凳上用布单从上面盖住，露出头部，待药汤不烫人时，人浸在药汤内淋浴。局部熏洗是先将药汤趁热倒在脸盆或脚桶，用布单盖严要熏的手（脚、臀、脸），进行熏蒸，待药汤不烫手时，再将手（脚、臀）浸入药汤中；眼熏洗法则将药汤倒入杯中，趁热熏眼，继后用棉花蘸药汤热洗患眼。

熏蒸疗法一般每日2次，每次1~2小时，15~30天为一个疗程。全身熏洗，洗浴时间可适当延长，以全身发汗，有舒服感为度。

常用熏洗方：

（1）舒筋活血洗方

组成：伸筋草9g，海桐皮9g，秦艽9g，独活9g，当归9g，钩藤9g，乳香6g，没药6g，川红花6g。

功能：舒筋活血止痛。

主治：损伤后筋络挛缩疼痛。

用法：水煎，温洗患处。

（2）上肢损伤洗方

组成：伸筋草15g，透骨草15g，荆芥9g，防风9g，红花9g，千年健12g，刘寄奴9g，桂枝12g，苏木9g，川芎9g，威灵仙9g。

功能：活血舒筋。

主治：上肢骨折、脱位、扭挫伤后筋络挛缩疼痛。

用法：煎水熏洗患肢。

（3）下肢损伤洗方

组成：伸筋草15g，透骨草15g，五加皮12g，三棱12g，莪术12g，海桐皮12g，秦艽12g，红花10g，苏木10g，牛膝10g，木瓜10g。

功能：舒筋活血。

主治：下肢骨折、脱位、扭挫伤后筋络挛缩疼痛。

用法：煎水熏洗患肢。

（三）膏药疗法

膏药疗法是将各种剂型的外用药膏敷贴于肌肤，通过皮肤、黏膜的吸收作用，达到行气活血、疏通经络、清热解毒、消肿止痛等治疗目的一种方法。

1. 膏药分类　常用的有传统硬膏剂、橡胶硬膏剂、透皮吸收剂。

2. 操作方法　先将患处用温水擦净，或用生姜切片檫洗皮肤，或患部用酒精消毒，待皮肤干燥后再贴。若气候寒冷粘贴不紧，可在膏药贴上后再热敷一下。

3. 适应证　关节疼痛、肌肉麻木、骨折、扭伤、挫伤、腰痛等。

4. 禁忌证　过敏者忌用，皮肤破溃处忌用，皮肤病患者慎用。凡是含有麝香、乳没等活血化淤成分的膏药，孕妇均应慎用，尤其孕妇的腰、腹部（特别是下腹部气海、关元穴处）、肚脐以及下肢三阴交等穴位处，不能贴敷，以防发生流产等意外。

5. 注意事项

（1）所贴患部严格消毒，要按时换膏药，每次换药时，要把旧药揩洗干净。多数膏药含有铅化物及其他毒物，不得内服。

（2）贴膏药前，将膏药加温溶化，应注意温度要适当，过热易烫伤皮肤，温度过低则不易贴敷。

（3）一般一贴膏药最长不要超过 24 小时。

（4）贴膏药应避开毛发较多处。

（5）膏药应放在比较阴凉、干燥的地方保存，防止潮湿、过热及虫蛀。

（6）贴膏药后局部皮肤出现丘疹、水疱，自觉瘙痒剧烈，说明对此膏药过敏，应立即停止贴敷，进行抗过敏治疗。

（7）贴膏药后出现水疱，如果疱不大，也不易磨破，则停用膏药，待疱消退后再贴。如果疱较大，容易磨破，应到医院用消毒针管将泡内液体抽出，再作相应处理。

（四）脐疗法

脐疗是根据不同病症的需要，选择相应的药物，制成膏、丹、丸、散、糊、锭等剂型，贴敷于肚脐（神阙穴）之上，外以纱布或胶布封盖固定，通过药物对脐部的刺激作用，以激发经气，疏通经脉，促进气血运行，调整人体脏腑功能，从而达到防治疾病的目的。

1. 操作方法

（1）将所选药物研成极细末，或作散剂用，或作膏剂用。如用新鲜药物，可直接捣如泥，作膏剂用。

（2）先将患者脐部洗净擦干，然后将配制好的药粉或药膏置入脐中，再用胶布或纱布敷盖固定。

(3) 根据病情需要，或一二天换药1次，或3~5天换药1次。

2. 适应证　关节、肌肉疼痛麻木、胃痛、腹痛、痛经等。

3. 禁忌证　严重心血管疾病、体质特别虚弱者、处在怀孕期、哺乳期的女性以及过敏性皮肤者、特别是腹部皮肤有炎症、破损、溃烂者均不适合进行脐疗。除此之外，还要注意有无药物过敏史，避免在用药时引起过敏。

4. 注意事项

(1) 要特别注意保暖。治疗不要在室外进行，或者让脐部对准风口。

(2) 治疗前先对脐及周围皮肤常规消毒，皮肤有破损者，最好不要使用脐疗方法。

(3) 用药后宜用消毒纱布、蜡纸、宽布带盖脐，外以胶布或伤湿止痛膏固封，一旦有过敏现象，立刻停药。轻者可自行消退，如发生皮肤水泡者，用消毒针挑破，外涂消毒药水。

(4) 辩证用药方能提高疗效。

(5) 通常用药剂量不宜过大，更不应长期连续用药。

(6) 治疗中出现不良反应，如疼痛、过敏反应、病情加重等，应立即去药。

(五) 中药离子导入疗法

中药离子导入法是利用直流电将药物离子通过皮肤或穴位或病灶或黏膜导入人体的一种现代外治法，具有药物与直流电物理疗法的二种综合性作用。

1. 操作方法

(1) 患者取舒适体位，暴露患部。

(2) 衬垫可取对置法或平置法安置在有关穴位，将衬垫吸湿药物置患处，根据导入药物的极性选择电板。

(3) 检查仪器输出调节旋钮是否在“0”位，正确安置正、负电极。开启后，缓慢调节电量，以患者能耐受为度，不可有烧灼、疼痛感。

（4）拆去衬垫，擦净皮肤。

2. 适应证　风湿性关节炎、肩周炎、颈椎病、滑囊炎、膝关节痛、跌打扭伤、腰腿疼、腰肌劳损、腰椎间盘突出、头痛、面瘫、坐骨神经痛等。

3. 禁忌证　高热、恶病质、湿疹、妊娠、有出血倾向者、治疗部位有金属异物、心脏起搏器患者、皮肤破损及严重心脏病等。

4. 注意事项

（1）治疗时注意电极板的金属部分不能接触皮肤，以免灼伤皮肤。

（2）通电量大小以患者能耐受的麻电感为宜，不可有刺痛感。

（3）在治疗中，不得改变电极板上的极性。

（4）治疗中不能离开患者，随时观察患者，及时调节电流量，防止患者灼伤。

（六）涂搽法

涂搽法是是将药物制成洗剂或酊剂、油剂、软膏等剂型，涂搽于患处达到祛风除湿、解毒消肿、止痒镇痛等治疗效果的一种外治法。

1. 操作方法　依据病情选药物，把药物研成细末，因患病部位及皮损不同，把药末与水、酒精、植物油、动物油或矿物油调成洗剂、酊剂、油剂、软膏等不同剂型外涂患处。面积较大时，可用镊子夹棉球蘸药物涂布，蘸药干湿度适宜，涂药厚薄均匀。必要时用纱布覆盖，胶布固定。

2. 适应证　外伤疼痛、腹痛、坐骨神经痛、血栓闭塞性脉管炎等。

3. 禁忌证　消化不良、皮肤病、痘疹、大腿僵直、水肿等。

4. 注意事项

（1）涂药前需清洁局部皮肤。

(2) 疮疡破溃处、皮肤病糜烂处、皮肤薄嫩处，或皮肤黏膜交界处，均应禁用酊剂。

(3) 急性皮炎和有明显渗液之皮损处忌用软膏。

(4) 涂药不宜过厚、过多，以防毛孔闭塞。

(5) 先用性质比较温和的药物和低浓度制剂，涂药次数依病情而定。

(6) 涂药后观察局部皮肤，如有丘疹、奇痒或局部肿胀等过敏现象时，停止用药，并将药物擦拭干净或清洗，遵医嘱内服或外用抗过敏药物。

第二节 针灸疗法

一、针刺镇痛作用机制

传统中医理论认为，针刺能够疏通人体经络，行气导滞，促进气血正常运行，通则不痛。现代医学对针刺镇痛原理的研究证实，针刺信号是通过穴位深部的感受器及神经末梢的兴奋传入中枢的，中枢神经系统的多层级都参与了针刺与疼痛信号的整合；针刺镇痛是在许多递质或调质共同参与下实现的。现在在世界范围内针刺疗法已经是治疗疼痛的常用方法。

二、选穴原则与配穴方法

针灸治疗要针对病情需要，在辩证立法的基础上，选择适当的腧穴和针灸方法加以配伍组合，选择恰当与否直接关系到治疗效果的优劣。

(一) 选穴原则

1. 近部选穴　是在疼痛的肢体、脏腑、五官，就近选取腧穴进行针灸治疗。

2. 远部取穴　是在疼痛部位的远距离取穴治疗。

(二) 配穴方法

根据不同疼痛治疗需要选择具有协调作用的 2 个以上的穴位加以配伍应用。常用配穴方法如下：

1. 远近配穴 如胃病，足三里配中脘。

2. 左右配穴 如胃痛，双内关、双足三里。

3. 上下配穴 如牙痛，合谷配内庭。

4. 表里配穴 如消化不良，可取胃经的足三里配脾经的至阴。

5. 前后配穴 如胃痛时，前取梁门，后取胃仓。

6. 链锁配穴 是在相同的一侧肢体同时取2~3个穴位，上下相连，互相配合。如上肢痛，取肩髃、曲池、合谷。

三、针刺方法

针刺疗法是以中医理论为指导，运用针刺防治疾病的一种方法。临床常用的针刺方法有毫针疗法、梅花针疗法、三棱针疗法等。

（一）毫针法

毫针是临床最常用的针具，因其针身纤细有如毫毛，故称为“毫针”。

1. 适应证

（1）精神、神经系统疾病：肋间神经痛、脑血管疾病、头痛、三叉神经痛、枕神经痛、周围性面神经炎、坐骨神经痛、股外侧皮神经炎。

（2）运动系统疾病；颈椎病、肩周炎、腰椎间盘突出症、腰肌劳损、踝关节扭伤、颞颌关节功能紊乱症、急性腰扭伤、老年性膝关节炎。

（3）内科疾病：心绞痛、腹痛、胆囊炎。

（4）妇科疾病：原发性痛经、更年期综合征。

（5）儿科疾病：婴幼儿腹泻。

（6）外科疾病：急性乳腺炎、腱鞘囊肿、胆绞痛、肾绞痛、急、慢性阑尾炎。

（7）皮肤科疾病：带状疱疹。

2. 针具 选择的针具应具有一定的硬度、弹性和韧性，临床上有金质、银质和不锈钢三种。

选择针具应根据患者的性别、年龄、形体的肥瘦、体质的强弱、病情的虚实、病变部位的表里深浅和所取腧穴所在的具体部位，选择长短、粗细适宜的针具。至于根据腧穴的所在部位，一般是皮薄肉少之处和针刺较浅的腧穴，选针宜短而针身宜细；皮厚肉多而针刺宜深的腧穴宜选用针身稍长、稍粗的毫针。临床上选针常以将针刺入腧穴至之深度，而针身还应露在皮肤上为宜。

3. 操作方法

（1）进针法：一般用右手持针操作，称“刺手”，左手按压所刺部位或辅助针身，称“押手”。具体有以下几种：

1）指切进针法：用左手拇指或食指端切按在腧穴位置旁，右手持针，紧靠左手指甲面刺入。此法适宜于短针的进针。

2）夹持进针法：用左手拇、食二指持捏消毒干棉球，夹住针身下端，将针尖固定在腧穴表面，右手捻动针柄，将针刺入腧穴，此法适用于长针的进针。

3）舒张进针法：用左手拇、食指将所刺腧穴部位的皮肤向两侧撑开，使皮肤绷紧，右手持针，使针从左手拇、食指中间刺入。此法主要用于皮肤松弛部位的腧穴。

4）提捏进针：用左手拇、食二指将针刺部位的皮肤捏起，右手持针，从捏起的上端将针刺入。此法主要用于皮肉浅薄部位的进针。

（2）针刺的角度和深度：在针刺过程中，掌握正确的针刺角度、方向和深度，是增强针感、提高疗效、防止意外事故发生的重要环节。同一腧穴，由于针刺角度、方向、深度的不同，所产生的针感强弱和疗效常有明显差异。

1）角度：进针时针身与皮肤表面所形成的夹角。直刺：针身与皮肤表面呈 90°左右垂直刺入。此法适于大部分腧穴。斜刺：针身与皮肤表面呈 45°左右倾斜刺入。此法适用于肌肉较浅薄处或内在重要脏器或不宜于直刺、深刺的穴位。平刺：横刺、沿皮刺，是针身与皮肤表面呈 15°左右沿皮刺入。此法适于皮薄肉少的部位。

2）深度：针身刺入人体内的深浅程度。身体瘦弱者浅刺，身强体肥者深刺；年老体弱及小儿宜浅刺，中青年身强体壮者宜深刺；阳证、新病宜浅刺，阴证、久病者宜深刺；头面和胸背及皮薄肉少处宜浅刺，四肢、臀、腹及肌肉丰满处宜深刺。

（3）行针与得气：行针也叫运针，是指将针刺入腧穴后，为了使之得气而施行的各种刺针手法。得气也称针感，是指将针刺入腧穴后所产生的经气感应。得气时，医者会感到针下有徐和或沉紧的感觉，同时患者也会在针下有相应的酸、麻、胀、重感，甚至沿着一定部位，向一定方向扩散传导的感觉。若没有得气，则医者感到针下空虚无物，患者也无酸、胀、麻、重等感觉。

得气与否及气至的迟速直接关系到疗效，一般得气迅速时疗效较好，得气较慢疗效就差，若不得气，可能无效。因此，临床上若刺之而不得气时，就要分析原因，或因取穴不准，手法运用不当，或为针刺角度有误，深浅失度。

（4）行针手法：分为基本手法和辅助手法两类。

1）基本手法有以下两种

提插法：是将针刺入腧穴的一定深度后，使针在穴内上下进退的操作方法。把针从浅层向下刺入深层为插；由深层向上退到浅层为提。

捻转法：是将针刺入腧穴的一定深度后，以右手拇指和中、食二指持住针柄，进行一前一后的来回旋转捻动的操作方法。

以上两种手法，可单独使用，也可相互配合，可根据情况灵活运用。

2）辅助手法，是针刺时用以辅助行针的操作方法，常用的有以下几种：

循法：是以左手或右手于所刺腧穴的四周或沿经脉的循行部位进行徐和的循按或循摄的方法。此法在未得气时用之可通气活血，有行气、催气之功，若针下过于沉紧时，用之可以散气血，使针下徐和。

刮柄法：是将针刺入一定深度后，用拇指或食指的指腹抵住针尾，用拇指、食指或中指爪甲，由下而上频频刮动针柄的方法。此法在不得气时，用之可激发经气，促使得气。

弹针法：是将针刺入腧穴后，以手指轻弹针柄，令针身产生轻微的震动，使经气速行。

搓柄法：是将针刺入后，以右手拇、食、中指持针柄单向捻转，如搓线状，每次搓2~3周或3~5周，但搓时应与提插法同时配合使用，以免针身缠绕肌肉纤维。此法有行气、催气和补虚泻实的作用。

摇柄法：是将针刺入后，手持针柄进行摇动，可起行气作用。

震颤法：针刺入后，左手持针柄，用小幅度、快频度的提插捻转动作。使针身产生轻微的震颤，以促使得气，增强祛邪、扶正的作用。

（5）针刺补泻：是针刺治病的一个重要环节，也是毫针刺法的核心内容。补法，是泛指能鼓舞人体正气，使低下的功能恢复旺盛的方法；泻法，是泛指能疏泄病邪、使亢进的功能恢复正常的方法。针刺补泻就是通过针刺腧穴，采用适当的手法激发经气以补益正气，疏泄病邪而调节人体脏腑经络功能，促使阴阳平衡而恢复健康。

（6）留针与出针：留针是指进针后，将针置于穴内不动，以加强针感和针刺的持续作用，留针与否和留针时间长短依病情而定。一般病症，只要针下得气，施术完毕后即可出针或酌留10~20分钟。对一些慢性、顽固性、疼痛性、痉挛性病症，可适当增加留针时间。出针时以左手拇、食指按住针孔周围皮肤，右手持针轻微捻转并慢慢提至皮下，然后迅速拔出并用干棉球按压针孔防止出血，最后检查针数，防止遗漏。

4. 禁忌证

（1）在患者过度饥饿、暴饮暴食、醉酒后及精神过度紧张时，禁止针刺。

（2）孕妇的少腹部、腰骶部、会阴部及身体其他部位具有通气行血功效，针刺后会产生较强针感的穴位，如合谷、足三里、风池、环跳、三阴交、血海等，禁止针刺。月经期禁止针刺。

（3）有严重的过敏性、感染性皮肤病者，以及患有出血性疾病，如血小板减少性紫癜、血友病等的患者。

（4）小儿囟门未闭时头顶部禁止针刺。

（5）重要脏器所在处，如胁肋部、背部、肾区、肝区不宜直刺、深刺；大血管走行处及皮下静脉部位的腧穴如需针刺时，应避开血管，使针斜刺入穴位。

（6）对于儿童、破伤风、癫痫发作期、躁狂型精神分裂症发作期等，针刺时不宜留针。

（二）梅花针疗法

梅花针又称“皮肤针”“七星针”，是以多支短针组合而成，用来叩刺人体一定部位或腧穴的一种针具。此疗法具有操作简单、安全有效、适应范围广等优点。

1. 适应证　临床各种病症均可应用，如急性扁桃体炎、头痛、痛经、皮神经炎、慢性胃肠炎等。

2. 禁忌证　局部皮肤有破溃、创伤、瘢痕及有出血倾向者、急性传染性疾病、急腹症者慎用。

3. 针具　梅花针的针头呈小锤形，针柄一般长 15~19cm，一端附有莲蓬状的针盘，针盘下面散嵌着不锈钢短针，根据所嵌短针的数目不同，可分别称为“梅花针”（5 支）、“七星针”（7 支）和“罗汉针”（18 支）等。

4. 操作方法

（1）叩刺部位：一般分循经叩刺、重点部位叩刺和局部叩刺 3 种。

1）循经叩刺：是指循着经脉进行叩刺，常用于项背腰骶的督脉和足太阳膀胱经。督脉沿背部脊柱正中走行，膀胱经沿脊柱两侧走行，自胸椎起至骶部为止，分两行，第 1 行距脊椎棘突 1~2cm，第 2 行距棘突 3~4cm。督脉为阳脉之海，能调节一身之阳气；五脏六腑之背腧穴皆分布于膀胱经，故其治疗作用广泛；其次是四肢膝肘以下的经络，因其分布着各经原穴、络穴、郄穴等，可治疗各相应脏腑经络的疾病。

2）重点部位叩刺：是指在一些重点部位（包括穴位）进行叩刺。主要是根据患者出现的病理反应点、阳性物如结节、条索、疱状软性物及局部的酸、麻、胀感在相应部位叩刺。如慢性肝炎患者可在肝腧穴附近摸到结节或条索状物，肺结核患者可见肺腧穴或中府穴有明显压痛。

3）局部叩刺：即在患部进行叩刺，如扭伤后局部的瘀肿疼痛、急性乳腺炎等。

（2）刺激强度与疗程：刺激强度要根据刺激的部位、患者的体质和病情的不同而灵活选择，一般分轻、中、重3种。

1）轻刺：用力稍小，以皮肤仅现潮红、充血为度。适用于头面部、老弱妇女患者，以及属虚症、久病者。

2）重刺：用力较大，以皮肤有明显潮红，并有微出血为度。适用于压痛点、背部、臀部、年轻体壮者，以及病属实症、新病者。

3）中刺：介于两者之间，以局部有较明显潮红，但不出血为度。适用于一般部位及一般患者。

每日或隔日1次，10次为1疗程，疗程之间间隔3~5天。

（3）操作：针具及叩刺部位以75%酒精消毒。以右手拇指、中指和无名指握住针柄，食指直接按住针柄中段，针头对准皮肤叩击，用手腕的弹力，把针尖叩刺在皮肤上，随即借着反弹力作用，把针仰起，如此连续叩打。刺时落针要稳准。针尖与皮肤呈垂直接触，提针要快。不能慢刺、压刺、斜刺和拖刺。频率一般每分钟叩打70~90次。

（三）三棱针疗法

三棱针疗法是用特制的三棱形不锈钢针，刺破穴位或浅表血络，放出少量血液以治疗疾病的一种方法，又称刺络放血疗法。

1. 适应证

神经性疼痛：如三叉神经痛、偏头痛、肋间神经痛等。

软组织损伤所致的疼痛：如急性腰扭伤、膝关节炎、腕踝关节扭伤等。

五官科疾病：牙痛、咽喉肿痛、口舌肿痛等。

皮肤科疾病：各种疖、痈、疔等。

2. 针具　用不锈钢制成，针长约6cm，针柄较粗，呈圆柱形，针身呈三棱形，三面有刃，针尖锋利。

3. 操作方法

（1）点刺法：手持三棱针，对准所要放血的部位或络脉迅速刺入0.05~0.1寸左右，随后迅速退出，以出血为度。出针后不要按闭针孔，让血液流出，并可轻轻挤压穴位，以助排血。随后，以消毒干棉球压住针孔，按揉止血。

（2）挑刺法：用三棱针挑破治疗部位的小血管，挤出少量血液。

（3）丛刺法：用三棱针集中在一个较小的部位上点刺，使之微微出血。

（4）散刺法：用三棱针在病变局部的周围进行点刺，根据病变大小，可刺10~20针以上，针刺深浅须依据局部肌肉厚薄、血管深浅而定。由病变外围向中心环形点刺，达到去瘀生新，舒经活络的目的。

（5）泻血法：以橡皮管结扎于针刺部位上端，令局部静脉充盈，左手拇指按压于被刺部位，局部消毒后，右手持三棱针对准被刺部位的静脉，迅速刺入0.05~0.1寸左右深，即将针迅速退出，使血液流出，亦可轻按静脉上端，以助瘀血排出。

三棱针疗法强度与点刺的深浅、范围以及出血的多少有关。病情轻、范围小、体质差的患者，宜采用浅刺、少刺、微出血的轻刺激。反之，病情重、范围大、体质好的患者，应采用深刺、多刺、多出血的强刺激。

治疗疗程也要根据病情轻重而定。一般浅刺微出血，可每日2次或1次；如深刺多出血，每周可放血2~3次，可每隔1~2周放血1次。

（四）电针疗法

在毫针得气的基础上，用电针治疗仪通以微量低频脉冲电流，对机体导入不同性质的电流，以加强穴位针刺作用的治疗方法。其优点是：针与电两种刺激相结合，能够提高某些疾病的疗效，并代替手法运针，节省人力，且能比较客观地控制刺激量。

1. 适应证　电针有调整人体生理功能、止痛、镇静、促进气血循环、调整肌张力的作用。电针的适用范围基本和毫针相同，常用于各种痛症、痹症和心、胃、膀胱、子宫等器官功能失调，以及运动系统损伤性疾病等，并可用于针刺麻醉。

2. 操作方法

（1）配穴处方：电针的处方配穴与毫针同，一般选用其中的主穴，配以相应的辅穴，多取同侧肢体的1~3对穴位为宜。

（2）电针方法：毫针刺入穴位有针感之后，将输出电位器调至“0”位，负极接主穴，正极接配穴，也有不分正负，将两根导线任意接在两个针柄的。然后打开电源开关，选好波型，慢慢调高至所需电流量。通电时间一般为5~20分钟左右，针麻可相应延长时间。如感觉弱时，可适当加大输出电流量，或暂时断电1~2分钟后再行通电。当到达预定时间后，先将输出电位器退回至“0”位，然后关闭电源开关，取下导线，最后按一般取针方法将针取出。

（3）电流的刺激强度：当电流开到一定强度时，患者有麻刺感，此时电流称为“感觉阈”。若电流强度再增加，患者突然产生刺痛感，并引起疼痛感觉的电流强度，称为电流的“痛阈”，脉冲电流的痛阈强度因人而异，在各种病态情况下差异也较大。一般情况下，感觉阈和痛阈之间的电流强度，是治疗的最适宜强度。但此间范围较小，须仔细调节。

3. 注意事项

（1）电针刺激量大，需防止晕针，体质虚弱、精神过敏者，尤应注意电流不宜过大。

（2）调节电流时，不可突然增强，以防引起肌肉强烈收缩，造成弯针或断针。

（3）电针器最大输电压在40V以上者，最大输出电流应限制在1mA以内，防止触电。

（4）心脏病患者应避免电流回路通过心脏。近延髓、脊髓部位使用电针时，电流输出量宜小，切勿通电过强，以免发生意外。孕妇慎用。

（五）水针疗法

在经络、腧穴、压痛点或皮下反应物上，注射适量的药液，以治疗疾病的方法。又称腧穴注射疗法，穴位注射疗法。由于应用药液剂量较常规小，故又名小剂量药物穴位注射。如采用麻醉性药物（如利多卡因）者，则成为穴位封闭疗法。

1. 适应证　凡针灸治疗的适应证大部分均可采用本法治疗，尤以腰腿疼、痹症、神经系统疾病为宜。

2. 常用药物　凡可肌肉注射的药物，都可用于水针疗法。常用的中药注射液有：当归、红花、复方当归、板蓝根、徐长卿、灯盏花、补骨脂、肿节风、柴胡、鱼腥草、复方丹参、川穹等；西药有25%硫酸镁、维生素B_1、维生素B_{12}、维生素C、维生素K_3、0.25%~2%利多卡因、阿托品、利血平、安络血、麻黄素、腺苷钴胺、曲安奈德、生理盐水等。

3. 操作方法

（1）器械：经消毒的注射器和针头，1、2、5、20ml注射器，一般穴位用牙科5号针头、4~6号普通针头，深部注射可用9号长针头。

（2）选穴处方：根据病情选择有效主治穴位。选穴要精练，一般以2~4穴（针）为宜，并选择肌肉较丰满处的穴位，也可选择阿是穴，或触诊时触到的结节、条索状的阳性反应点。

（3）注射剂量：应根据药物说明书规定的剂量，不能超量。做小剂量注射时，可用原药物剂量的1/5~1/2。

一般以穴位部位来分，头面部可注射 0.3~0.5ml；耳穴可注射 0.1ml；四肢可注射 1~2ml；胸背部可注射 0.5~1ml；腰臀部可注射 2.5ml；如用 5%~10%葡萄糖液可注射 10~20ml。

（4）操作：患者取舒适体位，用经过严密消毒的注射器和针头，抽好药液，穴位局部消毒后，右手持注射器，对准穴位（或阳性反应点）、快速刺入皮下，然后缓慢进针，得气后回抽无血，即可将药液注入。

（5）疗程：急症每日 1~2 次；慢性病一般每日或隔日一次，6~10 次为一疗程。

4. 注意事项

（1）注意药物的性能、药理、剂量、性质、有效期、配伍禁忌、副作用及过敏反应。凡能引起过敏反应的药物，必须先做皮试。副作用严重的药物不宜采用，刺激性强的药物慎用。

（2）颈项、胸背部注射时，切勿过深，药物也必须控制剂量，注射宜缓慢。避开神经干，以免损伤神经。

（3）避开血管，注射时回抽有血，应重新注射。一般药物不能注入关节腔、脊髓腔。

（4）孕妇的下腹部、腰骶部和三阴交、合谷穴为禁针穴。年老体弱者，选穴须少，剂量酌减。

（5）注射部位要严格消毒。

四、灸疗法

灸法是用艾绒为主要材料制成的艾炷或艾条点燃之后，在体表的一定部位熏灼，给人体以温热性刺激以防治疾病的一种疗法，也是针灸学的一个重要组成部分。

（一）艾炷灸

将纯净的艾绒放在平板上，用手指搓捏成圆锥形状，称为艾炷。每燃烧一个艾炷称为一壮。艾炷灸分为直接灸和间接灸两类。

1. 直接灸　将艾炷直接放在皮肤上施灸称直接灸。分为瘢痕灸和无瘢痕灸。

（1）无瘢痕灸：将艾炷置于穴位上点燃，当艾炷燃到2/5左右，患者感到灼痛时，即更换艾炷再灸。一般灸3~5壮，使局部皮肤充血起红晕为度。

（2）瘢痕灸：又称“化脓灸”，施灸前用大蒜捣汁涂敷施灸部位后，放置艾炷施灸。每炷必须燃尽方可继续加炷施灸，一般灸5~10壮。因施灸时疼痛剧烈，灸后产生化脓并留有瘢痕，所以灸前必须征得患者同意。对施灸中的疼痛，可用手在施灸部周围轻轻拍打，以缓解灼痛。在正常情况下，灸后1周左右，施灸部位化脓，5~6周后，自行痊愈，结痂脱落，留下瘢痕。

2. 间接灸　艾炷不直接放在皮肤上，而用药物隔开放在皮肤上施灸，有：

（1）隔姜灸：用鲜生姜切成薄片中间以针刺数孔，置于施灸处，上面再放艾炷进行灸疗。

（2）隔附子饼灸：用附子粉末和酒，做成小硬币大的附子饼，中间以针刺数孔，置于施灸处，上面放艾炷灸之。

（3）隔盐灸：用食盐填敷于脐部，上置大艾炷连续施灸，至症候改善为止。

（二）艾条灸

艾条是取艾绒24g，平铺在26cm长、20cm宽，质地柔软疏松而又坚韧的桑皮纸上，将其卷成直径约1.5cm的圆柱形封口而成。也有在艾绒中掺入其他药物粉末的，称药条。

艾条灸分温和灸和雀啄灸两类。

（1）温和灸：将艾条的一端点燃，对准施灸处，约距0.5~1寸左右进行熏烤，使患者局部有温热感而无灼痛。一般每处灸3~5分钟，至皮肤稍起红晕为度。

（2）雀啄灸：艾条燃着的一端，与施灸处不固定距离，而是像鸟雀啄食一样，上下移动或均匀地向左右方向移动或反复旋转施灸。

（三）温针灸

是针刺与艾灸结合使用的一种方法，适应于既需要留针又必须施灸的疾病，方法是，先针刺得气后，将毫针留在适当深度，再将艾绒捏在针柄上点燃直到艾绒燃完为止或在针柄上穿置一段长约1~2cm的艾条施灸，使热力通过针身传入体内，达到治疗目的。

（四）天灸

又称药物灸、发泡灸。是将一些具有刺激性的药物涂抹于穴位或患处，使局部皮肤发红充血，甚至起泡，以激发经络、调整气血而防治疾病的一种方法。天灸可使药物持续刺激穴位，通经入络，达到温经散寒，疏通经络，活血通脉，调节脏腑功能的效果，即可改善临床症状，又可提高机体免疫力。现在临床常用的三伏灸（贴）就属于天灸。

1. 适应证　适用于风寒湿邪久留不去以及久病阳虚体质的患者，如虚寒胃病、肾虚腰痛，风湿与类风湿性关节炎、强直性脊柱炎、颈椎病、肩周炎、腰椎间盘突出、膝关节骨性关节炎等。

2. 天灸的种类及操作方法

（1）蒜泥灸：将大蒜（以紫皮蒜为优）捣烂如泥，取3~5g涂敷于穴位上，敷灸时间为1~3小时，以局部皮肤发痒、变红起泡为度。

（2）斑蝥灸：取斑蝥适量研为粉末。使用时先取胶布一块，中间剪一小孔，贴在施灸穴位上，以暴露穴位并保护周围皮肤，将斑蝥粉少许置于孔中，上面再贴胶布固定，以局部发痒、变红、气泡为度，然后去除胶布与药粉；也可用适量斑蝥粉，以甘油调和外敷；或将斑蝥浸于醋或95%酒精中，10天后擦涂患处。适用关节疼痛、胃痛等病症。

（3）白芥子灸：将白芥子研末，醋调为糊膏状，取5~10g敷贴穴位上，用油纸覆盖，胶布固定；或将白芥子末1g，放置于5cm直径的圆形胶布中央，直接敷贴在穴位上，敷灸时间为2~4小时，以局部充血、潮红或皮肤起泡为度。适用于风寒湿痹痛。

（五）注意事项

1. 施灸的程序　临床操作一般先灸上部、痛部，后灸下部、腹部；先灸头身，后灸四肢。但在特殊情况下，须灵活运用。

2. 施灸的禁忌

（1）施灸时，应注意安全，防止艾绒脱落，烧损皮肤或衣物。

（2）凡实证，热证及阴虚发热者，一般不宜用灸法。

（3）颜面五官和大血管的部位不宜施瘢痕灸。

（4）孕妇的腹部和腰骶部不宜施灸。

（5）天灸所用中药有些为有毒之品，有些对皮肤有强烈的刺激作用，故孕妇、年老体弱、皮肤过敏等患者应慎用或禁用。

3. 灸后的处理　施灸后，局部皮肤出现微红灼热的，属正常现象，无需处理，很快即可自行消失。如因施灸过量，局部出现小水泡，只要注意不擦破，可任其自然吸收。如水泡较大，可用消毒毫针刺破水泡，放出水液，或用注射器抽出水液，再涂伤膏或湿润烧伤膏，并以纱布包裹（湿润烧伤膏勿包扎）。如行化脓灸者，灸疱化脓期间，要注意适当休息、保持局部清洁、防止感染，可用敷料保护灸疮，待其自然愈合。

第三节　推拿疗法

一、作用机制与适应证

推拿疗法直接于损伤部位或痛点推拿施术，通过机械性刺激改善局部血液循环，减少致痛物质堆积；通过促进代谢加快致痛物质的分解与清除；通过恢复局部电解质和酸碱平衡，增强机体对致痛物质的抵抗力，降低其对细胞与组织的损害；通过解痉、理筋、整复、消炎等以消除损伤灶。以上机制均有利于缓解疼痛。

此外，安静的环境、推拿过程的舒适通过影响患者的心理活动，降低中枢对疼痛的敏感性，提高其中枢痛阈水平，也是镇痛的重要机制。

推拿疗法的适应证很广，包括骨伤科、内科、妇科、外科、五官科、儿科中的多种疾病，一般来说，主要适用于慢性疾病，但对某些疾病的急性期也有良好的疗效。如腰椎间盘突出症、急性腰扭伤、梨状肌综合征、急性乳腺炎等。

（1）骨伤科疾病：颈椎病、落枕、腰椎间盘突出症、漏肩风、肱骨外上髁炎、腱鞘炎、滑囊炎、关节软组织扭挫伤、关节脱位、半脱位、关节非感染、感染性炎症及股骨头无菌性坏死等。

（2）内科疾病：冠心病、三叉神经痛、慢性胆囊炎等。

（3）妇科疾病：痛经、急性乳腺炎、慢性盆腔炎、更年期综合征等。

（4）外科疾病：腹部手术后肠粘连、慢性前列腺炎、慢性阑尾炎等。

（5）五官科疾病：耳鸣、耳痛等。

（6）儿科疾病：肌性斜颈等。

推拿禁忌证：

（1）诊断不明确的急性脊柱损伤或伴有脊髓症状患者，推拿疗法可能加剧脊髓损伤。

（2）各种骨折、骨关节结核、骨髓炎、骨肿瘤、严重的老年性骨质疏松症，推拿疗法可使骨质破坏、感染扩散。

（3）严重心、脑、肺疾病患者或体质过于虚弱者，不能承受推拿疗法的刺激。

（4）有出血倾向或有血液病的患者，推拿疗法可导致局部组织内出血。

（5）各种急性传染病、胃或十二指肠溃疡急性穿孔者。

（6）手法治疗部位有严重皮肤破损或皮肤病患者。

（7）妊娠3个月以上的腹部、腰部、髋部，手法刺激可能引起流产。

（8）精神病患者，不能配合医师操作。

二、常用手法

1. 推法

（1）操作方法

1）指推法：用手指指面（示、中指）或拇指偏峰的指面附贴在一定的部位，进行单方向直线推动。

2）掌推法：用手掌的掌面，手指自然伸直，附贴在治疗部位，做单方向的直线推动。

3）肘推法：肘关节屈曲，用肘尖部（鹰嘴突处），附贴在体表，进行直线推动。

4）分推法：用两手拇指螺纹面自穴中向两旁“相反方向的箭头”方向推动。

（2）操作要求

1）患者被治疗的部位，肌肉要放松，精神安定。

2）操作时手指、掌面、肘尖部要紧贴体表，不能滑动，直线推动，不得歪斜。

3）推动时用力要稳，速度缓慢均匀，治疗部位擦上一些润滑剂，以加强疗效。指推法轻快柔和，操作频率每分钟 120~180 次。

2. 拿法　用手将适当部位的皮肤稍微用力拿起来，叫做拿法。临床常用的有在腿部或肌肉丰厚处的单手拿法。

（1）操作方法

1）三指拿法：用大拇指和示、中二指挟住肢体，捏住筋腱，然后拇指与示、中二指相对用力，在一定的部位或穴位上，进行一紧一松连续性的向上提拿。

2）五指拿法：用大拇指与其余四指挟住一定部位，相对用力，有节律性的进行一紧一松连续性的向上提拿。

（2）操作要求

1）拿法手法较重，操作时，用劲要灵活，动作要有连贯性，做到刚中有柔，可用双手或单手操作。

2）拿取的部位要准确，用力由轻到重，不能突然用力，切忌用暴力。

3. 按法　用指尖或指掌，在患者身体适当部位有节奏的一起一落按下，叫做按法。

（1）操作方法

1）掌按法：单掌或双掌，手指自然分开，在一定部位进行按压。

2）指按法：手握拳，拇指伸直，用拇指指端或拇指腹，在一定的部位或穴位上进行按压。

3）屈指按法：用拇指、示指屈曲之指间关节突起处用力按压穴位。

4）肘按法：屈肘，用肘尖在一定的部位或穴位上进行加力按压。

指按法适用于全身各个部位及穴位。掌按法、肘按法适用于腰背及肌肉丰富的部位。

（2）操作要求

1）按压操作的部位，要紧贴体表，不能来回移动。

2）按压的力量，要由轻到重，不能用暴力猛然按压。

3）指按法、屈指按法面积小，刺激强，力量较大，在操作穴位上按压，达到“酸、痛、胀”的感觉即停。

4）掌按法在操作时，为加强按压力量，借助体表增加压力，可双掌相叠按压。

4. 摩法　摩，就是抚摩的意思。用手指或手掌在患者身体的适当部位，给以柔软的抚摩，叫做摩法。摩法多配合按法和推法，有常用于上肢和肩端的单手摩法和常用于胸部的双手摩法。

（1）操作方法：①掌摩：用手掌面贴附在治疗部位上，拇指伸开，其他四指自然并拢伸直，做环形有节律性的环旋运动；②指摩：用示指、中指、无名指指面贴附于体表一定部位，手指伸直，做环形有节律性的环旋抚摩。

（2）操作要求：①操作时肘关节稍屈，腕部肌肉放松；②用掌摩或指摩动作要和缓协调而有节律，操作频率每分钟 120 次。

5. 点法　用屈曲的指间关节突起部分为力点，按压于某一治疗点上，称为点法。它由按法演化而成，可属于按法范畴。具有力点集中，刺激性强等特点。有拇指端点法、屈拇指点法和屈示指点法三种。常用于腹挛痛、腰腿痛等的治疗。

（1）操作方法

1）拇指端点法：用手握空拳，拇指伸直并紧贴于食指中节的桡侧面，用拇指端为力点压于治疗部位。

2）屈拇指点法：是以手握拳，拇指屈曲抵住示指中节的桡侧面，以拇指指间关节桡侧为力点压于治疗部位。

3）屈食指点法：是以手握拳并突出示指，用示指近节指间关节为力点压于治疗部位。

（2）操作要求：本法刺激较强，使用时要根据患者的具体情况和操作部位酌情用力。

6. 揉法　用手贴着患者皮肤，做轻微的旋转活动的揉拿，叫做揉法。

（1）操作方法

1）掌揉法：用手掌跟附在治疗部位进行揉动。

2）大鱼际揉法：大鱼际贴附在一定治疗部位上进行揉动。

指揉法：用拇指或示、中、无名指指面贴附在一定部位或穴位上进行轻柔连贯的揉动。

3）前臂揉法：用前臂附着于体表一定部位进行灵活轻巧的揉动，常用于肩、腰、背等肌肉较丰富的部位。

4）肘揉法：肘关节屈曲，用肘尖部紧贴在体表一定部位或穴位上进行揉动。

5）掌跟揉法、指揉法，轻柔缓和适用于全身各部位。肘揉法多用于腰背、四肢及肌肉较丰富的部位。

（2）操作要求：①揉法比摩法用力重，刺激性稍强。揉动时动作要缓慢，协调，有节律，着力要集中在手掌或手指上，操作时频率每分钟 120～160 次；②操作时不要在皮肤表面来回摩擦，用力揉动时由轻到重。

7. 搓法　用双手掌面挟住一定部位，相对用力快速揉搓，同时上下往返移动，称搓法。

（1）操作方法：患者放松被治疗部位的肌肉，操作者用双手掌面挟住一定的部位，相对用力，做快速揉搓，进行上、下往返运动。

（2）操作要求：①搓动时，被挟住的部位不可过紧，也不能放松；②双手用力时要对称，搓动要快，移动要慢；③搓动的动作，要轻快柔和，均匀，呼吸要自然，不可屏气。

8. 捏法　在适当部位，利用手指把皮肤和肌肉从骨面上捏起来，叫做捏法。捏法和拿法有某些类似之处，但是拿法要用手的全力，捏法则着重在手指上。拿法用力要重些，捏法用力要轻些。

（1）操作方法

1）三指捏：大拇指与示、中两指挟住肢体或治疗部位，相对用力进行有节律的摆动。

2）五指捏：大拇指与其余四指捏住肢体或治疗部位，相对用力进行挤捏。

（2）操作要求：捏法在操作时，用力要均匀柔和，有节律的做连续不断灵活轻巧的挤捏，可用双手或单手操作。切忌用力或用死劲挤捏。

9. 扳法　术者用双手作相反方向或同一方向用力扳动肢体称为扳法。又名搬法。常用于四肢及颈腰部。有舒展筋脉、滑利关节、松解粘连、帮助复位等作用。根据用力方向和施行方法的不同而有侧扳、后扳、斜扳等多种。常用于脊柱及四肢关节，对关节错位或关节功能障碍等病症有较好疗效。

（1）操作方法

1）颈项斜扳法：患者头部略向前屈。医师一手抵住患者头侧后部，另一手抵住对侧下颏部，使头向一侧旋转至最大限度时，两手同时用力作相反方向的扳动。适用于颈椎病。

2）胸背部扳法：患者坐位，令其双手交叉扣住，置于项部，医师在其后面，用两手从患者腋部伸入其上臂之前，前臂之后，并握住其前臂下段，同时用一侧膝部顶住患部脊柱，嘱患者身体略向前倾，医师两手同时作向后上方用力扳动。适用于胸椎关节错位。

3）腰部斜扳法：患者侧卧位，医师用一手抵住患者肩前部，另一手抵住臀部，或一手抵住患者肩后部，另一手抵住髂前上棘部，把腰被动旋转至最大限度后，两手同时用力作相反方向扳动。适用于急性腰扭伤、椎间盘病变。

4）腰部后伸扳法：患者俯卧位，医师一手托住患者两膝部，缓缓向上提起，另一手压在腰部患处，当腰后伸到最大限度时，两手同时用力作相反方向扳动。适用于急慢性腰痛、腰椎间盘病变。

（2）操作要求　操作时动作必须果断而快速，用力要稳，两手动作配合要协调，扳动幅度一般不能超过各关节的生理活动范围。

10. 摇法　使关节做被动的环转活动，称摇法。

（1）操作方法

1）颈项部摇法：用一手扶住患者头顶后部，另一手托住下颏，作左右环转摇动。

2）肩关节摇法：用一手扶住患者肩部，另一手握住腕部或托住肘部，做环绕摇动。

3）髋关节摇法：患者仰卧位，髋膝屈曲。医者一手托住患者足跟，另一手扶住膝部，作髋关节环转摇动。

4）踝关节摇法：一手托住患者足跟，另一手握住大拇趾部，作踝关节环转摇动。

5）腕关节摇法：操作者一手握其腕后，另一手握其手掌的远端，作腕关节环转活动。

（2）操作要求：摇法动作要和缓，用力要稳，摇动方向及幅度须在患者生理许可范围内进行，由小到大。

11. 擦法

（1）操作方法

1）掌擦法：用手掌面贴附在一定部位，手指及手腕部自然伸直，稍用力进行前后或上下直线来回摩擦。

2）小鱼际擦法：用小鱼际部位贴附在一定部位上，手指自然垂直，进行前后或上下直线来回摩擦。

3）大鱼际擦法：用大鱼际贴附在治疗部位上，手指及腕自然伸直，进行前后或上下直线来回摩擦。

（2）操作要求

1）操作时对治疗的部位，手要紧贴体表，用力要稳，要均匀，动作连续。

2）操作者的呼吸要自然，切忌屏气硬擦，以避免擦破皮肤。

3）对体表的压力，幅度要大，擦的速度要均匀，操作频率每分钟 100~120 次。

4）治疗的部位要充分暴露，并涂适量的润滑油或按摩药膏（如红花油等），以防擦破皮肤，通过药物的渗透来加强疗效。

12. 㨰法

（1）操作方法：用手背近小指、无名指、中指的掌指关节部分紧贴于体表部位，手指要自然弯曲，依靠腕关节主动屈曲运动，带动前臂作旋前、旋后运动，使掌背在治疗部位上持续不断的来回滚动。

（2）操作要求：

1）肩关节及上肢的肌肉放松，肩部自然下垂，上臂不要紧贴胸壁，肘关节微屈，肘部离开胸前壁约半尺。

2）腕关节放松，屈伸幅度要大，使掌背一半以上面积接触体表。当腕关节屈曲时，前臂相应做旋后运动，当腕关节背伸时，前臂相应做旋前运动。用掌指小指侧为着力点。着力点必须紧贴体表，不可产生拖动、跳动或辗动。

3）滚动的压力是在腕、臂连续摆动过程中自然形成的，不可单纯追求压力而使劲猛压治疗部位，造成手法失去柔和性。

4）指掌应放松，手指自然弯曲，掌背形成曲面，滚动时前后摆动的力量、压力、速度及摆动的幅度要均匀，动作要协调有节奏，不可时快时慢，时轻时重，每分钟滚动约 120~160 次。

第四节　牵引疗法

牵引疗法是一种历史悠久的治疗方法，古代东西方的先贤都曾采用此法治疗疼痛。

一、治疗机制

1. 减轻椎间盘压力，促使髓核不同程度回纳　不论卧位还是站立悬吊牵引均能使椎间盘压力减轻，使椎间隙增大，后纵韧带紧张，利于突出的髓核不同程度的回纳或改变与神经根的相对位置关系，从而缓解神经刺激症状。

2. 解除肌肉痉挛　颈腰部病变导致的疼痛使颈腰背部的肌肉痉挛、颈椎活动受限，间歇使用牵引可解除肌肉的痉挛，使肌肉得到放松和舒张，促使正常颈或腰椎活动的恢复，切断疼痛的恶性循环。

3. 解除脊椎后关节负载　颈、腰椎病变或腰背部软组织损伤，常伴有或继发脊椎后关节功能紊乱或半脱位、滑膜嵌顿等微细异常改变。牵引可使脊椎后关节恢复正常对合关系，并解除其负载重量。

4. 促使炎症消退，修复损伤的软组织　牵引治疗可使患病的脊柱得到制动，减少运动引起的刺激，使受累软组织得以充分休息，利于充血、水肿的消退，以及软组织损伤的修复。

5. 复位滑脱的椎体　牵引可使重叠错位的小关节复位，滑脱的椎体也随之复位。

二、适应证和禁忌证

1. 适应证　①颈、肩、背部疼痛，颈椎病有神经症状者；②颈椎自发性半脱位、脱位、颈椎骨折、颈椎间盘损伤或突出症；③腰椎间盘突出症，腰部急性扭伤与慢性损伤，腰椎小关节紊乱，腰肌纤维组织炎；④脊椎不稳等；⑤脊柱侧凸用牵引疗法，可作为手术前的准备；

⑥持续牵引可治疗脊柱骨折、长骨骨折等。

2. 禁忌证　①脊柱化脓性炎症；②脊柱结核；③脊柱肿瘤等。

三、常用的牵引方法

1. 颈椎牵引　临床上多采用颌枕牵引带牵引法，可分为坐位和仰卧位两种方式。

（1）患者取仰卧位：床头垫高20~25cm，用颌枕带套住并固定患者的下颌和枕部，并通过滑轮连接重量，牵引重量在开始时为4~8kg，以后可逐渐增加至5~10kg，每次牵引20~30分钟，每日2~3次，3周为一疗程，必要时可做2~3个疗程，两疗程间休息3~4周。牵引时的颈位与病变部位有关，病变主要在关节突时，颈部屈曲30°~40°；病变主要在椎间关节时，颈部宜在中立位。

（2）患者取坐位：用颌枕带套出并固定患者的下颌和枕部，再通过滑轮连接重量。取头部略向前倾位，牵引重量从小重量开始逐渐增大，可选用2~3kg，如无不良反应，再逐渐增大至5~10kg，每次约30min，每日2~3次，有学者认为坐位牵引时，牵引力应超过头颅重量为佳。

2. 骨盆牵引　患者仰卧于硬板床上，将床位垫高20cm，使头低脚高位，腰部用特制的骨盆带缠绕固定，两侧各有扁带，一端连于骨盆带，一端通过滑轮与重量相连。每侧重量为5~10kg，每天牵引1~2次，每次60~120分钟，每3周为一疗程。牵引重量宜逐渐增加，应根据病情、患者体质和肌肉发达程度而定，以不使患者疼痛为度。

3. 牵引床电动、机械牵引　患者仰卧于电动控制机械牵引床上，胸部及骨盆分别用固定带固定，用体重60%~90%重量的牵引力或用超体重10kg的牵引力牵引60分钟，在60分钟内可先给予数次较轻牵引力，以让患者适应。牵引后卧床1~2周，必要时在1~2周内可重复牵引2~3次。此法适用于腰椎疾病的牵引治疗，做颈椎牵引时牵引力要减小一些。

四、注意事项

（1）卧床休息是治疗颈腰背痛的有效措施之一，尤其行牵引治疗的患者，牵引后应根据不同病情适当卧床休息1~3天，也可配合其他疗法如神经阻滞、热疗、推拿等，能加速病情的恢复，并减少复发率。

（2）大重量牵引时，宜缓慢递增，充分考虑患者体质等实际情况，灵活掌握，设置力量不能生搬硬套，切忌用力过猛。

（3）尤其电动机械牵引时，操作者不能离开患者，更不能让患者自行设置，以免发生意外。另外，操作者应经专门培训，并熟练掌握牵引床的各项功能。

（4）行颈腰椎牵引治疗后的患者宜用围领、围腰或胸腰椎支架保护。

第五节　支具疗法

支具是骨伤科、疼痛科治疗中较常应用的手段，较多见于颈、腰、腿痛的治疗。

一、作用机制

支具可起到制动和保护作用，能使局部软组织得到充分休息。所以支具的作用有利于缓解肌肉痉挛，促进局部血运恢复，消散致痛物质，减少神经根的刺激，改善椎间关节炎症，缓解疼痛。多数学者认为，支具的作用不仅是简单的限制活动，而是由于支具捆紧可以增加腹腔及胸腔压力，从而分担脊柱重力的负荷。在这两种机制作用下，可减轻疼痛症状，有助于提早起床活动和局部及全身疾病的恢复。

二、适应证

（1）腰肌劳损、骨关节炎引起的腰痛。

（2）椎弓根崩裂、脊柱滑脱。

（3）脊柱骨折、脱位后恢复期的疼痛，应用支具保护可巩固疗效。

（4）先天性畸形并发的腰腿痛，如腰椎骶化、椎体畸形。

（5）颈或腰椎手术后，及其他疗法后（溶核术后、椎管内神经阻滞后、牵引治疗后）的辅助治疗。

（6）脊柱结核静止期或有可能发生脊柱病理骨折的患者。

（7）椎间盘突出症患者。

（8）举重、搬运工、武术运动员等特殊职业者。

三、常用支具

1. 围腰　种类较多，大多数均以帆布或皮革衬以铝钢或竹片制成，上方包括下肋弓，向下覆盖髂嵴部，对腰部起到部分限制活动及支持作用。

围腰常用于腰肌劳损、纤维组织炎、腰椎间盘突出症、骨关节炎、椎弓根崩裂等慢性腰痛患者。

对腰肌劳损或慢性腰痛但需久坐的患者，可自制宽腰带，俗称“护腰”来作辅助保护之用。

2. 围领或颈托　可用于行非手术疗法之后的颈椎病、颈肩软组织痛患者，直至症状消失后2~3周，方可停用。

3. 胸腰椎支架　主要用于脊柱结核、脊柱侧凸或其他脊柱畸形，也可用于腰椎间盘突出症等。

四、注意事项

（1）支具治疗脊柱畸形，主要作用是使畸形不再发展或减慢其发展，故对于畸形应在使用支具之前先用手术方法予以矫正。

（2）长时间应用支具后，脊柱周围肌肉会产生失用性萎缩。一旦去掉支架会复发或加重，应配合背肌锻炼，使背部肌肉不发生萎缩。

（3）用支具处的皮肤应经常清洗，保持清洁，避免摩擦、挤压引起感染。

（4）尽可能不使支具与皮肤直接接触。

第六节　刮痧疗法

刮痧疗法是用边缘光滑的器具（如钱币、汤匙、瓷器片、玉片或特制刮痧板）蘸香油或清水，在人体皮肤上反复刮动至皮下出现紫红、细小如沙粒样的出血点的一种治疗方法。

本法具有宣通透泄、发散解表、舒筋活血、调和脏腑功能、理气祛邪止痛之功效，临床上多用于治疗腹泻、头痛、咽喉肿痛、暑湿浊痛及风湿痹痛。

1. 治疗部位　颈项部、腰背部、胸腹部及四肢的屈面。

2. 操作方法

（1）刮痧法：选好刮痧部位，取合适体位，暴露局部，术者手持刮痧板蘸水或者香油在治疗部位刮动，刮至有干涩感，再蘸再刮，直至皮下呈红色或紫色为止，刮毕擦干局部。刮动方向：在脊柱两旁刮时，沿肋间由内向外刮，呈弧状，长约 10cm；在颈时，由上而下顺刮，力量要均匀，不要来回刮动。

（2）扯痧法：患者取坐位或卧位，术者洗手，用右手拇、示指蘸水，捏起患者需刮痧部位的皮肤，用力提扯多次，以扯出紫红色痧点为度。

3. 注意事项

（1）刮痧板边缘一定要光滑，以防刮破皮肤。

（2）用力程度要根据患者感觉和耐受力而调节。

（3）体弱病重、伴有出血性疾病患者及皮肤病变者禁用此法。

第七节　拔罐疗法

拔罐疗法又称“吸筒疗法”，民间俗称“拔火罐”，是用罐状器具采用烧火、湿热或直接抽取罐内空气等法，造成罐内负压吸附在患处或穴位上，使局部充血或淤血，产生刺激，以达到防治疾病的目的。拔罐疗法具有通经活络、行气活血、消肿止痛、祛风散寒等作用，适用于风湿痹痛、急慢性软组织损伤疼痛、腹痛、胃脘痛、腰背痛、头痛、痛经等。

（一）火罐法

1. 操作方法

（1）上罐：点火选用下列方法之一，将火罐吸附于所选部位。

1）闪火法：用镊子夹持95%乙醇棉球迅速点燃后，伸入罐内中段绕一周后抽出，立即将罐按扣在治疗部位上。

2）投火法：将纸片卷成筒状点燃后投入罐内，随即将罐按扣在治疗部位上。

3）贴棉法：用95%乙醇棉球一小块贴在罐内壁中段，点燃后按扣在治疗部位。

（2）拔罐：根据不同的病症选择适宜的方法，使皮肤呈现紫红色。

1）坐罐：将罐吸附在皮肤上不动，留置10min左右。

2）闪罐：用闪火法使罐吸着后，立即拔下，再吸再拔，反复多次。

3）走罐：先在施术部位和罐口边薄涂一层凡士林，待火罐吸住后，一手扶住罐体，用力向上、下、左、右慢慢来回推动几次。

4）刺血拔罐：在痛处常规消毒后，先用梅花针叩打或用三棱针浅刺出血，再行拔罐，留置5~15分钟，起罐后局部消毒。

5）留针拔罐：将毫针柄上缠裹乙醇棉球，刺入穴位留针，将棉球点燃后，用火罐罩紧，此法有留针、拔罐双重作用。

（3）起罐：一手扶住罐体，一手指按压罐口皮肤，使空气进入，罐子即可脱落。

2. 注意事项

（1）拔罐时应取适当体位，选择肌肉丰厚的部位。

（2）根据部位选择大小合适的火罐，并仔细检查罐口边缘是否光滑，有无裂痕，以防损伤皮肤或漏气。

（3）拔罐动作要稳、准、快，留罐过程要随时检查罐子吸着情况。

（4）凡高热、出血性疾病和皮肤有水肿处、破溃处、大血管处及孕妇的腹部、腰骶部均不宜拔罐。

（5）局部拔罐后起大水疱时要用无菌注射器抽出疱内液体，再涂以甲紫，并用无菌纱布覆盖。

（二）药（水）罐法

此法适用于寒湿痹痛。

1. 操作方法

（1）将中药用纱布包好置于煮锅内，加水煮沸（或不加中药，仅添清水），将竹罐数个投入药水（或水）中，同煮 5~10 分钟。

（2）用镊子夹罐底端取出（罐口朝下），甩尽罐中水珠。

（3）用折叠的湿冷毛巾紧扪罐口（降低温度避免烫伤）后，趁热急速将罐扣按在治疗部位上。

（4）留罐 10~20 分钟后起罐，一次可拔多个罐子。

2. 注意事项　同拔火罐法。

（三）抽吸法

抽吸法所用的罐具为青霉素、链霉素药瓶磨制而成，或取透明塑料圆筒，内置抽气活塞，一端磨平而成。

1. 操作方法

（1）先将瓶口处扣在穴位上，再用注射器从橡皮塞处抽出瓶内空气，或拉吸气活塞抽出圆筒内空气。

（2）留置 10~15 分钟后起罐。

2. 注意事项　同拔火罐法。

（丁泽君　张纵横）

第十章　门诊无痛技术

第一节　无痛流产

（一）原理

1. 人工流产是指妊娠早期（14 周）内用人工方法终止妊娠的方法，用来作为避孕失败的补救措施。常用的方法：药物流产术、钳刮人工流产术、负压吸引人工流产术。药物流产适用于 4 周以内妊娠。通过服用抗孕药物终止妊娠，不需使用机械器具进入宫腔操作。方法简便，安全有效，患者痛苦轻，恢复体力快，但对妊娠时间要求高，有时会发生不全流产，需要手术治疗。负压吸引流产即吸宫术，在妊娠 10 周内应用 400~500ml 汞柱负压的装置将子宫内胚胎组织物吸出的手术。手术时间仅数分钟，并发症少，可在门诊进行。钳刮流产即刮宫术，扩张子宫颈后，用手术钳取出胎儿及胎盘的手术。适用于终止 11~14 周妊娠及不宜用药物流产者。手术时间短，无药物副作用，可在门诊进行。

门诊人工流产手术是指负压吸引流产和钳刮流产，手术方式简单，需时短暂，顺利时 3~5 分钟即可结束操作，但术中扩张子宫颈和刮吸子宫内膜时可使患者感到极度疼痛和不适，强烈性刺激可引起反射性心率、血压变化。支配子宫的内脏神经主要来自 $T_{10\sim12}$、$L_{1\sim2}$ 交感神

经支及 $S_{2\sim4}$ 副交感神经，主要分布于子宫颈，并在宫颈旁内口形成宫颈旁神经丛。在交感与副交感神经的传出纤维中同时会有传入的感觉神经纤维，感觉神经末梢在宫颈口内尤其丰富，术中扩张颈口和吸刮子宫壁时均会产生较强烈痛感，同时因副交感神经占优势，反射影响患者血压和心率，严重时出现人流综合症。患者表现心率过缓，心率不齐，血压下降，面色苍白，头昏、胸闷恶心呕吐、身出冷汗，甚至可出现抽搐、昏迷。虽然多数症状于患者休息后可自行缓解，但对原有心肺疾患患者也可能造成严重后果。因此如何采用适当方法使孕妇在安静、平稳、无痛的状态下平安完成手术，避免不良反应发生，受到普通关注。

2. 人工流产镇痛方法有以下几种

（1）全身用药：通过口服、肌肉或静脉注射镇静镇痛药物来缓解患者的精神紧张，提高痛阈，减轻人流不良反应。

（2）局部麻醉：应用表面麻醉或宫颈旁阻滞麻醉。

（3）全麻：以全麻方式提供人流镇痛，要求选用起效快、苏醒快、镇痛效果好、苏醒后无不良后遗作用的麻醉药物。

（4）硬膜外阻滞：麻醉平面能够满足手术需要，能完全消除术中疼痛，获得满意的麻醉效果，但因操作技术要求高，有发生并发症的危险，而且麻醉恢复时间长，不适用于门诊人工流产手术，一般仅适用于住院条件下的特殊病例。

目前，比较成熟完善的麻醉方法是静脉全身麻醉。术中使用的是新型、安全、有效的静脉注射全身麻醉药，经静脉给药，约 30 秒可进入麻醉状态，在孕妇无知觉的情况下，进行手术，孕妇在手术后意识完全恢复，一位技术良好的妇产科医师，在患者无特殊情况的前提下，手术时间 5 分钟以内，休息 30 分钟即能自行离院（要求家属陪同）。本章节讨论的无痛流产手术是指在静脉全身麻醉下进行的人工流产，就是在钳刮/负压吸引流产手术的基础上，加上静脉全身麻醉，手术中没有痛感。

（二）适应证

1. 避孕失败而受孕；患各种疾病不宜继续妊娠者；各种特殊情况不能继续妊娠者。

2. 怀孕 10 周（70 天）以内可以做。

3. 人流手术的最佳时间为妊娠 50 天左右（从最后一次月经开始第一天算起）。

符合 1+2，没有禁忌证的患者。

（三）禁忌证

无痛人流的禁忌证包括人工流产和静脉全麻的禁忌证，如下：

1. 各种疾病的急性期，严重的全身性疾病或严重的心、肝、肾等重要脏器功能损害，如心衰，高血压等，需待治疗好转后住院手术。

2. 急、慢性生殖系统炎症，如霉菌性阴道炎、宫颈重度糜烂等。

3. 妊娠剧吐酸中毒尚未纠正者。

4. 术前体温>38℃者。

5. 对麻醉药品过敏或不良麻醉记录者。

6. 具有脂肪代谢障碍和须慎用脂肪乳剂的患者。

7. 上呼吸道感染较重者。

8. 呼吸系统疾病者，如哮喘，慢阻肺等。

9. 神经系统疾病者，如癫痫等。

10. 精神系统疾病不能配合者。

（四）操作方法

1. 患者先挂号（妇科），看医师，进行妇科检查，确定阴道清洁度、子宫体大小，进行妊娠化验。

2. 确诊怀孕者再进一步检查血常规、尿常规、肝功能、乙肝（表面抗原是否阳性）、艾滋病毒化验、心电图检查、B 超（确认是否宫内）。

3. 麻醉检查（是否耐受麻醉，交代麻醉注意事项）。

4. 预约手术。

5. 手术日

（1）接受静脉麻醉的患者，做好患者核查，明确术前准备已完善，麻醉、手术知情同意书已签署，义齿、首饰等物品已摘除，进一步确认禁饮食后，接入手术室，等待麻醉。

（2）麻醉医师准备麻醉机、麻醉器材、麻醉及抢救所用药品。

（3）手术医师、麻醉医师、护士再次核查患者个人信息、手术等相关信息。

（4）麻醉医师连接心电图、血氧饱和度等相关监护，护士开放静脉通路，建立麻醉通道。

（5）术者详细复查子宫位置（前倾或后倾）、大小及附件区有无触痛。用窥阴器扩开阴道，拭净阴道内积液，暴露出子宫颈，宫颈及颈管消毒后，用宫颈钳钳夹宫颈前唇或后唇。进行阴道检查，确定有无炎症。进行阴道消毒。

（6）麻醉诱导期：应用静脉麻醉药物，确保诱导过程中循环稳定，麻醉深度能够满足手术需要。

（7）麻醉维持期：术者手术开始，麻醉医师维持麻醉深度，观察生命体征，患者有无体动等，确保生命体征稳定和适宜的麻醉深度，填写麻醉记录单。

（8）麻醉苏醒期：根据手术进程，及时停用麻醉药物，手术结束后确保患者平稳清醒，评估患者能否出室。

（9）由麻醉医师评估符合出室指征后，患者入休息室休息，至少半小时后由手术医师、麻醉医师评估，符合离院指征后，再次交代注意事项，由家属陪同离院。

6. 麻醉操作技巧

（1）为避免异丙酚引起的注射部位疼痛和静脉炎，给异丙酚之前 5 秒内静脉推注 2% 利多卡因 2ml，不仅起到心肌保护和脑保护的作用，而且完全消除了异丙酚的上述不良反应。

（2）异丙酚的推注速度很有一些讲究，对于术前知道不好做的，可以在推注初期快点，在给到总量 2/3 之后变慢，这样可以延长异丙酚的作用时间。相对地，对于取环什么的，特快的那些，就可以在总量减少的基础上加快推注速度，时间就相对较短。

（3）提前吸氧很重要，不论面罩还是鼻导管吸氧，给药前提前吸氧 5~10 分钟，也有介绍在给完异丙酚总量 2 分钟内，扣紧面罩捏 4、5 下。这样血氧饱和度即使下降，很少低于 90%，虽然就算不吸氧，也能慢慢上来，但是脑缺氧当然时间越短越好。

（五）注意事项

1. 麻醉注意事项

（1）麻醉前 6 小时禁饮食（高血压药物可一口水服下）。

（2）麻醉前请摘下活动假牙，金属物品及贵重物品。

（3）手术结束离院，需要有负责任的成年人陪同。

（4）全身麻醉结束后 12 小时内，不能登高、驾驶汽车，应避免做重要决策的事情。

2. 无痛人流手术前注意事项

（1）手术应在妊娠 70 天之内进行，如实向医师叙述可能的受孕时间及既往的孕产史，重要疾病。患有急性肝炎或浸润型肺结核者，应先治愈这些疾病。

（2）有过敏体质或药物过敏史者，术后需带避孕环者，事先告知医师。

（3）术前 3 日禁性交，术前 1 天洗澡更衣。

（4）手术当日 6 小时禁饮食（高血压药物可一口水服下）。

（5）带妇女卫生巾、卫生纸。

3. 无痛人流手术后注意事项

（1）无痛人流手术后应观察 2 小时，注意阴道流血和腹痛情况，假如没有什么反应就可以回家。

（2）无痛人流需要休息 2 周，并预防着凉和感冒，多吃些富有营养的食物，使身体尽快恢复正常。

（3）在无痛人工流产的一段时间内，子宫内膜上的创伤尚未恢复，子宫颈口松弛，宫颈内原来的黏液栓

（有阻止细菌进入宫腔的作用）已被去掉，新的粘液栓尚未形成，此时如不注意卫生，阴道内细菌容易进入宫腔引起感染。因此人工流产后更需要注意外阴的卫生，每天用温开水清洗1~2次，勤换卫生巾，2周内或阴道流血不干净者禁止坐浴，一个月内禁止性生活，以防生殖器官感染。如果有发热，腹痛，阴道分泌物有异常气味者，可能为感染所致，应及时就诊。

（4）饮食方面需注意营养搭配，保证蛋白质的摄入。多吃蔬菜和水果，但要少吃生、冷、硬的食物以免刺激肠道引起消化不良。有些地方“小月子”时不让吃水果，这会影响维生素和矿物质的摄入，不利于产后的恢复，只要水果不是从冰箱里刚拿出来的就可以吃。

（5）心理恢复：在经历了无痛人流手术以后，女性会产生抑郁、沮丧、哭泣、烦躁、失眠等一系列精神症状。这是因为妊娠前后体内激素水平发生变化引起的。多数人会不治而愈。然而，手术后的调养对女性身心能否尽快恢复也有重要作用。首先是要保证充分的休息。有些人认为无痛人流不是什么大手术，照常工作甚至加班加点，这种想法与做法是不可取的，否则会给身体带来极大的伤害，很难再恢复到之前的状态。当然，也有些人因工作缠身或因个人原因，不能让单位知道而不便请假，因而难以做到手术后充分休息。这时就应该将手术的时间选择在靠近周末的日子，凭借周末公休，使身心得到休息。同时应于流产后1~2周内安排一些轻松的工作或放慢工作节奏。至于在心态上的调整，首先要正确认识和接受手术后的恐惧、悲痛及内疚等情绪变化，了解到这种变化会随着时间消退。为了缓解情绪变化给自己带来的不适，可以寻求适当的宣泄方式，如哭泣和倾诉等。另外，选择正规的医院进行手术和产后复查，寻求医师的帮助，以确保产后恢复良好，这是对以后再次妊娠的保证，也能帮助患者顺利度过心理恢复期。总之，女性朋友在无痛人流后只有充分地休息和进行心态上的调整，才能使自己的心理恢复到人流前的状态。

（六）不良反应

人工流产术虽然操作简单，但妊娠期子宫血管丰富，宫体变软，术者稍有不慎就可能发生异常情况，给受术者带来痛苦，甚至意外。

（1）出血：术中出血常常发生在妊娠周数较大者。因为胎盘面积较大，而选用的吸管较小，负压不够，不能迅速将胎盘及胎儿成分取出，子宫就不能很好地收缩止血，所以容易引起出血。此时应尽快除去胎盘组织和宫腔内容物，再注射宫缩剂，出血就会止住。

（2）术后残留物：人工流产术后如果有少部分绒毛或蜕膜残留在宫腔内，易发生术后感染。其症状是子宫收缩不良，阴道不规则出血，至术后 2 周出血仍不止，有时量很多，或为血性白带，有臭味，多伴有微热，说明宫腔内有感染。此时一定要请医师仔细检查，如发现宫腔内有绒毛或蜕膜且部分在宫颈口堵着，应在抗感染的同时，立即消毒局部，然后清除官腔内残余的组织，术后给予抗生素及官缩药物。有时少量残留在子宫腔内的蜕膜组织，由于慢性炎症和异物的刺激，易形成子宫内膜息肉，其血运与子宫壁血运相通而引起出血。因为息肉可在子宫内长期存留，所以应该在宫腔镜下手术切除，以彻底解决子宫的不正常出血。

（3）漏吸：孕妇做完人工流产术后仍有早孕反应，除了因子宫畸形影响手术成功之外，还常有另一种情况，那就是因为子宫的位置不好，或手术医师胆怯，未能将胚胎组织吸出，使胎儿在子宫内继续生长发育。对此孕妇决不能抱有任何幻想，应到医院尽早手术。因为胎儿经过人工流产术的创伤，即使足月分娩，很可能为残疾儿，会给孩子、家庭、国家带来痛苦或负担。

（4）子宫穿孔：人工流产术是一种盲目的手术，全凭医师手的感觉。如孕妇子宫位置不好（重度前倾屈或后倾屈）、宫颈发育不良、年龄<20 岁或>50 岁（子宫颈和阴道弹性差，子宫收缩力较弱）、哺乳期子宫较软、于宫畸形等，均会给手术带来一定的困难，甚至发生子宫穿孔。子宫穿孔使孕妇突然感到下腹部剧烈疼痛，伴有恶心、呕吐、肛门下坠等不适，严重者面色苍白、出冷汗、四肢发凉，甚至昏厥等。此时手术应立即停止，做好必要的检查，最好入院观察确诊和治疗。如果是小的穿孔，如探针穿孔，用抗生素和宫缩剂治疗观察数日即可愈合好转。经上述治疗如不见好转，又出现腹痛、伴压痛、反跳痛及腹肌紧张，就应想到有内出血或脏器损伤的可能，此时应找出病灶加以清理和手术治疗，以确保患者的健康与安全。

（5）畸形子宫合并妊娠：孕妇做完人工流产术后仍有早孕反应，而且自己能触到腹部有包块，且渐渐增大，应去医院。如果尿妊娠试验阳性，B超证实确有胎儿、胎心，往往是因为孕妇有子宫畸形，如双子宫纵隔子宫，术中只吸一侧宫腔，而在另一侧宫腔中的胎儿得以继续生长发育，此时应住院，再行另一侧宫腔的人工流产术。

（6）空吸：空吸一般是因为误诊为妊娠，或妊娠试验假阳性而施术的；也有可能为宫外孕。吸出的组织经病理检查未见到胚胎组织成分，应再做尿妊娠试验，如为阳性，还应做B超检查，如发现妊娠囊在子宫以外，还见到了胎芽和胎心，那就是宫外孕了，应马上住院观察与治疗。早期宫外孕可用中药和化学药物治疗，使胚胎被杀死，然后待身体慢慢吸收其组织；或是一旦出现腹痛并确诊为宫外孕，就应马上手术，以减少内出血和确保患者的安全。

（7）术后感染：术后感染是在术后1~7天以内，出现发热，腹痛，分泌物增多及带臭味等，这是由于细菌感染所致。致病菌的种类很多，主要是厌氧链球菌、溶血性链球菌、葡萄球菌、大肠杆菌等，多数患者为几种细菌的混合感染。细菌来源主要有自身感染和外来感染两种。

自身感染是指人工流产术前阴道内清洁度不好所致的感染，常见的致病菌是厌氧链球菌。它寄生于阴道内，人工流产术后由于机体内在环境改变或子宫壁的损伤，该菌便可入侵而致病。原来已经寄生在身体其他部位的细菌，也能经血液循环或经手的接触，传播到生殖道而引起感染。

外来感染是指人工流产术前、手术时或人工流产术后，细菌从外界进入阴道。如手术器械、敷料、手套等消毒不彻底时，均可能带入致病菌。细菌亦可通过空气传播给受术者。人工流产术后过早性交，个人卫生习惯差等因素亦均可使外界细菌侵入生殖道而引起感染。

细菌侵入后由于细菌毒力的强弱和机体抵抗力的不同，疾病的轻重和发展也不同，轻者阴道局部感染；重则引起子宫内膜、盆腔结缔组织发炎，患者发热，腹痛，如不及时控制，会导致感染性休克而危及生命。人工流产术后感染应以预防为主。术前到医院检查阴道、宫颈、盆腔是否有炎症，如有炎症及时治疗，痊愈后再施术。

（8）后期感染：在人流后如果不注意卫生或是在人流后未满一个月有性生活，也极有可能造成后期感染，引起盆腔炎、宫颈糜烂等妇科炎症。

（9）月经不调：这是最常见的无痛人流可能带来的后果之一，在无痛人流手术后，排卵或是黄体功能可能会受到影响，因而会引起女性月经不调，另外，在人流后心情如果不愉快，也会对正常的月经造成影响，会有月经周期紊乱，月经量少或是月经淋漓不尽等表现。

（10）不孕：如果多次做无痛人流，子宫内膜会有一定的损伤，如果子宫内膜太薄了，在以后怀孕，极有可能发生习惯性流产或是不孕，而且，人流作为一种手术，也会导致3%的继发性不孕症等。因为人流可能造成感染或是引发各种各样的妇科炎症，会对正常的受孕造成干扰，导致女性不能正常受孕，发生继发性不孕。

第二节　无痛胃镜

（一）原理

无痛胃镜就是指在胃镜检查时通过应用镇静剂及

（或）镇痛剂，使患者处于浅睡眠的麻醉状态，在舒适无痛苦的过程中完成整个检查，这样既可缩短检查时间，也可减轻患者的痛苦。减少了患者因痛苦而不自觉燥动引起的机械损伤，避免了因刺激植物神经，造成屏气、血压、心率改变等带来的机体影响。传统胃镜检查，时间长、痛苦多、往往恶心、呕吐、腹痛，给胃镜检查带来困难，或者患者一听到胃镜检查就恐惧或拒绝检查，“做胃镜”这三个字给人的感觉就是痛苦与恶心，据有关资料显示在已接受胃镜检查和治疗的患者中，约半数人不愿意再接受检查，三分之一以上的人有恐惧心理，使病情得不到及时检查而延误诊断及治疗，造成终生遗憾。无痛胃镜与传统胃镜检查对比的优点是：高清晰度、高分辨率、胃镜内检查无死角、无损伤、高诊断率。

（二）适应证

1. 无痛胃镜适应证

（1）反复腹痛、腹胀、腹部不适。

（2）消化道出血（黑便或呕血）。

（3）有明显的消化不良症状，如厌食、反酸、嗳气、恶心、呕吐、烧心感等。

（4）原因不明的食欲减退和体重减轻。

（5）吞咽不利或进食有阻塞感。

（6）腹部有包块。

（7）原因不明的贫血、头晕、乏力、心慌。

（8）不能用心肺疾病解释的胸骨后疼痛。

（9）异物吞进食管或胃内及胃结石需要取出。

（10）消化道息肉（胃、肠）内镜下切除术、消化道狭窄扩张治疗。

（11）有家族消化道肿瘤、息肉病史者，CEA 升高者。

（12）食管、胃等切除术后仍有消化道症状者。

（13）已确诊的各类消化道疾病需随访复查者。

2. 做无痛胃镜检查人群范围

（1）凡有上腹不适、上腹痛、进食减少、黑便、呕吐者，疑有慢性胃、十二指肠疾病，经各种检查尚未确认者，都应作胃镜检查来明确诊断。

（2）X线钡餐检查发现有胃溃疡、胃息肉或胃肿瘤，但尚不能肯定性质者，需胃镜检查，做活检来确定性质。

（3）有慢性胃炎，特别是慢性萎缩性胃炎者，需定期作胃镜检查，或需明确幽门有无梗阻者。

（4）胃癌患者，为了解肿瘤的类型，病变的范围，在手术前需作胃镜检查，以利于确定手术方案。手术后还需定期复查，以便观察病情的变化。

（5）上消化道出血（黑便或呕血），需急诊胃镜检查（在出血后24~48小时内检查），以便寻找出血部位，并可做局部止血治疗，如发现出血较猛烈，则需外科手术治疗。

（6）作胃镜检查时如发现有异物可取出，有息肉可作微波治疗或电凝电切治疗。

（7）持续或反复发作的梗阻性黄疸，用一般检查无法确定其原因、性质者。

（8）做胃内病变的治疗。

（三）禁忌证

1. 体形不佳者：极度瘦弱、恶病质或过度肥胖者。

2. 过敏体质，尤其是镇静药过敏者。

3. 急性上消化道大出血、胃潴留、幽门梗阻、出血性休克。

4. 孕妇及哺乳期妇女。

5. 急性呼吸道感染者、急性咽炎及扁桃体炎、肺炎或其他感染伴有高热。

6. 慢性支气管炎肺代偿功能差、严重的肺心病或支气管哮喘。

7. 严重冠心病以及心肌损伤伴严重心功能不全者。

8. 严重鼾症、睡眠呼吸暂停综合征或术前血氧饱和度低于90%者。

9. 严重未控制的高血压或者低血压及严重贫血（Hb30~50g/L）。

10. 严重心动过缓或房室传导阻滞。

11 严重的肝肾疾病、肝性脑病（包括亚临床期肝性脑病）。

12. 食管狭窄或贲门部梗阻者。

13. 患者不予合作或精神不正常者。

14. 主动脉瘤。

15. 不愿接受胃肠内镜镇痛者。

16. 急性病或慢性病急性发作者为相对禁忌证。

（四）操作方法

1. 无痛胃镜检查前准备项目

（1）供氧和吸引装置。

（2）急救药物是否齐全。

（3）监护与急救设备：监护仪、除颤仪功能与报警系统是否正常。

（4）麻醉紧急事件的处理准备。

（5）是否有通讯装置，能否正常使用。

（6）实施镇痛时能否全面观察患者。

2. 无痛胃镜的操作常规

（1）患者准备：核对患者姓名、性别、年龄、体重；复核病史，注意心、肺、肝脏疾病，药物过敏史，是否禁食禁饮，有无胃潴留以及严重打鼾等高危因素；检查、取掉活动性假牙，松开衣领、裤带，女性取掉发夹及装饰物、松解胸罩；保持患者左侧卧位，背靠床板，双膝微屈；建立静脉通道。

（2）静脉给药前即行面罩给氧 5 分钟，氧流量为4~5L/min，麻醉后继续面罩（胃镜检查者使用胃镜专用面罩）给氧。

（3）在充分给氧和监护下先缓慢给药，保持患者自主呼吸。待睫毛反射消失，全身肌肉松弛，稍用力托下颌无反应时开始插胃镜，进镜子时，给予适当的头后仰，必要时加托下颌有助于进镜子。继续静脉给药，维持麻醉，以保证患者无知觉和体动。镜子进入后，根据情况可以让患者的头后仰，头偏低一点，口腔中有分泌物，返流液，染色液，血液等利于从口腔中排出。

（4）胃镜过程中，若出现咳嗽、体动时需及时追加药物；若出现心率低于50次/分，静脉注射阿托品0.25~0.5mg；收缩压低于术前20%，静脉注射麻黄素10~15mg；SpO_2低于90%，面罩辅助呼吸可迅速纠正，必要时行气管插管。

（5）密切观察患者对内镜插入刺激的耐受程度，如呛咳、屏气、肢动、有无拔管行为；注意药物不良反应如局部疼痛、短暂性呼吸暂停、下颌松弛导致呼吸不畅、反射性心率减慢、血压下降，呕吐、呃逆、喉痉挛等。

（6）当结束检查退出内镜时即停止给药。确认患者生命体征平稳，书写麻醉记录单，一同送至恢复室。

（五）注意事项

1. 胃镜检查前注意事项

（1）检查前患者至少要空腹6小时以上。如当日上午检查，前一天晚餐后就要开始禁食，当日免早餐；如当日下午检查，早餐可吃清淡半流质食品，中午禁食。重症、体质虚弱及禁食后体力难以支持者，检查前应静脉给予葡萄糖溶液。

（2）检查前一天禁止抽烟，以免检查时因咳嗽影响插管；禁烟还可减少胃酸分泌，便于医师观察。

（3）为了消除患者的紧张情绪，减少胃液分泌及胃蠕动，驱除胃内壁的泡沫，使图像更清楚，必要时医师在检查前20~30分钟要给患者用镇定剂、解痉剂和祛泡剂。对此，患者应有所了解，并给予配合。

（4）检查前口含麻药时，头要抬高，以便咽部得到最好的麻醉效果。检查前需松开裤带，取下眼镜和假牙，服从医师的指挥，避免假牙脱落，误入呼吸道或消化道；检查时应全身放松，轻轻咬住放置嘴中的口垫，千万不能吐出，以防损坏胃镜；用鼻作平稳呼吸，切忌屏气或频繁打嗝；如有口水应自然流出，不要吞咽，以防流入气管引起呛咳。

（5）胃镜插入咽喉部时，应配合做一个吞咽动作，胃镜即可顺利通过咽喉部进入食管。如感恶心，可轻轻呼气，即可缓解；不能用舌头用力顶镜子，以免擦伤口咽、喉部引起出血。

（6）告知医师您的既往病史及药物过敏史。

（7）凡进行无痛胃镜的患者都必须去麻醉科门诊进行评估。麻醉科门诊常规进行病史回顾、体格检查及必要的实验室检查。对有心脏疾患的患者应常规进行心电图检查，必要时去心内科门诊继续治疗。对合并呼吸系统疾患的患者应进行胸部X线检查，必要时行肺功能检查以及去呼吸内科门诊进一步治疗。对紧张患者进行心理辅导，消除患者顾虑，主动接受胃镜镇痛。患者在麻醉知情同意书上签字。

2. 胃镜检查注意事项

（1）由于要抑制呛咳、吞咽、呕吐等反射，胃镜要求的镇痛比肠镜更深，药量相对较多，对呼吸的影响更大。

（2）给药速度过快或药量过大会使血压、心率、脉搏氧饱和度迅速下降。

（3）检查完毕必须确认患者生命体征平稳，才能由麻醉医师、内镜医师共同护送患者至恢复室。

（4）恢复室做好转入患者的交接班，及时给完成检查的患者面罩给氧，同时保持呼吸道通畅。进行镇痛后监护。处理低血压，低氧血症和心动过缓等异常情况。及时唤醒患者，清醒后若无禁忌，抬高床头30~40°。

（5）离院标准：呼吸循环正常稳定；神志完全清楚，无头晕目眩，无明显恶心、呕吐，能独立行走；告知陪同家属注意事项。

（6）注意保存知情同意书、麻醉记录单及恢复记录。

3. 胃镜检查后注意事项

（1）待患者神志完全清楚后嘱其坐起，并吐出唾液，由于检查时注入一些空气，虽然在退镜时已吸出，但有的人仍有腹胀感，嗳气很多。候诊区休息半小时以上，无头晕、嗜睡等不适症状后，在家属的陪同下，方可离开。

（2）行无痛胃镜后，3小时内不得睡觉（避免镇静药残留，患者嗜睡等原因导致呼吸抑制）。

（3）行无痛胃镜后，3小时内禁食、禁水，因为咽部麻醉药麻醉作用未消失，过早吃东西容易使食物进入气管引起呛咳或发生吸入性肺炎。故检查后3小时，待作用消失后再试吃流质食物。在1~4天内，患者可能感到咽部不适或疼痛，但无碍于饮食，大多数人可照常工作，病情较重者可予休息。

（4）检查后3小时内需有人陪护。

（5）检查后8小时内禁食辛辣食物，不能饮酒。

（6）检查后24小时内不得单独外出，24小时不得骑车、开车以及高空作业、签署文件等工作（避免镇静药残留的影响）。

（7）活检、治疗后的患者，术后禁食水等注意事项遵胃镜室医师医嘱。

（8）咽部可能会有疼痛或异物感，可口含喉片、草珊瑚含片等，症状可减轻或消失。

（9）做了活检的患者（特别是老年人），检查后1~2日内，应进食半流质饮食，忌食生、冷、硬和有刺激性的食物。禁止吸烟、饮酒、喝酽茶和浓咖啡，以免诱发创面出血，并注意有否黑大便（呈柏油或沥青样，是上消化道出血现象），如出现黑便要及时到医院请医师处理。

（六）不良反应

1. 心律失常　心率减慢在无痛内镜检查中较为常见，可能与迷走神经反射有关，一般只要暂停操作即可恢复。如心率小于60次/分，静脉注射阿托品0.5~1.0mg后一般可恢复正常。心动过速一般为麻醉药量不足所致，如心率大于100次/分时，可追加异丙酚剂量。出现频发性室性期前收缩可用利多卡因静脉注射。

2. 血压下降　采用异丙酚静脉麻醉用于胃镜检查，所有患者血压下降到基础血压的80%以内。血压下降可能是由于异丙酚对心血管系统的抑制作用，降低外周血管阻力所引起的。血压下降低于 90/60mmHg，经静脉注射麻黄碱 10mg 后血压停止下降，2 分钟内回升至正常范围。麻黄碱具有收缩血管、兴奋心肌、加快心率、升高血压，从而减轻或抵消异丙酚对循环的抑制作用。

3. 呼吸抑制　异丙酚对呼吸系统有明显抑制作用，引起呼吸频率减慢，甚至呼吸暂停，发生几率与药物在血液中浓度和给药剂量及推注速度有关。推注异丙酚速度一定要慢，有条件应使用微量泵给药以保证用药安全，首剂以 4mg/s 速度静脉注射，维持时以 4mg/（kg・h）速度静脉注射。处理：适当加大氧流量；托起下颌。如出现一过性呼吸暂停，则拔出胃管，面罩给氧或麻醉机辅助呼吸，待血氧饱和度恢复正常，再重新插管检查或治疗。

4. 血氧饱和度下降　发生率较高，与气道梗阻及呼吸抑制有关。处理：术前摆好体位很重要，给予适当的头后仰，必要时加托下颌。麻醉中血氧饱和度下降发生率与给药的剂量、速度有一定关系。在用药前 5 分钟持续给予低流量吸氧的情况下，适当缓慢的速度注射药物，出现低氧血症的程度极轻，且发生率也较低，一般无需特殊处理。在出现严重低氧血症时，由于异丙酚在人体内代谢快的特点，低氧血症均为一过性。给予一定的正压吸氧，低氧血症得以迅速恢复。

5. 恶心、呕吐　异丙酚对抑制胃、肠平滑肌的收缩及拮抗呕吐反射作用明显，但在临床应用中仍有恶心、呕吐现象。处理：一般指导患者深呼吸或追加剂量后，恶心、呕吐症状缓解。

6. 舌后坠　异丙酚有松弛下颌的作用，使舌根后坠导致呼吸道不畅，尤其头大、颈粗短、下颌小的高体重患者。处理：需将患者下颌抬高并用胃镜前端压住舌根，防止呼吸抑制，减少呼吸不畅及顺利进镜。

7. 低血糖反应　发生率 0.67%，原因是禁饮食时间超过 12 小时，某些糖尿病患者因为血糖调节功能下降更易出现低血糖反应。处理：给予口服糖水或静脉输注葡萄糖后低血糖症状缓解。

8. 注射部位疼痛　异丙酚为脂肪乳剂，浓度高，刺激性强，故在静脉推注时有胀痛、刺痛、酸痛等不适。处理：异丙酚引起注射部位疼痛一般持续时间短且能忍受，麻醉后疼痛会消失，无需特别处理。如在穿刺时将穿刺针位于血管中央，避免针头贴住血管壁，或选择较大静脉注药可减轻疼痛。

9. 呛咳　发生率为1.2%~4.2%。呛咳为异丙酚辅助胃镜检查时相对较多的并发症，轻度的呛咳影响胃镜诊疗质量，重度可导致血氧饱和度明显下降，甚至有危及生命的可能。呛咳的主要原因为咽部分泌物，镜头刺激咽壁、会厌、杓状软骨等，药量偏少等所致。处理：操作中应手法轻柔，直视进镜并尽量抽吸净咽部及梨状窝、食管腔内黏液。药物剂量偏少引起的呛咳，追加剂量呛咳症状即可消失。

10. 呃逆　发生率为0.50%~0.96%。呃逆的发生与胃镜到达贲门口进入胃底时刺激膈肌有关，特别是在行贲门口活检、息肉切除时容易出现，数分钟后自动消失，无需处理。

11. 肢动反应　主要与用药量偏少有关，药量少时可引起肢体扭动，影响操作的正常进行，予追加剂量后症状消失。

12. 眩晕、头痛、嗜睡　与药物在人体代谢的个体差异有关，也与异丙酚引起血压下降致脑供血不足有关。多见于高血压、平素不胜酒力患者和女性患者，绝大多数经卧床或端坐休息后缓解。

综上所述，无痛胃镜检查的安全性虽然已得到肯定，但仍有呼吸抑制、心搏停止等常规麻醉和镇静术均有可能出现的意外情况，特别是异丙酚的呼吸抑制作用及静脉扩张所致的低血压尤其突出，应引起重视。近年来，人们在实践中不断完善技术，探讨如何更安全地使用药物，降低风险性。

第三节　无痛肠镜

（一）原理

无痛肠镜就是指在肠镜检查时通过应用镇静剂及（或）镇痛剂，使患者处于浅睡眠的麻醉状态，在舒适无痛苦的过程中完成整个检查，这样既可缩短检查时间，也可减轻患者的痛苦。减少了患者因痛苦而不自觉燥动引起的机械损伤，避免了因刺激植物神经，造成屏气、血压、心率改变等带来的机体影响。肠镜检查通过肛门插入逆行向上可检查到直肠、乙状结肠、降结肠、横结肠、升结肠和盲肠以及与大肠相连的一小段小肠（回盲末端），是目前发现肠道肿瘤及癌前病变较简便、较安全、较有效的方法。但是内镜检查是一种侵入性检查方式，肠镜在肠子的弯曲处乙状结肠、脾曲及肝曲，患者会觉得疼痛，吹气时肠子会胀痛。因此，有不少人畏惧这种检查，致使一些大肠病变甚至肿瘤不能早期确诊，而延误最佳治疗时机。近年来随着麻醉药品和医疗监护技术的进步，出现了无痛肠镜检查。其实质就是在检查前经静脉注射一种起效快、有效时间短、作用确切的麻醉药物，使患者在数秒钟内入睡，完成全部检查后早期即能苏醒，检查过程中不会有任何的不适和痛苦感觉，因此越来越受到患者的喜爱。但无痛肠镜检查也存在不足之处，如麻醉意外、有时麻醉复苏过程较长、费用较贵等。

（二）适应证

1. 慢性肠炎，溃疡性结肠炎、克隆氏病的定期复查。

2. 结肠息肉的电凝电切治疗和定期复查。

3. 肠癌患者，术前需明确肿瘤类型、病变范围。术后也需定期复查，以便观察病情的变化。

4. 肠内病变的治疗、异物取出。

5. 钡餐检查发现溃疡、息肉或肿瘤，需作肠镜检查活检定性。

6. 其他腹部不适、腹胀、隐痛、进食减少、消瘦、黑便、疑有消化系统疾病，经各种检查尚未确认者，都应作肠镜明确诊断。

7. 对于无大肠肿瘤家族史的一般人群，若经济条件允许，50岁应做第一次肠镜检查，若无异常，则以后每隔3~5年检查一次；若发现腺瘤性息肉应尽早摘除，术后每年进行一次肠镜复查。若条件不允许，可进行大便隐血试验，阳性者再进行肠镜检查。

8. 若父母或兄弟姐妹等直系亲属中有肠癌患者，则应该适时接受肠镜检查。

9. 如果不到50岁的亲属发现肠癌，应该前往医院就诊，及时接受肠镜检查。

10. 如果以下这些症状持续两周或两周以上，即应去医院检查；①排便习惯改变：最近经常腹泻或便秘；和以前相比，粪便形状改变或变细；②黏液血便：大便中常带有鲜红或暗红色血液和黏液；③里急后重感：总是感觉大便没有排完，但排便却又排不出便；④持续性腹痛；疼痛部位多在中下腹部，程度轻重不一，多为隐痛或胀痛；⑤贫血经常伴随着疲劳和无法解释的体重骤降。

（三）禁忌证

1. 绝对禁忌证

（1）过敏体质，尤其是麻醉药物过敏者。

（2）妇女月经期不宜检查。

（3）肛管直肠狭窄、内窥镜无法插入者。

（4）肛管直肠急性期感染者，如肛裂、肛周脓肿等。

（5）有腹膜刺激症状的患者，如肠穿孔、腹膜炎者。

（6）腹腔、盆腔手术后早期，怀疑有穿孔、肠瘘或广泛腹腔粘连者。

（7）肝硬化腹水、肠系膜炎症、腹部大动脉瘤、肠管高度异常屈曲及癌肿晚期伴有腹腔内广泛转移者。

（8）各种急性肠炎、严重的缺血性疾病及放射性结肠炎，如细菌性痢疾活动期、溃疡性结肠炎急性期，尤其暴发型者。

(9) 体形不佳者：极度瘦弱、恶病质或过度肥胖者。

(10) 急性呼吸道感染者、急性咽炎及扁桃体炎、肺炎或其他感染伴有高热。

(11) 慢性支气管炎肺代偿功能差、严重的肺心病或支气管哮喘。

(12) 严重冠心病以及心肌损伤伴严重心功能不全者。

(13) 严重鼾症、睡眠呼吸暂停综合征或术前血氧饱和度低于90%者。

(14) 严重未控制的高血压或者低血压及严重贫血(Hb30~50g/L)。

(15) 严重心动过缓或房室传导阻滞。

(16) 严重的肝肾疾病、肝性脑病（包括亚临床期肝性脑病)。

(17) 患者不予合作或精神不正常者。

(18) 主动脉瘤。

(19) 不愿接受肠镜镇痛者。

2. 相对禁忌证

(1) 贫血。

(2) 冠心病。

(3) 严重高血压（近期未控制良好)。

(4) 年老体衰（无严格的量化指标)。

(5) 心肺肝肾功能不全者。

(6) 妇女妊娠期慎做。

(四) 操作方法

1. 无痛肠镜检查前准备项目（同胃镜）

(1) 供氧和吸引装置。

(2) 急救药物是否齐全。

(3) 监护与急救设备：监护仪、除颤仪功能与报警系统是否正常。

(4) 麻醉紧急事件的处理准备。

(5) 是否有通讯装置，能否正常使用。

（6）实施镇痛时能否全面观察患者。

2. 无痛肠镜的操作常规

（1）患者准备：核对患者姓名、性别、年龄、体重；复核病史，注意心、肺、肝脏疾病，药物过敏史，是否禁食禁饮，核实肠道准备情况，有无胃潴留以及严重打鼾等高危因素；检查、取掉活动性假牙，松开衣领、裤带，女性取掉发夹及装饰物、松解胸罩；保持患者左侧卧位，双膝微屈；建立静脉通道。

（2）静脉给药前即行面罩给氧5分钟，氧流量为4~5L/min，麻醉后继续面罩给氧。

（3）在充分给氧和监护下先缓慢给药，保持患者自主呼吸。待睫毛反射消失，全身肌肉松弛，开始插肠镜，若怀疑肠道准备不好，可先进镜再给药，肠镜刚进镜时刺激较小，疼痛主要在肠子的弯曲处乙状结肠、脾曲及肝曲（特殊疾病除外），术中麻醉医师注意观察进镜位置，调整麻醉深度，严密监测生命体征，注意肠道牵拉发射，如果肠镜检查困难需要改变患者体位或按压腹部时，要尽量轻柔。避免按压胃部，警惕胃肠内容物反流。

（4）肠镜过程中，若出现咳嗽、体动时需及时追加药物；若出现心率低于50次/分，静脉注射阿托品0.25~0.5mg；收缩压低于术前20%，静脉注射麻黄素10~15mg；SpO_2 低于90%，面罩辅助呼吸可迅速纠正，必要时行气管插管。

（5）密切观察患者对内镜插入刺激的耐受程度，如呛咳、屏气、肢动、有无拔管行为；注意药物不良反应如局部疼痛、短暂性呼吸暂停、下颌松弛导致呼吸不畅、反射性心率减慢、血压下降，呕吐、呃逆、喉痉挛等。

（6）当内镜到达回盲部，不需要再进镜时即停止给药（需要治疗等特殊病例除外）。退镜观察时患者一般无不适，检查结束时确认患者生命体征平稳，书写麻醉记录单，一同送至恢复室。

（五）注意事项

1. 检查前需进行麻醉评估，并如实告知医师既往病史及药物过敏史；

2. 检查前三天宜吃无渣或少渣半流质饮食，不吃蔬菜、水果等易影响肠道观察的食物；

3. 如怀疑肠息肉，需做电切者不食牛奶及乳制品；

4. 检查前一天晚饭后不应再吃东西；

5. 按要求服用泻药直至排出清水便为止。推荐聚乙二醇作为肠道准备的泻药　我国的临床指南建议聚乙二醇肠道准备时患者饮用2~3L水，某些短时间内无法大量饮水的患者建议在结肠镜前1天进行饮食控制。最为理想的肠道清洁剂为聚乙二醇制剂，其为容积性泻剂，通过大量排空消化液来清洗肠道，不会影响肠道的吸收和分泌，因此不会导致水和电解质平衡紊乱。“聚乙二醇电解质散剂”肠道准备方法：没有便秘的患者检查前4~6小时开始服用，如果有长期便秘、或糖尿病，腹泻药时间最好提前。如果您长期便秘，最好向医师说明，检查前3天应开始连续服用少量乳果糖或小剂量硫酸镁溶液，以达到较好的肠道准备。服用方法：将聚乙二醇电解质散剂全部倒入一个较大的容器中，加温开水至2000~3000ml刻度线充分溶解，大约每10分钟服用250ml，半小时内服用四分之一，2小时内喝完。在服用泻药半小时左右然后会出现“腹泻”，通常在7~10次左右，直到没有可见固体粪便渣。肠道清洁标准“大便呈无色稀水样，没有固体粪便。

6. 肠镜检查当日晨经肠道准备后空腹（禁食禁水）。

7. 钡灌肠检查最好在肠镜检查之后，如在肠镜检查之前，两项检查须相隔三日以上，并在肠镜检查前三日服用导泻药物使造影的钡剂完全排出。

8. 既往有便秘的患者，需在检查前2~3日进少渣饮食（如：面条、蛋羹、酸奶等），同时服用导泻药。

9. 既往有肠梗阻的患者，请主动告知预约护士，在评估肠梗阻病情后，给与特殊处理。

10. 肠镜检查当日上午8时左右告知预约护士肠道清洁情况，如仍无法排出透明清水样便或便中仍有较多粪渣，需视情况增加洗肠药物、灌肠或改约检查时间。

11. 既往有糖尿病史，心脏病史、癫痫病史、凝血功能障碍、结直肠及妇科手术史、腹壁疝气等病史的患者在预约时告知预约护士及检查医师，以便给与相应处理及重视。

12. 肠镜检后，因肠道内积气，会自觉腹胀、腹痛，排出积气腹部胀痛症状会自行消除。

13. 肠镜检查后无不适症状可在半小时后进食水。特殊病例、活检及治疗患者遵内镜室医师医嘱。

14. 若持续腹痛加重不能缓解的患者应在医院内观察，症状缓解后再行离开；检查后突发腹部绞痛及便大量鲜血等急症，需尽快到医院就诊。

15. 取活检或息肉电切除术后请您绝对卧床休息，三天内勿剧烈运动，不做钡灌肠检查。息肉电切除术后，一般禁食三天，给予静脉输液。如无排血便，情况满意，便可以出院。

其他注意事项同无痛胃镜。

（六）不良反应

1. 血氧饱和度下降　麻醉中血氧饱和度下降为呼吸抑制所致，发生率与给药的剂量、速度有一定关系。单手托举下颌，同时予面罩吸氧，一般在数秒内恢复正常。

2. 舌后坠引起气道梗阻　患者本身常伴打鼾史，舌体肥厚，声门高，颈短。双手托举下颌角，以减少呼吸不畅。若长时间托举下颌角不能缓解梗阻，可用口咽通气道或紧急气管插管。

3. 气道不通畅　气道分泌物过多造成。使用负压吸引咽喉部或气管内分泌物。

4. 喉痉挛　反流的胃内容物，分泌物对气道的刺激。面罩加压，纯氧吸入，轻提下颌可缓解轻度喉痉挛，对于重度喉痉挛立即停止一切刺激和手术操作，清除口咽部分泌物，保持呼吸道通畅。必要时应用琥珀胆碱1～1.5mg/kg 静注后行气管插管。

5. 支气管痉挛　反流的胃内容，分泌物对气道的刺激；患者本身存在哮喘，呼吸道感染，慢阻性肺疾病，慢支等。面罩加压，纯氧吸入，加深麻醉，静脉补充异丙酚30~50mg，使用解痉药物，如β-受体激动剂，地塞米松等缓解痉挛。

6. 反流误吸　禁食水时间不够，原发疾病，如胃流出道梗阻、胃食管反流、肠梗阻、有症状的食管裂孔疝，大量腹水或盆腹腔巨大肿物引起腹内压增高。应停止手术操作，调整体位，头低侧卧位，保持呼吸道通畅，清理吸引咽喉及气管分泌物，纯氧吸入。

7. 肺栓塞　原因①恶性肿瘤；②心脏瓣膜病；③血液病；④肥胖；⑤下肢静脉曲张；⑥盆腔或下肢肿瘤；⑦长期卧床；⑧长期口服避孕药。及早进行呼吸循环支持，气管插管机械通气，出现右心功能不全可用多巴酚丁胺或多巴胺，维持血压。

8. 低血压　原因①静脉麻醉药物降低血管张力；②禁食水或清洗肠道引起的低血容量；③其他心源性低血压。处理①重新证实血压数值；②立即停止静脉麻醉药物；③补充血容量；④使用血管收缩药物如麻黄碱10~30mg静注；⑤若为心源性低血压，针对具体原因作相应处理，如增强心肌收缩力，纠正心律失常，改善心肌供血或解除心包填塞等。

9. 窦性心动过速　原因：①麻醉过浅；②低血容量；③低血压；④高碳酸血症等。处理：①去除病因；②加深麻醉，血压正常者可用艾司洛尔缓慢静脉注射。

10. 窦性心动过缓　原因：①阿片类麻醉药物作用；②迷走神经张力增高：③肠镜进入后对肠道的牵拉反应。处理：①血压正常或心率>50次/分，暂不处理，加强检测；②<50次/分，可用阿托品0.3~0.5mg静注。

11. 房性早搏　原因：①存在心脏基础疾病；②高碳酸血症：③低氧血症；④浅麻醉致儿茶酚胺水平增高。一般不需处理必要时普罗帕酮，胺碘酮或维拉帕米5~10mg静注。

12. 室性早搏　原因：①存在心脏基础疾病；②高碳酸

血症；③低氧血症；④浅麻醉致儿茶酚胺水平增高。处理：①偶发者，加强观察，不予处理；②去除病因和诱因；③利多卡因 50~100mg，静脉注射，最大剂量 2mg/kg。

13. 室上速　原因：①存在心脏基础疾病；②高碳酸血症；③低氧血症；④浅麻醉致儿茶酚胺水平增高。处理：①偶发者，加强观察，不予处理；②去除病因和诱因；③维拉帕米 3~5mg 静注，西地兰 0.2~0.4mg 静注，艾司洛尔1~2mg 静注，预激综合征合并室上素者不宜用洋地黄，维拉帕米。

14. 恶心、呕吐　异丙酚对抑制胃、肠平滑肌的收缩及拮抗呕吐反射作用明显，但在临床应用中仍有恶心、呕吐现象。处理：一般指导患者深呼吸或追加剂量后，恶心、呕吐症状缓解。

15. 消化道出血　多数是因为活检或息肉切除所导致的黏膜出血，大部分可自行停止，必要时手术治疗。

16. 肠道感染　由于结肠镜被污染造成细菌、病毒、寄生虫的传播，引起交叉感染。如发生感染，应抗感染治疗。并应在每次检查后将结肠镜冲洗干净，消毒备用。

17. 消化道穿孔　原因①操作不当，活检或息肉摘除时夹取组织过深；②肠壁本身的病变使肠壁失去弹性，在肠镜检查时充气过多，导致肠腔内压力骤然增高而穿孔。穿孔是比较严重的并发症，一旦发现应尽快处理，甚至需要手术治疗。

18. 肠腔狭窄　因瘢痕收缩而造成的，例如：广基息肉切除后。

19. 其他　浆膜撕裂；肠绞痛；脑血管意外；染色剂过敏；周围脏器损伤；肠扭转、套叠等，发生率较低，应对症支持治疗。

尽管会有一些并发症，但是结肠镜检查还是一项很安全的检查措施。其并发症只要得到及时而有效的处理，多数患者都可彻底治愈。

（王　昕）

参考文献

1. 艾登斌，谢平，许慧. 简明疼痛学. 北京：人民卫生出版社，2016.
2. 韩济生，樊碧发. 临床技术操作规范 · 疼痛学分册. 北京：人民军医出版社，2002.
3. 刘延青，崔健君. 实用疼痛学. 北京：人民卫生出版社，2013.
4. 宋文阁，傅志俭. 疼痛诊断治疗图解. 郑州：河南医科大学出版社，2000.
5. 宋文阁，王春亭，傅志俭，等. 实用临床疼痛学. 郑州：河南科学技术出版社，2008.
6. 姚尚龙. 临床麻醉基本技术. 北京：人民卫生出版社，2011.
7. RONALD D. MILLER. 米勒麻醉学. 第 7 版. 邓小明，曾因明主译. 北京：北京大学医学出版社，2011.
8. BRENDAN T. FINUCANE. 区域麻醉并发症. 钱燕宁主译. 北京：人民卫生出版社，2010.
9. ADMIR HADZIC. 区域麻醉与急性疼痛治疗学. 倪家骧，孙海燕主译. 北京：人民卫生出版社，2011.
10. STEPHANIE SAUNDERS. 镇痛注射技术图解. 傅志俭，宋文阁主译. 济南：山东科学技术出版社，2013.
11. 李少林，王荣福. 核医学. 第 7 版. 北京：人民卫生出版社. 2008.
12. 王金锐，刘吉斌. 肌肉骨骼系统超声影像学. 北京：科学技术文献出版社，2007.

13. 李茂进，郑晓华，等. 临床 MRI 诊断学图谱. 北京：科学技术文献出版社. 2000.
14. 白人驹，张雪林. 医学影像诊断学. 第 3 版. 北京：人民卫生出版社. 2010.
15. 白人驹，徐克. 医学影像学. 第 7 版. 北京：人民卫生出版社. 2013.
16. 前原中行. 脊椎・脊髓 MRI. 何志义. 沈阳：辽宁科学技术出版社，2005.
17. 王新房，张青萍. 中华影像学・超声诊断学卷. 北京：人民卫生出版社，2002.
18. 张雪林. 磁共振成像诊断学. 北京：人民军医出版社，2001.
19. 邓小明，姚尚龙，于布为，等. 现代麻醉学. 第 4 版. 北京：人民卫生出版社，2014.
20. 张立生，刘小立. 现代疼痛学. 石家庄：河北科学技术出版社，1999.
21. 徐达传，唐茂林. 系统解剖学. 北京：科学出版社，2012.
22. 华桂茹. 物理医学康复科诊疗常规. 北京：人民卫生出版社，2004.
23. 黄晓琳，燕铁斌. 康复医学. 第 5 版. 北京：人民卫生出版社，2013.
24. 乔志恒，华桂茹. 康复治疗学. 北京：华夏出版社，2005.
25. 陈廷明. 颈肩腰背痛非手术治疗. 北京：人民卫生出版社，2006.
26. 谭兴贵，廖泉清. 中国民间特色疗法. 长沙：湖南科学技术出版社，2006.
27. 乔志恒，范维铭. 物理治疗学全书. 北京：科学技术文献出版社，2001.
28. 周永昌，郭万学. 超声医学. 第 3 版. 北京：科学技术文献出版社，1998.
29. 李晶. 临床技术操作规范. 物理医学与康复学分册.

北京：人民军医出版社，2004.

30. 中华康复医学会. 常用康复治疗技术操作规范. 西安：第四军医大学出版社，2012.
31. 王琼芬，黄思琴，杨旭光. 近年来超激光疼痛治疗仪临床运用综述. 针灸临床杂志，2006，22（8）：64-66.
32. 曲成业，郑方. 直线偏光近红外线治疗仪照射疗法的机理及临床应用. 实用疼痛学杂志，1998，6（4）：170-178.
33. 杜颖，孙晓天. 微波治疗慢性疼痛的应用及护理. 医学信息，2011，24（8）：4141.
34. 金和俊，冯春燕，张春红. 磁疗的研究现状. 医学综述，2008，14（18）：2832-2833.
35. 李信明，魏安宁. 超声波在疼痛治疗中应用. 中国临床康复，2004，8（2）：306-308.
36. 卢昌亚. 水疗的康复效应、作用机制及进展. 现代康复，2001，5（8）：22-23.
37. 何成奇，陈晶. 慢性疼痛的运动疗法. 中国临床康复，2002，6（6）：2364-3366.
38. 何成奇. 物理因子治疗技术. 北京：人民卫生出版社，2010.
39. 刘力明，朱才兴，成忠实，等. 慢性疼痛的运动疗法. 人民军医，2005，48（6）：360-362.

索 引